AF238334

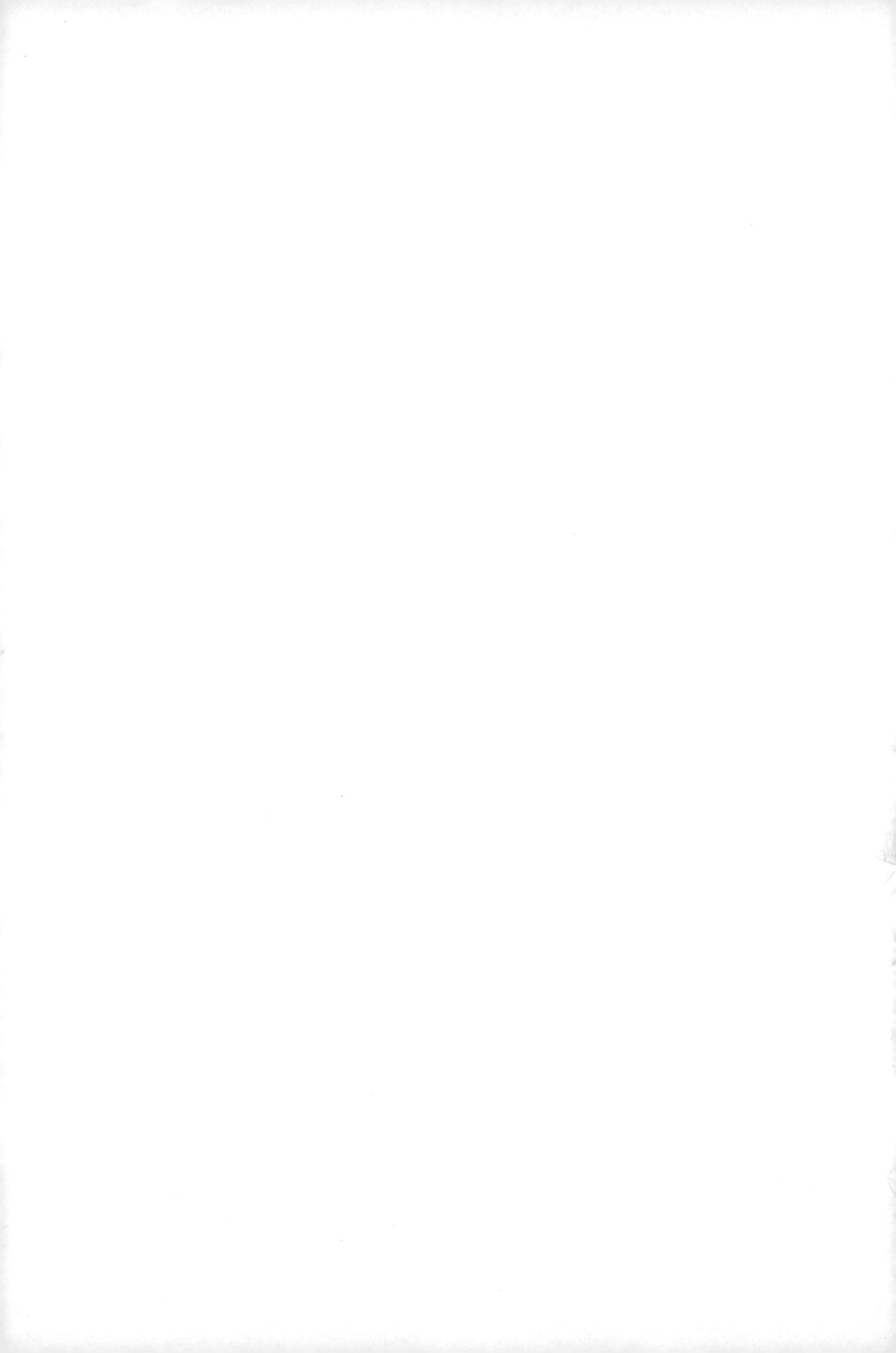

SAHARA ROSE KETABI

Einfach Ayurveda

Impressum
Sahara Rose Ketabi

www.dk.com

Einfach Ayurveda
1. deutsche Auflage 2020
2. deutsche Auflage 2022
ISBN 978-3-96257-167-2
© 2020 Narayana Verlag

Titel der Originalausgabe:
Ayurveda Idiot´s Guide
© 2017 by Dorling Kindersley Limited
A Penguin Random House Company
Alle Rechte vorbehalten.
Übersetzung aus dem Englischen: Dr. Sonja Vilei

Satz: Nicole Laka
Coverlayout: Narayana Verlag
Coverabbildung: Narayana Verlag

Herausgeber:
Unimedica im Narayana Verlag GmbH,
Blumenplatz 2, D-79400 Kandern
Tel.: +49 7626 974 970-0
E-Mail: info@unimedica.de
www.unimedica.de

Alle Rechte vorbehalten. Ohne schriftliche Genehmigung des Verlags darf kein Teil dieses Buches in irgendeiner Form – mechanisch, elektronisch, fotografisch – reproduziert, vervielfältigt, übersetzt oder gespeichert werden, mit Ausnahme kurzer Passagen für Buchbesprechungen.

Sofern eingetragene Warenzeichen, Handelsnamen und Gebrauchsnamen verwendet werden, gelten die entsprechenden Schutzbestimmungen (auch wenn diese nicht als solche gekennzeichnet sind).

Die Empfehlungen in diesem Buch wurden von Autor und Verlag nach bestem Wissen erarbeitet und überprüft. Dennoch kann eine Garantie nicht übernommen werden. Weder der Autor noch der Verlag können für eventuelle Nachteile oder Schäden, die aus den im Buch gegebenen Hinweisen resultieren, eine Haftung übernehmen.

Der Verlag schließt im Rahmen des rechtlich Zulässigen jede Haftung für die Inhalte externer Links aus. Für Inhalte, Richtigkeit, Genauigkeit, Vollständigkeit, Qualität und/oder Verwendbarkeit der dargestellten Informationen auf den verlinkten Seiten sind ausschließlich deren Betreiber verantwortlich.

Erkenntnisse in der Medizin unterliegen einem laufenden Wandel durch Forschung und klinische Erfahrungen. Autor und Übersetzer dieses Werkes haben große Sorgfalt darauf verwendet, dass die in diesem Werk gemachten therapeutischen Angaben (insbesondere hinsichtlich Indikation, Dosierung und unerwünschten Wirkungen) dem derzeitigen Wissensstand entsprechen. Das entbindet den Nutzer dieses Werkes jedoch nicht von der Verpflichtung, anhand einschlägiger Fachliteratur und weiterer schriftlicher Informationsquellen zu überprüfen, ob die dort gemachten Angaben von denen in diesem Werk abweichen und seine Verordnung in eigener Verantwortung zu treffen.

Für die Vollständigkeit und Auswahl der aufgeführten Medikamente übernimmt der Verlag keine Gewähr. Geschützte Warennamen (Warenzeichen) werden in der Regel besonders kenntlich gemacht (*). Aus dem Fehlen eines solchen Hinweises kann jedoch nicht automatisch geschlossen werden, dass es sich um einen freien Warennamen handelt.

A WORLD OF IDEAS: SEE ALL THERE IS TO KNOW
www.dk.com

SAHARA ROSE KETABI

Einfach Ayurveda

Mit Leichtigkeit zu Gesundheit und Glück

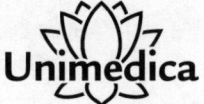

Unimedica

Inhalt

TEIL 1
URALTE WEISHEIT, MODERNE ANWENDUNG
7

TEIL 2
IHR EINZIGARTIGER GEIST-KÖRPER-TYP
39

TEIL 3
EINE ALLTÄGLICHE ROUTINE ENTWICKELN
105

TEIL 4
AYURVEDISCHE ERNÄHRUNG
143

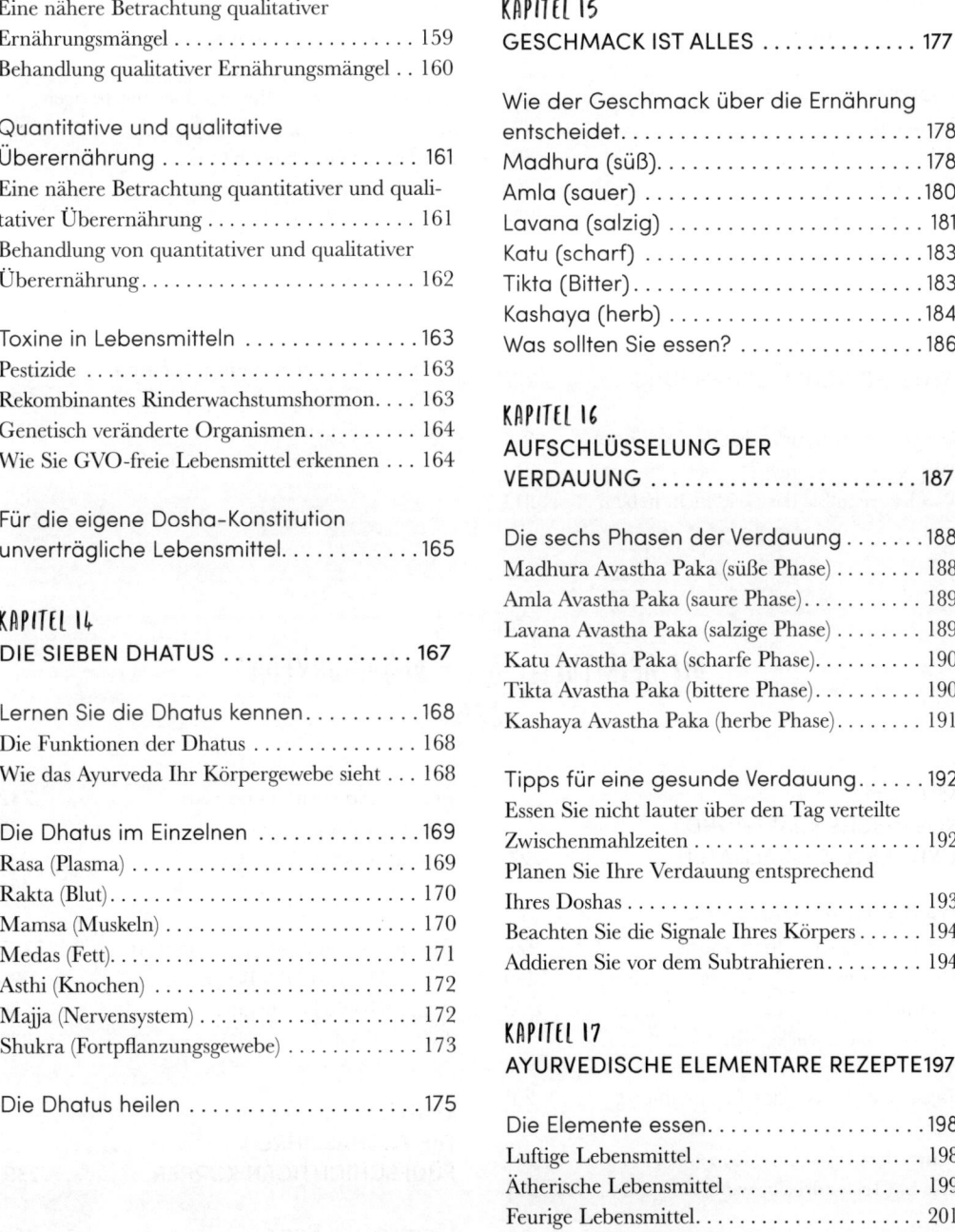

TEIL 5
DIE SPIRITUELLE SEITE DES AYURVEDA
225

TEIL 6
AYURVEDISCHE HEILUNG
259

Vorwort

1991 schrieb ich *Perfect Health,* das erste Buch, das Ayurveda einem westlichen Massenpublikum nahebrachte. Ich fühlte mich wie ein Pionier, der sich nicht sicher sein kann, dass ihm jemand folgen wird. Jetzt, Jahrzehnte später, habe ich miterlebt, wie Ayurveda stetig an Popularität gewonnen hat, bis es fast ein allgemein bekannter Begriff geworden ist, auf jeden Fall bei Menschen, die sich für traditionelle und integrative Medizin interessieren. Der Erfolg von Ayurveda ist, glaube ich, einem dringenden Bedürfnis zu verdanken. Da unser Gesundheitssystem erschreckend teuer geworden ist und die Patienten frustriert sind von der sich fast ausschließlich auf Medikamente und Operationen konzentrierenden medizinischen Versorgung, war die Suche nach Alternativen nicht mehr aufzuhalten.

Ayurveda ist in den Vordergrund gerückt, weil es wirklich ganzheitlich ist. ES repräsentiert nicht nur einen traditionellen Ansatz zur Heilung. Eine vollständige Analyse des Körpertyps, der psychologischen Tendenzen, der spezifischen Arten von Ungleichgewichten und der Ernährungsbedürfnisse eröffnen eine Vielzahl möglicher Lebensweisen. Die Vorteile haben sich weit über die ursprüngliche Vorstellung der alten Rishis, die die Prinzipien des Ayurveda begründet haben, hinaus verbreitet. Dies ist ein System für lebenslanges Wohlbefinden, das auf der zeitlosen Vorstellung basiert, dass Körper, Geist und Seele des Menschen auf die Natur abgestimmt sind. Wenn diese Einstimmung durch bewusste Entscheidungen im Alltag aufrechterhalten wird, wird die heilende Reaktion des Körper-Geistes selbst verstärkt.

Das moderne Leben hat einen Grad an Geschwindigkeit, Stress, Mechanisierung und Komplexität erreicht, bei dem die Einfachheit, im Einklang mit der Natur zu bleiben, vergessen oder vernachlässigt wurde. Zum Glück lernen wir gemeinsam die Grundlagen des Wohlbefindens neu kennen. Für jede und jeden, die oder der bereit ist, tief genug zu schauen, bedeutet dies ein Wiedererwachen, das mit Fragen beginnt, die Menschen sich seit Jahrhunderten stellen: Wer bin ich? Was ist dieser Körper, den ich bewohne? Was ist meine Beziehung zur unendlichen Natur? Ayurveda bietet einen vollständig durchdachten, praktischen Zugang zu diesen Fragen. Im Westen gibt es eine lange Tradition für die Verbindung von Natur und menschlicher Natur, aber nichts ist so tiefgründig und systematisch wie Ayurveda.

Ayurveda mag das älteste Gesundheitssystem der Welt sein, aber es ist keineswegs tot. In einem Zeitalter, in dem das Leben sich zu rasch immer weiter beschleunigt, lehrt Ayurveda die Vorteile eines langsameren Vorgehens, bei dem der eigene natürliche Biorhythmus entdeckt und respektiert wird. Wir alle wollen gesund sein – das versteht sich von selbst. Aber da die Lebenserwartung gestiegen ist, verbringt der durchschnittliche Mensch im Alter 8 bis 10 Jahre damit, mit Krankheit und Behinderung fertig zu werden. Dieses Problem kann nur durch eine langfristige Strategie für das Wohlbefinden überwunden werden. Dieses Buch richtet sich daher an ein Massenpublikum von Neuankömmlingen, die eine solche Strategie dringend benötigen.

Dies ist der nächste Evolutionsschritt des Ayurveda. Sahara Rose hat das alte Wissen erfolgreich aufgefrischt und belebt, ohne dessen Bedeutung und Tiefe zu verwässern. Sie verbindet die Ehrfurcht vor der Tradition mit dem Bewusstsein für die Bedürfnisse der Gegenwart. Vor allem bestätigt ihr Buch, dass Gesundheit über das Physische hinausgeht, eine Idee, die letztlich metaphysische Auswirkungen hat, wenn wir über unseren Platz im Universum nachdenken. Ayurveda betrachtet die menschliche Existenz als Spiegel des Kosmos. Zumindest dient diese Verbindung dazu, uns zu Fürsprechern der Ökologie der Erde zu machen, denn der Planet ist unser verlängerter Körper in jedem Prozess, der uns am Leben hält.

Das Buch *Einfach Ayurveda* enthält sehr umfangreiche Informationen und bringt die Lesenden dazu, es immer wieder zur Hand zu nehmen. Sahara verdichtet wissenschaftliche Forschung und spirituelle Weisheit in einer Weise, die einer zeitkritischen und informationsüberfluteten Leserschaft gerecht wird. Ich glaube, dass Sahara als eine führende Stimme hervorgehen wird, die zu der Millenniums-Generation spricht, die für diesen Paradigmenwechsel vorbereitet ist. Die idealen Leserinnen und Leser dieses Buchs werden inspiriert, nicht einfach nur ein Teil der Ayurveda-Bewegung zu werden, sondern ihr eigenes grenzenloses Potenzial zu entwickeln.

– Deepak Chopra
Weltbekannter Pionier in integrativer Medizin und persönlicher Transformation. Autor von mehr als 85 Büchern, darunter zahlreiche New York Times-Bestseller. Gründer der Chopra-Stiftung, Mitbegründer von Jiyo.com und des Chopra Center for Wellbeing.

Einführung

Ayurveda ist das älteste Gesundheitssystem der Welt und stammt aus dem alten Indien vor mehr als 5.000 Jahren. Tatsächlich ist es das Gesundheitssystem, von dem alle anderen abstammen – einschließlich der chinesischen und der westlichen Medizin sowie der Kräuterkunde. Das Sanskrit-Wort *Ayurveda* bedeutet »Wissen vom Leben«, und um vollständige Gesundheit zu erreichen, benötigen Sie Kenntnisse über alle Aspekte Ihres Lebens. Dieses Heilungssystem transzendiert das Physische und verbindet das Medizinische, Emotionale, Mentale, Spirituelle und Metaphysische, die alle miteinander verbunden sind.

Ayurveda taucht in die komplexe Geist-Körper-Beziehung ein und bringt Sie zurück zu Ihrem Gleichgewicht – dieses glückselige Gefühl nach einem Yoga-Kurs, wenn Sie in *Shavasana*, oder der Totenstellung, daliegen. Ja, so kann man sich die ganze Zeit fühlen, und ich werde Ihnen beibringen wie. In diesem Buch erkläre ich nicht nur, was Ayurveda ist, sondern auch, wie Sie es leicht in Ihr Leben integrieren können, um Ihre Gesundheit und Ihr Glück zu gestalten.

Mein Name ist Sahara Rose Ketabi und ich werde Sie auf dieser heiligen Reise anleiten. Ich bin zertifizierte Ayurveda-Praktikerin, Ernährungsberaterin für ganzheitliche Ernährung und Sporternährung und Wellness-Bloggerin auf EatFeelFresh.com. Ich habe Ayurveda entdeckt, als ich es am meisten gebraucht habe. Ich litt unter chronischen Verdauungsproblemen und probierte eine Ernährungsweise nach der anderen, auf der Suche nach den Antworten auf meine Gesundheitsprobleme. Ich las in Foren über grüne Smoothies und die Paleo-Ernährung und stellte schließlich fest, dass die Antworten bereits in mir existierten, dem Ort, an dem ich nie gesucht hatte.

Das Ayurveda gab mir die Werkzeuge an die Hand, die ich brauchte, um auf die angeborene Weisheit meines Körpers zuzugreifen. Es zeigte mir, dass die Lebensmittel, die gut für mich sind, möglicherweise nicht für meinen Freund, eine Familienangehörige oder sogar mich selbst vor ein paar Monaten funktionieren. Wir unterliegen ständigen Veränderungen, gleiches gilt unsere Ernährung und Lebensweise. Eine gesunde Verdauung ist das Geheimnis eines gesunden Geistes, und sobald ich meinen Darm geheilt hatte, öffnete sich mir die ganze Welt. Danach habe ich mir geschworen, die Ratschläge, die ich auf dem Weg von Indien über Bali bis nach Los Angeles erhalten habe, weiterzugeben, und mit diesem Buch gebe ich die Ratschläge an Sie weiter.

Ich schrieb dieses Buch als genau das Hilfsmittel, das ich mir gewünscht habe, wenn ich verloren und verwirrt war und versucht habe herauszufinden, was für meinen Körper funktioniert. Nachdem ich einen Ayurveda-Praktiker besucht hatte, der so ziemlich alles wusste, was mit mir vor sich ging, körperlich und geistig, wusste ich, dass die personalisierte Herangehensweise des Ayurveda an die Gesundheit das war, was mir gefehlt hatte. Allerdings scheute ich vor den ayurvedischen Büchern zurück, weil ich sie verwirrend und unzugänglich fand, besonders bei meinem zeitlich eng getakteten Leben und der meist rohen veganen Ernährung. Ich konnte nicht täglich Stunden damit verbringen, exotische indische Kräuter von Hand zu zerkleinern, Linsen zu köcheln und Ölmassagen durchzuführen. Dabei wollte ich das heilige Wissen des Ayurveda so sehr in mein Leben implementieren, weil ich wusste, welches Heilungspotenzial in ihm liegt. Dieses Buch ist einfach und doch allumfassend.

Ich habe das vielseitige Heilungssystem des Ayurveda verständlich und verdaulich gemacht, damit Sie beginnen können, es auf Ihr heutiges Leben anzuwenden. Ich bringe Ihnen bei, wie Sie zuerst die Grundlagen beherrschen und dann langsam weitere ayurvedische Praktiken in Ihr Leben integrieren. Ich glaube, dass wahre Gesundheit mit allmählichen Veränderungen einhergeht, nicht mit radikalen Entscheidungen, die genauso schnell wieder vergessen sind, wie sie eingeführt wurden. Mein Ansatz bietet den Rahmen, den Sie für ein lebenslanges Gleichgewicht brauchen.

Dieses Buch ist kein Satz von Regeln und Vorschriften, nach denen Sie Ihr Leben ausrichten sollen. Es ist keine Diät, keine Modeerscheinung oder neue Theorie, die nach der Lektüre irrelevant sein wird. Es ist eine uralte Heilmethode, die den Test der Zeit überstanden hat, und wir kehren zu ihr zurück, um ihre bewährte Weisheit zu erhalten. Ich erwarte nicht, dass Sie dieses Buch am Stück von vorne bis hinten durchlesen, aber ich möchte, dass es Ihr Ratgeber wird, etwas, auf das Sie sich für den Rest Ihres Lebens beziehen, wann immer Sie es brauchen. Es ist etwas, zu dem Sie kommen können, wenn sich Ihre Verdauung schlecht anfühlt, wenn Sie eine spirituelle Erinnerung brauchen oder wenn Sie einfach mehr über Ihren Körper erfahren wollen.

Ich glaube, das Geheimnis der Gesundheit ist die Verschmelzung intuitiver alter Weisheit mit der auf Fakten basierenden modernen Wissenschaft, weil sie oft auf die gleiche Sache hinweisen, die Verbindung zwischen Geist und Körper. Auf diesen Seiten biete ich wissenschaftlich fundierte Forschung, die die 5.000 Jahre alten Behauptungen des Ayurveda bestätigt und veranschaulicht, dass Wahrheit ewig besteht.

Sind Sie bereit, sich selbst zu ermächtigen, Ihre eigene Heilerin bzw. Ihr eigener Heiler zu werden und endlich die Antworten zu finden, die Sie in sich selbst suchen? Dann lade ich Sie ein, mit mir auf diese Reise zu kommen, um die uralte Heilkunde des Ayurveda zu entdecken und zu beginnen, diese in Ihrem heutigen Leben anzuwenden und dadurch strahlende, dauerhafte Gesundheit zu erhalten.

Wie dieses Buch organisiert ist

Dieses Buch ist in sechs Teile gegliedert:

In **Teil 1, Uralte Weisheit, moderne Anwendung,** erhalten Sie eine Einführung in das medizinische und spirituelle System des Ayurveda. Ich führe Sie in seine lange Geschichte ein, erläutere, warum es wieder an Popularität gewinnt und setze Ayurveda in Beziehung zu westlicher Medizin und Yoga. Ich erzähle Ihnen auch, wie Sie vielleicht schon unbewusst Ayurveda praktizieren und zeige Ihnen, dass der Guru bereits in Ihnen ist!

Teil 2, Ihr einzigartiger Geist-Körper-Typ, deckt den beliebtesten Teil des Ayurveda ab: das Entdecken Ihres *Doshas* oder Geist-Körper-Typs. Mit einem Quiz ermitteln Sie Ihr Dosha und ich erzähle Ihnen, damit die Doshas endlich Sinn ergeben, in einfachen Begriffen etwas über die körperlichen und geistigen Eigenschaften der verschiedenen Doshas. Dann zeige ich Ihnen, wie das Dosha, das Sie heute haben, anders sein könnte als das, mit dem Sie geboren wurden – und wie und warum Ihre Ungleichgewichte daher kommen. Schließlich biete ich Ihnen noch Beratung zu Ihrer Ernährung, Ihrer Lebensweise und sogar Yoga- und Meditationspraktiken für Ihre einzigartige Dosha-Konstitution an.

Teil 3, Eine alltägliche Routine entwickeln, dreht sich um die Lebensweise. Ich bringe Ihnen bei, wie Sie einen Tagesplan entwickeln, einschließlich einer Morgen- und Abendroutine, für optimale Energie, Verdauung, Kreativität, Schlaf und Körper-Geist-Gleichgewicht. Ich decke alles ab, vom Ölziehen über Zungenschaben bis hin zum Trockenbürsten, also machen Sie sich bereit für eine ernsthafte Selbstpflege in diesen Kapiteln.

In **Teil 4, Ayurvedische Ernährung,** wenden wir uns dem Essen zu. Als zertifizierte Ernährungsberaterin für Ayurveda, ganzheitliche Ernährung und Sporternährung ist dieser Teil wirklich meine Stärke und ich gebe Ihnen alle Informationen, die Sie benötigen, um ihn auch zu Ihrer zu machen. Ich bespreche das Verdauungsfeuer, die ayurvedische Ernährungsphilosophie, häufige Ernährungsstörungen und Giftstoffe im Essen. Zusätzlich, und das ist mein Lieblingsteil, verrate ich Ihnen viele köstliche Rezepte, damit Sie diese Weisheit beim heutigen Abendessen anwenden können.

Teil 5, Die spirituelle Seite des Ayurveda, enthält einige der wichtigsten Lehren des Buches. Was viele Menschen zum Ayurveda bringt, sind die körperlichen Vorteile, aber was viele zum Bleiben bewegt, ist das Spirituelle. In diesem Teil werden die drei kosmischen Kräfte, die universellen Qualitäten und die Energien, aus denen wir alle bestehen, diskutiert. Sie mögen mit Ihrem physischen Körper vertraut sein, aber ich zeige Ihnen, dass Sie tatsächlich vier weitere Körper haben. Ich bespreche auch Chakren, Koshas und alles dazwischen und bringe Sie zu Ihrem wahren Zustand zurück: Glückseligkeit.

In **Teil 6, Ayurvedische Heilung,** lernen Sie, wie Sie diese uralte Heilungsweisheit in Ihrem Leben anwenden können. Von Verdauungsstörungen über Hauterkrankungen bis hin zu alltäglichen Krankheiten nenne ich Ihnen Hausmittel und lehre Sie, wie Sie sich selbst heilen können.

Extras

In jedem Kapitel dieses Buchs finden Sie drei Arten von Seitenleisten, die zusätzliche Nuggets der Weisheit enthalten. Diese sehen folgendermaßen aus:

DEFINITION

Sanskrit kann verwirrend sein, aber es sollte Sie nicht davon abhalten, mehr über Ayurveda zu lernen. In diesen Seitenleisten erkläre ich die Definitionen komplexer Terminologien, um Ihnen zu helfen, den Sinn des Ganzen zu verstehen.

URALTE WEISHEIT

Diese Seitenleisten enthalten Einblicke, nützliche Tipps oder einfach faszinierende Weisheiten, die Sie inspirieren werden.

AYURVEDISCHE WARNUNG

Passen Sie auf! Diese Seitenleisten bieten Vorsichtsmaßnahmen für Dinge, die Sie auf Ihrem Weg zum Erreichen des Körper-Geist-Gleichgewichts mit Ayurveda beachten sollten.

Danksagungen

Zuerst möchte ich dem Universum dafür danken, dass es immer zu meinen Gunsten arbeitet, meinen spirituellen Führern, die mir die richtige Richtung zeigen, um mein Dharma zu erfüllen, meinem Herz, das mich daran erinnert, immer meinem Weg zu folgen, meinem Körper, der diese menschliche Erfahrung beherbergt, und meiner Seele, die mich mit Weisheit erfüllt, von der ich manchmal nicht einmal sicher bin, dass sie von mir selbst kommt.

In der physischen Welt möchte ich Deepak Chopra dafür danken, dass er großzügig das Vorwort zu diesem Buch geschrieben hat, mich mehr als jeder andere Denker inspiriert hat und daran glaubt, dass ich die Botschaft des Ayurveda verbreiten sollte. Du hast mir gezeigt, dass ich tatsächlich das Universum bin. Ich möchte meinen Eltern, Afarin und Mahmoud, für ihre lebenslange Unterstützung und die vielen Lektionen danken, die sie mich auf dem Weg gelehrt haben – stark in meinen Überzeugungen zu sein und weise in meiner Herangehensweise –, meinem Freund Steven, weil er der Shiva meiner Shakti ist und mich mit liebevoller Fürsorge ermächtigt, meinem Bruder Amir, weil er mein lebenslanger Begleiter und Diskussionspartner ist, meiner Literaturagentin Marilyn Allen, weil sie an meine Vision glaubt, sie zum Leben erweckt und in die Buchläden gebracht hat, der »Freshie«-Community meines Blogs Eat Feel Fresh für die jahrelange Unterstützung auf dieser verrückten Reise, die Leben genannt wird, und meinen Leserinnen und Lesern dafür, dass sie so empfänglich für diese neue und doch alte Art des Seins sind. Zum Abschluss fühle ich mich zutiefst geehrt, in dieser Ära des göttlichen Weiblichen ein Teil der Veränderung zu sein. *Atma Namaste.*

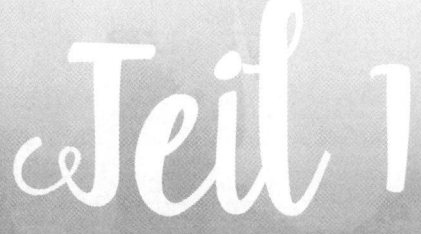

Uralte Weisheit, moderne Anwendung

In Teil 1 führe ich Sie in das medizinische und spirituelle System des Ayurveda ein. Ich erkläre seine uralte Geschichte, erläutere, warum es nach mehr als 5.000 Jahren wieder populär geworden ist und vergleiche es mit der westlichen Medizin und Yoga. Ich verrate Ihnen auch, auf welche Art Sie vielleicht schon Ayurveda praktizieren, ohne es zu wissen, und zeige Ihnen, dass der Guru bereits in Ihnen steckt!

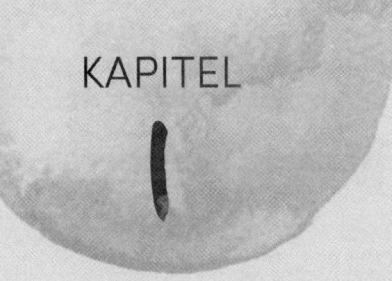

Ayurveda entdecken

Vor etwa 5.000 Jahren begannen indische Weise mit der Entwicklung eines komplexen Systems für Gesundheit und Wohlbefinden. Durch Beobachtung und Praxis entdeckten sie viele Geheimnisse für eine dauerhafte Gesundheit, die auf dem Verständnis der vielen Facetten eines Individuums basieren. Sie gaben diese Weisheit mündlich über Generationen weiter, und schließlich wurde es das führende medizinische System in Indien. Während der britischen Herrschaft ging dieses System in den Untergrund, wurde aber immer noch in Privathaushalten praktiziert. Mit der Zeit tauchte diese Weisheit wieder auf, verbreitete sich weit über die Grenzen Indiens hinaus und zog in das Leben von Menschen weltweit ein, da die Praktizierenden von den bewährten Methoden des Ayurveda angezogen wurden, die Jahrtausende überlebt hatten.

Die weniger bekannte Schwesterheilmethode des Yoga, Ayurveda, basiert auf der Überzeugung, dass Gesundheit nur durch ein delikates Gleichgewicht zwischen Geist, Körper und Seele erreicht werden kann. Wir alle sind ein Spiegelbild unserer Umwelt und können unsere persönliche Gesundheit nur durch Bewusstsein verändern.

In diesem Buch teile ich diese alte ayurvedische Weisheit mit Ihnen. Einige dieser Konzepte mögen Ihnen völlig fremd sein, während andere Ihnen vielleicht schon Ihr ganzes Leben lang bekannt sind. Auf der intuitiven Ebene wird jedoch alles einen Sinn ergeben, denn laut Ayurveda existiert das wahre Geheimnis der Gesundheit bereits in Ihnen.

IN DIESEM KAPITEL

- Worum es bei Ayurveda geht

- Die Entstehungsgeschichte dieser alten Heilungswissenschaft

- Die Ayurveda-Yoga-Verbindung

- Ayurvedas spirituelle und medizinische Praktiken

- Das Konzept des Verdauungsfeuers

Was ist Ayurveda?

Ayurveda ist eine medizinische Wissenschaft, die sich zutiefst auf Heilung und Erhalt der Lebensqualität und Langlebigkeit konzentriert. Ayurveda verbindet Wissenschaft mit Psychologie, Spiritualität und Philosophie und sieht jedes Individuum als einen Mikrokosmos des Universums mit der Komplexität des Kosmos.

Laut Ayurveda ist die Grundlage der Gesundheit das Erreichen des Gleichgewichts zwischen Körper und Geist. Dies ist jedoch nicht so einfach, wie es sich anhört. Ayurveda bietet spezifische Richtlinien, Praktiken, Rezepte und Heilmittel, um dieses Gleichgewicht herzustellen. Darüber hinaus sind die Richtlinien für jede Person anders und ändern sich sogar im Laufe eines Jahres, mit den Jahreszeiten und im Laufe Ihres Lebens.

Das klingt kompliziert, aber es ist eine lebensverändernde Weisheit, die für das lebenslange Wohlbefinden definitiv wissenswert ist.

Die Bedeutung des Ayurveda

Ayurveda stammt eigentlich von zwei verschiedenen Sanskrit-Wörtern ab: *ayur*, was »Leben«, und *veda*, was »Wissen« bedeutet. Um das Gleichgewicht zu erreichen, benötigen Sie also umfassendes Wissen über Ihr Leben. Das Ayurveda erkennt, dass der Mensch so viel mehr ist als nur ein physischer Körper, nämlich ein mehrdimensionales Wesen mit Schichten von Emotionen und Intuition. Auch wenn Sie vielleicht nicht per se »spirituell« veranlagt sind, beeinflussen die Lebensmittel, die Sie essen, und die Art und Weise, wie Sie Ihr Leben führen, Sie jeden Tag auf einer spirituellen Ebene. Ayurveda hilft Ihnen, diese Verbindung zu erkennen.

DEFINITION

Ayurveda ist die Wissenschaft des Lebens, die auf dem Erreichen des Geist-Körper-Gleichgewichts basiert. Ayurveda umfasst medizinische, spirituelle, psychologische und philosophische Komponenten, die alle auf die Förderung des lebenslangen Wohlbefindens ausgerichtet sind.

Die Geschichte des Ayurveda

Ayurveda wurde erstmals vor mehr als 5.000 Jahren in der Region des Indus-Tals in Indien entdeckt. Das Wissen wurde über Generationen mündlich weitergegeben, bis es schließlich in den antiken indischen *Veden* oder »den Büchern der Weisheit« aufgeschrieben wurde. Die Veden gelten als das älteste schriftliche Wissen der Menschheitsgeschichte und wurden vermutlich zwischen 1.700 und 1.000 v. Chr. verfasst, obwohl einige sagen, dass das Wissen und die Referenzen, die sie enthalten, 10.000 Jahre zurückreichen. Die Veden sprechen alles an, von Wegen, den Körper zu heilen, bis hin zu der Frage, wie wir mit dem Universum eins werden. Man könnte definitiv sagen, dass die *Rishis,* die geistlich erleuchteten Propheten, die diese Texte geschrieben haben, ihrer Zeit um Jahrhunderte voraus waren.

Wie haben die ursprünglichen Weisen dieses Wissen entdeckt? Niemand weiß es genau. Es wurde angenommen, dass sie diese innere Weisheit direkt aus dem Universum erhalten haben, um die Menschen dieser Erde zu heilen, zu erheben und zu befähigen. Dieses Wissen wurde jahrhundertelang über Generationen hinweg in auswendig gelernten Gesängen, den sogenannten *Sutras*, weitergegeben. Ayurveda ist das einzige System in den Veden mit dem Ziel, die Gesundheit zu erhalten, weil unser physischer Körper unser Vehikel für unsere spirituelle Erfahrung ist.

Um 800 v. Chr. wurde die erste ayurvedische Medizinschule von Punarvasu Atreya gegründet, der später Charaka beeinflusste, einen Gelehrten, der um 700 v. Chr. lebte und das *Charaka Samhita* schrieb, in dem 1.500 verschiedene Pflanzen beschrieben und 350 davon als wertvolle Medizin identifiziert wurden. Dieser Text gilt als der erste bedeutende Text des Ayurveda. Etwa ein Jahrhundert später wurde das *Susruta Samhita* geschrieben, das die Grundlage der modernen Chirurgie bildete und auch heute noch konsultiert wird.

Mit dem umfassenden Verständnis des Körpers war das Ayurveda seiner Zeit weit voraus und wurde zum Vorbild für die umliegenden Länder. Schließlich breitete die Lehre sich entlang der sogenannten Seidenstraße in östlicher Richtung aus, von Indien über China bis nach Indonesien. Um 400 n. Chr. wurden ayurvedische Texte ins Chinesische übersetzt und um 700 n. Chr. kamen chinesische Gelehrte nach Indien, um Ayurveda zu studieren, was die chinesische Medizin stark beeinflusste.

Die Wissenschaft reiste auch nach Westen durch das Persische Reich bis nach Europa, weiter Richtung Osten nach Ägypten und Richtung Süden nach Somalia. Arabische Händler verbreiteten das Wissen um die indischen Kräuter in ihrer *Materia Medica* und diese Informationen erreichten das griechische und römische Reich und wurden schließlich zur Grundlage der europäischen Medizin und Kräuterkunde.

URALTE WEISHEIT

Materia medica ist ein lateinischer medizinischer Begriff für das gesammelte Wissen über die therapeutischen Eigenschaften jeder Substanz, die zur Heilung verwendet wird, inspiriert durch das Ayurveda.

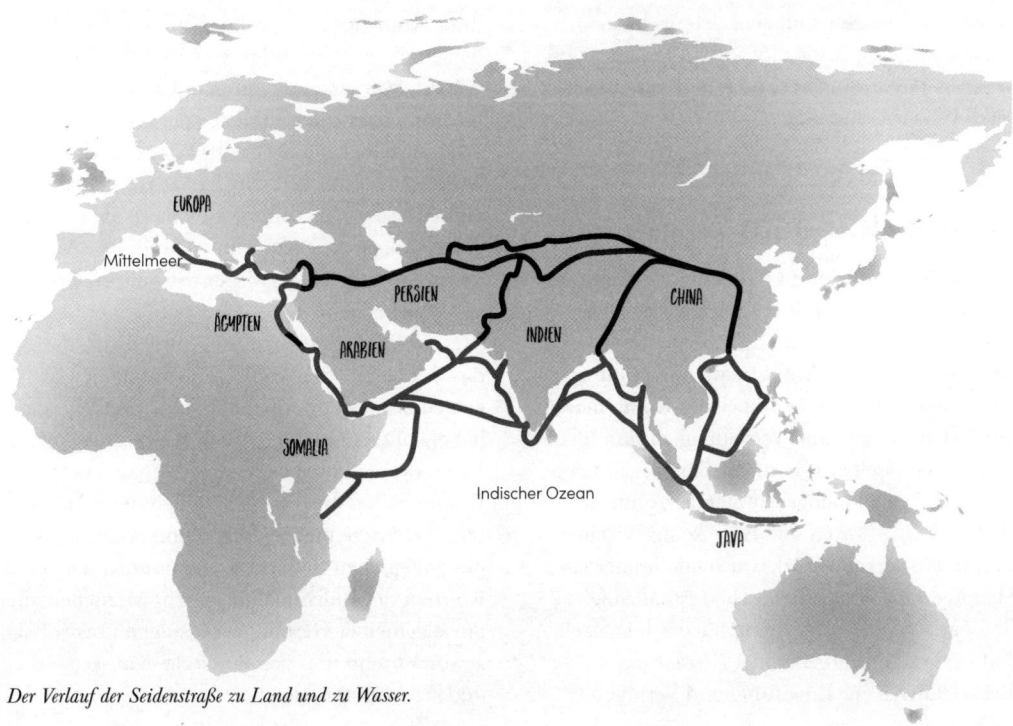

Der Verlauf der Seidenstraße zu Land und zu Wasser.

Der Buddha, geboren um 550 v. Chr., war ein Anhänger des Ayurveda, und die Verbreitung des Buddhismus in Asien ging mit der Praxis des Ayurveda einher. In einer Zeit, in der so wenig über den menschlichen Geist und Körper bekannt war, erklärte Ayurveda die Ursache von Krankheiten, die Symptome von Ungleichgewichten, die einzigartigen Körpertypen und Wege, geistiges, emotionales und spirituelles Wohlbefinden zu erreichen.

Leider wurde Ayurveda während der britischen Herrschaft über Indien als archaische Praxis betrachtet und nicht mehr erlaubt. Die westliche Medizin wurde dem indischen Volk aufgezwungen, das sich im Privaten weigerte, die Traditionen in den eigenen vier Wänden loszulassen. Ayurveda ging in den Untergrund und lebte weiter durch Hausmittel und Rezepte, die heute endlich wieder populär sind. Ayurveda wurde zu einer »Küchenmedizin«, die Familien mit Lebensmitteln, Gewürzen, Ölen und Kräutern heilte. Die Stadt Kerala in Südindien wurde ein sicherer Hafen für Ayurveda und rühmt sich heute vieler ayurvedischer Zentren und Institutionen. Gegenwärtig erlebt Ayurveda eine Renaissance, da die Menschen, die mit der westlichen Medizin kämpfen, sich nach einem ganzheitlicheren Ansatz für ihr körperliches und geistiges Wohlbefinden sehnen und sich dieser alten Weisheit zuwenden.

Ayurveda heute

Ayurveda wird nicht nur auf dem indischen Subkontinent, sondern weltweit praktiziert. Ölziehen, Trockenbürsten und Selbstmassagen mit Öl sind mittlerweile im Mainstream angekommen. Ein Großteil der Weisheit über das Kombinieren von Lebensmitteln und Verdauung entstammt dem ayurvedischen Wissen. Kurkuma, das heute wegen der entzündungshemmenden, antioxidativen, antidepressiven und Anti-Aging-Wirkung in Kapseln verkauft wird, war schon immer ein Hauptgewürz der ayurvedischen Ernährung. Tausende von Menschen reisen jedes Jahr nach Indien, um an ayurvedischen *Panchakarma*-Behandlungen zur Entgiftung und Verjüngung

teilzunehmen. Darüber hinaus wird Ayurveda täglich von Millionen von Menschen praktiziert, die vielleicht gar nicht wissen, dass sie es praktizieren.

DEFINITION
Panchakarma ist eine fünffache Entgiftungs- und Verjüngungsbehandlung im Ayurveda, die Massage, Kräutertherapie und andere Behandlungen beinhaltet.

Die Menschen sind heute krank und müde von dem »One size fits all«-Ansatz im Gesundheitsbereich, der die Menschen in westlich geprägten Ländern in einen alles andere als optimalen Gesundheitszustand versetzt hat. Sie fühlen sich zum ganzheitlichen Ansatz des Ayurveda hingezogen, bei dem der ganze Mensch betrachtet wird und nicht nur ein einzelnes Symptom. In einer Zeit, in der Ärzte selten Zeit haben, auf die einzelne Person genau einzugehen, sind die Menschen auf sich allein gestellt, um die Ursache ihrer Krankheiten zu erforschen. Ayurveda kann helfen, diese Geheimnisse zu entschlüsseln.

Laut Ayurveda erreicht man Gesundheit nicht in Form einer Tablette oder eines Rezepts, sondern in Form einer ausgewogenen Lebensweise. Obwohl es viel schwieriger ist, sich an eine ausgewogene Lebensweise zu halten, als einfach ein Medikament einzunehmen, und diese Vorgehensweise persönliche Verantwortung einfordert, ist sie viel effektiver.

Einer der Grundsätze des Ayurveda ist, dass das Geheimnis des Wohlbefindens vom jeweiligen einzigartigen Individuum abhängt. Wir alle haben eine bestimmte genetische Veranlagung, Lebensweise, Physiologie, Stoffwechsel, geistige Eigenschaften und eine Vielzahl anderer Faktoren, die unsere medizinischen und ernährungsphysiologischen Bedürfnisse bestimmen. Dieses Konzept der Individualität spricht Menschen an, die allgemeiner Gesundheitsaussagen überdrüssig geworden sind und sich durch diese ausgelaugt und erschlagen fühlen.

Laut Ayurveda kann keine einzige Richtlinie für alle Menschen funktionieren, da wir alle unterschiedliche Wesen mit einzigartigen Bedürfnissen sind. Obwohl dies wie ein offensichtlicher Befund erscheinen mag, hat es tatsächlich mehrere tausend Jahre, eine Adipositas-Epidemie und gesundheitliche Krisen für viele von uns gedauert, um dies herauszufinden. Die Lehre des Ayurveda war ihrer Zeit wirklich weit voraus.

Ayurvedische versus westliche Medizin

Die ayurvedische Medizin soll die westliche Medizin nicht ersetzen, sondern vielmehr ergänzen. Ihr Schwerpunkt liegt eher auf der Prävention, während die Schulmedizin sich mehr auf Symptome konzentriert. Der ayurvedische Ansatz zur Gesundheit ist es, das Auftreten der Krankheit zu verhindern. Der westliche Gesundheitsansatz ist der Umgang mit der Krankheit nach ihrem Auftreten. Heute ist die westliche Medizin aufgrund ihrer technischen Überlegenheit bei der Behandlung akuter Erkrankungen und Traumata weit fortgeschritten. Aber ihr fehlt das Verständnis für die Zusammenhänge dieser Symptome und die Gründe, warum diese immer wieder auftreten, wohingegen das Ayurveda diese aufspürt.

Die ayurvedische Medizin vertritt die Auffassung, dass unsere körperlichen Zustände unsere geistige Verfassung widerspiegeln und umgekehrt. Wenn eine Person Leberprobleme hat, wird eine Ayurveda-Praktikerin sie nach ihrem ungelösten Ärger fragen. Wenn eine Person übergewichtig ist, wird sie gefragt, woran sie sich emotional festklammert. Wenn jemand nicht schlafen kann, wird ihr oder ihm geraten, sich durch einen Spaziergang in der Natur zu erden. Ein Ayurveda-Praktiker wird Ihnen keine Vorschläge machen, bevor er nicht über Ihre Kindheit, Ihre Essgewohnheiten, Ihren Tagesablauf und sogar Ihre Träume Bescheid weiß. Ayurveda-Beraterinnen betrachten nicht nur ein Problem, sondern alle Faktoren, die es verursacht haben könnten. Sie bieten einen ganzheitlichen Ansatz, der den ganzen Menschen – Körper, Geist und Seele – einbezieht.

Die ayurvedische Medizin umfasst zwar auch Operationen, medizinische Untersuchungen und andere Verfahren, die ich später in diesem Kapitel bespreche, aber heute werden diese Verfahren seltener praktiziert als die alltäglichen Empfehlungen des Ayurveda zu Ernährung und Lebensweise. Es gibt viele ayurvedische Kräuter – einige sind rein und hochwirksam, andere weniger. Wie bei jeder Medizin ist es wichtig zu wissen, was Sie in Ihren Körper tun, statt etwas einzunehmen, nur weil es als ayurvedisch beworben wird.

Die beste und wirksamste Medizin, die Sie einnehmen können, ist aber immer noch das Essen auf Ihrem Teller.

URALTE WEISHEIT
Die besten ayurvedischen Kräuter werden biologisch angebaut, direkt von einer zuverlässigen Quelle bezogen und von einer Fachkraft empfohlen.

Ayurveda und Yoga

Heute praktizieren über 30 Prozent der Amerikaner Yoga, Tendenz steigend. Die zunehmend verbreitete Praxis des Yoga hat für ein verstärktes Interesse an Ayurveda, der Schwesterheilmethode, gesorgt. Die Veden empfehlen, diese Wissenschaften gemeinsam zu praktizieren, obwohl Ayurveda erst jetzt etwas von der Popularität der bekannteren Schwester abbekommt.

Wenn Sie einen Yoga-Kurs belegt haben, was waren Ihre Gründe? Wollten Sie eins mit einer göttlichen Quelle werden, oder wollten Sie gesünder und ausgeglichener leben? Wenn Ersteres Ihr Ziel war, dann haben Sie wirklich Yoga praktiziert. Wenn es Letzteres war, dann haben Sie tatsächlich Ayurveda praktiziert.

Ayurveda strebt nach Gesundheit, Yoga nach spiritueller Erleuchtung. Tatsächlich praktizieren die meisten Menschen in den Yoga-Kursen wahrscheinlich eher Ayurveda als Yoga, weil sie den gesundheitlichen Nutzen suchen und nicht die Vereinigung mit dem Göttlichen.

URALTE WEISHEIT

Ayurveda und Yoga gehen Hand in Hand, denn wir können nicht unser höchstes Selbst werden, wenn wir nicht unser gesündestes Selbst sind. Unsere Körper sind vorübergehende Gefäße für unsere ewigen Seelen. Sie wurden uns gegeben, um dieses erstaunliche Geschenk namens Leben zu erfahren. Es liegt an uns, sie mit tiefer Liebe und Sorgfalt zu behandeln.

Je besser wir unseren Körper ernähren, desto mehr sind wir im Einklang mit unserem inneren Bewusstsein. Aus diesem Grund ist Yoga eine empfohlene Praxis im Ayurveda, und Ayurveda ist eine empfohlene Praxis im Yoga. Je gesünder wir werden, desto stärker entwickelt sich unser spirituelles Bewusstsein. Die täglichen Übungen im Ayurveda haben einen Zweck und der besteht darin, unser Bewusstsein zu erhöhen. Gesundheit ist nicht das Ziel, sondern das Mittel dazu. Erwachen und Transzendenz – das sind die Ziele. Selbstwahrnehmung, wissenschaftliche Erkenntnisse, *Asanas* (Yoga-Stellungen), Meditation und Heilmethoden sind nur Werkzeuge, die uns helfen, dorthin zu gelangen.

Ein spirituelles und medizinisches System

Meistens denken wir an zwei entgegengesetzte Enden eines Spektrums, wenn wir an Medizin und Spiritualität denken. Im Ayurveda werden diese beiden Disziplinen jedoch harmonisch miteinander verbunden. Unsere linke und rechte Gehirnhälfte werden zu einem facettenreichen System verschmolzen, das alle Aspekte eines Menschen umfasst.

Laut Ayurveda können wir Krankheiten schon vor ihrer Manifestation durch die feinstofflichen Schichten unseres Energiekörpers spüren, auf die ich in Kapitel 20 näher eingehe. Wenn Sie jemals das Gefühl hatten, dass etwas »aus dem Gleichgewicht« war, bevor es sich in eine Krankheit verwandelt hat, dann hat sich Ihre subtile Energie gemeldet. Ayurveda verbindet das Sichtbare und Unsichtbare, um eine umfassende Disziplin des spirituellen und medizinischen Wohlbefindens zu erschaffen.

Die zwei Hauptprinzipien des Ayurveda

Ayurveda lehrt zwei Hauptprinzipien:

Erhaltung der Gesundheit: Wie wir Wohlbefinden erhalten und was wir tun müssen, um unseren Körper gesund und fit zu halten, um Krankheiten zu vermeiden.

Methoden, Medizin und Taktiken für die Behandlung von Krankheiten und Beschwerden: Wie wir heilen und eine Rückkehr zur Gesundheit erwirken.

Das erste Prinzip basiert auf der Prävention, während das zweite Prinzip auf der Wiederherstellung des Gleichgewichts beruht. Beides ist wichtig und soll gemeinsam praktiziert werden.

Die acht Zweige des Ayurveda

Die ayurvedische Wissenschaft besteht aus acht Zweigen oder Fachrichtungen, die gemeinsam *Ashtanga Ayurveda* genannt werden. Das Wort *Ashtanga* bedeutet »acht«, und die Zahl 8 taucht in verschiedenen Bereichen der Veden auf. Yoga hat ebenfalls acht Zweige.

Schauen wir uns die acht Zweige an:

Kaya Chikitsa, **Innere Medizin:** Diese psychosomatische Disziplin besagt, dass der Geist im Körper Krankheiten erzeugen kann und umgekehrt. Ihr Zweck ist es, die Ursache einer Krankheit und ihre Verbindung zu Geist, Körper und Seele zu finden. Diese Theorie beschreibt die drei Doshas *Vata, Pitta* und *Kapha,* die ich in den Kapiteln 3 und 4 näher bespreche. Ayurvedische Kräuterbehandlungen, Entgiftung, Diäten und Heiltherapien sind Teil von Kaya Chikitsa und die Schwerpunkte dieses Buchs.

Urdhvaanga Chikitsa, **Hals-, Nasen- und Ohrenheilkunde:** Dieser Teil der ayurvedischen Medizin bezieht sich ausschließlich auf den Kopf und den Hals. Im Ayurveda werden 72 Augenkrankheiten und chirurgische Eingriffe für viele augenbezogene Erkrankungen aufgeführt, einschließlich Grauem Star und Erkrankungen der Augenlider. Er enthält auch Operationen und Behandlungen für Ohren, Nase und Rachen.

Damstra Chikitsa **bezieht sich auf die Toxikologie:** Laut Ayurveda ist die Luft, die wir atmen, genauso wichtig wie die Nahrung, die wir essen, die Umgebung, in der wir leben, und die Gedanken, die wir denken. Damstra Chikitsa konzentriert sich auf die Toxikologie und befasst sich mit Luft- und Wasserverschmutzung, Toxinen in Tieren, Mineralstoffen und Gemüse und Gesundheitsepidemien.

Shalya Chikitsa, **Chirurgie:** Die ausgefeilten chirurgischen Methoden im Ayurveda beeinflussten das alte ägyptische, griechische, römische,

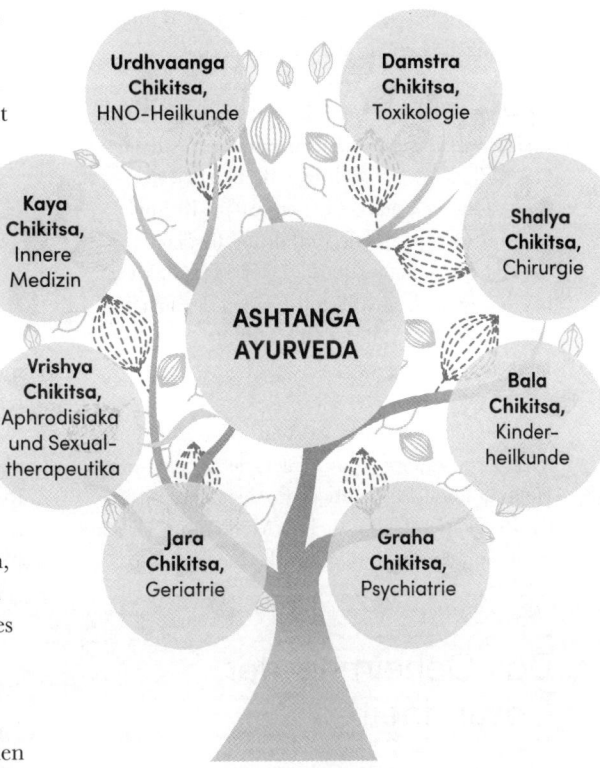

Die acht Zweige des Ayurveda.

persische und chinesische Reich. Häufige Eingriffe waren die Entfernung von Blasensteinen und die Beseitigung von Darmverschlüssen.

Bala Chikitsa, **Kinderheilkunde:** Dieser Teil des Ayurveda umfasst die prä- und postnatale Betreuung von Mutter und Kind sowie die Gesundheit von Kindern.

Graha Chikitsa, **Psychiatrie:** Im Ayurveda ist das geistige Wohlbefinden eine äußerst wichtige Facette der Gesundheit. Dieser Zweig beinhaltet Meditation, Yoga und Atemtechniken, um Ängste, Depressionen, Wut und andere Ungleichgewichte zu überwinden.

Jara Chikitsa, **Geriatrie:** Dies bezieht sich auf die wissenschaftliche Untersuchung des hohen

Alters, den Alterungsprozess und die speziellen Probleme älterer Menschen. Dieser Zweig spricht auch die Langlebigkeit und Praktiken an, die Sie ausüben können, wie z. B. Fasten, um eine längere Lebensdauer zu fördern.

***Vrishya Chikitsa* bezieht sich auf Aphrodisiaka und Sexualtherapeutika:** Sexuelle Gesundheit ist ein wichtiger Bestandteil des Ayurveda, weil sie das Leben erhält. Intimität kann die spirituelle Entfaltung fördern und Partnerschaften stärken. Vrishya Chikitsa beschäftigt sich sowohl mit Fragen der Fruchtbarkeit als auch mit der Behandlung sexueller Funktionsstörungen.

Wie Sie sehen können, ist Ayurveda ein integratives Gesundheitssystem, das viele Aspekte der Heilung abdeckt. Es überschneidet sich mit vielen Bereichen der westlichen Medizin und deckt auch einige ganz andere Studienbereiche ab.

Das Geheimnis der Gesundheit

Nach Ayurveda liegt das Geheimnis der Gesundheit im Verdauungssystem. Das ayurvedische Wort für Verdauung ist der Sanskrit-Begriff für Feuer, *Agni*. Unsere Verdauung ist unser ewiges Feuer, das uns mit Energie für unser Leben versorgt. Dieses Verdauungsfeuer ist für alle Transformationen im Körper verantwortlich, einschließlich des Stoffwechsels, der Nährstoffaufnahme und der Ausscheidung. Mehr über dieses innere Feuer erzähle ich in Kapitel 12.

Sie verdauen nicht nur Nahrung, sondern auch Emotionen, Wahrnehmungen und Erlebnisse. Wenn Ihr Agni nicht hell brennt, fühlen Sie sich sowohl körperlich als auch geistig festgefahren und ausgelaugt. Unverarbeitete Emotionen sind genauso schädlich wie unverarbeitete Lebensmittel, da sie Körper und Geist Schwere und Toxizität verleihen.

AYURVEDISCHE WARNUNG

Ungelöste Emotionen können geistige und physische Ungleichgewichte in Ihrem Körper verursachen, einschließlich Gewichtszunahme und stressbedingte Störungen. Es ist wichtig, die Vergangenheit aufzuarbeiten für eine hellere Zukunft.

Viele geistige Unausgewogenheiten, die Sie fühlen, hängen mit Verdauungsproblemen zusammen. Depressionen werden durch ein langsames, schwaches Verdauungsfeuer verursacht, wodurch Sie sich festgefahren und ausgelaugt fühlen. Ein übermäßig aktives Verdauungsfeuer verursacht Reizbarkeit und Ungeduld. Angst und Unruhe können durch zu viele Gase im Verdauungssystem verursacht werden. Jede dieser Unausgewogenheiten ist mit Ihrem einzigartigen Dosha verbunden.

Die ayurvedische Sicht auf Gesundheit

Die ayurvedische Sichtweise von Gesundheit ist es, einen Körper ohne Schmerzen oder Krankheit zu haben, um frei zu sein und sich spirituell entwickeln zu können. Wenn Sie krank sind, können Sie an nichts anderes denken als daran, gesund zu werden. Sie bleiben in Ihrem physischen Körper stecken und sind besessen davon, einen Weg zu finden, wie Sie Ihre Gesundheit wiedererlangen können. Wenn Sie jedoch gesund sind, sind Sie nicht mehr mit Ihrem physischen Körper beschäftigt. Sie überwinden das Physische und erreichen die *Selbstverwirklichung*, d. h. die Verwirklichung oder Erfüllung der eigenen Talente und Möglichkeiten.

DEFINITION

Selbstverwirklichung ist das Erreichen des vollen Potenzials durch Kreativität, Unabhängigkeit, Spontaneität und das Erfassen der realen Welt.

Um Gesundheit zu erreichen, müssen Sie körperlich, emotional, geistig, beruflich und auf Ihr Umfeld bezogen gesund sein. Wenn eine dieser Komponenten fehlt, werden Sie sich nicht wirklich gesund fühlen. Wenn Sie zum Beispiel einen starken Körper und einen tollen Job haben, aber keine stabilen Beziehungen zu Menschen, wird der Rest von Ihnen leiden. Ihr emotionales Ungleichgewicht wird zu einem spirituellen Ungleichgewicht, das sich schließlich in körperlichen Beschwerden manifestiert, die Ihren Beruf und die Menschen um Sie herum beeinträchtigen. Alle Aspekte Ihrer Gesundheit sind miteinander verbunden, und wenn Sie nicht in allen Bereichen ausgeglichen sind, leidet Ihr ganzes Wesen.

Die ayurvedische Lebensanschauung

Nach der vedischen Philosophie hat das menschliche Leben einen bestimmten Zweck, der in vier Ziele aufgeteilt ist: *Dharma*, *Artha*, *Kama* und *Moksha*.

Dharma ist der umfassende Begriff für die 10 Werte, die jeder Mensch haben sollte. Diese Grundsätze lauten wie folgt:

Weisheit: Sie müssen immer versuchen, durch Studium, persönliche Erfahrung und Lernen von anderen weiser zu werden.

Wahrheit: Sie müssen stets wahrhaftig sein in Gedanken, Worten und Taten.

Duldsamkeit: Sie müssen unter allen Umständen ruhig und gelassen bleiben.

Kontrolle über die **Sinne:** Sie müssen Ihre Sinne kontrollieren und lernen, Ihre Emotionen zu beherrschen.

Kontrolle über die Gedanken: Sie müssen die volle Kontrolle über Ihren Verstand ausüben, der stets rastlos ist.

Vergebung: Sie müssen anderen verzeihen, denn das macht Sie körperlich und moralisch stärker. Es ist jedoch nicht ratsam, jemandem zu vergeben, der Ihnen mehrfach Unrecht getan hat.

Nicht stehlend: Sie dürfen niemals etwas von einem anderen stehlen oder nehmen, ohne um Erlaubnis zu fragen.

Sauberkeit: Sie müssen Ihren Körper, Ihr Zuhause und Ihren Geist klar und rein halten.

Nicht wütend: Sie müssen dem Zorn widerstehen, auch wenn Sie provoziert werden.

Wissen: Sie müssen immer nach Wissen in Bezug auf physische und spirituelle Dinge suchen, in allen möglichen Quellen.

Artha ist der Erwerb von Reichtum. Dies bezieht sich nicht nur auf materiellen Reichtum, sondern vielmehr auf die vier Formen von Artha:

Wissen: Wissen ist die größte Form des Reichtums. Es geht über den materiellen Reichtum hinaus, weil spirituelles Wissen nicht verloren gehen kann und zur wahren Erfüllung führt.

Gesundheit: Gesundheit umfasst körperliches, emotionales, geistiges und spirituelles Wohlbefinden. Gutes Essen, Bewegung und Gedanken sind Voraussetzung für gute Gesundheit.

Zufriedenheit: Zufriedenheit bedeutet, mit dem, was man hat, glücklich zu sein und das Bedürfnis loszulassen, mehr zu besitzen und zu werden. Zufriedenheit ist eine Form des Reichtums, weil sie geistigen Frieden und moralische Stärke verleiht.

Materieller Reichtum: Es ist wichtig, dass Sie sich finanziell selbst versorgen können und nicht von anderen abhängig sind, was Ihre Bedürfnisse betrifft. Geld ist Energie, und Sie sollten Ihre Zeit und Ihre Fachkenntnisse würdigen. Sie sollen kein Sklave des materiellen Reichtums sein, sondern lernen, diesen zu meistern.

Kama ist die kontrollierte Erfüllung von Wünschen und enthält zwei Facetten:

- Sie müssen Wünsche im Leben haben, denn das ist es, was Sie dazu inspiriert, zu entdecken und zurückzugeben.
- Sie dürfen sich nicht von Ihren Begierden beherrschen lassen, denn das führt zu Zerstörung.

AYURVEDISCHE WARNUNG

Seien Sie achtsam mit Ihren Wünschen! Sie sollten Wünsche haben, ohne an deren Ergebnis zu hängen. Sie müssen Ihre Wünsche im Zaum halten, um Ihr Leben nützlich und zielstrebig zu gestalten, ohne sich durch das Verlangen nach mehr täuschen zu lassen.

Moksha ist das vierte und letzte Ziel des menschlichen Lebens und das ultimative Ziel unserer Existenz. Es ist der Zustand von *Ananda* – der reinen Freude –, in dem Sie, wenn Sie ihn erreicht haben, nichts mehr begehren. Es ist der Reichtum der reinen Befreiung. Sie werden nicht mehr von Ihren Wünschen getrieben, sondern können sich ganz Ihrem Wesen hingeben. Dies ist das höchste Ziel des Lebens und kann nur erfolgen, wenn die ersten drei Ziele, Dharma, Artha und Kama, erreicht wurden. Sie müssen klein anfangen, um Unendlichkeit zu erlangen.

Essen und Gedanken verdauen: Ojas und Ama

Ayurveda konzentriert sich auf die Gesundheit, um Transzendenz zu erreichen. Indem Sie Ihre Ernährung bereinigen, bereinigen Sie Ihr Leben. Sie schaffen Raum für Positivität und lösen sich von den Dingen, die Sie bisher zurückgehalten haben. Sie schaffen Ojas, das ist der ayurvedische Begriff für »Kraft« und »physiologischer Ausdruck des Bewusstseins«. Ojas ist das Ergebnis einer reinen Verdauung. Wenn Sie in der Lage sind, Ihre Nahrung zu verdauen, Nährstoffe aufzunehmen und diese effektiv aus Ihrem Körper

auszuscheiden, fühlen Sie sich strahlend, erfrischt und verjüngt.

Wenn die Nahrung jedoch zu lange im Magen-Darm-Trakt sitzt, sammeln sich Giftstoffe an, die *Ama* genannt werden. Ama ist die eigentliche Ursache für fast jedes Gesundheitsproblem. Ein gesunder, reiner Körper wird nicht plötzlich krank. Er wird aufgrund jahrelang angereicherter Toxizität krank, die nicht vom Körper ausgeschieden wird.

Ojas ist Lebenskraft, Ama ist Toxizität. Sie haben beides in Ihrem Körper, und mit einer ausgewogenen Ernährung und Lebensweise können Sie Ama eliminieren und mit Ojas strahlen.

Nehmen wir uns einen Moment Zeit, um zu beurteilen, wo Sie stehen. Machen Sie sich keine Sorgen darüber, dass Sie noch nicht auf dem Gipfel der perfekten Gesundheit angelangt sind: Sie haben Ihre Reise gerade erst begonnen und jetzt ist die perfekte Zeit dafür. Die folgende Tabelle beschreibt die Symptome von Ojas und Ama, damit Sie feststellen können, was bei Ihnen heute überwiegt.

Wo stehen Sie? Sie können ehrlich zu sich selbst sein, niemand urteilt darüber. Wenn Sie sich eher auf der Ama-Seite befinden, haben Sie keine Angst. Das wird sich ändern, wenn Sie die Vorschläge in diesem Buch gelesen und umgesetzt haben.

Anzeichen für Ojas	Anzeichen für Ama
Sie fühlen sich nach dem Aufwachen ausgeruht.	Sie wachen erschöpft auf.
Ihre Zunge ist klar und rosafarben.	Ihre Zunge hat einen weißen Belag.
Sie haben einen klaren, strahlenden Teint.	Sie leiden unter Akne, Hautunreinheiten oder anderen Hautproblemen.
Sie fühlen sich den ganzen Tag über mit Energie aufgeladen.	Sie haben ein Energietief gegen Mittag und brauchen oft Zucker, Koffein oder ein Nickerchen.
Sie essen gerne viel Gemüse und haben keine Heißhungeranfälle.	Sie mögen den Geschmack von Gemüse nicht und haben häufig Heißhungerattacken.
Sie können Nahrung leicht verdauen, ohne sich aufgebläht oder müde zu fühlen.	Nach den Mahlzeiten fühlen Sie sich oft aufgebläht oder müde.
Ihr Körper hat einen angenehmen Geruch.	Ihr Schweiß neigt zu einem scharfen, fauligen Geruch.
Ihr Geist ist klar und friedfertig.	Sie werden ständig ängstlich, wütend oder depressiv.
Sie sind selten krank.	Sie neigen zu häufigen Infektionen.
Sie schlafen leicht ein.	Sie haben Schwierigkeiten, einzuschlafen.

Beginn der Reise

Jetzt wissen Sie, worum es bei Ayurveda geht und wie diese Wissenschaft sich mit allen Facetten Ihres Lebens verbindet. Vielleicht haben Sie vor diesem Buch noch nie von Ayurveda gehört und diese Konzepte sind für Sie völlig neu. Vielleicht praktizieren Sie schon seit vielen Jahren Yoga und wollen einen tieferen Blick auf dessen Wurzeln werfen. Unabhängig von Ihrem Hintergrund kam dieses Buch aus einem bestimmten Grund zu Ihnen.

Es gibt keine Zufälle im Leben. Die alte Weisheit des Ayurveda wurde in Ihre Hände gelegt, um Ihr Leben zu verändern. In diesem Buch helfe ich Ihnen, ein Gleichgewicht zwischen Körper und Geist zu erreichen, die Menschen um Sie herum zu heilen und Ihr Potenzial durch die Praktiken des Ayurveda zu verwirklichen. Ich weiß, wie überwältigend Ayurveda sein kann, deshalb vereinfache ich diese komplexe Wissenschaft, ohne sie zu verwässern, indem ich eine Terminologie verwende, die verständlich ist und die Sie auf sich beziehen können. Ich stelle Ihnen die Praktiken, Rezepte und Heilmittel zur Verfügung, die Sie benötigen, um diese alte Weisheit von den Seiten dieses Buchs in Ihr Leben zu bringen. Alles, worum ich bitte, ist, dass Sie auf die Stimme in Ihrem Inneren hören.

Was Sie auf jeden Fall wissen müssen

- Ayurveda ist ein umfassendes medizinisches und spirituelles System, das Geist, Körper und Seele miteinander verbindet.

- Ayurveda ist das älteste Gesundheitssystem der Welt – mindestens 5.000 Jahre alt – und wird noch immer weltweit praktiziert.

- Ayurveda ist die Schwesterwissenschaft des Yoga mit dem Ziel der Gesundheit und des Wohlbefindens, während das Ziel des Yoga das spirituelle Erwachen ist.

- Wenn Sie gesund sind, sind Sie voll Ojas – lebendig, voll Energie, ausgeglichen und friedfertig. Wenn Sie nicht gesund sind, sind Sie voll Ama – erschöpft, faul, stinkend und krank.

- Der Zweck der Gesundheit übersteigt den physischen Körper und ist stattdessen das Erreichen der Selbstverwirklichung, die es Ihnen ermöglicht, Ihr größtmögliches Potenzial zu erreichen.

Ayurveda praktizieren

Ayurveda mag wie etwas völlig Fremdes erscheinen, mit übermäßig vielen Regeln, an die sich der Durchschnittsmensch nie halten kann, aber das könnte nicht weiter von der Wahrheit entfernt sein! Ayurveda ist eine sehr intuitive Lebensweise, die äußerst einfach zu befolgen ist. Tatsächlich sind viele der heute üblichen Gesundheitspraktiken in Wahrheit ayurvedisch.

In diesem Kapitel erkläre ich, was es bedeutet, Ayurveda zu praktizieren, vom an die Jahreszeit angepassten Essen bis hin zur Meditation. Dann entlarve ich einige verbreitete Mythen und zeige Ihnen, wie einfach es ist, mehr ayurvedische Weisheit in Ihr Leben zu bringen – wenn sie nicht schon da ist!

IN DIESEM KAPITEL

- Praktizieren Sie bereits (unwissentlich) Ayurveda?

- Ayurvedische Rituale wie Ölziehen und Trockenbürsten

- Häufige Missverständnisse bezüglich Ayurveda

- Einfache Möglichkeiten zur Implementierung ayurvedischer Praktiken in Ihr Leben

Vielleicht praktizieren Sie bereits Ayurveda

Verwenden Sie Öle in Ihrer Ernährung oder für Ihr Schönheitsprogramm? Stellen Sie Ihre Ernährung von Sommer auf Herbst um? Praktizieren Sie Yoga oder Meditation? Verwenden Sie Kräuter zur Heilung von verbreiteten Krankheiten oder trinken Kräutertee? Nutzen Sie eine Trockenbürste, um Ihre Haut zu peelen? Verwenden Sie einen Zungenschaber? Wenn Sie etwas davon tun, praktizieren Sie bereits Ayurveda.

Eines der großartigsten Dinge an Ayurveda ist seine Einfachheit. Sie brauchen kein teures Superfood, keine extravaganten Küchengeräte und müssen keine strenge Diät einhalten. Ayurveda wurde vor Tausenden von Jahren entwickelt, bevor diese Dinge überhaupt existierten. Die Begründer des Ayurveda entdeckten die heilende Wirkung der Dinge um sie herum, von gewöhnlichen Kräutern bis hin zu Ölen. Essen wurde als Medizin angesehen, und jede Mahlzeit war ihre tägliche Medizin.

Da Ayurveda das erste Gesundheitssystem war, stammt vieles von dem, was wir heute praktizieren, tatsächlich aus der ayurvedischen Tradition. Die Art und Weise, wie wir über Essen, Schönheit und Medizin denken, ist auf ayurvedische Einflüsse zurückzuführen. Heute greifen die Menschen mehr als je zuvor auf diese alte Weisheit zurück aufgrund ihrer langen Existenz. Wenn Sie auf Kokosöl schwören, mit Hausmitteln vertraut sind oder sich mit Kräutertees auskennen, praktizieren Sie bereits Ayurveda.

Ihre morgendliche Routine

Wir alle haben unsere jeweilige Morgenroutine, mit der wir uns auf den Tag vorbereiten. Ihre könnte darin bestehen, sich die Zähne zu putzen, während Sie ein paar Scheiben Brot toasten, bevor Sie Ihre Kinder für die Schule wecken. Oder vielleicht drücken Sie fünfmal die Schlummertaste, bis Sie endlich aufstehen und es irgendwie zur Arbeit schaffen, wo Sie mit einem Becher Kaffee in den Händen richtig aufwachen. Vielleicht springen Sie aus dem Bett, trinken eine große Flasche Wasser, ziehen Ihre Turnschuhe an und treiben eine Stunde lang Sport, gefolgt von einer kalten Dusche und einem eisgekühlten Proteinshake. Vielleicht wachen Sie von alleine auf, wenn die Sonne aufgeht, lassen Ihrem Körper mit einer heißen Tasse Tee in der Hand Zeit, sich auf den Tag vorzubereiten und lesen dabei die Zeitung oder dehnen sich sanft. Ist eine Routine besser als die anderen? Ich lasse Sie darüber entscheiden, wenn Sie das Buch gelesen haben.

Was auch immer Ihre aktuelle Morgenroutine ist: Die Tatsache, dass Sie eine haben, ist eine Art ayurvedisches Ritual. Auf Sanskrit wird Ihr Tagesablauf als *Dinacharya* bezeichnet, oder »dem Tag nahe sein«. Das bedeutet, mit den natürlichen Kreisläufen der Erde in Kontakt zu sein, wie z. B. aufzuwachen, wenn die Sonne aufgeht und einzuschlafen, wenn sie untergeht. Es beinhaltet jedoch noch viel mehr, worauf ich in den Kapiteln 9 und 10 näher eingehe.

DEFINITION

Dinacharya ist Ihre tägliche Praxis, wie z.B. Zähne putzen, Gesicht waschen, Zunge reinigen, Körper einölen, meditieren und frühstücken. Das Ayurveda hält es für sehr wichtig, eine Routine zu haben.

Laut Ayurveda bestimmt die Art und Weise, wie Sie Ihren Tag beginnen, wie Sie sich für den Rest des Tages fühlen werden. Wenn Sie Ihren Tag in Eile beginnen, werden Sie sich für die Dauer des Tages nervös und unruhig fühlen. Wenn Sie langsam und müde anfangen, werden Sie sich für den Rest des Tages faul und schwer fühlen. Wenn Sie sich zu Beginn des Tages überanstrengen, fühlen Sie sich für den Rest des Tages ausgebrannt. Es geht darum, ein sehr feines Gleichgewicht zu halten und morgens in Schwung zu kommen, ohne sich dabei zu ermüden.

Die ayurvedischen Morgenpraktiken umfassen Folgendes:

Ölziehen: Dabei wird Öl im Mund bewegt, um Giftstoffe zu entfernen, ähnlich wie bei der Verwendung von Mundwasser.

Zungenschaben: Dabei wird die Zunge mit einem Zungenreiniger aus Kupfer abgeschabt, um giftige Ablagerungen zu entfernen, ähnlich wie beim Zunge reinigen mit der Zahnbürste.

Abhyanga: Dies ist eine Selbstmassage mit Öl zur Stimulierung des Lymphsystems, ähnlich dem Auftragen von Lotion.

Trockenbürsten: Hier wird die Haut mit einer trockenen Bürste abgerieben, um abgestorbene Hautzellen zu entfernen, ähnlich wie bei der Verwendung eines Luffa-Schwamms.

Diese Praktiken sind nicht völlig fremd, vielleicht wenden Sie schon viele davon an. Wie Sie diese und andere ayurvedische Praktiken in Ihren Alltag integrieren können, erkläre ich Ihnen in den Kapiteln 10 und 11.

Kräutertees und Heilmittel

Wenn Sie Kräutertee trinken oder pflanzliche Nahrungsergänzungsmittel auf Kräuterbasis einnehmen, praktizieren Sie Ayurveda. Da sich immer mehr Menschen der entwässernden Wirkung von Koffein und der potenziellen Risiken westlicher Medikamente bewusst werden, steigen sie um auf mehr Kräutertee und Heilmittel. Coffee Shops und Cafés bieten mittlerweile eine reiche Auswahl an Kräutertees, wie z. B. Kamille oder Rooibos. Apotheken erweitern ebenfalls Ihr Sortiment an Kräuterzusätzen zur Behandlung einer Vielzahl von Symptomen, von hormoneller Unausgeglichenheit bis hin zu instabilen Blutzuckerwerten. Die Menschen kehren zur Natur zurück, um ihre Ungleichgewichte zu kurieren. Ayurveda war das erste Gesundheitssystem, das Kräuter für medizinische Zwecke verwendete, und die moderne Kräuterkunde basiert auf Ayurveda.

Pflanzliche Heilmittel sind für die Mehrheit der Welt nichts Neues. Tatsächlich schätzt die Weltgesundheitsorganisation, dass 80 Prozent der Weltbevölkerung traditionelle Therapien anwenden, von denen ein Großteil aus Pflanzen gewonnen wird. Ayurveda empfiehlt eine breite Palette von Kräutern, von Ingwer bis Triphala, um den Körper von innen heraus zu heilen.

Die Verwendung pflanzlicher Nahrungsergänzungsmittel nimmt in den USA und anderen westlich geprägten Ländern stetig zu. Im Jahr 2012 nutzte jeder fünfte US-Amerikaner pflanzliche, nicht vitaminhaltige Nahrungsergänzungsmittel, und diese Zahl hat weiter zugenommen. 2015 gaben US-Amerikaner mindestens 21 Milliarden US-Dollar für Kräuter und andere Nahrungsergänzungsmittel aus. In der Tat verwendet laut den US-amerikanischen National Institutes of Health ein Drittel der Amerikaner alternative Medizin, einschließlich pflanzliche Ergänzungen, Meditation, Yoga und Chiropraktik, in Europa etwas die Hälfte der Menschen.

Pflanzliche Nahrungsergänzungsmittel sind oft eine attraktive Alternative zu Arzneimitteln, da sie die gleichen Vorteile bei einem geringeren Risiko von Nebenwirkungen bieten. Zum Beispiel stellt es kein Risiko dar, zu viel Ingwer in Ihr

Essen zu geben, außer dass es zu scharf wird, da Ingwer ein natürlich wachsendes Wurzelgemüse ist. Unser Körper ist in der Lage, pflanzliche Inhaltsstoffe zu erkennen, sodass diese besser mit unseren Systemen kooperieren können.

Pflanzliche Behandlungen sind auch deshalb wünschenswert, weil sie erschwinglicher sind als pharmazeutische Medikamente. So kostet zum Beispiel das Arthritis-Medikament Celebrex in den USA mehr als 4 Dollar pro Tag, während Ingwer-Supplemente, eine ayurvedische Arthritis-Behandlung, etwa 38 Cent pro Tag kosten. Noch preiswerter ist es, Ihren Mahlzeiten und Tees frisch geriebenen Ingwer zuzufügen.

Kräutertees sind ein wichtiger Bestandteil der ayurvedischen Ernährung und werden tatsächlich als Medizin angesehen. Als Ayurveda-Praktikerin »verschreibe« ich meinen Kundinnen und Kunden anstelle von Medizin oft individuelle Tees mit bestimmten Gewürzen, die sie benötigen, um die zugrunde liegenden Probleme anzugehen.

Reduzierung von Entzündungen. Fencheltee lindert Blähungen und Verstopfung und entgiftet gleichzeitig die Leber. Ebenso lindert Pfefferminztee Übelkeit, Erbrechen und Bauchschmerzen und kühlt gleichzeitig den Körper. Für jeden Körpertyp, jede Jahreszeit und Umgebung werden spezifische Kräuter empfohlen.

Ayurveda empfiehlt, die Kräutertees selbst herzustellen, um die Vorteile in der natürlichsten Form zu nutzen, ohne das potenzielle Risiko von Chemikalien in herkömmlichen Teebeutelmischungen. Sie brauchen nur geriebenen Ingwer, Fenchelsamen oder Pfefferminzblätter, zudem ist es auch viel preiswerter, als Tees zu kaufen. Die meisten der im Ayurveda empfohlenen Teemischungen werden auch beim Kochen verwendet, daher benötigen Sie nicht allzu viele Vorräte. Für Tees, bei denen Sie die Originalzutat nicht vorrätig haben, können Sie losen Tee kaufen. Ziehen Sie losen Tee den fertigen Teebeuteln vor, um potenzielle Giftstoffe und Pestizide zu vermeiden.

URALTE WEISHEIT

Tees sind eine effektive Art Kräuter einzunehmen, da ihre Wirkung durch das Eintauchen in heißes Wasser verstärkt wird. Kräutertees sind eine tolle Alternative zu koffeinhaltigem Schwarztee oder Kaffee, die den Körper entwässern und die Nebennieren auf Hochtouren bringen. Das Ayurveda empfiehlt unzählige einzigartige Teerezepte, manche süß, andere recht bitter, je nachdem, was die einzelne Person benötigt. Übliche Teesorten sind Ingwer, Fenchel und Pfefferminz.

AYURVEDISCHE WARNUNG

Das Ayurveda empfiehlt, den Tee mit den üblichen Gewürzen selbst herzustellen oder losen Tee zu kaufen, um mögliche Pestizide und Chemikalien in Teebeuteln zu meiden. Vermeiden Sie grundsätzlich Plastik-Teebeutel, da Kunststoff im heißen Wasser Substanzen freisetzt. Erkundigen Sie sich über die Herstellung und entscheiden Sie sich beim Teekauf immer für Bio-Qualität.

Jeder Kräutertee hat eine Vielzahl von Vorteilen. Während pharmazeutische Medikamente nur für einen Zweck bestimmt sind, wirken die meisten Kräuter für eine Vielzahl von Beschwerden. Ingwertee ist nicht nur ein Medikament gegen Arthritis, sondern auch ein starkes Hilfsmittel zur Verbesserung der Verdauung und zur

Öle

Bis vor Kurzem hatten viele Menschen Angst vor Ölen. Uns wurde gesagt, Öle in unserem Essen würden uns dick machen und sollten gemieden werden. In ähnlicher Weise sollten die Öle in unseren Hautpflegeprodukten Akne und Ausschläge verursachen.

Heute haben wir glücklicherweise gelernt, dass das nicht stimmt. Nicht alle Fette machen dick und nicht jedes Öl auf unserer Haut verursacht Akne – und manche können sie sogar heilen. Dieselben Absatzmärkte, die einst den Verzicht auf Öl befürworteten, sind nun besessen von Öl. Sie empfehlen, Öl in der Küche zu verwenden, es auf die Haut zu geben und daraus Haarmasken zu machen – etwas, wofür das Ayurveda seit 5.000 Jahren eintritt.

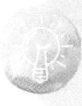

URALTE WEISHEIT

Im Ayurveda ist Öl Liebe. Tatsächlich bedeutet das Sanskrit-Wort für Öl, *sneha*, »Liebe«. Seinen Körper einzuölen ist ein Akt der Eigenliebe. Abhyanga, die Selbstmassage mit Öl, ist ein integraler Bestandteil der täglichen Dinacharya-Praxis.

Durch die Zugabe von Öl zum Essen wird es leichter verdaulich. Das Öl unterstützt den Abbau der Nahrung und ermöglicht es Ihrem Magen-Darm-Trakt, die Nahrung besser zu verarbeiten. Schwer verdauliche Lebensmittel wie ballaststoffreicher Blumenkohl und Grünkohl sollten immer mit Öl gepaart werden.

Öl ist auch der Schlüssel zur Hydratisierung. Ohne Öl können Ihre Zellen kein Wasser aufnehmen. Deshalb kann eine ölarme Ernährung zu Dehydrierung führen. Dehydrierung betrifft Ihren Körper von innen und außen. Ein Mangel an Öl in Ihrer Ernährung verursacht Verstopfung im Inneren und führt äußerlich zu trockener oder matter Haut, krausem oder gespaltenem Haar und rissigen Lippen und Nägeln.

Die Schönheitsindustrie hat viele von uns davon abgeschreckt, Öl im Gesicht zu verwenden, weil man uns gesagt hat, dass es die Poren verstopft. Dies gilt sowohl für Mineralöle, die in Lotionen und Make-up enthalten sind, als auch für tierische Öle. Diese Öle bilden einen wasserfesten Film auf den Hautresten, der Bakterien, abgestorbene Hautzellen, Schweiß und Talg enthält.

Allerdings sind pflanzliche Öle ähnlich wie die, die unsere Haut auf natürliche Weise produziert und werden von der Haut leicht aufgenommen, ohne die Poren zu verstopfen. Sie sind Feuchtigkeit spendender als Cremes und Lotionen, weil sie die Feuchtigkeit an die Haut binden und gleichzeitig die Hautzellmembranen stärken. Öl kann sowohl zur Reinigung als auch zur Befeuchtung der Haut verwendet werden, was ich in Kapitel 11 näher erläutere.

Das Ayurveda empfiehlt spezifische Öle für die einzelnen Doshas oder Geist-Körper-Typen. Für Menschen mit trockener, rauer Haut wird wärmendes Sesamöl empfohlen. Bei zu Akne neigender, fettiger Haut wird kühlendes Kokosöl empfohlen. Für feuchte und Mischhaut wird je nach Jahreszeit Sesam-, Mandel- oder Olivenöl empfohlen.

AYURVEDISCHE WARNUNG

Öle können äußerlich oder innerlich angewendet werden, denn laut Ayurveda sollten Sie nichts auf die Haut geben, was Sie nicht auch essen würden. Ihre Haut ist Ihr größtes Organ, und was immer Sie auf Ihren Körper reiben, gelangt in Ihren Blutkreislauf. Achten Sie darauf, dass es frei von Parabenen, Alkoholen, Duftstoffen und Chemikalien ist.

Mehr ayurvedische Praktiken

Schrubben Sie Ihre Haut mit einem Luffa-Schwamm ab? Es hat sich herausgestellt, dass Sie dies am besten außerhalb der Dusche tun sollten. Das Trockenbürsten, also die ayurvedische Praxis, den Körper mit einer trockenen Bürste abzureiben, um tote Haut zu entfernen, gewinnt wieder an Popularität. Laut Ayurveda ist es wichtig, ein Hautpeeling durchzuführen, damit die Zellen atmen können, ohne dass eine raue

Schicht toter Haut sie erstickt. Ich erkläre mehr über das Trockenbürsten in Kapitel 11.

Haben Sie schon einmal einen Zungenschaber benutzt? Das ist eine weitere ayurvedische Praxis, die den Geschmack des modernen Mainstreams trifft. Das Ayurveda empfiehlt, die Zunge mit einem Zungenreiniger aus Kupfer abzuschaben, um Ama oder Giftstoffe, die sich über Nacht angesammelt haben, zu entfernen. Während Sie schlafen, reichern sich im Mund Bakterien aus Ihrem Darm an und es ist wichtig, diese nicht nur für die Mundgesundheit, sondern auch für eine gute Verdauung zu entfernen. Mehr über das Zungenschaben erkläre ich in Kapitel 10.

Reiben Sie sich nach dem Duschen manchmal mit Öl ein? Sie haben es erraten – das ist auch eine ayurvedische Praxis. Richtig praktiziert stimuliert diese Selbstmassage mit Öl, oder Abhyanga, das Lymphsystem, beruhigt Geist und Körper und erlaubt es Ihrem Körper, Giftstoffe freizusetzen. Sie kann alleine praktiziert werden oder professionell in einer ayurvedischen Massagebehandlung als Teil einer *Panchakarma*-Kur, die ich in Kapitel 22 bespreche.

Wie bereits erwähnt, hat Ayurveda viele alte Praktiken, die heute in Gebrauch sind. Obwohl viele Menschen im Westen wahrscheinlich noch nie das Wort Ayurveda gehört haben, stammen viele ihrer Selbstpflege- und Ernährungsgewohnheiten von ayurvedischen Traditionen ab. Vielleicht versuchen Sie bereits, einige ayurvedische Praktiken zu erlernen, und dieses Buch lehrt Sie noch viel mehr. Ayurveda muss nicht kompliziert oder zeitaufwendig sein. Tatsächlich gibt es viele Missverständnisse über Ayurveda, die ich als nächstes aufklären möchte.

Missverständnisse rund um Ayurveda

Manchmal kommen Menschen, die sich nur kurz und oberflächlich mit Ayurveda beschäftigt haben, zu der Schlussfolgerung, dass Ayurveda anstrengend und archaisch ist oder bedeutet, sich für den Rest des Lebens von vegetarischem Curry zu ernähren. Nichts davon ist wahr. Ayurveda kann auf jede Lebensweise angewandt werden, egal ob Sie Fleisch essen, indisches Essen nicht mögen oder kaum Zeit zum Kochen haben. In diesem Abschnitt nehme ich mir einige verbreitete Missverständnisse in Bezug auf Ayurveda vor, damit Sie selbst sehen können, wie einfach es ist, sich an ayurvedische Richtlinien zu halten.

Ayurveda ist zeitaufwendig

Ich verstehe diese Annahme vollkommen, weil ich selbst dieser Meinung war, als ich in Indien die Lehre des Ayurveda studiert und darüber nachgedacht habe, wie unmöglich es sein würde, mich an die Richtlinien zu halten, wenn ich in die USA zurückgekehrt wäre. Seitdem habe ich jedoch festgestellt, dass diese Annahme völlig falsch ist. Um einen Topf mit Bohnen zum Kochen vorzubereiten, genügt 1 Minute. Wenn ich Gemüse und Gewürze in meinen Slowcooker gebe, brauche ich 5 Minuten. Viele der ayurvedischen Rezepte, an die ich mich halte, werden in nur einem Topf zubereitet. Tatsächlich habe ich durch die ayurvedische Ernährung Zeit und Geld gespart, weil viele der Grundnahrungsmittel, wie Reis und Linsen, extrem günstig und einfach zuzubereiten sind. Ich füge nur noch ein paar Kräuter und Gewürze hinzu und schon sind meine Mahlzeiten fertig.

Sie müssen sich vegetarisch ernähren

Das Ayurveda empfiehlt zwar eine überwiegend vegetarische Ernährung, da Fleisch für den Körper schwer verdaulich ist, aber das bedeutet nicht, dass Sie Vegetarierin bzw. Vegetarier sein müssen. Tatsächlich empfiehlt Ayurveda den Fleischkonsum für zwei Gruppen:

Die erste Gruppe sind besonders schwache Menschen, z. B. Menschen mit einer Autoimmunkrankheit oder mangelernährte Menschen, die Fleisch benötigen, um wieder zu Kräften zu kommen. In diesem Fall gilt es als Medizin, Fleisch zu essen. Es zu essen wird als Ehrung des Lebenskreises angesehen, weil man Leben nimmt, um zu überleben. Hochwertiges Fleisch bietet dem Körper viele Nährstoffe, die für Menschen mit schwächenden Krankheiten oder mangelernährten Körpern notwendig sind. Die Patienten sollen Fleisch in Bioqualität und/oder aus Weidehaltung essen, bis sie wieder gesund sind und zu einer weitgehend fleischlosen Ernährung zurückkehren können, da pflanzliche Lebensmittel alle notwendigen Proteine enthalten.

Die zweite Gruppe, für die das Ayurveda Fleisch empfiehlt, ist die »Kriegerkaste«. Dies waren die Beschützer des Landes zu jener Zeit, als die Lehre des Ayurveda entwickelt wurde. Das Fleisch wurde den Kriegern empfohlen, weil es Qualitäten der *Rajas* weckt und den Kriegern viel Energie und Stärke verleiht – wünschenswerte Eigenschaften für diejenigen, die die Zivilisation beschützen. Wir haben heute keine Kriegerkaste, aber wir haben definitiv Menschen, die sich körperlich verausgaben. Menschen, die extrem aktiv sind, wie z. B. Gewichtheber und Athleten, und die zusätzliches Protein benötigen, um ihre Muskeln zu erneuern, fallen in diese Kategorie. Die meisten Menschen benötigen kein Fleisch in ihrer Ernährung, aber es ist eine Option, die im Ayurveda aufgeführt ist.

Der regelmäßige Konsum von Fleisch wird im Ayurveda nicht empfohlen, weil es nicht leicht verdaulich ist. Unsere Magen-Darm-Trakte sind viel länger als die fleischfressender Tiere. Uns fehlt auch der Magen von Löwen und Tigern. Dies führt dazu, dass das Fleisch, das wir essen, in unseren Bäuchen liegt, verfault und toxische Ansammlungen oder Ama verursacht. Ama verursacht unzählige Ungleichgewichte wie Nierensteine, Gicht, Gallensteine, Geschwüre und andere Störungen. Viele glauben, dass eine proteinreiche Diät ihnen beim Abnehmen hilft, aber Studien haben gezeigt, dass der Verzehr überschüssigen Proteins tatsächlich den gleichen Effekt hat wie der Verzehr überschüssiger Kohlenhydrate und zur Anreicherung von Fett führt.

Im Ayurveda gibt es keine strengen Vorschriften, nur flexible Vorschläge. Es mag Zeiten in Ihrem Leben geben, in denen Sie von Fleisch profitieren, z. B. wenn Sie überlastet, unterernährt, überanstrengt oder müde sind. Es mag Zeiten geben, in denen Sie sich besser rein pflanzlich ernähren. Manche Menschen brauchen vielleicht mehrmals im Jahr Fleisch, andere mehrmals in der Woche. Wichtig ist, dass Sie darauf achten, was Ihr Körper wirklich braucht, und sich von der Gewohnheit lösen, bei jeder Mahlzeit einfach so tierische Produkte zu essen.

Die Menge an tierischen Produkten, die Sie möglicherweise benötigen, ändert sich je nach Jahreszeit und Umgebung. In den kälteren Wintermonaten benötigen Sie mehr Fett in Ihrer Ernährung. Wegen der niedrigeren Temperaturen kann das gesättigte Fett im Fleisch helfen, die Körperwärme zu halten. Sie werden feststellen, dass in Ländern mit kälteren Klimazonen aus diesem Grund mehr Fleisch konsumiert wird. Im Sommer brauchen Sie mehr frisches Obst und Gemüse zur Abkühlung.

Ob Sie sich für oder gegen Fleisch entscheiden, ist allein Ihre Entscheidung. Wenn Sie es tun, empfiehlt Ayurveda für jeden Körpertyp spezifische Arten von Tierprodukten, die ich in Kapitel 6 bespreche. Es ist möglich, Fleisch in Ihre Ernährung aufzunehmen und sich dabei an ayurvedische Richtlinien zu halten. Achten Sie darauf, dass Sie es zu einem Zeitpunkt zu sich nehmen, an dem Ihr Körper es wirklich braucht. Zollen Sie dem Tier dafür Respekt und seien Sie sicher, dass es nachhaltig und verantwortlich gehalten wurde.

URALTE WEISHEIT

Ayurveda ist eine überwiegend vegetarische Ernährungsweise, die Fleisch in zwei Situationen empfiehlt – für Menschen, die extrem schwach sind oder die sich körperlich verausgaben. In beiden Fällen sollte es Fleisch in Bioqualität und/oder aus Weidehaltung sein und dem Tier muss Respekt dafür entgegengebracht werden, dass es sein Leben für Ihr Leben gegeben hat.

Im Ayurveda gibt es nur indische Lebensmittel

Das ist ein weiteres Vorurteil, zu dem ich während meines Ayurveda-Studiums in Indien gelangt bin, denn offen gesagt: Jedes Rezept, das ich kennengelernt habe, war indisch! So sehr ich indisches Essen liebe – ich wollte nicht für den Rest meines Lebens nur noch indisch essen. Also begann ich, meine eigenen Rezepte zu kreieren, nach ayurvedischen Richtlinien, aber mit Zutaten, die ich in meiner Nähe finden konnte, wie Grünkohl, Beeren, Quinoa und Avocados. Es ist durchaus möglich, sich ohne traditionelle indische ayurvedische Lebensmittel ayurvedisch zu ernähren.

Ayurveda ist eher ein Rahmenwerk dafür, was und wie wir essen sollen. Sie müssen sich nicht nur an traditionelle ayurvedische Rezepte halten, um von der ayurvedischen Weisheit zu profitieren. Diese Rezepte wurden vor Tausenden von Jahren in Indien entwickelt und enthalten Zutaten, die nur dort zu finden sind. Stattdessen können Sie ayurvedische Vorschläge – wie z. B. Essenskombinationen, die richtige Ernährung für Ihr Dosha, Anpassung Ihrer Ernährung an die Jahreszeit und Beachten der Qualität Ihrer Nahrung – auf jede Art von Essen anwenden, italienisches, mexikanisches, französisches oder welches Sie wollen. Ayurveda lehrt Sie, wie Sie diese Nahrung für Ihren Körper gesünder machen können.

Jeder Mensch kann Ayurveda praktizieren

Für Ayurveda müssen Sie nicht stundenlang kochen, brauchen keine extravagante Küchenausstattung und müssen nicht für den Rest Ihres Lebens jeden Abend Tofu oder indisch essen. Sie können Ayurveda leicht und schmerzlos in Ihr Leben integrieren, angefangen bei der Art und Weise, wie Sie Ihren Tag beginnen, bis zur Art und Weise, wie Sie Ihre Mahlzeiten zubereiten. Ayurveda bietet viele Empfehlungen und Sie können sich aussuchen, was für Sie am besten funktioniert.

Es gibt keinen Grund, 100 Prozent Ihres Lebens über Nacht zu ändern, um sich strikt an die ayurvedischen Richtlinien zu halten. Das Schöne an Ayurveda ist, dass es eine lebenslange Praxis ist. Sie haben den Rest Ihres Lebens Zeit, sich an eine ayurvedische Lebensweise anzupassen. Nehmen Sie sich eine Sache auf einmal vor und lassen Sie diese zur Routine werden. Wenn diese eine Sache zur Gewohnheit geworden ist, nehmen Sie sich eine weitere Sache vor. Konsequenz ist der Schlüssel zum Erfolg und viel effektiver als eine Crash-Diät, gefolgt von einer Rückkehr zu Fast Food und Zucker.

Ayurveda hat so viele Gaben zu bieten. Die einzige Frage ist, welche Sie zuerst erhalten möchten.

Was Sie auf jeden Fall wissen müssen

- Ayurvedische Praktiken sind keineswegs unerreichbar, und vielleicht praktizieren Sie schon viele.

- Die Art und Weise, wie Sie Ihren Tag beginnen, ist die Art und Weise, wie Sie sich für den Rest des Tages fühlen werden, also überlegen Sie gut, wie Sie den Tag beginnen.

- Kräutertees und Heilmittel sind ein integraler Bestandteil des Ayurveda und am besten in ihrer natürlichsten Form.

- Sie müssen sich nicht streng vegetarisch ernähren, um ayurvedisch zu leben. Sie können dann Fleisch in Bio-Qualität und aus Weidehaltung essen, wenn Ihr Körper es wirklich braucht.

- Essen Sie saisonal und regional, um sicherzustellen, dass Sie die richtigen Lebensmittel für Ihren Körper zu den richtigen Zeiten des Jahres essen.

Die Grundlagen des Ayurveda

Ayurveda ist mehr als eine medizinische Wissenschaft, es ist eine vielseitige Philosophie, die auf den natürlichen Elementen der Erde basiert. Sie sind ein Spiegelbild Ihrer Umgebung, und das Feuer, der Wind und das Wasser der Erde existieren in Ihnen.

In diesem Kapitel bespreche ich die Grundlagen des Ayurveda, die Philosophien, auf denen es basiert, die Elemente, auf die es sich bezieht, die Schichten Ihres Körpers und die drei universellen Qualitäten, die in allen Dingen existieren.

IN DIESEM KAPITEL

- Kennenlernen der Veden und der Schwesterheilmethode des Ayurveda, der Upavedas

- Entdeckung der fünf Elemente: Feuer, Erde, Wasser, Luft und Äther (Raum)

- Einführung der drei Doshas: Vata, Pitta und Kapha

- Was jedes Dosha in Geist und Körper regelt

Die Veden

Obwohl Ayurveda über viele Generationen mündlich weitergegeben wurde, wurde es zuerst in den Veden, dem ältesten Sanskrit-Text, auf dem der Hinduismus basiert, niedergeschrieben. Die Veden sind Bücher der Weisheit, die Richtlinien dafür bieten, wie wir unser Leben für optimales Wohlbefinden leben können. (Das Wort *Veda* selbst bedeutet »Wissen«.) Es gibt vier Haupt-Veden:

1. Das Rigveda: Das Mantra-Buch (schätzungsweise zwischen 3.000 und 2.500 v. Chr. geschrieben).

2. Das Jadschurveda: Das Buch des Rituals (schätzungsweise geschrieben zwischen 1.200 und 1.000 v. Chr.).

3. Das Samaveda: Das Buch des Gesangs (schätzungsweise zwischen 1.200 und 1.000 v. Chr. geschrieben).

4. Das Atharvaveda: Das Buch der magischen Formeln (schätzungsweise geschrieben zwischen 1.200 und 1.000 v. Chr.).

Diesen vier Veden folgen vier sekundäre Lehren, die *Upavedas* genannt werden. Ayurveda ist eine dieser Upavedas und das einzige System in den Veden, das die Gesundheit verbessern soll.

Die Upavedas

Die Upavedas werden als »angewandtes Wissen« betrachtet und beziehen sich auf Themen mit technischem Charakter. Die vier Upavedas sind:

Gandharvaveda – das Studium der Ästhetik, einschließlich Kunst, Musik, Tanz, Poesie und Skulptur.

Dhanurveda – die Wissenschaft des Bogenschießens und der Kriegsführung.

Ayurveda – die Wissenschaft von Gesundheit und Leben (das Thema dieses Buchs!).

Sthapartaveda – das Studium der Architektur und des Ingenieurwesens.

Einige Schulen betrachten Arthasastra als den vierten Upaveda, statt Sthapartaveda. Arthasastra ist die Wissenschaft der Politik, des Regierens und der Wirtschaft.

DEFINITION

Die **Upavedas** sind sekundäre vedische Lehren, die sich in vier technische Fächer aufteilen – Kunst, Kriegsführung, Gesundheit und Architektur.

Diese Studien werden nicht nur für ihre technischen Zwecke, sondern auch als Mittel der Transzendenz ausführlich beschrieben. Sie werden jeweils als wichtige Facetten der Zivilisation betrachtet, von der Gestaltung von Strukturen bis zur Erschaffung von Kunst. Die Veden und Upavedas sind extrem multidimensionale Texte, die die Bedeutung des Wohlbefindens von Individuen und Gesellschaften beschreiben.

Shad Darshanas: Die sechs Lebensphilosophien

Die ayurvedische Philosophie basiert auf den Shad Darshanas, den sechs vedischen Lebensphilosophien. Diese Philosophien sind *Samkhya, Nyaya, Vaisheshika, Mimamsa, Yoga* und *Vedanta*.

Die ersten drei Philosophien, Samkhya, Nyaya und Vaisheshika, befassen sich mit der physischen Welt – wie wir den Körper heilen und mit der Außenwelt in Beziehung treten. Die letzten drei, Mimamsa, Yoga und Vedanta, beziehen sich auf das Verstehen des inneren Bereichs und wie wir uns bewusst entwickeln können. Laut Ayurveda liegt wahre Gesundheit im Gleichgewicht zwischen beiden – dem Physischen und dem Spirituellen, dem Inneren und dem Äußeren. Alle sechs Philosophien führen zur Selbstverwirklichung, nur auf unterschiedliche Weise. Es ist wichtig, etwas über die Shad Darshanas zu wissen, wenn man Ayurveda studiert, weil es zeigt, dass wir uns mit der Außenwelt genauso beschäftigen sollten wie mit der Innenwelt.

URALTE WEISHEIT

Die Philosophie der Shad Darshanas beinhaltet das Konzept von *Purusha*, was »Stadt« bedeutet. Laut dieses Konzepts ist Ihr Körper eine Stadt mit vielen »Häusern«, Ihren Körperteilen. Sie bestehen nicht nur aus einzelnen, nicht miteinander verbundenen Gliedern und Organen, sondern aus einer ganzen Stadt, wobei all diese Häuser miteinander verbunden sind, um Sie zu einem Ganzen zu machen.

Die Geist-Körper-Verbindung

Die Geist-Körper-Verbindung ist ein Grundbaustein des Ayurveda. Was immer im Körper geschieht, wird im Geist reflektiert und umgekehrt. Ein Mensch kann nicht aufgrund eines einzigen Symptoms behandelt werden, sondern das Individuum ist als Ganzes zu betrachten. Alle Häuser in der Stadt sind miteinander verbunden, und wenn eines der Häuser keinen Strom hat, werden die anderen im Überlastbetrieb laufen, um das auszugleichen. Deshalb ist es wichtig sicherzustellen, dass alle Teile Ihres Wesens richtig funktionieren.

Die drei Doshas und die fünf Elemente, aus denen sie erschaffen sind

Ayurveda basiert auf den natürlichen Elementen der Erde, den Elementen, die wir um uns herum sehen, fühlen und hören: Feuer, Wasser, Erde, Luft und Äther (Raum). Wir alle haben jedes dieser Elemente erlebt.

Diese Elemente existieren nicht nur auf dem Planeten, sondern auch in Ihrem Körper, wo sie verschiedene Komponenten Ihrer körperlichen und geistigen Eigenschaften repräsentieren. Feuer ist heiß und mächtig, während Wasser flüssig und kühl ist. Erde ist dicht und bietet Wurzeln, während Luft leicht und beweglich ist. Äther ist das Element, das wir nicht sehen, aber fühlen können. Er ist die Weite des Blicks zu den Sternen an einem klaren Tag. Er ist Ihre Intuition.

Ayurveda verwendet diese Elemente als Referenzen, um alle Aspekte Ihres körperlichen und geistigen Wohlbefindens zu erklären. Jeder Mensch wird mit einer bestimmten Menge dieser Elemente geboren – einige Menschen sind feuriger, andere wässriger. Wenn Sie jemals Ihr Horoskop gelesen haben, bezog sich auch dieses auf verschiedene Elemente, wie Feuer- und Erd-Zeichen.

Allerdings geht das Ayurveda eher wissenschaftlich an die Elemente heran. Es sieht Luft als Bewegung von Gasen in Ihrem Dickdarm. Es sieht Erde als Ihren Körper, der sich aus Fett zusammensetzt. Es sieht Feuer als Ihren Stoffwechsel, der Ihre Nahrung zerlegt. Es sieht Wasser als die Flüssigkeitszufuhr, die durch Ihre Zellen fließt. Es sieht den Äther als den Raum in Ihrem Magen-Darm-Trakt. Durch das Verstehen dieser Elemente können Sie verborgene Dimensionen Ihres körperlichen und emotionalen Wohlbefindens erschließen.

Diese fünf Elemente bilden die drei Doshas – Vata, Pitta und Kapha. Diese Doshas sind Energien, mit denen Ihre Nahrung, Ihr Körper, Ihr Geist, Ihre Umgebung und alles andere beschrieben wird. Lassen Sie mich ein wenig mehr darüber erzählen, was diese Doshas sind.

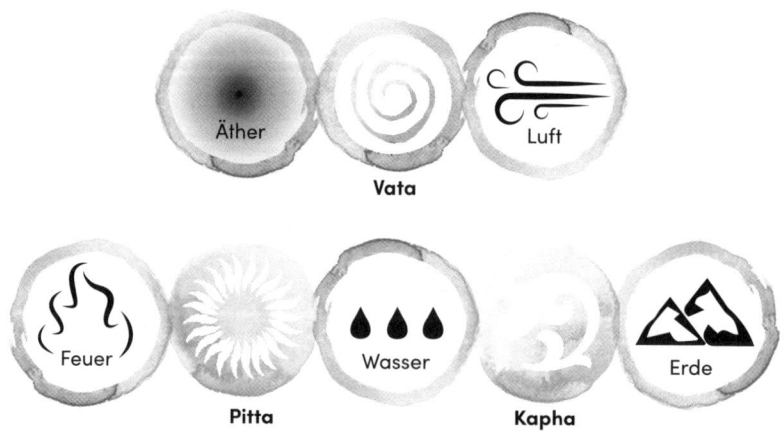

Vata besteht aus Äther und Luft, während Pitta aus Feuer und Wasser und Kapha aus Wasser und Erde besteht.

Vata: Luft und Äther

Das erste Dosha ist *Vata*, bestehend aus Luft und Äther. Es ist trocken, leicht, kalt, rau und beweglich, genau wie die Luft- und Äther-Energien. Es befindet sich überwiegend in Ihrem Dünndarm, Dickdarm, Knochen, Beckenbereich, Bauchnabel, Herz und Kopf.

Vata ist für die Bewegung im Körper verantwortlich, einschließlich des Herzschlags, des Magen-Darm-Trakts, der Lungen und des Zwerchfells. Vata reguliert die Blutzirkulation, die Ausscheidung von Kot, Urin und Schweiß, die Atmung, Verdauung, Kommunikation, Herzfunktion, Menstruation, Orgasmus, Gehör, Berührung, Kreativität, Emotionen, Nervensystem, Peristaltik und Enzymsekretion, Nährstoffaufnahme sowie alle körperlichen Bewegungen.

Wenn Vata aus dem Gleichgewicht geraten ist, treten Symptome in diesen Bereichen auf. Beispiele im Körper sind schlechte Durchblutung, ständiges Kältegefühl, Atembeschwerden, Herzklopfen, Hörprobleme, Sinnesverlust, Osteoporose und Arthritis. Beispiele im Verdauungssystem sind Verstopfung, Völlegefühl, Blähungen, Beschwerden nach dem Essen, Appetitverlust, zu wenig Magensäure und die Unfähigkeit, Nährstoffe aus Lebensmitteln aufzunehmen. Beispiele im Beckenbereich sind Amenorrhoe (ausbleibende Menstruation), Orgasmusunfähigkeit, Scheidentrockenheit, Verlust des Interesses an Sex und Unfruchtbarkeit. Beispiele im Geist sind Schlaflosigkeit, Angst, Zerstreutheit, Unentschlossenheit, Launenhaftigkeit, Demenz, Alzheimer, Gedächtnisverlust, Vergesslichkeit, Mangel an Kreativität, nervöse Impulse, geistige Instabilität, Müdigkeit und Unruhe.

DEFINITION

Vata besteht aus Luft- und Äther-Elementen, die Ihr Nervensystem und alle Bewegungen in Ihrem Körper regulieren. Wenn Vata aus dem Gleichgewicht ist, erleben Sie Verstopfung, Blähungen, Angst, unregelmäßige Perioden und andere damit verbundene Probleme.

Pitta: Feuer und Wasser

Das zweite Dosha ist *Pitta*, bestehend aus Feuer und Wasser. Es ist heiß, scharf, ölig, flüssig und leicht, so wie Feuer und Wasser. Es befindet sich in erster Linie in Ihrem Magen, dem Dünndarm, dem Blut, der Leber, der Gallenblase und der Milz.

Pitta ist für die Transformation im Körper verantwortlich, einschließlich der Verdauung, des Stoffwechsels und der Nährstoffaufnahme. Pitta arbeitet in Ihrem Körper als Verdauungsenzyme in Ihrem Dünndarm und Salzsäure/Pepsin in Ihrem Magen und hilft Ihrem Körper beim Zersetzen von Nahrung. Pitta ist auch in Ihrer Leber als Galle und in Ihrem Blut als Hämoglobin vorhanden. Ihr Körper gibt überschüssiges Pitta über den Schweiß ab, weshalb es wichtig ist, regelmäßig zu schwitzen, um angesammeltes Pitta freizusetzen. Pitta regelt auch Stoffwechsel, Verdauung, Appetit, Nährstoffaufnahme, Durst, Geschmack, Sehvermögen, Körpertemperatur, Glanz von Haut und Haar, Nahrungsunverträglichkeiten und Hautempfindlichkeit, Intelligenz, Mut, Ehrgeiz und Entschlossenheit.

Wenn Pitta aus dem Gleichgewicht ist, treten Symptome in diesen Bereichen auf. Beispiele im Körper sind ständiges Hitzegefühl, übermäßiger und/oder übel riechender Schweiß, frühzeitige Glatzenbildung oder ergrauendes Haar, schlechtes Sehvermögen, überschüssige Galle, Leberfehlfunktionen, Lichtempfindlichkeit und gelbe Augen oder Haut. Beispiele im Verdauungssystem sind Durchfall, Übersäuerung, Sodbrennen, saurer Reflux und Magengeschwüre.

Beispiele im Geist sind Wut, Frustration, Narzissmus, Konkurrenzdenken, Stress, Burn-out, Reizbarkeit, Hass und Ungeduld.

DEFINITION

Pitta besteht aus den Elementen Feuer und Wasser, die Ihren Magen und alle Transformationen in Ihrem Körper steuern. Wenn Pitta aus dem Gleichgewicht ist, erleben Sie Sodbrennen, Überhitzung, Wut, Ungeduld und andere damit verbundene Probleme.

Kapha: Erde und Wasser

Das dritte Dosha ist *Kapha*, bestehend aus Erde und Wasser. Es ist schwer, langsam, kalt, ölig, weich, dicht und flüssig, genau wie Erde und Wasser. Es befindet sich vorwiegend in den Lungen, im Magen, in der Bauchspeicheldrüse, im Blutplasma, im Lymphsystem, in den Gelenken, in den Nebenhöhlen, in der Nase und auf der Zunge.

Kapha ist verantwortlich für die Struktur im Körper, einschließlich Knochendichte, Fettregulierung, Kraft und Ausdauer. Kapha ist wie die Erde und bietet Ihrem Körper Stabilität und Halt und hält Sie zusammen. Kapha hat eine schmierende Eigenschaft, die die Reibung zwischen den Zellen und Organen vermindert. Es ist in Ihren Gelenken und Muskeln vorhanden und macht Sie stark. Alle Körperflüssigkeiten wie Speichel und Schleim sind mit Kapha verbunden. Kapha reguliert auch Schmierung, Struktur, Energie, Wachstum, Stabilität, Reparatur und Wiederherstellung (einschließlich Schlaf), Schleim, Körpermasse und Fett, Feuchtigkeit, Erdung, Pflege, Erinnerungsvermögen, Freundlichkeit und Großzügigkeit

Wenn Kapha aus dem Gleichgewicht ist, treten Symptome in diesen Bereichen auf. Beispiele im Körper sind ständiges Kältegefühl, klamme Hände, Gewichtszunahme, Lethargie, Schleimbildung, weiß beschichtete Zunge, Asthma, Schleim, Infektionen, Schwellungen und Wassereinlagerungen. Beispiele im Verdauungssystem sind langsamer Stoffwechsel, Schwere nach den Mahlzeiten, langsamer und klebriger Stuhl und Blähungen. Beispiele im Geist sind Faulheit, Depression, Einsamkeit, Sehnsucht, Traurigkeit, Eifersucht und Anhänglichkeit.

DEFINITION

Kapha besteht aus den Elementen Erde und Wasser, die Ihre Knochendichte und die gesamte Struktur in Ihrem Körper steuern. Wenn Kapha aus dem Gleichgewicht ist, erleben Sie Schwere, Müdigkeit, Wassereinlagerungen, Depressionen und andere damit verbundene Probleme.

Wir sind alle Doshas

Die drei Doshas sind die Bausteine für alle Materie – Nahrung, Menschen, Umwelt und alles andere. Je mehr Sie sich der Doshas bewusst werden, desto besser werden Sie die Vernetzung des eigenen Körpers erkennen können. In Kapitel 4 helfe ich Ihnen zu bestimmen, welches Dosha in Ihnen am häufigsten vorkommt.

Denken Sie daran, dass jeder von uns alle drei Doshas und alle fünf Elemente in sich hat. Sie alle steuern bestimmte Funktionen Ihres Körpers, und würde eines fehlen, wären Sie im Ungleichgewicht. Einige von uns haben ein bestimmtes Dosha, das vorherrschender ist als ein anderes, weshalb wir vielleicht ein Ungleichgewicht in diesem Dosha spüren. Ich möchte, dass Sie sich zuerst bewusst sind, wie ein Dosha in Ihrem Körper funktioniert, bevor Sie versuchen herauszufinden, welches Sie sind, denn in Wirklichkeit sind Sie alle drei. Ohne alle Doshas würde Ihr Körper nicht funktionieren. Die Doshas arbeiten miteinander, in Kooperation, und ihre Ungleichgewichte beeinflussen sich gegenseitig

Ayurveda ist kein Mythos, keine Theorie, kein Aberglaube und keine Religion, sondern ein kompliziertes inneres und äußeres wissenschaftliches System, das diese Elemente nutzt, um den menschlichen Körper und die Psyche besser zu verstehen. Je besser Sie sich mit dieser Terminologie vertraut machen, desto besser können Sie die Welt verstehen, in der Sie leben. Anstatt Blähungen zu sehen, können Sie überschüssige Luft wahrnehmen. Anstatt einen Ausschlag zu sehen, können Sie diesen als überschüssiges Feuer bezeichnen. Sobald Sie sich der elementaren Zusammenhänge jeder Ihrer Unausgewogenheiten bewusst sind, können Sie diese mit anderen Symptomen in Verbindung bringen, bei denen Sie vielleicht nicht erkannt haben, dass sie miteinander verbunden sind. Jedes dieser Doshas hat eine spezifische Rolle in der größeren Maschine, Ihrer menschlichen Form.

Geist und Körper sind miteinander verbunden, sodass ein körperliches Ungleichgewicht in einem bestimmten Dosha zu einem geistigen Ungleichgewicht führen kann und umgekehrt. Achten Sie genau darauf, wie die geistigen und körperlichen Ungleichgewichte der Doshas miteinander verbunden sind und beobachten Sie, ob es auch bei Ihnen ein Ungleichgewicht gibt.

Was Sie auf jeden Fall wissen müssen

- Ayurveda ist einer der vier Upavedas, oder der technischen vedischen Wissenschaften. Die anderen umfassen Kunst, Kriegsführung und Architektur.

- Ayurveda basiert auf den fünf Elementen – Luft, Äther, Feuer, Wasser und Erde –, die wiederum die drei Doshas bilden – Vata, Pitta und Kapha.

- Vata besteht aus Luft und Äther. Es steuert das Nervensystem und alle Bewegungen im Körper.

- Pitta besteht aus Feuer und Wasser. Es reguliert den Magen und alle Transformationen im Körper.

- Kapha besteht aus Erde und Wasser. Es reguliert die Struktur und die Stabilität im Körper.

- Sie sind eine Kombination aus allen drei Doshas, aber in unterschiedlichen Anteilen.

Teil 2

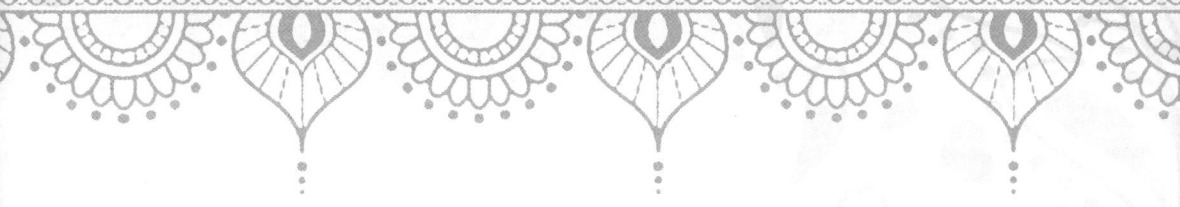

Ihr einzigartiger
Geist-Körper-Typ

In Teil 2 führe ich Sie durch ein Dosha-Quiz, um Ihr Dosha zu entdecken, und behandle die körperlichen und geistigen Eigenschaften jedes Doshas in einer einfachen und einleuchtenden Terminologie. Dann gehe ich noch einen Schritt weiter und zeige Ihnen, wie das Dosha, das Sie heute haben, sich von dem unterscheiden kann, mit dem Sie geboren wurden –, und dass Ihre Ungleichgewichte darauf zurückzuführen sind. Ich biete Ihnen auch Ratschläge zu Ihrer Ernährung, Ihrer Lebensweise und sogar zu Yoga und Meditation, die speziell auf Ihre Dosha-Konstitution zugeschnitten sind.

Entdecken Sie Ihr Dosha

Für viele Menschen ist dies der Lieblingsteil, wenn es um Ayurveda geht – das Entdecken des eigenen Doshas! Wie bereits erwähnt, gibt es drei Doshas – Vata, Pitta und Kapha – und sie setzen sich aus den fünf Elementen Luft, Äther (Raum), Feuer, Wasser und Erde zusammen. Obwohl Sie all diese Elemente in sich haben, wurden Sie mit unterschiedlichen Anteilen geboren.

Die Doshas zeigen sich in all Ihren Charaktereigenschaften, von der Art und Weise, wie Sie verdauen, angefangen bei der Art und Weise, wie Sie schlafen. Jedes Dosha regelt eine bestimmte Funktion, die den Rest Ihres Körpers beeinflusst. Ein Vata-Typ hat viele luftige Eigenschaften im Körper, wie z. B. Blähungen und unruhige Gedanken. Ein Pitta-Typ hat überschüssige Wärme im gesamten Körper, einschließlich erhöhter Körpertemperatur und aufbrausendem Temperament. Ein Kapha-Typ erlebt eine beträchtliche Erdung im Körper, von der Schwere bis zur Faulheit.

Warum ist es wichtig, das eigene Dosha zu kennen? Weil Ihre einzigartige Version von Gesundheit von Ihrer spezifischen Konstitution abhängt. Das folgende Quiz hilft Ihnen, Ihr Dosha zu entdecken.

IN DIESEM KAPITEL

- Ihr Dosha entdecken

- Die Ergebnisse Ihres Dosha-Quiz verstehen

- Geistige und körperliche Eigenschaften der Dosha-Typen

- Die größten Hindernisse für jeden Dosha-Typ

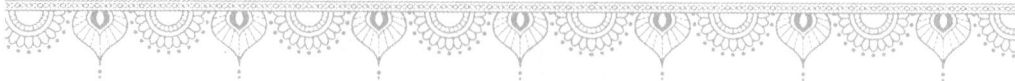

Dosha-Quiz

Ich werde Ihnen einige Fragen stellen, die Ihnen helfen, Ihr aktuelles Dosha-Gleichgewicht zu bestimmen. Denken Sie daran, dass Sie nicht nur ein Dosha sind, sondern eine Kombination aus allen drei in unterschiedlichen Anteilen. Dieses Quiz hilft Ihnen, Ihr primäres, sekundäres und tertiäres Dosha zu bestimmen.

Versuchen Sie, diese Fragen ehrlich zu beantworten, nicht so, wie Sie gerne *wären*. Wenn es Ihnen schwer fällt, diese Fragen zu beantworten, bitten Sie einen Freund, eine Freundin oder einen geliebten Menschen, die oder der Sie gut kennt, Ihnen zu helfen. Diese können die Fragen vielleicht objektiver für Sie beantworten. Das Ziel ist jedoch, sich selbst zu kennen.

1. WAS BESCHREIBT IHREN KÖRPER AM GENAUESTEN?
a Von Natur aus dünn, schlaksig, schlank
b Mittelgroßer Körperbau, gut ausgeprägte Muskulatur
c Kurvig, breiter gebaut

2. WIE LEICHT NEHMEN SIE AN GEWICHT ZU?
a Nahezu unmöglich, ich muss mich daran erinnern, etwas zu essen, um nicht noch mehr Gewicht zu verlieren
b Mittel, ich kann abnehmen oder zunehmen, wenn ich es wirklich versuche, und kann leicht Muskeln aufbauen
c Zu leicht, ich nehme zu, wenn ich Essen nur anschaue, und es fällt mir schwer, Gewicht zu verlieren

3. WIE SEHEN IHRE AUGEN AUS?
a Eher klein und sehr aktiv
b Ich habe einen durchdringenden, tiefen Blick
c Groß und schön

4. WIE IST IHRE HAUT BESCHAFFEN?
a Neigt dazu, trocken zu werden, ziemlich dünn, hat sichtbare Adern

b Fettig, anfällig für Akne, hat eine rötliche Färbung
c Feucht, glatt, dick, Mischhaut

5. WIE SEHEN IHRE HAARE AUS?
a Trocken, kraus, anfällig für Spliss und Bruch
b Fein, fettig, werden tendenziell dünner oder grauer
c Kräftig, reichlich, eher fettig

6. WIE SIND IHRE GELENKE?
a Hervorstehend, knacken schnell, schmerzen häufig, sind verletzungsanfällig
b Flexibel, beweglich
c Groß, gut gepolstert

7. WIE IST IHRE VERDAUUNG?
a Unterschiedlich – manchmal gut, manchmal schlecht
b Stark und kraftvoll
c Träge und schwach

8. WIE SEHEN IHRE AUSSCHEIDUNGEN AUS?
a Ich neige zu Verstopfung
b Ich habe regelmäßigen, eher lockeren Stuhlgang
c Dicke und lange Ausscheidungen, träge Verdauung

9. WELCHE VERDAUUNGSSTÖRUNGEN ERLEBEN SIE AM HÄUFIGSTEN?
a Blähungen und Gase im Darm
b Sodbrennen und übersäuerter Magen
c Schwere nach dem Essen und Wassereinlagerung

10. WIE IST IHRE KÖRPERTEMPERATUR?
a Mit ist immer kalt, ich mag lieber heißes Wetter
b Mir ist meist warm, ich mag lieber kühles Wetter

c Ich bin ziemlich anpassungsfähig, mag aber kein kaltes, nasses Wetter

11. WIE IST IHR TEMPERAMENT?

a Enthusiastisch, lebhaft, kreativ
b Unter Strom, leidenschaftlich, ehrgeizig
c Locker, großzügig, geduldig

12. WAS SIND IHRE NEGATIVEN EIGENSCHAFTEN?

a Besorgt, ängstlich und/oder nervös
b Auf Wettbewerb ausgerichtet, aggressiv und/oder ungeduldig
c Einsam, deprimiert und/oder eifersüchtig

13. WIE SCHLAFEN SIE?

a Ich schlafe schwer ein, wache häufig auf
b Normal und gut
c Tief und lang

14. WAS MACHT IHR GEDÄCHTNIS?

a Ich merke mir Dinge schnell und vergesse sie schnell

b Durchschnittlich, aber Fakten merke ich mir genau
c Ich kann mir Dinge schwer merken, vergesse sie dann aber nicht mehr so bald

15. WIE KOMMEN SIE MIT GELD UND MATERIELLEN GÜTERN ZURECHT?

a Ich shoppe impulsiv, ich kaufe Dinge und vergesse sie
b Ich shoppe kalkuliert, ich gebe Geld für Luxus aus, der sich lohnt
c Ich hamstere, es fällt mir schwer, die Dinge loszulassen

16. ZU WELCHEN THEMEN FÜHLEN SIE SICH AM MEISTEN HINGEZOGEN?

a Kunst, Spiritualität, Philosophie, Literatur, das große Ganze
b Wirtschaft, Wissenschaft, Recht, Ingenieurwesen, berechenbare Sachen
c Beratung, Unterricht, Personalwesen, Pflege, praktische Dinge

Ergebnisse Dosha-Quiz

Zählen Sie jetzt zusammen, wie viele Antworten Sie jeweils bei a, b und c haben. Antworten bei a repräsentieren Vata, Luft und Äther. Antworten bei b stehen für Pitta, Feuer und Wasser. Antworten bei c stehen für Kapha, Erde und Wasser.

Das Dosha mit der höchsten Zahl ist Ihr *primäres* Dosha. Das Dosha mit der zweithöchsten Zahl ist Ihr *sekundäres* Dosha. Das Dosha mit der niedrigsten Zahl ist Ihr *tertiäres* Dosha. Sie können in zwei verschiedenen Kategorien ungefähr gleich sein, und das ist völlig in Ordnung. Die meisten von uns sind duale Doshas, und unsere sekundären Doshas ändern sich im Laufe unseres Lebens je nach Ernährung, Alter, Jahreszeit, wie viel Sport wir treiben und anderen Faktoren, die ich in Kapitel 5 bespreche.

AYURVEDISCHE WARNUNG

Denken Sie daran, dass diese Selbstevaluation Ihnen eine grobe Richtlinie für Ihre Dosha-Konstitution gibt. Sie liefert keine genauen Ergebnisse, weil es Elemente in Ihrer zugrunde liegenden Physiologie geben könnte, die Ihnen nicht bekannt sind. Der beste Weg, Ihre Dosha-Konstitution wirklich zu bestimmen, ist die Beratung durch eine Ayurveda-Praktikerin bzw. einen Ayurveda-Praktiker.

Ich bin sicher, dass Sie unbedingt mehr über Ihre Ergebnisse wissen wollen, also lassen Sie uns die einzelnen Doshas etwas genauer betrachten.

Vata-Eigenschaften

Physisch gesehen sind Vatas die Art von Menschen, die essen können, was immer sie wollen und niemals ein Gramm zulegen. In der Tat versuchen sie oft zuzunehmen, haben es aber schwer, Fett und Muskeln anzuziehen. Vatas sind von Natur aus kleinknochig, mit hervorstechenden Gelenken, die oft knacken. Sie sind häufig extrem groß oder klein, wie ein Laufstegmodel oder eine Ballerina. Sie haben trockene Körper, Haare, Haut und Nägel. Sie brauchen oft eine Zahnspange, um ihre von Natur aus schiefstehenden Zähne zu richten, und wenn Sie sich ihren Mund ansehen, werden Sie feststellen, dass ihr Zahnfleisch eher schmal ist. Sie bekommen leicht dunkle Ringe unter den Augen, weil ihre Haut so dünn ist. Sie schwitzen selten und ihnen ist häufig kalt. Sie haben oft Rückenprobleme und Knochenanomalien wie Skoliose oder Zehenballen.

Geistig sind Vatas extrem kreativ. Sie interessieren sich für Kunst, Literatur, Spiritualität, Philosophie und alles andere, was ihnen erlaubt, über den Tellerrand hinaus zu schauen. Sie reden schnell und haben eine Million Ideen im Kopf. Sie können jedoch sehr unentschlossen sein und ihre Meinung häufig ändern. Sie haben eine unruhige Energie und neigen dazu, Dinge überzuanalysieren. Sie sind anfällig für Probleme des Nervensystems wie Angst, Nervosität und Panikattacken.

Wenn das genau nach Ihnen klingt, sind Sie eine oder ein Vata. Sie können eher im Geist oder im Körper ein Vata-Typ sein, beachten Sie diesen Punkt!

Pitta-Eigenschaften

Körperlich sind Pittas die Art von Menschen, die schon nach einem Work-out definiertere Muskeln haben. Sie sind von Natur aus athletisch und haben einen mittelgroßen Körper – nicht zu groß und nicht zu schlaksig. Sie neigen dazu, eher fettige Haare zu haben, die häufig früh grau werden oder schon in jungen Jahren ausfallen. Ihre Haut ist ähnlich fettig, mit einer Tendenz zu Ausschlägen. Sowohl ihre Haare als auch ihre Haut haben häufig eine rötliche Färbung. Sie schwitzen stark und ihnen ist schnell zu warm, weshalb sie eine Klimaanlage benötigen. Sie können Sommersprossen, Muttermale und/oder eine für Sonnenbrand anfällige Haut haben. Sie sind anfällig für Hautausschläge, Rosazea und/oder Schuppenflechte.

Geistig sind Pittas sehr beweglich. Sie interessieren sich für Wirtschaft, Recht, Finanzen, Fitness, Wissenschaft und alles andere, was leistungsorientiert ist. Sie haben einen organisierten Verstand und kommen gut mit Strukturen zurecht. Sie sind von Natur aus dominant und neigen dazu, Führungspositionen einzunehmen, wie als CEO eines führenden Unternehmens. Manchmal kann diese Tatkraft exzessiv werden. Sie können kontrollierend, fordernd und ungeduldig mit anderen sein. Sie neigen aufgrund ihrer perfektionistischen Mentalität zu Burn-out und Nebennierenschwäche.

Wenn das nach Ihnen klingt, sind Sie eine oder ein Pitta.

Wenn Sie die Eigenschaften sowohl eines Pitta als auch eines Vata haben, sind Sie ein Pitta-Vata oder Vata-Pitta, je nachdem, bei welchem Dosha Sie mehr Punkte erzielt haben.

Kapha-Eigenschaften

Körperlich sind Kaphas die Art von Menschen, die allein dadurch zunehmen, dass sie jemandem beim Essen zusehen. Sie sind von Natur aus breiter gebaut, mit runden Gesichtern und Körpern. Sie haben jedoch kräftiges, feuchtes Haar, glatte, babyweiche Haut und lange, glänzende Nägel. Sie halten ihre Körpertemperatur gut, bevorzugen aber warmes, trockenes Wetter. Sie neigen zu kalten, klammen Händen und haben ein Verlangen nach Zucker.

Geistig sind Kaphas sehr mitfühlend. Sie interessieren sich für Lehre, Personalwesen, Krankenpflege, Therapie und alles, was sonst noch

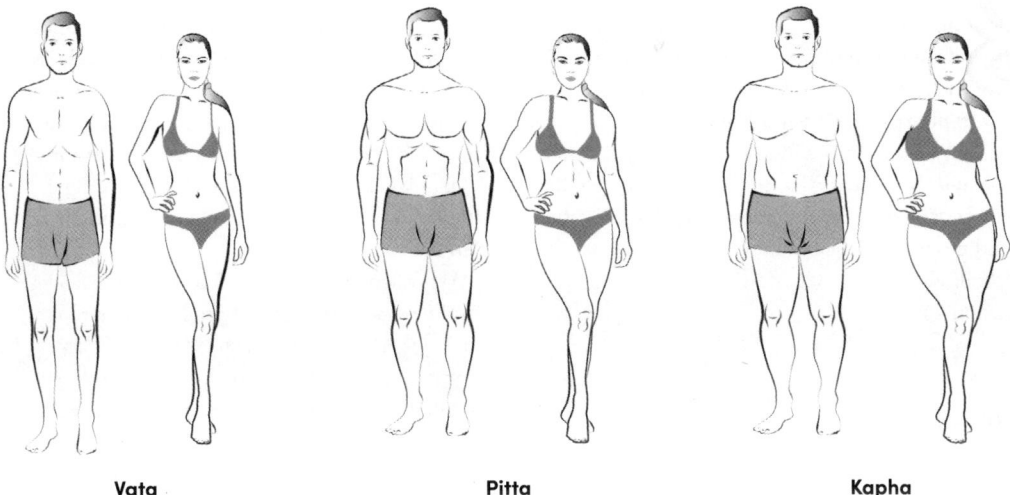

| Vata | Pitta | Kapha |

Vatas haben einen schlanken Körper und tun sich schwer damit, Muskeln aufzubauen. Pittas haben mittelgroße Körper und bauen leicht Muskeln auf. Kaphas haben grobknochigere Körper und nehmen schnell zu.

dienstleistungsorientiert ist. Sie sind menschenfreundlich und stellen oft die Bedürfnisse anderer vor ihre eigenen. Sie sind ruhig und sanft, neigen aber dazu, langsam zu sein und sich Veränderungen zu widersetzen. Sie halten oft an der Vergangenheit fest und werden durch emotionales Essen und Gewichtszunahme depressiv.

Wenn das nach Ihnen klingt, sind Sie eine oder ein Kapha.

Wenn Sie auch einige Eigenschaften eines Vata-Typs haben, sind Sie ein Kapha-Vata oder Vata-Kapha, je nachdem, bei welchem Dosha Sie mehr Punkte hatten.

Wenn Sie auch Eigenschaften des Pitta-Typs haben, sind Sie ein Kapha-Pitta oder Pitta-Kapha, je nach Ergebnis.

Wenn Sie bei allen drei Doshas gleich abgeschnitten haben, dann herzlichen Glückwunsch, Sie sind ein Tridosha-Typ, was extrem selten ist. Oder es könnte sein, dass Sie denken, Sie seien ein Tridosha-Typ, Sie aber in Wirklichkeit nur Ungleichgewichte in allen drei Doshas haben, was viel wahrscheinlicher ist.

Die Doshas verstehen

Jetzt, wo Sie über die Doshas Bescheid wissen und mehr oder weniger herausgefunden haben, wo Sie stehen, lassen Sie uns die Doshas mit anderen Leuten in Verbindung bringen. Auf diese Weise können Sie Vatas, Pittas und Kaphas in Ihrer Familie, Ihrem Freundeskreis und in der Öffentlichkeit entdecken und diese Doshas besser verstehen.

Jedes Dosha ist für bestimmte Ungleichgewichte anfällig, die ich Ihnen bewusst mache, damit Sie weiterhin ein gesundes und glückliches Leben führen können, indem Sie Ihre Doshas ausgleichen.

Schließlich ist es durchaus möglich, dass Sie mit einem Ungleichgewicht konfrontiert sind, das mit einem anderen Dosha zusammenhängt. Irgendwann in Ihrem Leben werden Sie mit Ungleichgewichten in Bezug auf alle drei Doshas konfrontiert sein, da wir alle eine Kombination aus allen drei Doshas in unterschiedlichen Anteilen sind. In diesem Abschnitt erkläre ich, wie Sie ein Leben lang ein vorherrschendes Dosha haben und dennoch manchmal mit einem anderen spezifischen Dosha von Zeit zu Zeit in Beziehung stehen können.

Vata-Typen

Geistig sind Vata-Typen schnell und kreativ. Sie sind immer in Bewegung und denken an die nächste große Sache. Sie langweilen sich leicht, wenn sie zu lange an einem Ort sind. Sie können nicht still sitzen und suchen immer eine Herausforderung. Sie denken groß und sehen Dinge, die andere oft nicht sehen. Beispiele für Vata-Typen sind Steve Jobs und Picasso. Alle Künstler, Schriftstellerinnen, Philosophen oder Visionärinnen wären Beispiele für Vatas. Körperlich gesehen sind Vatas die Art von Menschen, die sich ständig bewegen. Ihnen fällt vielleicht auf, dass diese häufig die Beine schütteln und nicht still sitzen können. Sie denken vielleicht zu schnell nach und kommen nicht gut in einer engen Umgebung zurecht. Sie brauchen einen ständigen Wechsel der Umgebung, um stimuliert zu bleiben. Wenn Sie eine Freundin oder einen Freund haben, der oder die es nicht schafft, einen ganzen Film lang sitzen zu bleiben oder immer aufsteht, um herumzulaufen, ist sie oder er ein Vata.

Die Hürde für Vatas ist, dass all diese Bewegung in ihrem Kopf manchmal aus dem Ruder laufen kann. Sie wissen nicht, wie sie ihre Gedankengänge stoppen können. Sie gehen vom Brainstorming genialer Ideen zur Überanalyse sinnloser Situationen über, indem sie Gespräche im Kopf wiederholen. Dadurch sind sie leicht abgelenkt und kommen manchmal vom Weg ab.

Genauso leicht wie Vatas eine Idee haben, verlieren sie diese wieder. Es fällt ihnen schwer, sich an ihre eigenen Gedanken zu erinnern. Tatsächlich leidet ihr Kurzzeitgedächtnis oft darunter, dass sie in ihrer eigenen Gedankenwelt leben. Meditation kann sich für sie fast unmöglich anfühlen. Wenn sie still sitzen, schleicht sich manchmal Angst ein. Sie beginnen, sich wegen Dingen Sorgen zu machen, über die sie nicht nachdenken müssen. Im Allgemeinen sind ihre Gedanken in der Zukunft. Die größte Aufgabe für sie ist es, ihren Geist zu beruhigen und präsent zu sein.

Wir alle haben unsere Vata-Momente – wir sind überwältigt, ängstlich und ein wenig in unseren eigenen Gedanken gefangen. Es ist normal, sich manchmal so zu fühlen, weil wir in einer Vata-zentrierten Gesellschaft leben. Die meisten von uns betreiben Multitasking und machen 12 Dinge auf einmal. Das macht es uns besonders schwer, zentriert zu bleiben.

Wenn Sie sich so fühlen, ist es wichtig, dass Sie Ihr Vata erden und beruhigen oder Ihre Vata-Energie reduzieren. Sie müssen kein Vata-Typ sein, um sich ängstlich zu fühlen. Es bedeutet nur, dass Sie derzeit ein Vata-Ungleichgewicht haben. Ich erkläre in Kapitel 8, was Sie tun können, um dies zu beheben.

Allerdings sind einige Menschen einfach anfälliger für dieses Gefühl und das sind die Vata-Typen. Sie haben es besonders schwer, am Boden zu bleiben und sind oft sehr flatterhaft, launisch und wechselhaft. Sie reagieren extrem empfindlich auf ihre Umgebung und sogar ein Geräusch kann sie stören. Diese Typen müssen besonders darauf achten, ihr Vata zu beruhigen, da sie verstärkt Gefahr laufen, die Nebenwirkungen zu spüren.

URALTE WEISHEIT

Hier ist eine Momentaufnahme von Vata-Typen:

Vata-Geist: kreativ

Vata-Körper: schlank

Vata-Stolperstein: an einer Idee festhalten

Vata-Ungleichgewicht: Angstzustände, Verdauungsbeschwerden

Pitta-Typen

Geistig sind Pitta-Typen ehrgeizig und fleißig. Sie sind sehr konzentriert und erledigen eine Aufgabe, bevor sie eine andere beginnen. Sie sind starke Führungskräfte, die sich gut im Management bewähren. Sie haben einen sehr organisierten Verstand und arbeiten nach einem Zeitplan. Sie sind in der Lage, Aufgaben zu erledigen, egal wie viel Mühe es kostet. Beispiele für Pitta-Typen sind Warren Buffet und Kobe Bryant. Alle Managerinnen, Profisportler, Anwältinnen oder Finanzanalysten wären Beispiele für Pittas.

Körperlich sind Pittas die Art von Menschen, die ein gutes Work-out brauchen. Sie haben reichlich Feuer-Energie in sich, die freigesetzt werden muss. Sie lieben es, ihren Körper physisch zu erschöpfen und ihre Muskeln zu nutzen. Sie sind von Natur aus kompetitiv und machen sich gut in Sport, Boot-Camps, Marathons und anderen sportlichen Aktivitäten. Wenn Sie eine Freundin oder einen Freund haben, die oder der zum Spaß bei Triathlons mitmacht und den nächsten Monat bereits vollständig geplant hat, ist sie oder er ein Pitta-Typ.

Die Hürde für Pittas ist, dass all dieses Feuer in ihrem Körper sich in ihrem Geist in Feuer verwandeln kann. Sie können wütend werden, wenn die Dinge nicht so laufen, wie sie sollen, und ungeduldig, wenn andere zu lange brauchen, um eine Aufgabe zu erfüllen. Pittas erwarten von allen anderen, dass sie sich genauso anstrengen wie sie selbst. Sie halten sich selbst auf einem sehr hohen Niveau und verlangen von anderen, dass sie das auch tun. Pittas können aus diesem Grund als einschüchternd angesehen werden.

Pittas sind auch anfällig für Burn-out, weil sie nicht wissen, wie sie sich ausruhen können. Alles Feuer in ihnen beginnt sie von innen heraus zu verbrennen. Sie sind so daran gewöhnt, viel Energie zu haben, dass sie oft ihre Grenzen überschreiten. Sie haben Schwierigkeiten, die Vorteile einer entspannteren Einstellung zu erkennen und wollen so viel wie möglich erledigen, und zwar jetzt. Dadurch leidet ihre psychische Gesundheit und sie sind anfällig für Nebennierenschwäche. Die größte Aufgabe für Pittas ist es, die Dinge langsam anzugehen und abzukühlen.

Wir alle haben Pitta-Energie in uns – manchmal haben wir einen Lauf und erledigen eine Aufgabe nach der anderen. Tatsächlich kann es süchtig machen, etwas zu erreichen. Wenn wir jedoch in diesem Tempo ohne jegliche Ruhe weitermachen, droht uns Erschöpfung. Das ist der Moment, wenn es zu Zusammenbrüchen kommt.

Geist und Körper können nicht immer mit 100 Kilometern pro Stunde unterwegs sein. Es ist wichtig, dass Sie sich etwas Zeit nehmen, um sich zu entspannen und zu erholen. Auch wenn Sie kein Pitta-Typ sind, gibt es Zeiten in Ihrem Leben, in denen Sie sich so fühlen. Sie sind gut drauf, übernehmen immer mehr Verantwortung, bis es plötzlich zu viel wird. Sie merken, dass Sie weniger Geduld haben und reagieren öfter gereizt auf die Menschen um Sie herum. Vielleicht rasten Sie sogar aus oder explodieren wie ein ausbrechender Vulkan. Das sind Pitta-Momente.

Dann gibt es die Menschen, die immer so zu sein scheinen. Ihr ganzes Leben ist eine riesige To-do-Liste, von einem Projekt zum nächsten. Sie wissen nicht, wie sie Ausfallzeiten in ihren vollen Terminkalender einplanen sollen. Für sie ist Zeit Geld, und das sollte nicht verschwendet werden. Und wenn Sie versuchen, diese Menschen zum Aufhören zu bewegen, werden sie aggressiv.

Für Pitta-Typen ist es besonders wichtig, zur Ruhe zu kommen und es lockerer anzugehen, denn wenn sie das nicht tun, laufen sie Gefahr, ihre Freunde und Liebsten zu verlieren – besonders empfindlichere Vata- und ruhige Kapha-Typen.

URALTE WEISHEIT

Hier ist eine Momentaufnahme von Pitta-Typen:

Pitta-Geist: ehrgeizig
Pitta-Körper: sportlich
Pitta-Stolperstein: Burn-out
Pitta-Ungleichgewicht: Wut, Sodbrennen

Kapha-Typen

Geistig sind Kapha-Typen sanft, geduldig und gelassen. Sie lassen sich Zeit, erledigen ihre Arbeit aber gründlich. Sie kümmern sich gern von Natur aus um die Bedürfnisse der Menschen in ihrer Umgebung, oft vor ihren eigenen. Ihre Freundlichkeit ist ihre Stärke und sie übertreffen sich selbst, um ihre Liebsten zu erfreuen. Sie sind extrem loyal und halten Freundschaften und Beziehungen auf lange Sicht aufrecht. Am meisten gehen sie im direkten Kontakt von Mensch zu Mensch auf und sind großartig im Zuhören und Rat erteilen. Sie arbeiten gut mit ihren Händen und haben Spaß an Aufgaben wie Kochen, Gartenarbeit oder Design. Geduld ist ihre Tugend. Kaphas sind extrem zuverlässig und stehen anderen immer unterstützend zur Seite. Wenn Sie eine Freundin oder einen Freund haben, die oder der immer die Bedürfnisse anderer vor die eigenen stellt, ist sie oder er ein Kapha. Beispiele für Kapha-Typen sind Oprah Winfrey und Rachael Ray. Alle Menschen in der Betreuung, im Gastgewerbe, therapeutischen Bereich, in Lehrberufen oder in der Kranken pflege wären Beispiele für Kaphas.

Körperlich werden Kaphas oft zu ihren großen Augen, vollen Lippen und engelsgleichen Stimmen, wie Adele oder Beyoncé, beglückwünscht. Sie haben natürlicherweise kurvenreiche Körper, aber gleichzeitig die stärkste Ausdauer der Doshas. Wenn sie jedoch aus dem Gleichgewicht sind, lassen sie ihrer trägen Seite den Vortritt und vernachlässigen die Bewegung, wodurch sie sich schwerer fühlen und an Gewicht zunehmen. Deshalb ist es für sie entscheidend, aktiv zu bleiben, um das Gleichgewicht zu erhalten.

Die Hürde für Kaphas ist, dass sie so sehr damit beschäftigt sind sicherzustellen, dass es allen anderen gut geht, dass sie vergessen, auf sich selbst aufzupassen. Sie hören sich die Probleme anderer an, aber es fällt ihnen schwer, ihre eigenen zu äußern. Sie mögen ein Lächeln auf ihre Gesichter zaubern, aber tief in ihrem Inneren beherbergen sie eine Traurigkeit. Sie haben das Gefühl, dass sie da sein müssen, um andere zu unterstützen, aber niemanden haben, der sich um sie kümmert. Manchmal fühlen sie sich völlig allein, obwohl sie sich das nie anmerken lassen würden. Kaphas essen oft zu viel und werden durch diese lang anhaltende Traurigkeit übergewichtig.

Kaphas sind anfällig für Depressionen, weil dieser langjährige Kummer sie bei lebendigem Leib aufzufressen beginnt. Sie isolieren sich von anderen und schultern diese Trauer selbst, weil sie andere nicht mit ihren Problemen belasten wollen. Im Gegensatz zu Vatas, die jedem sagen müssen, was los ist, und Pittas, die auf andere losgehen, aber dann darüber hinwegkommen, behalten Kaphas die Dinge in sich selbst. Dadurch werden sie schwerer, sowohl in Bezug auf ihr Gewicht als auch auf ihre emotionale Trauer.

Wir alle hatten vielleicht schon Zeiten, in denen wir den Kapha-Blues gespürt haben. Nichts hat uns mehr interessiert und wir wollten die ganze Zeit im Bett bleiben und dem Rest der Welt den Rücken kehren. Es ist normal, solche Phasen durchzumachen, und es passiert den Besten von uns. Es ist jedoch wichtig, sich zu erholen, indem wir unseren Körper und Geist stimulieren, um unsere Lebensenergie, Prana, wiederzugewinnen.

URALTE WEISHEIT

Bewegung ist extrem hilfreich, um überschüssige Kapha-Energie zu bekämpfen. Obwohl es eine schwierige Aufgabe zu sein scheint, wenn man sich niedergeschlagen fühlt, ist es entscheidend, den Körper zu stimulieren, um den Geist anzuregen. Ein schwerer Körper führt zu schweren Gedanken. Um Leichtigkeit im Geist zu schaffen, müssen Sie durch Bewegung und leichte Ernährung Leichtigkeit im Körper schaffen.

Dann gibt es diejenigen, die sich vielleicht ihr ganzes Leben lang so gefühlt haben. Sie wissen nicht wie es ist, morgens energiegeladen aufzuwachen, weil sie diese Schwere immer schon gespürt haben. Es ist besonders wichtig, dass Kaphas aktiv und geistig angeregt bleiben, damit sie nicht mutlos und untätig werden. Sie haben es vielleicht schwer, aus ihrer Komfortzone herauszukommen, aber nur so wachsen sie. Um kreativeres Vata und ehrgeizigeres Pitta in ihrem Leben zu kultivieren, muss ihre Lebensweise aktiver und dynamischer werden. Die Ideen werden fließen, wenn Geist und Körper in Bewegung gesetzt werden.

URALTE WEISHEIT

Hier ist eine Momentaufnahme von Kapha-Typen:

Kapha-Geist: sanft, ruhig
Kapha-Körper: rundlich
Kapha-Stolperstein: die Bedürfnisse anderer vor die eigenen stellen
Kapha-Ungleichgewicht: Depressionen, Gewichtszunahme

Was Sie auf jeden Fall wissen müssen

- Obwohl Sie alle drei Doshas in sich haben, haben Sie ein primäres, sekundäres und tertiäres Dosha. Ein bestimmtes Dosha kann mehr in Ihrem Geist vorherrschen, ein anderes in Ihrem Körper.

- Menschen mit Vata-Körpern sind von Natur aus kleinknochig, mit trockener Haut und hervorstehenden Gelenken. Diejenigen mit Vata-Geist sind schnelle und kreative Denker, die zum Überanalysieren und zu Angstgefühlen neigen.

- Menschen mit Pitta-Körpern sind mittelgroß, muskulös und haben eine fettige Haut. Diejenigen mit Pitta-Geist sind leidenschaftliche und scharfe Denker, anfällig für Ungeduld und Wut.

- Menschen mit Kapha-Körpern sind breiter gebaut, mit Kurven, und haben feuchte Haut. Diejenigen mit Kapha-Geist sind geduldige und mitfühlende Denker, die zu Depressionen und Einsamkeit neigen.

- Der beste Weg, Ihre einzigartige Konstitution kennenzulernen, ist die Beratung durch eine Ayurveda-Praktikerin bzw. einen Ayurveda-Praktiker.

KAPITEL
5

Qualitäten der Doshas

Nachdem Sie Kapitel 4 gelesen, die Doshas kennengelernt und erfahren haben, was diese mit Ihnen zu tun haben, lassen Sie uns mit den Qualitäten der einzelnen Doshas weitermachen.

Jedes Dosha hat verschiedene Eigenschaften, die mit geistigen und körperlichen Merkmalen verbunden sind. In diesem Kapitel behandle ich diese Eigenschaften und stelle Ihnen eine Reihe von Fragen, damit Sie sehen können, welche auf Sie zutreffen. Sie können eine Verbindung zu Qualitäten von mehr als einem Dosha haben, da sie sich häufig überschneiden. Zum Beispiel ist Wasser sowohl in Pitta als auch in Kapha vorhanden, sodass beide ölige Eigenschaften haben.

Denken Sie daran, dass die Qualitäten, mit denen Sie geboren wurden, nicht Ihr ganzes Leben zutreffen müssen. Die Entscheidungen, die Sie treffen, beeinflussen die Art und Weise, wie Sie heute sind, einschließlich Ihr Gewichts, Ihre Haut, Ihre Haare, Ihre Verdauung und Ihre Energiereserven. Nachdem Sie festgestellt haben, welches Ihre Qualitäten sind, stelle ich weitere Fragen, die Ihnen helfen sollen zu bestimmen, wie sich Ihre Ernährungs- und Lebensweise auf diese Eigenschaften auswirkt. Sind Sie bereit?

IN DIESEM KAPITEL

- Ein Blick auf die Qualitäten jedes Doshas

- Beurteilen, welche Attribute Sie betreffen

- Dosha-Qualitäten durch Ihre Ernährung und Ihre Lebensweise ausgleichen

- Evaluieren, wie Ihre Entscheidungen sich auf Ihren Körper auswirken

- Die Ursachen Ihrer Ungleichgewichte angehen

Die Doshas als Qualitäten verstehen

Um die Doshas wirklich in den Griff zu bekommen, muss man sie zunächst als Elemente verstehen. Wie in Kapitel 3 erwähnt, bestehen die Doshas aus den fünf Elementen – Luft, Äther (Raum), Feuer, Erde und Wasser. Die Doshas sind folgendermaßen ausgerichtet:

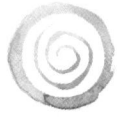
Vata
Luft + Äther

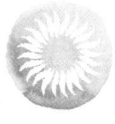
Pitta
Feuer + Wasser

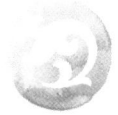
Kapha
Erde + Wasser

Sie wurden mit einer bestimmten Menge jedes Elements geboren, aber diese Anteile ändern sich im Laufe Ihres Lebens aufgrund der Jahreszeit, Ihrer Ernährung, Ihres Stresspegels, Ihrer Bewegungsgewohnheiten, Ihres emotionalen Zustands und einer Vielzahl anderer Faktoren.

Wie im vorigen Kapitel erläutert, haben Vatas luftigere, trockenere und beweglichere Eigenschaften wie trockene Haut, Blähungen, Verstopfung, Kreativität und Bewegungsdrang. Pittas haben mehr feurige, ölige Eigenschaften einschließlich starkem Appetit und Verdauung, Sodbrennen, lockerem Stuhl, fettiger Haut, starker Persönlichkeit und Leistungsbereitschaft. Kaphas haben erdigere, geerdete Eigenschaften wie eine Tendenz zur Gewichtszunahme, kräftiges Haar, träge Körper und feuchte Haut.

Dies sind allgemeine Richtlinien, wie Personen mit einem Dosha sind. Allerdings sind wir alle eine Kombination der drei Doshas, und unsere Ungleichgewichte beziehen sich tatsächlich auf spezifische Qualitäten innerhalb jedes einzelnen.

Jedes Dosha hat eine Reihe von Merkmalen, wie Kälte, Öligkeit oder Schwere. Schauen wir uns jedes dieser Merkmale an und was diese für Sie bedeuten. Dann stelle ich Ihnen ein paar Fragen, damit Sie Ihre eigenen Merkmale einschätzen können.

Vata-Merkmale

Merkmal	Manifestationen im Körper
trocken	trockene Haut, Haare, Lippen, Zunge; trockener Dickdarm, Neigung zu Verstopfung; heisere Stimme
leicht	leichter Körperbau, Muskeln, Knochen; wenig Schlaf
kalt	kalte Hände, Füße; schlechte Durchblutung, hasst Kälte und liebt heißes Wetter; steifer Körper; Menstruationsstörungen
rau	raue Schwielen auf der Haut, schwielige Füße; rissige Nägel; spröde Haare; knackende Gelenke
subtil	subtiles Zucken; zarte Gesichtszüge; Angstgefühle; Muskelzittern
mobil	mobiler, flexibler Körper; schnelle Bewegung, geht schnell und spricht schnell; Multitasker, immer in Bewegung; unruhige Augen; viele Träume, oft über Flucht oder Fliegen; liebt das Reisen, kann nicht allzu lange an einem Ort bleiben; Stimmungsschwankungen, Unsicherheit, wechselt leicht die Meinung
klar	intuitiv, klar und unvoreingenommen, philosophisch, braucht Raum zum Denken
herb	Trockenheit im Rachen; Rülpsen, bekommt leicht Schluckauf; liebt feuchtes und breiiges Essen; sehnt sich nach süßem, saurem und salzigem Essen

WELCHE TREFFEN AUF SIE ZU?

Vata

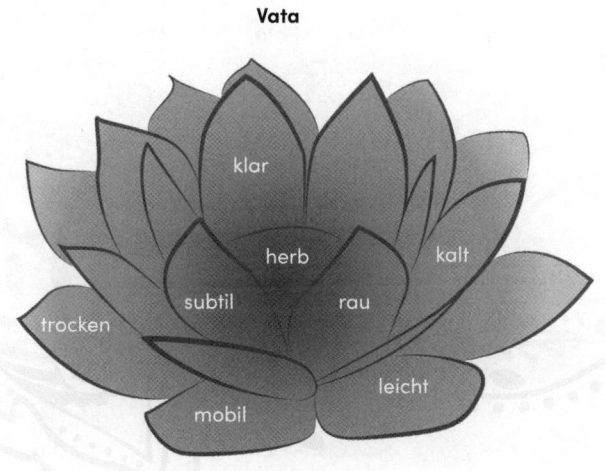

Pitta-Merkmale

Merkmal	Manifestationen im Körper
heiß	starkes Verdauungsfeuer und Appetit; hohe Körpertemperatur; fühlt sich nicht wohl bei Hitze und Feuchtigkeit; ergraut früh/verliert früh die Haare; Akne; Entzündung
scharfkantig	scharfer Verstand, Zähne, kantige Kieferpartie; durchdringender Blick, spitze Nase, spitzes Kinn; gutes Gedächtnis, kann sich gut an Fakten erinnern
leicht	lichtempfindlich; helle Haut, helle Augen; beweglicher Körper
ölig	fettige Haut, Neigung zu Akne; fettiges Haar; fettiger Stuhl; Verdauung und Haare verschlechtern sich durch frittierte oder fettige Lebensmittel, einschließlich Nüsse
flüssig	Neigung zu lockerem Stuhlgang; übermäßiger Schweiß, Durst und Urin
ausbreitend	Akne, Hautausschläge und Entzündungen verbreiten sich im Körper; Wunsch, den eigenen Namen in der Welt zu verbreiten
sauer	saure Magensäure, saurer pH-Wert; empfindliche Zähne und Haut; übermäßiger Speichelfluss
bitter	bitterer Geschmack im Mund; angewidert, erbricht leicht; bittere Persönlichkeit, zynisch
scharf	Sodbrennen, brennendes Gefühl im Magen und Mund; Reizbarkeit, Wut
faulig	übel riechender Geruch in Achselhöhlen, Mund und Füßen

WELCHE TREFFEN AUF SIE ZU?

Pitta

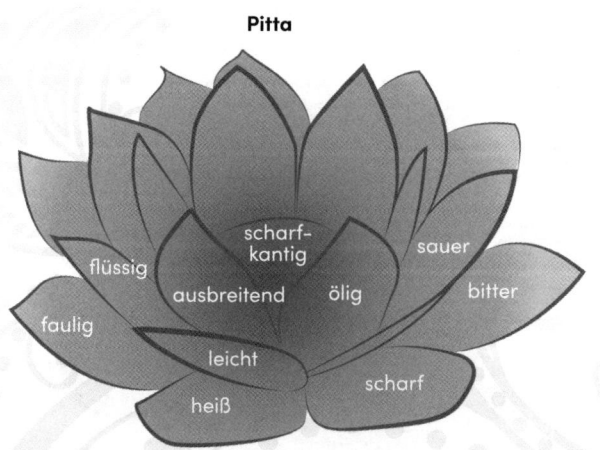

Kapha-Merkmale

Merkmal	Manifestationen im Körper
schwer	schweres Körpergefühl, grobknochig, Neigung zu Übergewicht, bewegungsarm; Schwere im Herzen
langsam	geht und spricht langsam; langsame Verdauung und Stoffwechsel; langsam, wenn es um Veränderungen geht
kühl	kalte Körpertemperatur; erkältet sich leicht; kaltes Verdauungsfeuer, das zu einem langsamen Stoffwechsel führt; Schnupfen
ölig	Neigung zu fettiger Haut, Haaren und Stuhl; gut geschmierte Gelenke
feucht	klamme Hände; Stauung in Brust, Nebenhöhlen, Hals; Kopfschmerzen
glatt	glatte Haut und Haare; weicher Darm; ruhige Natur; sanfte Stimme
dicht	dichter Körper, Fettpolster um die Mitte, dicke, stämmige Beine; kräftige Haut, Haare, Nägel, dicker Stuhl
weich	weiche Gesichtszüge, große Augen, weiche Haut und Haare; mitfühlend, liebevoll, sanft
statisch	bewegungsarm, schläft gern, sitzt viele Stunden am Tag, mag Gewohnheiten
klebrig	loyal, umarmt gerne, anhänglich; feste Gelenke und Organe; klebriger Stuhl
bewölkt	hat oft einen umwölkten Geist, kann erst nach dem morgendlichen Koffein denken
süß	Verlangen nach Süßem; liebliche Persönlichkeit; sehr fruchtbar, starke Lust auf Sex und Fortpflanzung
salzig	lagert Wasser ein; lang anhaltende Energie; wächst schnell; kann Verlangen nach salzigen Lebensmitteln haben

WELCHE TREFFEN AUF SIE ZU?

Kapha

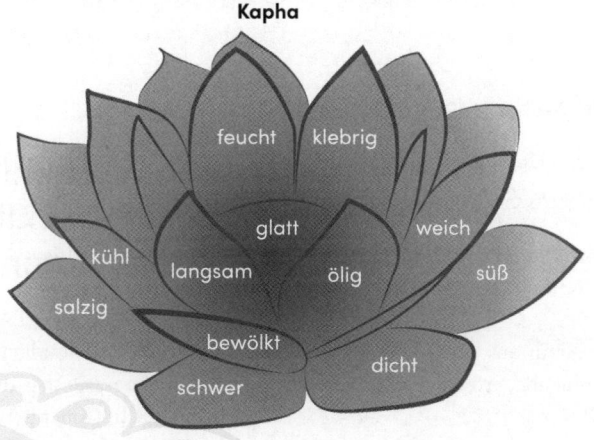

Ihre Qualitäten

Wo stehen Sie jetzt, nachdem Sie ein Verständnis für die verschiedenen Qualitäten haben, aus denen die Doshas bestehen?

- Ist Ihre Natur eher kalt oder heiß?
- Sind Sie eher trocken oder ölig?
- Sind Sie eher leicht oder schwer?
- Sind Sie eher mobil oder statisch?
- Sind Sie eher klar oder klebrig?
- Sind Sie eher rau oder glatt?

Diese Qualitäten, die *Gunas* genannt werden, können Ihnen helfen, Ihren Körper und die Auswirkungen der Lebensmittel, die Sie in ihn hineingeben, besser zu verstehen. Es gibt 10 Paar Gunas, die ich in Kapitel 19 näher bespreche.

Um gesund zu bleiben, müssen Sie Ihre eigenen subtilen Qualitäten erkennen und wissen, was für Sie gut ist. Wenn Sie von Natur aus trocken sind, verstärkt der Verzehr trockener Lebensmittel nur das Ungleichgewicht in Ihrem Körper und führt zu trockenerer Haut und Verstopfung. Wenn Sie von Natur aus ölig sind, verschlimmert der Verzehr gebratener oder fettiger Lebensmittel nur Ihre Akne und Verdauungsprobleme. Wenn Sie von Natur aus schwer sind, erhöht der Verzehr schwerer Lebensmittel nur Ihr Verlangen, öfters auf dem Sofa zu liegen.

Ihre Qualitäten ausgleichen

Sie müssen diese Eigenschaften mit den gegensätzlichen Qualitäten ausgleichen:

- Vatas und Kaphas sind beide von Natur aus kalt, deshalb brauchen sie wärmende Nahrung.
- Pittas sind von Natur aus heiß, deshalb brauchen sie kühlende, erfrischende Speisen.

- Vatas sind von Natur aus trocken, deshalb brauchen sie mehr ölige Nahrung.
- Pittas und Kaphas sind von Natur aus ölig, deshalb brauchen sie mehr trocknendes und herbes Essen.
- Vatas und Pittas sind von Natur aus mobil, deshalb brauchen sie mehr erdende Nahrung.
- Kaphas sind von Natur aus dicht, deshalb brauchen sie mehr leichte und anregende Nahrung.
- Vatas sind von Natur aus rau, deshalb brauchen sie mehr cremige und weiche Nahrung.
- Kaphas sind von Natur aus weich, deshalb brauchen sie mehr raue, faserige Nahrung.
- Pittas sind von Natur aus scharfkantig, deshalb brauchen sie mehr glatte Nahrung.
- Vatas sind von Natur aus eher herb, deshalb brauchen sie mehr süße und salzige Nahrungsmittel.
- Pittas sind von Natur aus eher sauer, bitter und scharf, deshalb brauchen sie mehr süße und herbe Nahrung.
- Kaphas sind von Natur aus eher süß und salzig, deshalb brauchen sie mehr bittere, scharfe und herbe Nahrung.

Im Allgemeinen müssen Sie die Qualitäten Ihres Körpers mit Lebensmitteln entgegengesetzter Qualität ausgleichen, um ein Gleichgewicht zu erreichen.

Ihre Entscheidungen beeinflussen Ihre Eigenschaften

Die Kenntnis dieser grundlegenden Eigenschaften kann Ihre Gesundheit enorm verbessern. Sie verdeutlichen, wie sich Ihre äußeren Entscheidungen auf Ihr inneres Wohlbefinden auswirken.

Denken Sie jetzt an Ihr eigenes Leben und beantworten Sie die folgenden Fragen, damit Sie einschätzen können, wie sich Ihre Entscheidungen auf die Qualitäten Ihres Körpers auswirken:

- Ist das Essen, das Sie zu sich nehmen, eher heiß (wie warme, gekochte Mahlzeiten und Suppen) oder kalt (wie Salate, Wraps und Snacks)?
- Ist es eher ölig (wie Pfannengerichte und Eintöpfe) oder trocken (wie Salate und Cracker)?
- Ist es eher süß (einschließlich aller Kohlenhydrate), sauer (wie Zitronen), salzig (wie Chips oder Algen), bitter (wie Rosenkohl), scharf (wie Zwiebeln und Knoblauch) oder herb (wie Kichererbsen und Cranberrys)?
- Ist das Essen, das Sie zu sich nehmen, eher schwer (wie Steak, Eier und Kartoffeln) oder leicht (wie gedünstetes Gemüse und Salate)?
- Wie fühlt sich Ihr Körper im Allgemeinen an – eher dicht und schwer oder beweglich und leicht? Wie fühlen Sie sich nach dem Essen?
- Ist Ihre Lebensweise eher aktiv oder bewegungsarm?
- Ist Ihre Haut eher trocken, fettig oder glatt?

Die Ursachen angehen

Diese Fragen helfen Ihnen zu erkennen, wie Ihre Ernährungs- und Lebensweise direkt auf Ihre körperlichen Qualitäten zurückzuführen ist. Sie klagen vielleicht über Akne, erkennen aber nicht, dass das ganze Öl und Fett in Ihrer Nahrung dazu beiträgt. Sie nehmen vielleicht an Gewicht zu, aber glauben nicht, dass es durch Ihre schwere Ernährungsweise verursacht wird. Nun, da Sie sich dessen bewusst sind, wollen wir uns ansehen, wie Sie Ihre überschüssigen Qualitäten ausgleichen können.

Trockenheit

Wenn Sie bemerkt haben, dass Sie trockene Haut, Haare oder Nägel haben und/oder an Verstopfung leiden und die meisten Lebensmittel, die Sie essen, trocken sind, dann haben Sie ihr Problem bereits erkannt! Sie brauchen mehr gesunde Öle in Ihrer Ernährung, um Ihre Trockenheit zu bekämpfen. Versuchen Sie, Sesam- oder Kokosöl zu verwenden.

Trockene Kost: Cracker, Chips, Müsliriegel, Cerealien

Die bessere Wahl: Eintöpfe, Currys, Pfannengerichte, Avocados, Nüsse, gesunde Öle

Öligkeit

Wenn Sie fettige Haut und Haare und/oder Sodbrennen haben und die Mehrheit der Lebensmittel, die Sie essen, fettig/ölig ist, ist es das, was Sie ändern müssen. Reduzieren Sie Öle in Ihrer Ernährung, einschließlich von Natur aus ölhaltige Nüsse. Bevorzugen Sie mehr grünes Blattgemüse und Kreuzblütlergemüse.

Fettige Kost: Öle, Nüsse, Frittiertes, Tempura, Pfannengerichte

Die bessere Wahl: Gedämpftes Gemüse, Reis, Obst, ölfreie Currys und Dressings

Schwere

Wenn Sie sich energiearm fühlen, nur schwer abnehmen und viele schwere Nahrungsmittel essen, ist das Ihr Übeltäter. Versuchen Sie, gebratene Lebensmittel und Fleisch aus Ihrer Ernährung zu entfernen und durch pflanzliche Proteine wie Linsen und Kichererbsen zu ersetzen. Sie legen nicht an Muskelmasse zu, wenn Sie mehr Protein essen. Zu viel Protein trägt auch zum

Fettanteil bei. Kaphas benötigen die geringste Menge an Protein in ihrer Nahrung, weil sie dadurch schwerer und dichter werden.

Schwere Kost: Frittierte Lebensmittel, Fleisch, Brot, Nudeln, Eier, Eintöpfe

Die bessere Wahl: Gedämpftes Gemüse, Salate, Linsen, Sprossen, Samen

URALTE WEISHEIT

Achten Sie auf die Qualitäten eines Nahrungsmittels, nicht auf die Kalorien. Hochkalorische Lebensmittel sind immer von schwerer Qualität. Anstatt zu denken *Dieses Essen ist kalorienreich, also kann ich es nicht haben,* denken Sie *Dieses Essen ist schwer und ich werde mich dadurch schwer fühlen, also* will *ich es nicht.* Statt sich selbst Einschränkungen aufzuerlegen, entscheiden Sie sich bewusst dafür, bestimmte Lebensmittel nicht zu essen, aufgrund der Art und Weise, wie Sie sich fühlen, wenn Sie diese essen.

Leichtheit

Wenn Ihnen manchmal kalt und schwindlig ist oder Sie sich vergesslich fühlen und meist kalte, leichte Speisen wie Snacks oder Salate essen, ist das Ihr Problem. Versuchen Sie, mehr erdende Lebensmittel in Ihre Ernährung zu integrieren, wie Wurzelgemüse und Eintöpfe, um Ihre Leichtheit auszugleichen. Dies ist besonders wichtig für Vatas, denen es schwerfällt, sich zu erden.

Leichte Kost: Popcorn, Salate, Smoothies, Rohkost

Die bessere Wahl: Süßkartoffeln, Kürbis, Ingwer, Pastinaken, Suppen, Eintöpfe

Ihre Ernährung und Ihre Lebensweise spielen eine große Rolle für die Qualitäten in Ihrem Körper. Sie können Ihren natürlichen Ungleichgewichten begegnen, indem Sie sie in Ihrer Ernährung und im Alltag ausgleichen.

Der erste Schritt ist, die Qualitäten in Ihrem Körper zu verstehen. Dann können Sie sich auf die Qualitäten der Lebensmittel konzentrieren, die Sie regelmäßig konsumieren. Schließlich können Sie Ihre Qualitäten mit denen in Ihrer Nahrung ausgleichen, um dauerhafte Gesundheit zu erreichen.

Was Sie auf jeden Fall wissen müssen

- Jedes Dosha hat bestimmte Merkmale, die den Körper beeinflussen.
- Vata hat kalte, leichte, trockene, raue, subtile, mobile und klare Qualitäten.
- Pitta hat heiße, scharfkantige, leichte, ölige, glatte, feuchte und klebrige Eigenschaften.
- Kapha hat schwere, langsame, kühle, ölige und feuchte Eigenschaften.
- Um wieder ein Gleichgewicht zu erreichen, müssen Sie diese ungleichmäßigen Qualitäten mit Ihrer Ernährungs- und Lebensweise ausgleichen.

KAPITEL

6

Die besten Lebensmittel
für jedes Dosha

Inzwischen fragen Sie sich wahrscheinlich: »*Was soll ich denn jetzt essen?*« Dies ist eine der wichtigsten Fragen im Ayurveda, und keine Sorge – Ayurveda hat eine Menge Antworten für Sie.

Die Nahrungsmittel, die Sie essen sollten, stehen in Zusammenhang mit den Doshas, in denen Sie unausgeglichen sind. Im Ayurveda gibt es drei verschiedene Richtlinien zur Beruhigung von Vata, Pitta und Kapha. In diesem Kapitel erkläre ich, welche Nahrungsmittel die besten sind und welche Sie meiden sollten, um jedes Dosha auszugleichen.

Sie wollen Lebensmittel essen, die Ihr Verdauungsfeuer oder Agni anregen. In Ihrem Körper existiert eine innere Flamme, die für den Abbau Ihrer Nahrung und die Aufnahme der Nährstoffe verantwortlich ist. Dies wird auch als Ihre Verdauung oder Ihr Stoffwechsel bezeichnet. Um das meiste aus Ihren Mahlzeiten herauszuholen, sollten Sie Zutaten wählen, deren Nährstoffe Sie leicht aufnehmen können. Deshalb empfiehlt das Ayurveda in den meisten Situationen gekochtes Gemüse. Gekochte Lebensmittel sind für Ihren Körper leichter abzubauen als Rohkost, was sie zu einer guten Option für Menschen mit schwachem Verdauungsfeuer macht. Sie werden sehen, dass ich mich im ganzen Buch auf das Verdauungsfeuer beziehe. Merken Sie sich also einfach, dass es mit Ihrer Verdauung und Ihrem Stoffwechsel zusammenhängt.

IN DIESEM KAPITEL

- Die besten Obstsorten, Gemüsesorten, Getreidesorten, Milchprodukte, Öle und mehr für jedes Dosha

- Lebensmittel, die jedes Dosha meiden sollte

- Beispielrezepte für jedes Dosha

Wenn Sie sich nicht sicher sind, was Sie essen sollen, wählen Sie Nahrungsmittel, die gut für das Dosha sind, in dem Ihr Ungleichgewicht liegt. Wenn Sie zum Beispiel kalt und aufgebläht sind, halten Sie sich an die Vata-Richtlinien. Wenn Sie heiß und übersäuert sind, halten Sie sich an die Pitta-Richtlinien. Wenn Sie übergewichtig und schwer sind, halten Sie sich an die Kapha-Richtlinien.

Die besten Lebensmittel für Vatas

Vatas sind von Natur aus kalt, trocken, mobil und voll ungestümer Energie, sodass sie Nahrungsmittel mit entgegengesetzten Eigenschaften benötigen. Das bedeutet mehr warme, feuchte, dichte und ölige Lebensmittel. Diese Nahrungsmittel gleichen die Vata-Eigenschaften aus, wie z.B. trockene Haut, Blähungen, Verdauungsstörungen, Angstzustände und Schlaflosigkeit. Durch die Ernährung können Vatas ihre negativen Qualitäten vollständig ändern und das Gleichgewicht wiederherstellen.

Obst

Vatas sollten Obst bevorzugen, das süß und nahrhaft ist. Obst, das sehr bitter oder herb ist, wie z.B. Preiselbeeren, vertragen sie nicht so gut. Trockenfrüchte sollten sie ganz meiden.

Wenn das Verdauungssystem von Vatas beeinträchtigt ist, verursacht das Obst Blähungen und andere Verdauungsprobleme. In diesem Fall sollten sie nur gekochtes Obst, wie z.B. Apfelmus, essen, bis ihre Verdauung geheilt ist.

Essen Sie Obst für eine optimale Verdauung alleine, nicht in Kombination mit anderen Lebensmitteln, und 30 Minuten vor den Mahlzeiten.

Obstsorten, die Vatas genießen können:

- Äpfel (gekocht)
- Ananas
- Aprikosen (frisch)
- Avocados
- Bananen (reif)

- Beeren
- Cantaloupe-/Zuckermelonen
- Datteln (frisch, gekocht oder eingeweicht)
- Feigen (frisch, gekocht oder eingeweicht)
- Grapefruits
- Kirschen
- Kiwis
- Kokosnüsse
- Limetten
- Mangos
- Orangen
- Papayas
- Pfirsiche
- Pflaumen
- Trauben
- Wassermelone (nur bei heißem Wetter)
- Zitronen

Obstsorten, die Vatas meiden sollten:

- Äpfel (roh)
- Bananen (unreif)
- Datteln (trocken)
- Trockenfrüchte

Gemüse

Vatas vertragen gekochtes Gemüse am besten, weil es leichter verdaulich ist. Rohes Gemüse hat trockene, raue und kalte Qualitäten, die die ohnehin trockenen, rauen und kalten Vatas aus dem Gleichgewicht bringen. Vatas sollten rohes Gemüse vermeiden, bis ihr Verdauungsfeuer stärker wird. Stattdessen sollten sie

Wurzelgemüse bevorzugen, das erdende Qualitäten mitbringt.

Wenn Sie eine bzw. ein Vata sind und sich dafür entscheiden, ein Gemüse von der Liste »Gemüse, das Vatas reduzieren sollten« zu essen, stellen Sie sicher, dass es mit reichlich Senfkörnern und Sesamöl zubereitet wurde, weil es dadurch viel leichter verdaulich ist. Wenn Sie rohes Gemüse essen, tun Sie dies mitten am Tag, wenn Ihr Verdauungsfeuer am stärksten ist.

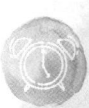

AYURVEDISCHE WARNUNG

Sie lieben Salate, sind aber ein Vata-Typ? Leider sind Salate nicht das Beste für Ihre Verdauung. Vata ist eine leichte, trockene und luftige Energie und braucht daher mehr schwere, ölige und erdige Lebensmittel zum Ausgleich. Grünes Blattgemüse hat die gleichen Qualitäten wie Vata und bringt Vata daher aus dem Gleichgewicht.

Gemüsesorten, die Vatas bevorzugen sollten:

- Brunnenkresse
- Chilis (kleine Mengen)
- Erbsen (gekocht)
- Grüne Bohnen
- Gurken
- Karotten (gekocht)
- Knoblauch
- Koriandergrün
- Kürbis (alle Arten)
- Lauch
- Indischer Senf
- Okra
- Oliven (schwarz)
- Pastinaken
- Rote Bete
- Spargel
- Spinat (gekocht)
- Steckrüben
- Süßkartoffeln
- Zucchini
- Zwiebeln (gekocht)

Gemüsesorten, die Vatas reduzieren sollten:

- Jedes rohe Gemüse, insbesondere Kreuzblütlergemüse

Getreide

Getreide tut Vatas sehr gut, da es leicht verdaulich, erdend und süßlich im Geschmack ist. Getreide liefert Energie für den Körper und wirkt auch ausgleichend auf den Hormonhaushalt.

Allerdings sind bestimmte Getreidesorten besser als andere. Einige Getreidesorten, wie z. B. Gerste, haben eher kühlende Eigenschaften und sind nicht so nahrhaft für Vatas. Vatas sollten Getreide lieber gekocht und warm essen statt kalt im Salat.

Getreidesorten, auf die sich Vatas konzentrieren sollten:

- Amaranth
- Basmatireis
- Hafer (gekocht, besonders Haferschrot oder -grütze)
- Naturreis
- Quinoa (jede Farbe)
- Weizenkeimbrot
- Wildreis

URALTE WEISHEIT

Weichen Sie Ihr Getreide immer ein, um eine optimale Verdauung zu gewährleisten. Ich gebe mein Getreide einfach über Nacht in eine Schüssel mit Wasser und wasche es vor dem Kochen. Dieser kleine Schritt führt zu leichter verdaulichem, nahrhafterem Getreide sowie zu einer kürzeren Garzeit.

Getreidesorten, die Vatas meiden sollten:

- Alle kalten, trockenen oder gepufften Getreide

Hülsenfrüchte

Hülsenfrüchte sind hervorragende Eiweiß-
lieferanten und viel leichter verdaulich als
Fleisch. Einige Vatas haben jedoch eine sehr
schwache Verdauung und vertragen Hülsenfrüchte schlecht, da diese bei ihnen zu Blähungen führen. Hülsenfrüchte sind auch herb im
Geschmack, was Vatas austrocknen kann.

Achten Sie darauf, dass die Hülsenfrüchte gut
gekocht sind und Gewürze, insbesondere Kreuzkümmel, enthalten, damit sie leicht zu verdauen
sind. Hören Sie auf Ihren Körper und achten Sie
darauf, wie er reagiert.

URALTE WEISHEIT

Bekommen Sie Blähungen, wenn
Sie Bohnen essen? Wenn ja, weichen Sie die Bohnen vor dem
Kochen mindestens 1 Stunde ein
und geben Sie einen Teelöffel
Kreuzkümmel in den Topf, damit Sie
sie ohne Probleme verdauen können. Vermeiden Sie Dosenbohnen,
da diese vorher nicht eingeweicht
werden.

Am leichtesten verdauliche Hülsenfrüchte für
Vatas:

- Mung Dal (halbierte und geschälte Mungbohnen)
- Tofu (warm serviert)

Bohnen, die bei Vatas zu Blähungen führen
können:

- Jede andere Bohnensorte

Milchprodukte

Milchprodukte werden im Ayurveda empfohlen,
aber Milchprodukte waren in früheren Zeiten
ganz anders als heute. Vor 5.000 Jahren war die
Milch immer Bio-Rohmilch und stammte direkt
von der Kuh aus der Nachbarschaft. Heute sind
unsere Milchprodukte dank der Massentierhal-
tung nicht mehr rein und enthalten Hormone
und andere Zusatzstoffe. Darüber hinaus werden
sie pasteurisiert, was ihre lebenden Enzyme abtö-
tet und den Gehalt vieler wichtiger Nährstoffe
reduziert, darunter die Vitamine C und E.

Zum Glück gibt es viele Milchalternativen,
zum Beispiel aus Leinsamen, Hanf, Kokosnuss,
Mandeln, Reis und Erbsen, die ich empfehle,
weil sie rein pflanzlich und frei von Hormonen
sind. Wenn Sie Milchprodukte konsumieren
möchten, sollten Sie auf Bio-Qualität achten und
sicher sein, dass diese frei von rekombinantem
Rinderwachstumshormon (rGBH) sind, einem
gentechnisch verändertem künstlichen Hormon,
das Milchkühen injiziert wird, damit sie mehr
Milch liefern. (Der Einsatz von rGBH bei Milchkühen ist in der EU verboten; Anm. d. V.)

Suchen Sie wenn möglich nach Produkten aus
Rohmilch, da diese die Enzyme und Vitamine
enthalten, die Milchprodukte nahrhaft machen.
Rohmilchprodukte sind leichter verdaulich als
ihre pasteurisierten Pendants und enthalten
mehr Vitamine, Enzyme und gesunde Bakterien.
Tatsächlich enthält ein Liter Rohmilch von grasgefütterten Kühen 50 Prozent mehr Vitamin
E als die gleiche Menge pasteurisierter Milch.
Viele Vitamine, darunter auch Vitamin C, werden durch Hitze zerstört, weshalb pasteurisierte
Milch mit synthetischen Vitaminen angereichert
wird. Ihr Körper absorbiert diese im Labor her-
gestellten Vitamine nicht auf die gleiche Weise
wie pflanzliche Vitamine.

Für eine optimale Verdauung sollten Sie
Milchprodukte mindestens 1 Stunde vor allen
anderen Lebensmitteln verzehren und nicht mit
Obst oder Fleisch kombinieren.

Milchprodukte, die Vatas bevorzugen sollten:

- Ghee (geklärte Butter)
- Joghurt (ungesüßt)
- Kefir
- Ziegenmilch, Ziegenkäse oder Joghurt aus
  Ziegenmilch

Milchprodukte, die Vatas meiden sollten:

- Eiscreme und Frozen Yogurt
- Milchpulver
- Produkte nicht in Bio-Qualität

Nüsse und Samen

Nüsse und Samen sind ein toller Snack für Vatas. Sie sind ölig, schwer und dicht und gleichen die trockene, leichte und mobile Energie von Vatas aus. Genießen Sie Nüsse jedoch in Maßen, da sie bei übermäßigem Verzehr zu schwer für Ihr Verdauungsfeuer sein können.

Entscheiden Sie sich immer für unbehandelte und ungesalzene Nüsse. Mandeln gelten als die beste Nuss für Vatas. Für eine optimale Verdauung werden die Mandeln über Nacht in Wasser eingeweicht und die Haut vor dem Verzehr entfernt.

Nüsse und Samen, die Vatas in ihre Ernährung integrieren sollten:

- Alle rohen/unbehandelten Nüsse und Samen

Nüsse und Samen, die Vatas meiden sollten:

- Geröstete, gesalzene Nüsse

Tierische Produkte

Vatas vertragen sich am besten mit tierischen Proteinen im Vergleich zu den anderen Doshas, weil sie häufig die Kraft benötigen. Es ist jedoch nicht notwendig, tierische Produkte in Ihre Ernährung aufzunehmen, um Vata wieder ins Gleichgewicht zu bringen. Das Ayurveda empfiehlt eine überwiegend vegetarische Ernährung, mit Ausnahme von Menschen, die extrem schwach sind oder körperlich intensiven Aktivitäten nachgehen. Dies sind nur Richtlinien für den Fall, dass Sie sich dafür entscheiden, tierische Produkte in Ihre Ernährung aufzunehmen.

Vatas sollten Fleisch bevorzugen, das feucht, süß und leicht verdaulich ist. Halten Sie sich von zu schweren oder trockenen Produkten fern. Eier und Hühner sollten immer aus biologischer Tierhaltung stammen, Fische sollten wild gefangen werden und Fleisch sollte von grasgefütterten Tieren stammen, um sicherzustellen, dass Sie die größte Menge an Nährstoffen erhalten.

Tierische Produkte, die Vatas bevorzugen sollten:

- Eier (Freilandhaltung)
- Fisch (Süß- und Salzwasser)
- Hühner- oder Putenfleisch (insbesondere dunkles Fleisch)
- Rindfleisch

Tierische Produkte, die Vatas meiden sollten:

- Kaninchenfleisch
- Lammfleisch
- Putenfleisch (weißes Fleisch)
- Schweinefleisch
- Wild

Öle

Öle sind sehr beruhigend für Vatas, weil sie ihren trockenen, rauen Körper und Dickdarm ausgleichen. Vatas benötigen die meiste Schmierung in ihrer Ernährung, um eine regelmäßige Verdauung sowie die Versorgung mit Feuchtigkeit zu fördern.

Vatas sollten wärmende Öle bevorzugen und Öle meiden, die zu leicht, trocken oder verarbeitet sind.

URALTE WEISHEIT

Giftstoffe reichern sich in Fett an. Deshalb ist es besonders wichtig, dass Sie reines Öl in Bio-Qualität verwenden. Setzen Sie auf reine, unverarbeitete Öle, die nicht mit anderen, billigeren Ölen vermischt wurden.

Öle, die Vatas bevorzugen sollten:

- Kokosöl extra nativ
- Mandelöl
- Olivenöl extra nativ
- Senföl
- Sesamöl

Öle, die Vatas meiden sollten:

- Erdnussöl
- Maisöl
- Palmöl
- Rapsöl

Süßungsmittel

Vatas vertragen Süßungsmittel am besten, da Menschen dieses Doshas häufig untergewichtig sind und die zusätzlichen Kalorien benötigen. Das bedeutet jedoch nicht, dass alle Vatas zunehmen müssen. Wenn Sie Probleme mit Übergewicht haben, sollten Sie Süßungsmittel meiden und auf pflanzliche Zuckerquellen wie z. B. Obst zurückgreifen.

Heute sind viele natürliche alternative Süßungsmittel verfügbar, wie die Mönchsfrucht, Stevia und Xylit. Als die Lehre des Ayurveda vor 5.000 Jahren entstand, gab es diese Wahlmöglichkeiten nicht, daher werden diese in den traditionellen Texten natürlich nicht erwähnt. Sie können dennoch von diesen Zucker-Alternativen profitieren, die weder Ihren Blutzuckerspiegel beeinflussen noch schlechte Bakterien in Ihrem Darm ernähren.

Die meisten Menschen konsumieren unbewusst zu viel Zucker, was zu Diabetes und anderen Krankheiten führt. Daher empfehle ich allen, auch untergewichtigen Menschen, sich für nichtglykämische Zucker-Alternativen wie Mönchsfrucht, Stevia und Xylit zu entscheiden.

Ich habe die neuen Süßungsmittel-Alternativen, die es zu ayurvedischen Zeiten noch nicht gab, mit einem Sternchen (*) versehen, damit Sie diese unterscheiden können.

Süßungsmittel, die Vatas bevorzugen sollten:

- Ahornsirup (in Maßen)
- brauner Zucker (Rohrzucker) oder Sirup
- Datteln/Dattelzucker
- Honig (roh, erhitzt, gekocht oder pasteurisiert)
- Kokosblütenzucker
- künstliche Süßstoffe
- Mönchsfrucht*
- Stevia (flüssig, Bio-Qualität)*
- Xylit (Birkenzucker)*

Süßungsmittel, die Vatas meiden sollten:

- Zuckerrohrsaft oder -sirup
- weißer Zucker

Gewürze

Im Ayurveda werden Gewürze als Medizin angesehen. Sie sind besonders gut geeignet, um die schwachen Verdauungsfeuer von Vatas zu stimulieren.

Allerdings müssen Gewürze nicht unbedingt scharf sein. Tatsächlich ist übermäßig scharfes Essen für Vatas schwer verdaulich, weil es zu stimulierend wirkt und zu losem Stuhlgang führt. Am besten würzen Sie Ihre Speisen mit wärmenden Gewürzen wie Ingwer, Kreuzkümmel und Senfkörnern, ohne sie zu scharf zu machen. Vatas sollten auch übermäßig trocknende oder scharfe Gewürze, wie die in der folgenden »in Maßen verwenden«-Liste aufgeführten, reduzieren, es sei denn für medizinische Zwecke.

Achten Sie darauf, dass Ihre Gewürze rein sind, aus biologischer Landwirtschaft stammen und von hoher Qualität sind. Viele im Handel gekauften Gewürze enthalten Rieselhilfen und Füllstoffe, die gesundheitsschädlich sein können.

Gewürze, die Vatas bevorzugen sollten:

- Ajowan
- Anis
- Asafoetida
- Basilikum
- Fenchel

- Ingwer (frisch oder gemahlen)
- Kardamom
- Koriander (Samen oder gemahlen)
- Kreuzkümmel (Samen oder gemahlen)
- Kurkuma
- Lorbeerblätter
- Muskatnuss
- Nelken
- Paprika
- Rosmarin
- Safran
- Schwarzer Pfeffer
- Senfkörner
- Zimt

Gewürze, die Vatas in Maßen verwenden sollten:

- Bockshornklee
- Cayennepfeffer
- Chilipulver
- Meerrettich
- Neem

Beispielhaftes Vata-Rezept

Vatas brauchen wärmende, erdende Gerichte, um ihren Körper zu nähren und ihr Verdauungsfeuer in Gang zu halten. Für sie eignen sich gekochte, herzhafte Gerichte wie Currys und Eintöpfe statt kalter Salate und leichter Snacks, die sie aus dem Gleichgewicht bringen. Sie benötigen auch das meiste Protein von allen Doshas, weil sie es schwer haben, Muskel- und Knochenmasse aufrechtzu-erhalten, daher ist Tofu eine gute Option für sie.

URALTE WEISHEIT

Curry ist zwar im Supermarkt erhält-lich, ist aber eigentlich eine Kombi-nation der ayurvedischen Gewürze Kreuzkümmel, Koriander, Kurkuma, Senfkörner, Ingwer und Chilipulver. Currypulver gibt es in Indien nicht, da die Menschen typischerweise ihre eigene Mischung aus den oben genannten Gewürzen herstellen.

Kokos-Tofu-Curry über Wildreis

Dies ist eines meiner liebsten einfachen Rezepte für kühle, trockene Vata-Typen. Es ist voller Geschmacksnuancen und duftet nach ayurvedischen Gewürzen, die das Verdauungsfeuer von Vatas von innen heraus anfachen. Es enthält auch proteinreiche Tofu-Würfel, die den flatterhaften Appetit von Vatas befriedigen, und wird über leicht verdaulichem Wildreis serviert. Das Beste ist, dass Sie die-ses Gericht in weniger als 30 Minuten zubereiten können. Es ist so einfach, dass sogar luftige Vatas es kochen können, ohne vorher das Interesse zu verlieren.

1 EL Kokosöl	175 g (½ Packung) extra-fester Bio-Tofu, abgetropft, ausgepresst und in Würfel geschnitten	2 EL Currypulver
1 kleine gelbe Zwiebel, gewürfelt		400 ml Kokosmilch
4 Knoblauchzehen, gehackt (2 EL)	75 g Karotten, in Würfel geschnitten	240 ml Gemüsebrühe
1 EL frisch geriebener Ingwer (oder 1 TL gemahlener)	50 g Okra, grob zerkleinert	½ TL Meersalz
		¼ TL schwarzer Pfeffer

1. In einer großen Pfanne oder einem Topf 1 EL Kokosöl bei mittlerer Hitze erwärmen. Zwiebelwürfel, gehackten Knoblauch, Ingwer, Tofuwürfel, Karottenwürfel, Okra, Salz und Pfeffer zugeben. Unter häufigem Rühren 5 Minuten kochen lassen.
2. Currypulver, Kokosmilch und Gemüsebrühe zugeben und aufkochen. Auf kleiner Flamme kochen lassen, dann Hitze reduzieren und 10 bis 15 Minuten weiterkochen, bis das Curry eingedickt ist.
3. Aus dem Topf nehmen und über Wildreis servieren.

Die besten Lebensmittel für Pittas

Pittas sind von Natur aus heiß, ölig, scharf und voll Energie, sodass sie Lebensmittel benötigen, die gegensätzliche Qualitäten enthalten. Das bedeutet mehr kühles, saftiges, süßes und trockenes Essen. Diese reinigenden Inhaltsstoffe gleichen ihre natürlichen Pitta-Eigenschaften aus, wie z. B. fettige Haut, Sodbrennen, Übersäuerung, Ungeduld, Überhitzung und Geschwüre. Mit der richtigen Ernährung können Pittas Geist und Körper kühlen, um Gleichgewicht und inneren Frieden zu erlangen.

Obst

Pittas sollten Obst bevorzugen, das saftig, süß und herb ist. Sie sollten saures, säurehaltiges Obst wie saure Trauben und Grapefruits meiden. Einige ayurvedische Quellen geben an, dass Pittas Bananen nicht essen sollten, weil diese zu erhitzend sein können, aber es hängt von Ihrer persönlichen Verdauung ab. Pittas vertragen aufgrund ihrer starken Verdauung meist alle Obstsorten. Bedenken Sie, dass das beste Obst von der Jahreszeit abhängt. Setzen Sie wann immer möglic auf Bioqualität, vor allem bei Obst, dessen Schale Sie mitessen, wie Äpfel und Beeren.

Verzehren Sie das Obst für eine optimale Verdauung allein, ohne es mit anderen Lebensmitteln zu kombinieren, und 30 Minuten vor den Mahlzeiten.

Obstsorten, die Pittas genießen können:

- Äpfel (süß)
- Ananas (süß)
- Aprikosen (süß)
- Avocados
- Bananen (süß)
- Beeren (süß)
- Birnen

- Datteln/Feigen
- Erdbeeren
- Granatäpfel
- Kirschen (süß)
- Kokosnüsse
- Mangos (reif)
- Melonen
- Orangen (süß)
- Papayas
- Pflaumen (süß)
- Trauben (rot, blau, schwarz)

Obstsorten, die Pittas meiden sollten:

- Übermäßig saure Früchte wie Grapefruits und Zitronen

Gemüse

Pittas sollten sich auf süßes, bitteres und/oder herbes Gemüse konzentrieren. Obwohl das Ayurveda empfiehlt, hauptsächlich gekochtes Gemüse zu essen, vertragen Pittas rohes Gemüse am besten, weil ihr Verdauungssystem so stark ist. Wenn Sie sich für den Verzehr von Rohkost, wie z. B. Salat, entscheiden, essen Sie diesen am besten zum Mittagessen, wenn Ihr Verdauungsfeuer am stärksten ist und Ihr Körper den Rest des Tages Zeit hat, die ballaststoffhaltigen Zellwände abzubauen.

Pittas müssen Gemüse meiden, das besonders scharf, erhitzend oder pikant ist wie z. B. Knoblauch, Chilis und Zwiebeln. Außerdem sollten sie sich von Nachtschattengewächsen wie Tomaten, Auberginen und Paprikaschoten fernhalten.

URALTE WEISHEIT

Nachtschattengewächse sind besonders schädlich für die Verdauung von Pittas. Pflanzen aus der Familie der Nachtschattengewächse enthalten Glykoalkaloide, natürliche Pestizide, die Bakterien, Pilze, Viren und Insekten bekämpfen. Zu den Nachtschattengewächsen gehören Tomaten, Auberginen, Paprika, Kartoffeln, Chilischoten, Goji-Beeren und Tabak. Selbst wenn Sie kein Pitta-Typ sind, sollten Sie bei Verdauungsproblemen versuchen, auf diese Gemüsesorten zu verzichten und beobachten, ob sich Ihre Verdauung verbessert.

Verschiedene ayurvedische Quellen haben leicht voneinander abweichende Ratschläge, was Sie essen und was Sie meiden sollten; also entscheiden Sie danach, was Ihrem Körper guttut.

Gemüsesorten, die Pittas bevorzugen sollten:

- Artischocken
- Blumenkohl
- Brokkoli
- Grünes Blattgemüse
- Gurken
- Karotten (gekocht)
- Kürbis (alle Arten)
- Paprika
- Rosenkohl
- Rote Bete (gekocht)
- Sellerie
- Spargel
- Spinat (roh)
- Sprossen (nicht scharf)
- Süßkartoffeln
- Weißkraut
- Zucchini

Gemüsesorten, die Pittas reduzieren oder meiden sollten:

- Auberginen
- Daikon-Rettich
- grüne Chilis
- Knoblauch
- Lauch (roh)
- Indischer Senf
- Paprikaschoten (scharf)
- Radieschen (roh)
- Rüben
- Tomaten
- Zwiebeln (roh)

Getreide

Getreide sollte Grundnahrungsmittel für Pittas sein und in der natürlichsten Form verzehrt werden. Pittas vertragen Getreide gut, weil diese Energie für einen aktiven Körper liefern, leicht verdaulich sind und einen süßen, nahrhaften Geschmack haben. Pittas sollten Getreidesorten bevorzugen, die von kühlender, trocknender und erdender Natur sind. Meiden Sie wärmende Getreidesorten und Hefebrot (Brot, das aufgeht).

Getreidesorten, die Pittas bevorzugen sollten:

- Amaranth
- Couscous
- Dinkel
- Gerste
- Hafer
- Quinoa
- Reis (Basmatireis, weißer Reis, Wildreis)
- Weizen

Getreidesorten, die Pittas meiden sollten:

- Buchweizen
- Hefebrote
- Hirse
- Mais
- Polenta
- Roggen

Hülsenfrüchte

Hülsenfrüchte sind wunderbar für Pittas, weil sie ihren Proteinbedarf auf pflanzlicher Basis decken, natürlicherweise herb sind und warme Pitta-Körper kühlen. Meiden Sie gesalzene, erhitzte oder gebratene Hülsenfrüchte sowie Hülsenfrüchte in Dosen, da diese Toxine anreichern können.

Hülsenfrüchte, die Pittas essen sollten:

- Kichererbsen
- Linsen
- Mung Dal (halbierte und geschälte Mungbohnen)
- Schwarze Bohnen
- Spalterbsen
- Tempeh
- Tofu

Hülsenfrüchte, die Pittas möglichst selten essen sollten:

- Alle Bohnen in der Dose
- Alle Fleischalternativen auf Sojabasis
- Sojasoße

Milchprodukte

Milchprodukte wurden im Ayurveda empfohlen, aber heutzutage haben wir viele Alternativen, wie z. B. Mandel- oder Kokosmilch, die Pittas, die besonders empfindlich auf potenzielle Giftstoffe in Milchprodukten reagieren, bevorzugen sollten.
Wenn Sie sich für den Verzehr von Milchprodukten entscheiden, entscheiden Sie sich für Rohmilchprodukte, die die Enzyme enthalten, die Milch leichter verdaulich machen. Achten Sie auf Milchprodukte in Bio-Qualität und besonders darauf, dass sie frei von Hormonen und anderen Chemikalien sind. Für eine optimale Verdauung sollten Sie Milchprodukte mindestens 1 Stunde vor jeder anderen Nahrung verzehren und nicht mit Obst oder Fleisch kombinieren.

Pittas sollten weichen Käse hartem oder gereiftem Käse vorziehen und saure Milchprodukte wie saure Sahne und Buttermilch meiden.

Milchprodukte, die Pittas bevorzugen sollten:

- Bio-Joghurt (ungesüßt, selbstgemacht)
- Butter
- Ghee
- Ziegenmilch, Ziegenkäse und Joghurt aus Ziegenmilch

Milchprodukte, die Pittas meiden sollten:

- Buttermilch
- Eiscreme und Frozen Yogurt
- gesalzene Butter
- Hartkäse
- Joghurt (im Laden gekauft oder mit Obst)
- Saure Sahne

Nüsse und Samen

Nüsse sind besonders ölig und verursachen ein Ungleichgewicht in Pittas, das zu Akne führt. Samen hingegen sind leichter und sollten daher bevorzugt werden. Pittas sollten Nüsse und Samen essen, die von Natur aus eher kühlend wirken, und sie sollten sich immer für unbehandelte und ungesalzene Varianten entscheiden. Weichen Sie Mandeln für eine optimale Verdauung über Nacht in Wasser ein und entfernen Sie die Haut vor dem Verzehr.

Nüsse und Samen, die Pittas in Ihre Ernährung integrieren sollten:

- Chiasamen
- Kürbiskerne
- Leinsamen
- Mandeln (eingeweicht und geschält)
- Sonnenblumenkerne

Nüsse und Samen, die Pittas reduzieren oder meiden sollten:

- Alle Nüsse außer eingeweichten Mandeln

Tierische Produkte

Pittas geht es am besten mit einer vegetarischen Ernährung, da sie empfindlicher auf Giftstoffe reagieren und von Natur aus heiß sind. Tierische Produkte sind extrem erhitzend und enthalten häufig Hormone, Antibiotika und andere Giftstoffe, die Pittas nicht gut tun.

Denken Sie auch daran, dass tierische Produkte Pittas belasten und idealerweise auf ein Minimum reduziert werden sollten.

URALTE WEISHEIT

Sie haben die Wahl, ob Sie tierische Produkte in Ihre Ernährung integrieren wollen, und das Ayurveda bietet Vorschläge, an die Sie sich halten können, wenn Sie sich für tierische Produkte entscheiden. Pittas sollten leichtes und trockenes Fleisch bevorzugen und sich von öligen und erhitzenden Produkten fernhalten.

Tierische Produkte, die Pittas bevorzugen sollten:

- Eier (nur das Weiße)
- Fisch (Süßwasser oder Lachs)
- Hühner- oder Putenfleisch (weißes Fleisch)

Tierische Produkte, die Pittas meiden sollten:

- Eier (Eigelb)
- Hühner- oder Putenfleisch (dunkles Fleisch)
- Lammfleisch
- Rindfleisch
- Schalentiere
- Schweinefleisch

Öle

Pittas sind von Natur aus öliger und sollten kein überschüssiges Öl in ihrer Ernährung verwenden. Allerdings sind moderate Mengen an Ölen ratsam, da sie den Körper schmieren. Pittas sollten sich für leichtere Öle entscheiden und verarbeitete Öle, die einen höheren Gehalt an Giftstoffen aufweisen, meiden.

Öle, die Pittas bevorzugen sollten:

- Ghee
- Leinöl
- reines Kokosöl, extra nativ
- reines Olivenöl, extra nativ

Öle, die Pittas meiden sollten:

- Erdnussöl
- Maisöl
- Rapsöl
- Sojaöl
- Sonnenblumenöl

Süßungsmittel

Süßungsmittel sind in Maßen in Ordnung, weil der süße Geschmack Pittas beim Ausgleichen hilft. Ein Übermaß ist allerdings erhitzend und bringt Pittas aus dem Gleichgewicht. Entscheiden Sie sich für Süßungsmittel, die keinen Einfluss auf Ihren Blutzuckerspiegel haben wie Mönchsfrucht, Stevia und Xylit, die das Verdauungssystem weniger stark aufheizen.

Die meisten Menschen konsumieren bereits zu viel Zucker, daher empfehle ich nicht-glykämische Süßungsmittel wie Mönchsfrucht, Stevia und Xylit.

Ich habe die neuen Süßungsmittel-Alternativen, die es zu ayurvedischen Zeiten noch nicht gab, mit einem Sternchen (*) versehen, damit Sie diese unterscheiden können.

Süßungsmittel, die Pittas bevorzugen sollten:

- Ahornsirup
- Datteln/Dattelzucker
- Honig (roh)
- Kokosblütenzucker
- Mönchsfrucht*
- Stevia (flüssig, biologisch)*
- Xylit (Birkenzucker)*

Süßungsmittel, die Pittas meiden sollten:

- brauner Zucker/Rohrzucker
- Honig
- Jaggery (nicht zentrifugierter Rohrzucker)
- Melasse
- weißer Zucker
- Zuckerrohrsaft/-sirup

Gewürze

Pittas lieben scharfes Essen, weil es ihr inneres Feuer stimuliert. Es bringt sie aber aus dem Gleichgewicht. Nichtsdestotrotz können Pittas viele Gewürze in ihre Mahlzeiten integrieren, solange diese nicht zu scharf sind.

Pittas können immer noch einige erhitzende Gewürze konsumieren, wie Kreuzkümmel, Kurkuma und Safran, solange diese nicht super scharf sind wie Chilipulver und Cayennepfeffer. Sie sollen Ihr Essen würzen, nicht scharf machen.

Das Beste für Pittas sind jedoch kühlende Kräuter.

Gewürze, die Pittas bevorzugen sollten:

- Basilikum (frisch)
- Dill
- Fenchel
- Ingwer (frisch)
- Kardamom
- Koriander
- Kreuzkümmel
- Kurkuma
- Minze
- Petersilie
- Pfefferminz
- Safran
- Schwarzer Pfeffer (kleine Mengen)
- Vanille
- Zimt

Gewürze, die Pittas reduzieren sollten:

- Knoblauch
- Nelken
- Paprika

Beispielhaftes Pitta-Rezept

Pittas mögen ihre Gerichte zwar scharf und pikant, brauchen aber in Wirklichkeit etwas Kühlendes und Einfaches. Kreuzblütlergemüse wie Brokkoli oder Blumenkohl sind gut für Pittas sowie luftiges grünes Blattgemüse. Am besten sind einfache Mahlzeiten, um ihren überaktiven Verdauungsfeuern eine Chance zu geben, sich zu entspannen und zu erholen.

Kühlende Kichererbsen und Gemüse über geröstetem Quinoa

1 EL Kokosöl

½ gelbe Zwiebel, gehackt

3 TL gemahlener Kreuzkümmel

2 TL Kurkuma

½ TL gemahlener Kardamom

150 g gehackter Blumenkohl, Brokkoli, Spargel, Kürbis oder Zucchini (nach Wahl)

350 g Kichererbsen, gekocht

600 ml Wasser

2 TL Meersalz

200 g Quinoa (vorzugsweise vorher eingeweicht)

Optional frische Kräuter zum Garnieren

1. In einem großen Topf bei mittlerer bis hoher Hitze 1 EL Kokosöl erwärmen. Zwiebel mit 1 TL Kreuzkümmel, 1 TL Kurkuma und Kardamom zugeben und ca. 4 Minuten anbraten, oder bis die Zwiebelstücke eine goldgelbe Farbe annehmen.
2. Gemüse, Kichererbsen, 120 ml Wasser, 1 TL Kreuzkümmel, den restlichen 1 TL Kurkuma und Meersalz zugeben. Zugedeckt bei mittlerer Hitze 10 Minuten kochen lassen, ab und zu umrühren.
3. In der Zwischenzeit eine große Kasserolle bei mittlerer Hitze erwärmen, Quinoa zugeben und 1 bis 2 Minuten rösten, oder bis die Körner trocken sind.

4. Restliches Wasser, 1 TL Meersalz und 1 TL Kreuzkümmel zugeben. Hitze auf mittlere bis niedrige Stufe reduzieren, zugedeckt 15 bis 20 Minuten kochen, oder bis die gesamte Flüssigkeit absorbiert ist. Vom Herd nehmen, einige Minuten abkühlen lassen und mit einer Gabel auflockern.
5. Quinoa auf einen Teller geben, mit Gemüse/Kichererbsen-Mischung belegen und warm genießen. Optional mit frischen Kräutern garnieren.

URALTE WEISHEIT

Kühlende Gerichte bedeuten nicht unbedingt einen Salat oder einen Smoothie. Sie können warmes, gekochtes Essen mit kühlenden Eigenschaften zubereiten, indem Sie Zutaten wie frische Kräuter, Kichererbsen, Kokosöl und leichte, lockere Quinoa verwenden.

Die besten Lebensmittel für Kaphas

Kaphas sind von Natur aus dicht, schwer, ölig und von sanfter Energie, sodass sie Lebensmittel mit gegensätzlichen Qualitäten benötigen. Das bedeutet mehr leichte, anregende, trockene, bittere, herbe und scharfe Produkte. Diese Lebensmittel wirken ihren Ungleichgewichten entgegen, wie Lethargie, Gewichtszunahme, Schwellungen, Schleimbildung und einem trägen Stoffwechsel. Durch eine ausgewogene Ernährung können Kaphas Energie gewinnen und Gewicht verlieren, um wieder ins Gleichgewicht zu kommen.

Obst

Kaphas sollten nur Obst essen, das leicht ist und minimal süß oder sauer. Kaphas neigen dazu, leicht zuzunehmen, und der überschüssige Zucker im Obst kann das Problem verstärken. Ebenso ist tropisches Obst wie Bananen und Mangos besonders süß, schwer, dicht und wässrig, was zu den Ungleichgewichten von Kaphas beiträgt. Kaphas sollten herbe Obstsorten wählen und nur eine Portion pro Tag essen.

Setzen Sie, wann immer möglich, auf Bio-Qualität, besonders bei Obst, dessen Schale Sie mitessen, wie bei Äpfeln und Beeren. Verzehren Sie das Obst für eine optimale Verdauung allein, nicht in Kombination mit anderen Lebensmitteln, und 30 Minuten vor den Mahlzeiten.

Obstsorten, die Kaphas genießen sollten:

- Äpfel
- Aprikosen (frisch)
- Beeren (alle)
- Birnen
- Cranberrys
- Granatäpfel
- Limetten
- Kirschen
- Zitronen

Obstsorten, die Kaphas meiden oder minimieren sollten:

- Avocados
- Bananen
- Datteln
- Kokosnüsse (Fruchtfleisch)
- Mangos

Gemüse

Gemüse sollte den Hauptteil in der Ernährung von Kaphas einnehmen, weil es sehr reinigend ist. Bitteres, scharfes oder herbes Gemüse ist das beste für Kaphas, um Gewicht zu reduzieren und ihren Körpern Auftrieb zu geben. Vermeiden Sie schweres, dichtes, öliges oder wässriges Gemüse, wie z. B. schwere Eintöpfe, Kartoffelpüree, Tempura und ölreiche Pfannengerichte.

Kaphas haben ein schwaches Verdauungssystem. Deshalb ist es am besten, wenn sie ihr Gemüse auf leichte Art zubereiten, z. B. dämpfen oder rösten, um es leichter verdaulich zu machen. Vermeiden Sie überschüssiges Öl und versuchen Sie, Gemüse mit Wasser zu sautieren. Kaphas sollten Rohkost nach Möglichkeit meiden, aber wenn Sie dennoch Rohkost essen wollen, tun Sie dies zum Mittagessen, wenn Ihr Verdauungsfeuer am stärksten ist und Sie den Rest des Tages haben, um die Mahlzeit zu verdauen.

Gemüsesorten, die Kaphas bevorzugen sollten:

- Artischocken
- Blumenkohl
- Brokkoli
- Erbsen
- grünes Blattgemüse
- Karotten
- Paprika (süße und scharfe)
- Radieschen
- Rosenkohl
- Rote Bete
- Rüben
- Sellerie
- Spargel
- Spinat
- Sprossen
- Weißkohl

Gemüse, das Kaphas reduzieren sollten:

- Kartoffeln
- Kürbisse
- Oliven

Getreide

Kaphas sollten nicht zu viel Getreide essen, weil es süß und energiereich ist und eine Gewichtszunahme verursachen kann. Die Getreidesorten sollten leicht sein und trockene Energie enthalten. Halten Sie sich gänzlich von Brot, Nudeln und Gebäck fern.

Getreidesorten, die Kaphas bevorzugen sollten:

- Amaranth
- Buchweizen
- Gerste
- Hirse
- Quinoa

Getreidesorten, die Kaphas meiden sollten:

- Hefebrote
- Nudeln
- Weizen
- Weißer Reis oder Naturreis

Hülsenfrüchte

Hülsenfrüchte eignen sich hervorragend für Kaphas, da sie einen herben Geschmack haben, der ihre natürliche Süße ausgleicht. Kaphas sollten sicherstellen, dass Bohnen gut gewürzt sind, besonders mit Kreuzkümmel, um leichter verdaulich zu sein.

Hülsenfrüchte, die Kaphas essen sollten:

- Kichererbsen
- Linsen
- Mung Dal (halbierte und geschälte Mungbohnen)
- Schwarze Bohnen
- Spalterbsen
- Tempeh
- Tofu (warm serviert)

Hülsenfrüchte, die Kaphas meiden sollten:

- Kidneybohnen
- Miso
- Sojabohnen
- Sojakäse
- Sojasoße
- Tofu (kalt serviert)

Milchprodukte

Kaphas fühlen sich von Natur aus zu Käse und Eiscreme hingezogen, aber dies sind die schlimmsten Produkte für sie. Kapha-Typen sollten Milchprodukte meiden, weil diese schwer und kühlend sind genau wie Kapha-Energie. Gleiches verstärkt Gleiches, und Kaphas müssen sich von allem fernhalten, was sie schwerer, dichter und kalt macht.

Einige Kaphas können Ziegenmilchprodukte problemlos verdauen, da diese weniger Laktose enthalten und leichter vom Energiegehalt sind. Dennoch sind milchfreie Alternativen immer noch die beste Option. Ich empfehle ungesüßte Alternativen aus Kokosnüssen, Mandeln oder Erbsen.

Nüsse und Samen

Nüsse sind schwer, dicht und ölig und verursachen ein Ungleichgewicht in Kaphas. Die einzigen Nüsse, die Kaphas essen sollten, sind eingeweichte und geschälte Mandeln, und selbst diese sollten in Maßen verzehrt werden. Samen sind immer eine bessere, leichtere Option für Kapha-Typen.

Nüsse und Samen, die Kaphas verzehren können:

- Chiasamen
- Hanfsamen
- Kürbiskerne
- Leinsamen
- Mandeln (eingeweicht und geschält)
- Sonnenblumenkerne

Nüsse und Samen, die Kaphas reduzieren oder meiden sollten:

- Zu viele Nüsse und Nussmuse

Tierische Produkte

Kaphas sollten nicht zu viele tierische Produkte in ihre Ernährung integrieren, da diese Lebensmittel besonders schwer sind und den Kapha-Anteil erhöhen. Überschüssiges Protein kann dazu führen, dass Kaphas mehr Fett einlagern, weil sie nicht so viel Protein benötigen wie die anderen Doshas. Kaphas können durchaus alle Proteine, die sie benötigen, aus einer rein pflanzlichen Ernährung beziehen, und dies wird auch tatsächlich empfohlen.

Wenn Sie sich jedoch dafür entscheiden, als Kapha tierische Produkte zu konsumieren, wählen Sie diejenigen aus, die leicht und trocken sind. Essen Sie tierische Produkte nur in kleinen Mengen und selten. Stellen Sie sicher, dass alle Produkte von biologischer Qualität sind und vorzugsweise von lokalen Betrieben stammen.

Tierische Produkte, die Kaphas bevorzugen sollten:

- Eier (Freilandhaltung)
- Fische (Süßwasser)
- Hühner- oder Putenfleisch (weißes Fleisch)

Tierische Produkte, die Kaphas meiden sollten:

- Büffelfleisch
- Hühnerfleisch (dunkles Fleisch)
- Lammfleisch
- Rindfleisch
- Schweinefleisch

Öle

Die Natur von Kaphas ist bereits ölig und schwer, sodass sie nicht viel Öl benötigen, wobei ein wenig Öl dennoch in die Ernährung integriert werden sollte. Wählen Sie leichte, unbehandelte Öle. Mit Wasser zu sautieren ist auch eine gute Idee für Kaphas.

Öle, die Kaphas bevorzugen sollten:

- Ghee
- Leinöl
- Mandelöl
- Olivenöl extra nativ (kleine Mengen)

Öle, die Kaphas meiden sollten:

- Distelöl
- Rapsöl
- Sojaöl

AYURVEDISCHE WARNUNG

Achten Sie auf den versteckten Zucker, der sich in herzhaften Produkten wie Soßen, Dressings und sogar Ketchup versteckt. Sie wären überrascht, wie viel Zucker Sie täglich dank dieser Produkte unwissentlich konsumieren. Versuchen Sie, Ihr Essen jeden Tag selbst mit Grundnahrungsmitteln zuzubereiten, um diese heimtückischen Zuckerquellen zu meiden.

Süßungsmittel

Kaphas sollten sich von Süßigkeiten fernhalten, weil diese sie schwerer und dichter machen. Die einzige süßliche Energie, die das Ayurveda für Kaphas empfiehlt, ist unbehandelter Honig in kleinen Mengen.

Heute gibt es jedoch Süßungsmittel, die keinen Einfluss auf den Blutzuckerspiegel haben, wie Mönchsfrucht, Stevia und Xylit, die in eine Kapha-Ernährung integriert werden können, um Naschkatzen zu befriedigen, ohne zur Gewichtszunahme beizutragen. Ich habe die neuen Süßungsmittel-Alternativen, die es zu ayurvedischen Zeiten noch nicht gab, mit einem Sternchen (*) versehen, damit Sie diese unterscheiden können.

Süßungsmittel, die Kaphas bevorzugen sollten:

- Honig (unbehandelt)
- Mönchsfrucht*
- Stevia (flüssig, biologisch)*
- Xylit (Birkenzucker)*

Süßungsmittel, die Kaphas meiden sollten:

- Ahornsirup
- Dattelzucker
- Fruktose
- Gerstenmalz
- Honig (gekocht, erhitzt oder verarbeitet)
- künstliche Süßstoffe
- weißer Zucker

Gewürze

Gewürze sind für Kaphas aus medizinischer Sicht besonders gut, weil sie das Verdauungsfeuer anregen und den Stoffwechsel beschleunigen. Alle Gewürze sind wunderbar für Kaphas, mit Ausnahme von zu viel Salz. Ingwer, Zimt, Koriander, Chilipulver und Cayennepfeffer sind besonders heilsam.

Gewürze, die Kaphas bevorzugen sollten:

- Ajowan
- Anis
- Asafoetida
- Basilikum
- Bockshornklee
- Cayennepfeffer
- Fenchel
- Ingwer
- Lorbeerblätter
- Nelken
- Kardamom
- Knoblauch
- Koriander
- Kreuzkümmel
- Kurkuma
- Minze
- Muskatnuss
- Oregano
- Paprika
- Rosmarin
- Safran

- schwarzer Pfeffer
- Senfkörner
- Zimt

Gewürze, die Kaphas minimieren sollten:

- Zu viel Salz

Beispielhaftes Kapha-Rezept

Kapha ist eine kalte und schwere Energie, daher eignen sich am besten warme Mahlzeiten mit etwas Schärfe. Kapha-Typen haben häufig ein träges Verdauungsfeuer, das durch Schärfe, anregende Gewürze und leicht verdauliche Suppen ein wenig angefacht werden kann.

URALTE WEISHEIT

Das Ayurveda empfiehlt, Senf-körner zu rösten, um den scharfen Geschmack freizusetzen. Senfkörner haben wärmende Eigenschaften und sind großartig für das Verdauungssystem, was sie besonders vorteilhaft für Kaphas und Vatas macht. Wenn Sie das »Plopp« hören, bedeutet es, dass sie aktiviert und einsatzbereit sind.

Die Rezepte in diesem Kapitel bieten nur eine Kostprobe der vielen wunderbaren Gerichte, die Sie bei einer ayurvedischen Ernährungsweise essen können. In Teil 4 habe ich noch viel mehr Rezepte aufgeführt.

Scharfe Linsen-Gemüse-Suppe

Während Pittas zu viele Gewürze, Knoblauch und Zwiebeln meiden sollten, sollten Kaphas diese freudig in ihre Ernährung integrieren. Eine meiner Lieblingsmethoden, an medizinisch vorteilhafte Gewürze zu kommen, ist diese scharfe Linsen-Gemüse-Suppe. Senfkörner, Ingwer und Cayennepfeffer stimulieren den langsamen Stoffwechsel der Kaphas und Sellerie, Karotten und Tomaten sättigen, sind aber dennoch leicht. Diese Suppe ist ein perfektes Abendessen für Kapha-Typen, um sie vor dem Schlafengehen ausreichend mit Nährstoffen zu versorgen.

1 EL Olivenöl extra nativ oder Ghee	3 oder 4 kleine geschälte Karotten, in Scheiben geschnitten	1 TL Kreuzkümmel
1 EL braune Senfkörner (fakultativ)	3 große Stangen Sellerie, in Scheiben geschnitten	1 TL getrockneter Oregano
1 mittelgroße gelbe Zwiebel, gehackt	200 g Tomaten, gehackt	¼ TL Cayennepfeffer (oder mehr, je nach Geschmack)
2 Zehen Knoblauch, gehackt	200 g braune Linsen	Gemahlener schwarzer Pfeffer
	1 EL frischer Ingwer, gerieben	1 TL Salz
		1 Liter Wasser oder natrium-arme Gemüsebrühe

1. In einem großen Topf bei mittlerer Hitze Olivenöl oder Ghee erhitzen und Senfkörner (falls verwendet) zugeben. 1 bis 2 Minuten anbraten, oder bis ein »Plopp« zu hören ist, was bedeutet, dass die Senfkörner aktiviert sind. Zwiebel und Knoblauch zugeben und 3 Minuten anbraten, oder bis diese sich goldgelb färben.
2. Karotten, Sellerie und Tomaten in den Topf geben und 5 Minuten anbraten.
3. Braune Linsen, Ingwer, Kreuzkümmel, Oregano, Cayennepfeffer, schwarzen Pfeffer, Meersalz und Wasser oder natriumarme Gemüsebrühe zugeben. Hitze auf mittel bis hoch stellen und zum Kochen bringen.
4. Hitze auf mittel bis niedrig stellen, abgedeckt 30 Minuten köcheln lassen, oder bis die Linsen weich sind.
5. Warm in einer Schüssel servieren. Nach Belieben mit einem Spritzer Zitronen- oder Limettensaft verfeinern oder mit frischen Kräutern garnieren.

Was Sie auf jeden Fall wissen müssen

- Ihre Verdauung wird als Ihr Verdauungsfeuer oder Agni bezeichnet. Sie sollten Lebensmittel essen, die für Ihren Körper am leichtesten aufzuspalten, aufzunehmen und entsprechend Ihrer Dosha-Konstitution zu verdauen sind.

- Vatas können jegliches süßes Obst, gekochtes Gemüse, wärmendes Getreide, wenige Hülsenfrüchte, die meisten Bio-Milchprodukte, alle Nüsse und Samen, feuchte tierische Produkte, wärmende Öle, die meisten natürlichen Süßungsmittel und eine reiche Auswahl an Gewürzen essen. Sie sollten sich von trockenem oder saurem Obst, rohem Gemüse, kühlendem Getreide und schwer verdaulichen Hülsenfrüchten fernhalten.

- Pittas können jegliches süßes Obst essen, die meisten Gemüsesorten mit Ausnahme von Nachtschattengewächsen, kühlendes Getreide, alle Hülsenfrüchte, einige Bio-Milchprodukte, wenige Nüsse, alle Samen, trockene tierische Produkte, kühlende Öle, einige natürliche Süßungsmittel und nicht zu scharfe Gewürze. Sie sollten sich von Zitrusfrüchten, Nachtschattengewächsen, zu viel Knoblauch und Zwiebeln, wärmendem Getreide und zu viel Nüssen fernhalten.

- Kaphas können Obstsorten essen, die nicht viel Süße enthalten, die meisten Gemüsesorten, leichtes Getreide, alle Hülsenfrüchte, keine Milchprodukte, keine Nüsse, alle Samen, trockene und leichte tierische Produkte, leichte Öle, wenige natürliche Süßungsmittel und alle Gewürze. Sie sollten sich von süßem Obst, rohem Gemüse, schwerem Getreide, allen Milchprodukten und Nüssen fernhalten.

Natur versus Ungleichgewicht

Jetzt, wo Sie eine Vorstellung davon haben, was Ihr Dosha ist, werde ich die Dinge ein wenig verwirrender machen, aber seien Sie gnädig mit mir. Das Dosha, das Sie heute haben, kann sich von dem unterscheiden, mit dem Sie geboren wurden. Verrückt, ich weiß, aber es ist eigentlich ziemlich intuitiv, wenn man den Dreh raus hat.

Sie haben etwas, das *Prakriti* genannt wird: Ihre natürliche Dosha-Konstitution, die Ihnen im Moment der Geburt gegeben wurde. Dazu gehören Ihre Hautfarbe, Größe, Haarfarbe und andere vorgegebene Merkmale. Dann haben Sie Ihre *Vikriti*, das ist die Dosha-Konstitution, die Sie heute haben. Dies ist, wer Sie aufgrund Ihrer Ernährung und Ihrer Lebensweise sind, z. B. wenn Sie an Gewicht zu- oder abnehmen. Ihre Vikriti wird von einer Vielzahl von Faktoren beeinflusst, so u. a. von Ihrer Umgebung, Ihrem Alter, Ihrem Stresspegel und der Menge an körperlicher Aktivität, die Sie ausüben.

In diesem Kapitel erkläre ich den Unterschied zwischen Ihrer Prakriti und Ihrer Vikriti und wie Sie Ihre jeweils eigenen herausfinden können.

IN DIESEM KAPITEL

- Der Unterschied zwischen dem Dosha, mit dem Sie geboren wurden, und dem, das Sie heute haben

- Bewertung Ihrer Prakriti und Vikriti

- Die Ursachen für das Ungleichgewicht der einzelnen Doshas

- Ihre Ungleichgewichte verstehen

Prakriti

Beim Lesen der Beschreibungen der Doshas in den Kapiteln 4 und 5 haben Sie vielleicht festgestellt, dass Sie sich an verschiedenen Stellen in Ihrem Leben auf alle Doshas bezogen haben. Vielleicht waren Sie mit 20 ganz Pitta und fühlen sich jetzt ganz Kapha. Das ist normal. Sie haben alle Doshas in unterschiedlicher Menge in sich und diese verändern sich im Laufe Ihres Lebens. Aber woher wissen Sie, was Sie wirklich sind und was nur vorübergehend? Indem Sie sich den Unterschied zwischen Ihrer Prakriti und Ihrer Vikriti ansehen.

Ihre Prakriti ist, wer Sie sind. Einige von uns sind von Natur aus schlaksig, andere sind grobknochiger gebaut. Diese Eigenschaften sind in Ihrer DNA festgelegt. Sie können abnehmen oder zunehmen, aber Sie können Ihren genetischen Bauplan nicht ändern. Ich wurde als braunäugige, rundgesichtige, zart gebaute und mittelgroße Brünette geboren. Ich werde auf keinen Fall als blauäugige, grobknochige, 1,80 Meter große Blondine mit kantigen Gesichtszügen enden. Das ist in meinen Genen einfach nicht drin.

Allerdings kann ich einige Dinge ändern. Vielleicht werde ich Bodybuilderin, oder ich lasse mich gehen und nehme 25 Kilo zu. Aber das ist nicht, wer ich bin. Es ist nur meine Vikriti, mein aktueller Dosha-Zustand. Ihre Vikriti zeigt Ihnen, wo Ihre Ungleichgewichte sind. Das Geheimnis der Gesundheit ist die Rückkehr zu Ihrer natürlichen Dosha-Konstitution, Ihrer Prakriti.

Ihre Prakriti ist nicht nur ein Dosha, sondern eine einzigartige Kombination aller drei Doshas. Zum Beispiel ist meine Prakriti in erster Linie Kapha, in zweiter Linie Vata und zuletzt Pitta. Meine Vikriti heute ist jedoch in erster Linie Vata, in zweiter Linie Kapha und zuletzt Pitta. Ich bin jetzt mehr Vata als Kapha, obwohl ich mit Kapha-Eigenschaften geboren wurde. Ich muss darauf achten, dass mein Vata nicht aus dem Gleichgewicht gerät, denn ich bin nicht

von Natur aus ein Vata-Typ. Ich wurde so durch Ernährung und Bewegung. Wenn ich jedoch ein Dosha-Quiz ausfülle, zeigen meine Ergebnisse, dass ich eine Vata bin, denn das ist heute mein höchstes Dosha. Entdecken wir Ihres.

DEFINITION

Die Dosha-Konstitution, mit der Sie geboren wurden, wird Ihre **Prakriti** genannt und wurde für Sie im Moment der Empfängnis beschlossen. Die Dosha-Konstitution, die Sie heute haben, ist Ihre **Vikriti** und veranschaulicht Ihre Ungleichgewichte. Der Schlüssel zur Gesundheit ist es, ihre Vikriti wieder zu Ihrer Prakriti zurückkehren zu lassen.

Das Dosha, mit dem Sie geboren wurden

Zum Zeitpunkt der Empfängnis wurde Ihre gesamte genetische Ausstattung festgelegt. Die Farbe Ihrer Haare und Haut, Ihre Größe, Ihre persönlichen Eigenschaften und sogar die Krankheiten, für die Sie anfällig sind, wurden alle für Sie ausgewählt. Das ist Ihre Prakriti. Es ist im Wesentlichen das Kartenspiel, das Ihnen bei der Geburt ausgehändigt wurde, so einzigartig wie Ihr Fingerabdruck.

Egal, was Sie essen oder tun, das sind Dinge, die Sie nicht ändern können, wie z. B. Ihre Knochenstruktur, die Bereiche, in denen Sie Fett ansetzen, oder wie Ihre Haut in der Sonne reagiert. Ihre Prakriti ist das, was Sie in Ihrer wahrsten Form sind. Sie können sie vielleicht verstecken oder manipulieren, aber sie wird immer bleiben.

Ihre Vikriti hingegen ist die Dosha-Konstitution, die Sie heute haben. Tatsächlich ist das, was Sie im Quiz in Kapitel 4 ermittelt haben, höchstwahrscheinlich Ihre Vikriti, nicht Ihre Prakriti. Ihre Vikriti beschreibt, wie Ihre Dosha-Konstitution im gegenwärtigen Moment ist. Sie hängt mit Ihrer Ernährung und Ihrer Lebensweise sowie mit Umweltfaktoren zusammen.

Es ist leicht, Ihre Vikriti mit Ihrer Prakriti zu verwechseln, aber sie sind nicht dasselbe. Um Ihre Prakriti zu bestimmen, müssen Sie darüber nachdenken, wie Sie als Kind natürlicherweise waren und wie Sie ohne jegliche Manipulation sind. Das zeigt Ihnen, wie Ihr Körper gestaltet wurde und wofür er gemacht ist. Dann können Sie feststellen, wie Ihre aktuellen Gewohnheiten und andere Faktoren Ihrer Lebensweise eine Rolle dabei spielen, wie Ihr Körper heute ist.

URALTE WEISHEIT

Das Geheimnis der Gesundheit ist, dass Ihre Vikriti mit Ihrer Prakriti übereinstimmt. Ihr Körper will natürlicherweise das Gleichgewicht erhalten. Wenn Sie von Ihrem natürlichen Rhythmus abweichen, geraten die Dinge aus dem Gleichgewicht.

Um Ihnen zu zeigen, wie diese Doshas in Aktion aussehen, gehen wir drei beispielhafte Fälle durch, damit Sie den Unterschied zwischen Prakriti und Vikriti sehen können.

Fall 1: Vata

Paul ist ein Vata-Prakriti. Er war schon immer ein dünner Typ, der es schwer hatte, Gewicht zuzulegen. Jetzt auf dem College beschließt er, dass er es satt hat, der schlaksige Typ zu sein, und will Muskeln aufbauen und einen kräftigeren Körper haben. Er fängt an, mit Gewichten zu trainieren, viel Protein zu essen und seine Kalorienzufuhr zu erhöhen. Im Gegensatz zu einer Pitta-Prakriti hat

er es schwer, Gewicht, geschweige denn Muskeln zuzulegen, doch mit Ausdauer gelingt es ihm schließlich. Nach ein paar Monaten würde man nicht einmal mehr vermuten, dass er ein Vata ist. Er ist kräftig, muskulös und hat genau den Körpertyp eines Pitta. Er macht das Dosha-Quiz und stellt fest, dass er ein Pitta ist.

Er beginnt jedoch, Vata-Ungleichgewichte zu erleben. Er bekommt Verstopfung von dem ganzen Fleisch, das er isst, mit dem seine Pitta-Freunde aufgrund ihrer erhöhten Magensäure kein Problem haben. Ihm ist beim Training öfters schwindlig und er muss sich setzen. Er bemerkt auch ein Zittern in seinen Muskeln. All dies sind Zeichen von Vata. Obwohl Paul wie ein Pitta aussieht und sich auch so fühlt, bleibt er ein Vata-Prakriti. Seine natürlichen Vata-Eigenschaften kamen zum Vorschein, weil er damit geboren wurde. Um im Gleichgewicht zu bleiben, muss er sein Vata weiterhin beruhigen.

Fall 2: Pitta

Kathy ist eine Pitta-Prakriti. Sie war immer ein sportliches Kind mit einem schnellen Stoffwechsel und einer guten Verdauung. Sie blieb auch in ihren 20ern aktiv und hatte eine muskulöse Figur. Doch jetzt, in ihren 30ern, macht sie eine schwere Zeit in ihrem Leben durch und lässt sich gehen. Sie fängt an, emotional zu essen, und hört auf, körperlich aktiv zu sein. Sie beginnt zuzunehmen, im Laufe der Jahre immer mehr. Sie hat jetzt 25 Kilogramm Übergewicht und schnauft und keucht nur noch die Treppe hoch. Sie verliert das Interesse an jeder Art von Bewegung oder Gruppenaktivität und zieht es vor, auf der Couch zu sitzen und fernzusehen. Sie macht das Dosha-Quiz und sieht, dass sie eine Kapha ist – übergewichtig, bewegungsarm, schwer und depressiv.

Ihre Prakriti ist jedoch keine Kapha. Sie war als Kind nie übergewichtig und ist nicht von Natur aus breit gebaut oder zurückhaltend. Sie ist nur wegen ihrer zuckerhaltigen Ernährung, ihrem Bewegungsmangel und ihrer situationsbedingten Traurigkeit übergewichtig. Ihre Vikriti ist Kapha, weshalb sie alle Nebenwirkungen erlebt, aber ihre Prakriti bleibt Pitta. Wenn sie die schweren, gebratenen und zuckerhaltigen Lebensmittel aus ihrer Ernährung streicht, ihre Mahlzeiten mit mehr Gewürzen zubereitet und aktiver wird, um ihr Pitta zu steigern, wird sie leicht abnehmen. Im Gegensatz zu Menschen, die als Kapha geboren wurden und von Natur aus grobknochiger und schwerer sind, ist dieses Gewicht nicht ihr angeborenes. Es wird durch ein Ungleichgewicht verursacht.

Fall 3: Kapha

Lauren ist eine Kapha-Prakriti. Sie war schon immer kurvenreich, und solange sie sich erinnern kann, hatte sie Probleme mit ihrem Gewicht. Sie fühlt sich, als wäre sie seit ihrer Geburt auf Diäten, von denen keine sehr lange funktioniert. Sie beschließt jedoch, dass es jetzt reicht und sie alles tun wird, was nötig ist, um abzunehmen. Sie macht eine Entgiftungsdiät und isst nur rohes Gemüse, Samen und einige andere sichere Lebensmittel. Selbst wenn sie hungrig ist, verweigert sie ihrem Körper die Nahrung, um sich an ihre Diät zu halten. Letztendlich verliert sie all das Gewicht, das sie verlieren wollte.

Allerdings fühlt es sich nicht wirklich nach einem Sieg an. Sie ist erschöpft und ihr ist ständig kalt. Nach einer Weile hört sie auf zu menstruieren, ihr Haar wird dünner und ihre Haut verliert den lebhaften Glanz, den sie einst

hatte. Sie versteht nicht, wie manche Menschen von Natur aus so dünn sein können, während ihr Körper buchstäblich auf Sparmodus geht, um ihr »Zielgewicht« zu halten.

Sie macht das Dosha-Quiz und erhält das Ergebnis für Vata – Kälte, Untergewicht, dünnes Haar, trockene Haut. Allerdings ist sie keine Vata-Prakriti. Sie muss hungern, um diese Figur zu halten. Sie erlebt Vata-Ungleichgewichte, weil ihre Vikriti Vata ist, aber ihre Prakriti Kapha bleibt. Das gesündeste Gewicht ist für sie ein anderes als ihr Zielgewicht. Es ist das Gewicht, das ihr Körper braucht, um das Gleichgewicht zu halten. Indem sie ihren natürlichen Körpertyp verleugnet, verletzt sie sich nur selbst.

Beurteilung Ihrer natürlichen Tendenzen

Jetzt, wo Sie sich diese Beispiele angesehen haben, möchte ich, dass Sie über sich nachdenken und darüber, wo Sie stehen. Schauen Sie sich Bilder aus Ihrer Kindheit an. Wie haben Sie ausgesehen? Waren Sie ein sehr dünnes Kind? Pummelig und klein? Eine geborene Sportlerin? Wie und wann hat sich das geändert? Ist es von allein passiert oder haben Sie nachgeholfen? Ist Ihr Körper bei Ihrem derzeitigen Gewicht gesund?

Ihre wechselnde Vikriti

Die Doshas sind flüssig, dynamisch und immer in Bewegung wie die Jahreszeiten. In ähnlicher Weise verschiebt sich Ihre Vikriti im Laufe des Jahres und im Laufe Ihres Lebens. In diesem Abschnitt bespreche ich Faktoren, die Ihre Vikriti beeinflussen können, eingeschlossen Ihre Lebensweise, Ihre Umgebung und Ihre Ernährung. Auf diese Weise werden Sie wissen, was Ihr

aktuelles Dosha-Ungleichgewicht verursachen könnte. Denken Sie daran, dass Sie sich für Ihre Gesundheit bemühen müssen, Ihre Vikriti wieder ins Gleichgewicht zu bringen, damit sie Ihrer Prakriti entspricht.

URALTE WEISHEIT

Es ist Ihre Vikriti, die Dosha-Konstitution, die Sie heute haben,
die Ungleichgewichte verursacht.
Die negativen Symptome, die Sie
erleben, von Blähungen bis hin zu
Schlaflosigkeit, hängen mit Ihrer
Vikriti zusammen. Um Ihre Gesundheit wiederzuerlangen, müssen Sie
Ihre Vikriti wieder ins Gleichgewicht
bringen, damit sie zu Ihrer Prakriti
passt.

Sie können Ungleichgewichte in jedem der Doshas haben, auch wenn sie nicht Ihr vorherrschendes sind. Zum Beispiel sind Sie bei kaltem, trockenem Wetter dem Risiko von Vata-Ungleichgewichten ausgesetzt. Bei kaltem, nassem Wetter ist es wahrscheinlicher, dass Sie Kapha-Ungleichgewichten erleben werden. Bei heißem, feuchtem Wetter ist es wahrscheinlicher, dass Sie mit Pitta-Ungleichgewichten konfrontiert werden. Auch andere Faktoren wie Ihr Stresspegel und Ihre täglichen Gewohnheiten beeinflussen Ihre Vikriti.

Schauen wir uns einige häufige Ursachen von Ungleichgewichten in Verbindung mit jedem Dosha an, damit Sie diese bei sich erkennen können.

Ursachen eines Vata-Ungleichgewichts

Ein Vata-Ungleichgewicht kann durch kaltes und trockenes Wetter, zu geringe Nahrungsaufnahme oder zu lange Pausen zwischen den Mahlzeiten, viel Rohkost oder kalte Nahrung, übertriebenes Cardio-Training, Reisen oder zu viele Aktivitäten auf einmal verursacht werden.

Vata ist eine kalte und trockene Energie, daher gerät Ihr Vata aus dem Gleichgewicht, wenn Sie sich in einem solchen Klima befinden. Und deshalb erleben wir viele der Vata-Nebenwirkungen im Herbst.

Vata ist von Natur aus eine leichte Energie, die mit erdender Energie ausgeglichen werden muss. Wenn Sie zu wenig essen oder fasten, bekommen Sie nicht die Kalorien, die Sie zum Funktionieren benötigen. Dadurch schaltet Ihr Körper auf Stressmodus um und sucht nach Energie, um sich selbst zu erhalten. Dies verursacht auch ein Vata-Ungleichgewicht.

URALTE WEISHEIT

Einige Menschen, wie Vata-Prakritis,
sind von Natur aus dünn, obwohl
sie reichlich essen, aber andere
zwingen ihren Körper durch eine zu
geringe Nahrungsaufnahme in eine
kleinere Größe, zum Teil wegen der
Darstellung dünner Vata-Körper in
den Medien als wünschenswertes
Ideal. Viele Frauen müssen ihre
Nahrungsaufnahme beschränken,
um abzunehmen, aber dies senkt
auch ihre Nährstoffaufnahme,
wodurch sie unterernährt sind.
Haarausfall, Frösteln, trockene
Haut und Amenorrhoe (Ausbleiben der Menstruation für mehr als
3 Monate) sind aufgrund dieses
weit verbreiteten Vata-Ungleichge-
wichts immer häufiger geworden.
Unterernährung setzt Frauen dem
Risiko von Unfruchtbarkeit, Anämie,
Osteoporose und ander Vata-bezo-
genen Nebenwirkungen aus.

Reisen und mangelnde Routine können ein Vata-Ungleichgewicht verursachen. Wenn Sie fliegen, nimmt Ihr Körper luftige Qualitäten an und erhöht Ihre Vata-Energie. Trockene Haut, Lippen und Haare, Schlaflosigkeit und Jetlag kommen häufig auf Reisen und danach vor. Deshalb ist es wichtig, Ihr Vata besonders dann zu beruhigen, wenn Sie unterwegs sind. Wir verbringen jeden Tag mehr und mehr Zeit unterwegs und versetzen unseren Körper in einen chronischen, subtilen Stresszustand.

Durch unser geschäftigeres, hektischeres Leben haben wir weniger Zeit, uns hinzusetzen und eine warme, gekochte Mahlzeit zu essen. Im Laufe der Geschichte haben die Menschen auf der ganzen Welt traditionell drei hausgemachte Mahlzeiten am Tag gegessen. Heute dürfen die meisten Menschen sich glücklich schätzen, wenn sie eine bekommen. Wir sind zu einer Snack-Kultur geworden, in der wir häufig etwas essen, aber nie wirklich eine Mahlzeit genießen. Die meisten Snacks sind kalt, trocken und rau – denken Sie an Müsliriegel, Popcorn oder Chips – und erhöhen die Vata-Energie. Es ist wichtig, warme, erdende, gekochte Lebensmittel in Ihre Ernährung zu integrieren, ob Sie ein Vata-Typ sind oder nicht, denn gekochte Lebensmittel sind für Ihren Körper am leichtesten zu verdauen und aufzunehmen.

Da wir mehr Zeit am Schreibtisch und im Sitzen verbringen, suchen wir oft nach möglichst intensiver Bewegung, um die sitzenden Stunden »wettzumachen«. Intensive Cardio-Workouts werden immer beliebter, um die größtmögliche Menge Kalorien in kürzester Zeit zu verbrennen. Aus ayurvedischer Sicht kann dies jedoch äußerst schädlich sein.

Übermäßiges Cardio-Training erhöht Ihre Vata-Energie, weil Vata mit Bewegungsenergie verbunden ist. Es ist nicht gesund für Ihren Körper, vom ganztägigen Sitzen gleich zum Schnaufen und außer Atem sein überzugehen. Stattdessen ist es viel effektiver, sich den ganzen Tag über regelmäßig zu bewegen und zu gehen, ohne es dabei zu übertreiben. Wenn Sie Ihren Körper überlasten, werden Sie Vata-Nebenwirkungen spüren, einschließlich Ruhelosigkeit, schmerzender Gelenke, Schlaflosigkeit, Muskelzittern oder Verletzungen. Es ist besser, langsam, aber bewusst zu trainieren, um den Körper in guter Form zu halten.

Was passiert bei zu viel Vata?

Bei einem Vata-Überschuss beginnen Sie, Vata-Ungleichgewichte zu fühlen, einschließlich Blähungen, Verstopfung, Krämpfe, kalter Körpertemperatur, Haarausfall, trockener

Augen, Haut, Mund, Nase und Haar, unregelmäßiger oder ausbleibender Perioden, Rückenschmerzen, Verlust des Kurzzeitgedächtnisses, Vergesslichkeit, Schlaflosigkeit, Unruhe und oder Angstzuständen.

Sie werden vielleicht nicht all diese Ungleichgewichte erleben, aber je unausgeglichener Ihr Vata wird, desto mehr werden die Probleme auftreten. Deshalb ist es wichtig, Ihr Vata zu beruhigen, bevor sich die Probleme häufen.

Ursachen eines Pitta-Ungleichgewichts

Ein Pitta-Ungleichgewicht kann durch heißes Wetter, Stress, Koffein, scharfes Essen, übermäßiges Training und vor allem Krafttraining und ein kompetitives Umfeld verursacht werden.

 URALTE WEISHEIT

Ist Ihnen schon einmal aufgefallen, dass Sie schlecht gelaunt waren, als die Klimaanlage nicht funktioniert hat? Das liegt daran, dass Ihr Pitta aus dem Gleichgewicht war. Heißes Wetter führt zu einer Überhitzung Ihres Körpers, die Ihr inneres Feuer so lange anheizt, bis Sie es nicht mehr aushalten. Viele Menschen werden gerade deshalb bei heißem Wetter reizbarer.

Es ist besonders wichtig für Pitta-Typen, sich mitten am Tag, wenn die Sonne am höchsten steht, aus dem direkten Sonnenlicht herauszuhalten und entweder früh morgens oder am Nachmittag, wenn die Sonne tiefer am Himmel steht, zu trainieren. Training und Sport bei Überhitzung führen zu einem starken Pitta-Ungleichgewicht, da die Bewegung den Körper bereits erwärmt.

Stress verursacht definitiv ein Pitta-Ungleichgewicht. Wenn wir eine Million Dinge zu tun haben, sind wir überfordert und werden reizbar. Deshalb ist es wichtig, auch wenn man kein Pitta-Typ ist, immer eine Pause zu machen, um angestaute Spannung abzukühlen. Stress erzeugt Hitze im System, die sich in Akne, Übersäuerung und eine ganze Reihe anderer Pitta-Ungleichgewichte verwandelt, unter denen Sie nicht leiden wollen.

Koffein triggert Pitta, weil es ein Stimulans ist ... und deshalb lieben es Pittas, obwohl es das Letzte ist, was sie brauchen. Stimulanzien lassen Ihr Blut schneller pumpen und regen Ihr inneres Pitta an, mehr zu erreichen und zu tun. Koffein füttert das Feuer, aber irgendwann geht das Feuer aus, wodurch Sie sich noch schlechter fühlen ... und sich nach mehr Koffein sehnen. Menschen werden häufig von Koffein abhängig aufgrund des Pitta-Rausches, den es bietet, besonders Pitta-Typen, die sich über ihre Leistung definieren. Koffein ist extrem säurehaltig und verursacht weiteres Sodbrennen, Reizungen, Akne und Geschwüre im ohnehin schon sauren Körper einer Pitta oder eines Pittas.

Was passiert bei zu viel Pitta?

Wenn Ihr Pitta im Übermaß vorhanden ist, werden Sie anfangen, Symptome von Pitta-Ungleichgewicht zu spüren, einschließlich Übersäuerung, übermäßigem Schwitzen, üblem Geruch, Überhitzung, vorzeitigem Ergrauen und Glatzenbildung, fettiger Haut, Akne, Rosazea, Verdauungsstörungen, Ungeduld, Wut und oder Aggression.

Vielleicht erleben Sie all diese Dinge nicht, aber je unausgewogener Ihr Pitta wird, desto mehr werden sich diese Symptome manifestieren, weshalb es wichtig ist, sie zu verhindern und Ihr Pitta zu beruhigen.

Ursachen eines Kapha-Ungleichgewichts

Ein Kapha-Ungleichgewicht kann durch kaltes, regnerisches oder verschneites Wetter, Überessen, zu viele süße, reichhaltige oder fette Speisen, eine sitzende Lebensweise, zu wenig Bewegung und Depressionen verursacht werden.

Hatten Sie schon einmal Lust, den ganzen Tag, die ganze Woche oder sogar einen Monat im Bett zu bleiben? Haben Sie eine Zeitspanne durchlebt, in der Sie einfach zu erschöpft waren für das Leben? Haben Sie sich schon einmal mit Ihren Emotionen auseinandergesetzt, indem Sie sich mit Essen vollgestopft haben? Dies sind Zeiten, in denen Ihr Kapha aus dem Gleichgewicht geraten ist.

Kapha ist eine schwere und dichte Energie und lässt Sie sich ebenso fühlen. Es kann durch kaltes, nasses Wetter hervorgerufen werden, weshalb viele von uns während des Winters zunehmen. Eine bewegungsarme Lebensweise und stundenlanges Sitzen verstärkt das Ungleichgewicht weiter. Außerdem verlieren Sie, wenn Sie in Ihrer Komfortzone bleiben, die Motivation, neue Dinge auszuprobieren, und tragen so weiter zum Ungleichgewicht bei.

URALTE WEISHEIT

Je weniger Sie Ihren Körper bewegen, desto weniger will er sich bewegen. Vielleicht haben Sie schon bemerkt, wie leicht Sie nach mehreren Wochen ohne Bewegung den Anschluss verlieren. Nach einer Trainingspause wird jede Bewegung unglaublich schwierig, weil Ihr Kapha erhöht ist.

Wir leben in einer Gesellschaft, in der wir gezwungen sind, viele Stunden am Tag für unsere Arbeit und die Schule zu sitzen. Deshalb ist es wichtig, aktiv zu verhindern, dass Ihr Kapha überhandnimmt und Sie faul und untätig werden lässt, auch in Ihrer Freizeit. Bewegen Sie sich tagsüber, auch ein zügiger Spaziergang oder alle 30 Minuten ein paar Hampelmänner sind in Ordnung, um Ihre Herzfrequenz in Schwung zu bringen und Sie im Fettverbrennungsmodus zu halten. Ein Stehpult kann Ihnen helfen, während der Arbeit aktiv zu bleiben.

Zu viele süße, reichhaltige oder fetthaltige Speisen zu essen, erhöht Ihre Kapha-Werte ebenfalls. Süßes Essen, einschließlich Brot und Nudeln, macht Sie lethargisch und lässt Ihren Blutzuckerspiegel schnell ansteigen, was eine Gewichtszunahme bedeutet. Fette Lebensmittel sind für Ihren Körper schwer verdaulich und verlangsamen Ihren Stoffwechsel. Reichhaltige Lebensmittel sind kalorienreich und verursachen Schwere in Körper und Geist. Für Kaphas ist es entscheidend, sich leicht zu ernähren, mit bitteren und gut gewürzten Lebensmitteln, sich an vorgegebene Portionen zu halten sowie eine aktive Lebensweise zu führen.

Was passiert bei zu viel Kapha?

Bei überschüssigem Kapha fangen Sie an, Symptome eines Kapha-Ungleichgewichts zu spüren, einschließlich Gewichtszunahme, Lethargie, Diabetes, Wassereinlagerungen, Schleimbildung, träge Verdauung und Stoffwechsel, kalte Körpertemperatur, feuchte Hände, Traurigkeit, emotionales Essen und oder Depression.

Sie werden vielleicht nicht alle diese Symptome erleben, aber je unausgeglichener Ihr Kapha wird, desto mehr werden sich diese Symptome manifestieren, weshalb es wichtig ist, ihnen vorzubeugen und sie zu beruhigen.

Ihre Ungleichgewichte kennen

Es ist normal, Ungleichgewichte aller drei Doshas zu erleben. Es mag eine Zeit gegeben haben, in der Sie übergewichtig waren und ein Kapha-Ungleichgewicht verursacht haben. Vielleicht haben Sie eine Stressphase durchlebt, die auf ein Pitta-Ungleichgewicht zurückzuführen war. Oder vielleicht waren Sie ausgebrannt und müde, was zu einem Vata-Ungleichgewicht führte. Die Doshas sind ständig fließende Energien, die Ihre Vikriti im Laufe Ihres Lebens verändern.

Lernen Sie den Unterschied zwischen Ihrer Prakriti und Ihrer Vikriti kennen, damit Sie Ihren Körper richtig behandeln können. Wenn Sie den ayurvedischen Richtlinien folgen, wählen Sie immer die Vorschläge für das Dosha, das aus dem Gleichgewicht ist, Ihre Vikriti. Dies beruhigt das aus dem Gleichgewicht geratene Dosha, sodass Sie zu Ihrer Prakriti zurückkehren können. Wenn Ihr Kapha zum Beispiel aus dem Gleichgewicht ist und Sie dadurch schwer und lethargisch werden, sollten Sie sich an eine Kapha-beruhigende Ernährung halten. Wenn Ihr Vata aus dem Gleichgewicht geraten ist, was zu Mangelernährung und Verstopfung führt, sollten Sie sich an eine Vata-beruhigende Ernährung halten. Wenn Ihr Pitta nicht im Gleichgewicht ist, was zu Sodbrennen und losem Stuhlgang führt, sollten Sie sich an eine Pitta-beruhigende Ernährungsweise halten.

Sie sollten sich aber dennoch an Ihre Prakriti erinnern und dabei immer wieder auf Ihren Körper achten. Befolgen Sie die Vikriti-beruhigenden Richtlinien, bis Sie nicht mehr unter diesem Ungleichgewicht leiden, und passen Sie Ihre Ernährung dann allmählich an, um Ihre eigene, einzigartige Version des Gleichgewichts aufrechterhalten zu können.

So viele Dinge können einem Dosha-Ungleichgewicht zugeschrieben werden, und diese zu kennen, kann Ihnen helfen, ein Leben mit Krankheiten zu vermeiden. Sie haben eine große Kontrolle über Ihr Wohlbefinden. Alles, was Sie dazu brauchen, ist Bewusstsein und Verantwortung.

Was Sie auf jeden Fall wissen müssen

- Die Dosha-Konstitution, mit der Sie geboren wurden, wird Prakriti genannt, diejenige, die Sie heute haben, Vikriti.

- Sie sind nicht nur ein Dosha, sondern eine Kombination aus allen drei, und diese Kombination kann sich im Laufe Ihres Lebens ändern.

- Bestimmte Entscheidungen bezüglich Ernährung und Lebensweise, wie z.B. übermäßig viel zu essen, zu trainieren oder zu schlafen, verursachen ein Ungleichgewicht in Ihrer Vikriti.

- Das Geheimnis der Gesundheit besteht darin, dass Ihre Vikriti zu Ihrer Prakriti passt.

Empfehlungen zur Lebensweise für jedes Dosha

Ich habe viel über Ernährung gesprochen, um die Doshas auszugleichen, aber die Lebensweise ist genauso wichtig. Wenn Sie die richtigen Lebensmittel essen, aber Ihre Lebensweise weiterhin im Gegensatz zu Ihren Dosha-Bedürfnissen steht, werden Sie unausgeglichen bleiben.

In diesem Kapitel gebe ich einige Empfehlungen zur Lebensweise für jedes Dosha. Ich gebe Ihnen auch eine spezifische Aufgabe fürs Leben mit, an der jedes Dosha arbeiten muss. Schließlich erläutere ich für jedes Dosha die besten Yoga-Praktiken und Meditationsmethoden, damit Sie wissen, wie Sie Ihr Dosha wieder ins Gleichgewicht bringen können, sowohl geistig als auch körperlich.

IN DIESEM KAPITEL

- Empfohlene Tipps bezüglich der Lebensweise für jedes Dosha

- Wichtige Lektionen für jedes Dosha, an denen gearbeitet werden sollte

- Optimale Yoga-Praktiken für jedes Dosha

- Die besten Möglichkeiten zu meditieren für jedes Dosha

Vata-Praktiken

Vatas können ein bisschen überall und nirgends sein – machen Sie den übermäßigen Wind dafür verantwortlich. Die Luft- und Äther- (Raum-) Energie in Vatas macht sie besonders flatterhaft, überwältigt und zerstreut. Deshalb ist es für Vatas wichtig, eine erdende Vorgehensweise zu entwickeln, die ihren unsteten Appetit, ihr Verdauungssystem und sogar ihre Stimmungen ausgleicht. Die einzige Lektion, an der Vatas wirklich arbeiten müssen, ist Erdung.

Wenn Sie diese Praktiken anwenden, können Sie als Vata viel mehr Frieden und Harmonie in Ihrem täglichen Leben finden. Sie werden weniger von Stress und Angst beeinflusst und entwickeln einen viel stärkeren Willen. Erdung bietet die Struktur, die Sie brauchen, um Aufgaben zu erledigen, und Sie werden endlich all die genialen Projekte beenden können, die Sie begonnen, aber noch nicht zu Ende geführt haben.

Durch Routine entwickelt sich ein Bewusstsein dafür, was als nächstes kommt. Ihr Geist und Ihr Körper sind darauf vorbereitet zu essen, zu schlafen, zu verdauen etc. und sind dadurch viel effektiver bei dem, was sie tun, wenn sie wissen, was Sie von ihnen erwarten. Diese Praktiken werden Ihnen helfen, dieses intuitive Bewusstsein zu entwickeln.

gewisse Beständigkeit in Ihrem täglichen Leben. Das bedeutet nicht, dass Sie jeden Tag die gleichen Aufgaben am gleichen Ort wiederholen müssen, aber Sie brauchen eine Art Tagesroutine, einschließlich Selbstpflege und Zeitplanung Ihrer Mahlzeiten, damit Ihr Körper weiß, was ihn erwartet. Sie funktionieren am besten, wenn Sie eine Routine haben, weil Ihr Körper dann bereit ist zu verdauen, zu entspannen, zu schlafen etc.

Vatas profitieren in hohem Maße vom Entwickeln einer Tagesroutine oder Dinacharya.

Wenn Sie an jedem Tag einen anderen Ablauf haben, weiß Ihr Körper nicht, was ihn erwartet. Eine Routine erlaubt es Ihrem Körper, bestimmte Dinge zu bestimmten Zeiten zu erwarten – wann Sie aufstehen, essen, Sport treiben, schlafen und verschiedene andere Funktionen ausüben werden –, damit er sich auf diese Rolle vorbereiten kann. Wenn Sie an einem Tag um 21 Uhr zu Abend essen und am nächsten Tag um diese Zeit im Bett liegen, wird Ihr Körper verwirrt sein, weil er nicht weiß, worauf er sich vorbereiten soll. Die Routine nimmt Ihnen nicht die Freiheit, sondern gibt Ihnen sogar mehr davon. Wir sind frei, wenn wir gesund sind, darum ist eine beständige Routine wichtig, besonders für Vatas.

Eine Routine entwickeln

Eine Routine zu haben, ist für Menschen mit einem Vata-Geist nicht selbstverständlich. Sie nehmen die Dinge lieber so, wie sie kommen, und der eine Tag kann ganz anders aussehen als der nächste. Für Sie fühlt sich Routine wie ein Eingriff in Ihre persönliche Freiheit an. Sie würden die Dinge viel lieber erspüren.

Nun spricht nichts gegen Spontaneität, und manche Menschen gedeihen mit weniger strukturierten Zeitplänen. Allerdings brauchen Sie eine

Gehen Sie es langsamer an

Vatas tendieren dazu, alles mit Lichtgeschwindigkeit zu tun, was dazu führt, dass sie übersteuern und einen Burn-out erleiden. Die wirkliche Medizin für Vatas ist es, alles langsamer anzugehen. Wenn Sie langsam durchs Leben gehen, werden Sie bewusster in Ihren Handlungen und gewinnen Achtsamkeit. Diese Achtsamkeit bringt mehr Jahre in Ihr Leben und Leben in Ihre Jahre.

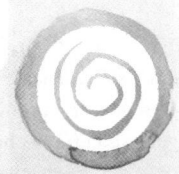

HIER IST EIN BEISPIEL FÜR EINEN TOLLEN TAGESABLAUF FÜR VATAS:

- Wachen Sie jeden Tag etwa zur gleichen Zeit auf (idealerweise zur Morgendämmerung).
- Verrichten Sie Ihre morgendliche Routine (die ich in Kapitel 10 näher bespreche): Toilettengang, Zähne putzen, Zunge schaben, Gesicht waschen, Ölziehen mit Sesamöl.
- Trinken Sie eine heiße Tasse wärmenden Tee, wie z. B. Ingwertee, und meditieren Sie.
- Essen Sie ein warmes Frühstück, wie z. B. warmen Getreidebrei mit Mandelmilch und Zimt.
- Beginnen Sie Ihren Tag auf friedliche Weise.
- Essen Sie jeden Tag um die gleiche Zeit zu Mittag. Essen Sie nicht willkürlich den ganzen Tag über zwischendurch, sondern nehmen Sie nur dann am Nachmittag eine Zwischenmahlzeit zu sich, wenn Sie hungrig sind.
- Treiben Sie am Nachmittag Sport, wenn Ihr Energiepegel hoch ist.
- Essen Sie früh am Abend etwas leicht Verdauliches, wie einen Gemüseeintopf, als Abendessen.
- Genießen Sie am späten Abend ein warmes Tonikum wie Goldene Milch, ein altes ayurvedisches Elixier auf pflanzlicher Basis aus in Pflanzenmilch aufgelöstem Kurkumapulver.
- Ölen Sie Ihren Körper mit Sesamöl ein und schalten Sie alle technischen Geräte ab.
- Schlafen Sie bis 22 Uhr fest ein.

URALTE WEISHEIT

In der Tradition des Yoga heißt es, dass wir nur eine bestimmte Anzahl von Atemzügen in unserem Leben haben. Wenn Sie zu schnell atmen, verbrauchen Sie diese schnell und haben eine kürzere Lebensdauer. Gehen Sie es langsam an und atmen Sie tief und bedeutsam, als ob Sie mit jedem Atemzug mehr Leben einsaugen würden.

Vatas sollten üben, nur eine Aufgabe auf einmal zu erledigen, um Achtsamkeit zu erreichen. Statt mehrere Aufgaben zu erledigen, sollten Sie eine Aufgabe zu Ende bringen, bevor Sie die nächste beginnen. Es ist besonders wichtig, dass Sie es langsamer angehen und achtsam sind, während Sie essen, denn Vatas essen oft im Stehen, beim Sprechen oder sogar beim Fahren. Dadurch kann Ihr Verdauungssystem nicht richtig funktionieren, weil Ihr Körper nicht weiß, ob er sich auf das Essen oder gleichzeitig auf die andere Tätigkeit konzentrieren soll.

Gehen Sie es langsam an. Atmen Sie. Stimmen Sie sich ein. Lassen Sie sich Zeit. Machen Sie sich keine Sorgen darüber, wie viele Dinge Sie tun müssen. Es geht darum, was Sie sind, nicht darum, was Sie tun. Machen Sie es sich zu Ihrer ersten Aufgabe zu SEIN, damit das TUN besser gelingt.

Yoga-Übungen

Yoga ist eine wohltuende Art und Weise für Sie, Ihren Vata-Körper auf eine Weise zu nutzen, die Energie fließen lässt und nicht selbstzerstörerisch ist. Vatas haben häufig Energieschübe, die sie freisetzen müssen, was dazu führt, dass sie mit einer Million Stundenkilometer unterwegs sind und dann einen Unfall bauen. Yoga lehrt Achtsamkeit und die Dinge langsam anzugehen – zwei Lektionen, die Vatas unbedingt lernen müssen.

AYURVEDISCHE WARNUNG

Vatas leiden auch häufig unter Skelettproblemen, wie z.B. Rückenschmerzen und knackenden Gelenken. Unbehandelt kann dies zu Arthritis, Osteoporose und Verletzungen führen. Yoga kann Ihnen die richtige Haltung und Ausrichtung beibringen und Ihnen helfen, Ihre Gelenke zu stärken.

Nicht alle Yogaübungen sind gleich. Vatas müssen erdverbundene, strukturierte und Kraft aufbauende Yogastellungen üben, um ihren sprunghaften, unregelmäßigen und hochflexiblen Geist und Körper auszugleichen. Vatas haben oft kein Problem damit, sich in aktiven Vinyasa-Yoga-Kursen zu winden oder sich weit zu dehnen. Wenn sie jedoch nicht die Kraft aufbauen, die dieser Flexibilität und Bewegung entspricht, besteht die Gefahr, dass sie sich verletzen. Vatas werden auch oft mit Anomalien geboren, wodurch sie unter einem schlechten

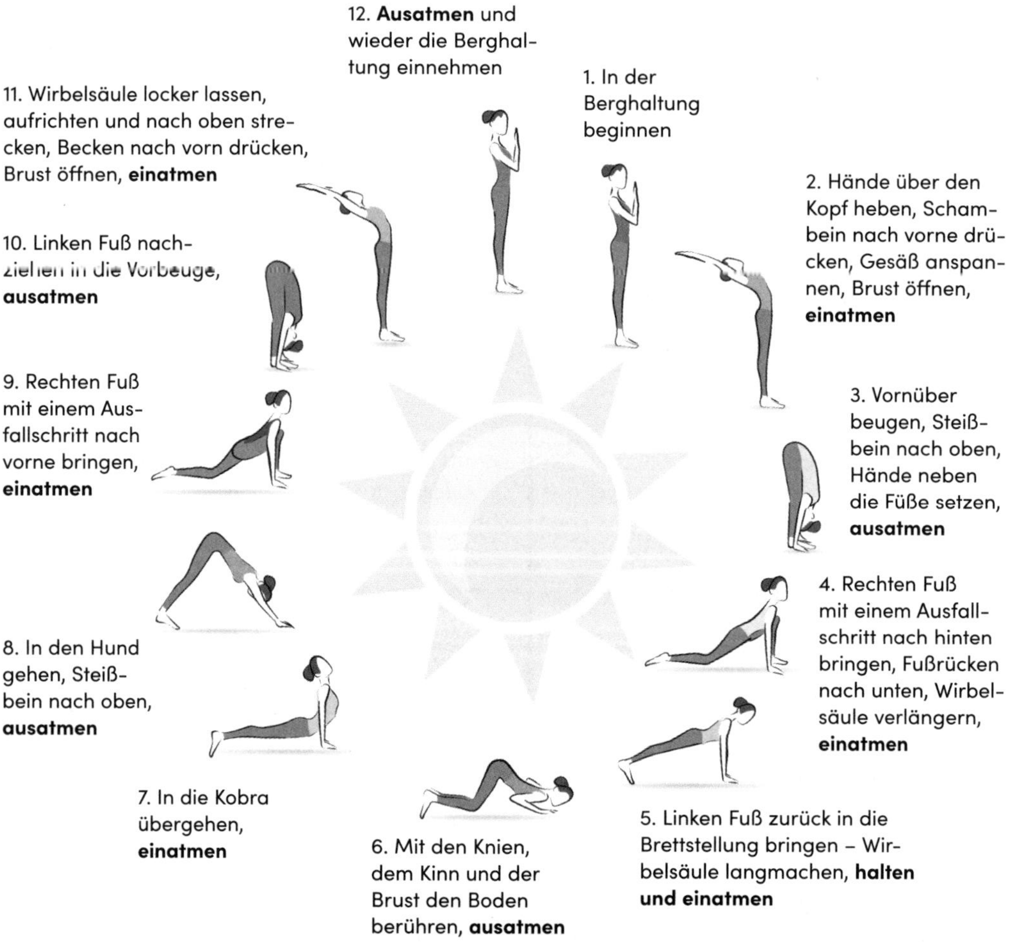

12. **Ausatmen** und wieder die Berghaltung einnehmen

1. In der Berghaltung beginnen

11. Wirbelsäule locker lassen, aufrichten und nach oben strecken, Becken nach vorn drücken, Brust öffnen, **einatmen**

2. Hände über den Kopf heben, Schambein nach vorne drücken, Gesäß anspannen, Brust öffnen, **einatmen**

10. Linken Fuß nachziehen in die Vorbeuge, **ausatmen**

3. Vornüber beugen, Steißbein nach oben, Hände neben die Füße setzen, **ausatmen**

9. Rechten Fuß mit einem Ausfallschritt nach vorne bringen, **einatmen**

4. Rechten Fuß mit einem Ausfallschritt nach hinten bringen, Fußrücken nach unten, Wirbelsäule verlängern, **einatmen**

8. In den Hund gehen, Steißbein nach oben, **ausatmen**

7. In die Kobra übergehen, **einatmen**

6. Mit den Knien, dem Kinn und der Brust den Boden berühren, **ausatmen**

5. Linken Fuß zurück in die Brettstellung bringen – Wirbelsäule langmachen, **halten und einatmen**

Der Sonnengruß ist eine Reihe von Stellungen, die in einer Sequenz ausgeführt werden, um einen Bewegungsfluss zu erzeugen, wobei jede Stellung mit Ihrem Atem koordiniert wird. Als Faustregel gilt: Einatmen, um sich auszudehnen, und ausatmen, um sich zu beugen.

Gleichgewichtssinn leiden. Sie müssen besondere Vorsichtsmaßnahmen treffen, um an Ihrer Ausrichtung zu arbeiten, und sichergehen, dass die linke und rechte Seite ihres Körpers im richtigen Verhältnis ausgerichtet sind.

Lassen Sie uns einen Blick auf einige empfohlene Yoga-Stellungen für Vatas werfen.

Sonnengruß: *Surya Namaskar*, oder der Sonnengruß, ist die Grundlage jeder dynamischen Yogapraxis. Er gilt als »Kronjuwel des Yoga« wegen seiner Vorteile für Geist, Körper und Seele.

Der Sonnengruß besteht aus einer Reihe von Stellungen, die jeden Kanal Ihres Körpers öffnen, Ihr inneres Feuer anfachen und Ihre Muskeln auf die Übungen vorbereiten. Die Reihenfolge wird für alle Doshas empfohlen, allerdings sollten Sie als Vata besonders auf Ihre Ausrichtung achten, um sicherzustellen, dass Sie die Vorteile der Übung nutzen, in Ihrem Bewegungsbereich bleiben und auf Ihre Gelenke achten. Atmen Sie in Einklang mit jeder Stellung, um die positive Wirkung der Übung wirklich auszunutzen.

Krieger II: Die Heldenhaltung oder Krieger II, *Virabhadrasana* II, baut Kraft, Vitalität und Erdung im Körper auf. Sie benutzen nicht nur Ihre Beinmuskeln, um die Position zu halten, sondern auch Ihre Wirbelsäule, um Ihren Körper aufrecht zu halten, und Ihre Arme und Ihren Brustkorb, um offen zu bleiben. Auch wenn diese Stellung so aussieht, als stünde man einfach nur da, ist sie eigentlich extrem schwierig, wenn sie richtig ausgeübt wird. Mit dem Krieger II bringen Sie Ihrem Körper bei, verwurzelt und unterstützt zu werden, während er immer gleichzeitig offen und ausgedehnt ist.

Oftmals ist es beim Krafttraining einfach, die Muskeln anzuspannen, um stark zu sein. Der Krieger II gibt Ihnen die Vorteile eines Muskeltrainings, ohne dass Sie sich überhaupt bewegen müssen. Durch Stille gewinnen wir wahre Stärke. Dies ist besonders schwierig für Vatas, die immer das Bedürfnis verspüren, sich zu bewegen. Halten Sie die Krieger II-Stellung 1 bis 3 Minuten lang, wobei die Haltung im Laufe der Zeit immer tiefer wird. Das

Üben dieser Stellung schafft wahre Erdung und Stärke und bringt die mächtige Kriegerin oder den mächtigen Krieger in Ihnen zum Vorschein.

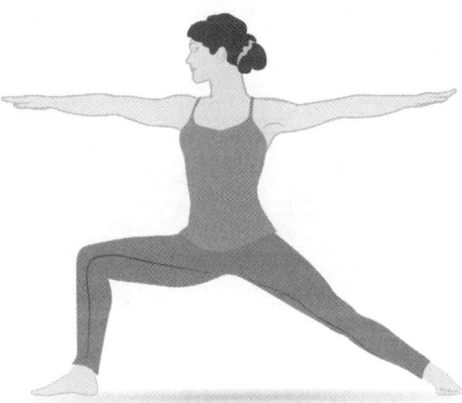

Der Krieger II ist eine stehende Haltung, die Kraft, Stabilität und Konzentration fördert und an den hinduistischen mythologischen Krieger Virabhadra erinnert, eine Inkarnation des Gottes Shiva.

Der Tänzer: Die Stellung des Tänzers, *Natarajasana,* ist aus zwei Gründen besonders vorteilhaft für Vatas. Erstens erfordert sie es, wie Sie sehen werden, ernsthaft das Gleichgewicht zu halten. Der Geist von Vatas ist oft zerstreut, für diese Haltung benötigen Sie aber Achtsamkeit. Ein einziger unzusammenhängender Gedanke und Sie können die Position nicht halten. Dies ist besonders hilfreich in Zeiten von Angst, wenn die Gedanken sich überschlagen. Anstatt sich von der Situation überfahren zu lassen, üben Sie einfach die Pose des Tänzers. Sie wird Ihren Geist zwingen, sich zu zentrieren, und je ausgeglichener Sie werden, desto weiter können Sie Ihren Körper ausdehnen. Vatas sind auch anfällig für Knochenanomalien und Muskelschwäche und müssen vor allem am Gleichgewicht arbeiten, um Verletzungen zu vermeiden.

Der zweite Grund, warum diese Stellung besonders für Vatas effektiv ist, ist der, dass sie als die »Winde lindernde« Pose bekannt ist. Das bedeutet genau das, wonach es klingt – die Stellung ermöglicht es Ihrem Körper, angereicherte Luft aus dem Dickdarm auszustoßen. Vatas haben häufig ein Problem mit Blähungen, sodass diese Stellung auf natürliche Art helfen kann, alle Luft freizusetzen, die sich möglicherweise im Dickdarm angesammelt hat. Machen Sie sich keine Sorgen darüber, diese Stellung vor anderen zu üben. Nach einigen Wiederholungen werden Sie bei dieser Stellung keine Winde mehr freisetzen, sodass Sie sie in jedem Yogakurs praktizieren können.

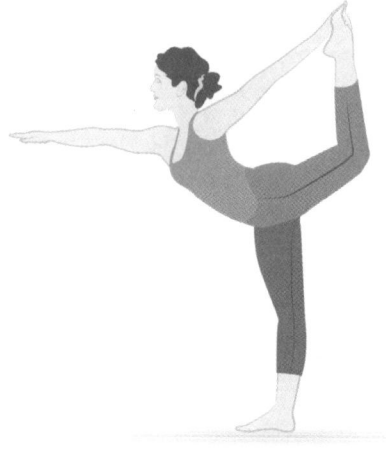

»Nata« bedeutet Tänzer, während »Raja« König bedeutet und »Asana« im Sanskrit für Stellung steht. Natarajasana ist die »Herr des Tanzes«-Stellung und erfordert Ganzkörperkraft, Flexibilität und Fokus.

URALTE WEISHEIT

Beim Yoga geht es nicht darum, wie hoch Sie das Bein halten oder wie tief Sie in die Hocke gehen können. Es geht um die Verbindung mit dem Atem und darum, sich selbst treu zu bleiben, wo auch immer Sie sich heute befinden.

Meditations-Tipps

Wenn Sie wie die meisten Vatas sind, fällt Ihnen Meditation schwer, denn während Sie versuchen sich zu beruhigen und zu zentrieren, kommt Ihnen plötzlich Ihre To-do-Liste in den Sinn, die Ihre Gedanken woandershin lenkt. Weil Meditation für Sie nichts Natürliches ist, sollten Sie üben, um effektiver und empfänglicher zu werden.

Vatas verschwenden eine Menge Zeit damit, sich um ihre Sorgen zu kümmern. Mit Meditation können Sie Ihre Mitte finden und die mentale Stärke gewinnen, die Sie brauchen, um Ihre To-do-Liste anzugehen, eine Aufgabe nach der anderen, ohne von dem Ausmaß überwältigt zu werden.

Finden Sie einen bequemen Weg, zu meditieren. Da viele Vatas Skelettprobleme haben, kann das Sitzen im Schneidersitz auf dem Boden ohne Rückenstütze schmerzhaft sein und Sie aus dem Moment herausreißen. Wenn Ihr Körper Schmerzen hat, können Sie sich nicht darauf konzentrieren, in Ihr höchstes Selbst zu transzendieren – alles, woran Sie denken können, ist dieser Schmerz! Vatas können wirklich von einem Meditationsstuhl profitieren, einem gepolsterten Stuhl ohne Beine, der auf den Boden gestellt wird und eine Rückenstütze hat. Auf diese Weise können Sie sich auf Ihr wachsendes Bewusstsein konzentrieren, nicht auf die wachsende Spannung in Ihrem Rücken.

Vatas brauchen etwas, auf das sie sich während der Meditation konzentrieren können, sonst wird ihr Geist unruhig. Fokussieren Sie Ihre Meditation daher mit einem Mantra oder einer Affirmation. Wir alle haben etwas, an dem wir arbeiten müssen – mehr inneren Frieden oder Reichtum zu entwickeln zum Beispiel. Meditation ist die perfekte Zeit, dies zu kanalisieren, indem Sie es im Geist oder laut wiederholen. Ihre Gedanken werden zu Ihrer Realität, und wenn Sie Ihre Wünsche singen, manifestieren sich diese eher.

Manche Menschen profitieren wirklich vom Chanten in Sanskrit, während andere es lieben, positive Affirmationen in ihrer Muttersprache zu wiederholen. Ayurveda empfiehlt das Chanten in

Sanskrit, weil es als göttliche Sprache gilt. Sanskrit ist die erste jemals aufgezeichnete Sprache der Menschheit, und viele Hindus halten sie für die »Sprache der Götter«. Auch wenn heute Hindi die gesprochene Sprache Indiens ist, werden Gebete immer noch in Sanskrit gesungen.

URALTE WEISHEIT

Sanskrit ist besonders kraftvoll, weil jedes Wort formuliert wurde, um die spezifische Schwingung seiner Bedeutung zu tragen. Linguisten bezeichnen Sanskrit als die perfekte Sprache, weil Grammatik und Intonation so gut durchdacht sind. Tatsächlich bedeutet das Wort *Sanskrit* selbst »gut oder vollständig geformt«. Jedes Wort wurde sorgfältig nach seiner Schwingung ausgewählt.

Wenn Sie sich nicht sicher sind, was die »Schwingung« eines Worts bedeutet, denken Sie einfach an Musik. Jedes Geräusch hat eine Schwingung, die ein Gefühl in Ihnen hervorruft. In ähnlicher Weise haben auch die Worte, die wir sprechen, eine Art Schwingung. Es ist genau so, wie ein Tier versteht, ob Sie etwas Freundliches oder Gemeines zu ihm sagen, unabhängig davon, ob es tatsächlich versteht, was Sie sagen. Es ist die Schwingung Ihres Tons, den es entschlüsselt. Sanskrit-Wörter wurden mit viel Sorgfalt geformt, wobei die Aufmerksamkeit auf den Klang jedes Buchstabens gerichtet wurde. Die Wörter in den meisten anderen Sprachen wurden einfach so ausgewählt, nicht aufgrund ihrer energetischen Wirkung, sondern aufgrund ihrer Ableitung.

Wie heißt es so schön: »Stöcke und Steine können mir die Knochen brechen, aber Worte können mir nichts anhaben.« Sanskrit hingegen würde sagen: »Stöcke und Steine können mir die Knochen brechen, aber Worte werden mich wirklich heilen.« Das ist der Grund, warum Sanskrit-Gesänge weltweit so beliebt sind. Die

gesungenen Phrasen werden *Mantras* genannt. Mantras können nicht übersetzt werden, weil die Übersetzung den Klang verändert und sie nicht mehr die gleiche Kraft haben.

Sie müssen die Bedeutung eines Worts nicht verstehen, um es als Mantra zu singen. Tatsächlich haben Mantras allein keine Bedeutung. Die Kraft liegt nicht in den Worten, sondern in den Schwingungen des Schalls, die sie tragen. Ob Sie auf Sanskrit, Deutsch, Englisch oder einer anderen Sprache singen, ist Ihre Entscheidung. Wichtig ist nur, dass es in Ihnen eine Resonanz erzeugt.

URALTE WEISHEIT

Wenn Sie ein Mantra sprechen, stößt Ihre Zunge an bestimmte Punkte des Gaumendaches und sendet Signale an Ihren Hypothalamus, der die chemische Aktivität Ihres Gehirns und Ihres ganzen Körpers reguliert. Durch die Wiederholung des Mantra werden diese Klangmuster in Ihr Gehirn eingeschrieben und Sie wecken Ihren schlafenden, unbewussten Geist auf. Wenn Sie das Mantra wiederholen, verlieren Sie sich in seinem Echo und Ihr Selbstgefühl verblasst vorübergehend. Ihre Klänge tragen elektromagnetische Schwingungen und reflektieren Ihre Gedanken, und indem Sie Ihre Schwingungen durch die Wiederholung heiliger Sanskrit-Gesänge oder positiver Affirmationen erhöhen, erheben Sie Ihre Gedanken. Mantras verbessern Ihre Stimmung, Ihre Intuition, Ihr Bewusstsein, Ihr Mitgefühl und sogar Ihr Immunsystem. Durch das Mantra erkennen Sie Ihre eigene innere Kraft und wer Sie wirklich sind.

Pitta-Praktiken

Pittas sind scharfsinnige, zielstrebige und feurige Individuen, die ihren Geist – und ihren Körper – bis an die Grenze ausreizen. Sie sind draufgängerisch, wissen, was sie wollen, und setzen alles daran, es zu erreichen. Sie sind von Natur aus sehr organisiert und gedeihen in Strukturen. Im Gegensatz zu Vatas sind sie extrem gestresst, wenn sie nicht wissen, was als nächstes passieren wird, und sie genießen es, sich an einen Zeitplan zu halten. Typisch für Pittas wäre ein farbcodierter Kalender, je nach Art von Termin, der Monate im Voraus gefüllt ist.

Routine und Struktur sind großartig, aber es ist wichtig für Pittas, nicht davon geleitet zu werden. Pittas profitieren davon, wenn sie mehr Zufall und Spontaneität in ihrem Leben zulassen. Manchmal müssen sie sich zurücklehnen und darauf vertrauen, dass alles klappt, auch wenn sie nicht die Kontrolle haben.

Pittas müssen daran arbeiten, sich zu entspannen, achtsam zu bleiben und unter all dem Druck, in dem sie sich finden, die Ruhe zu bewahren. Ihre Yoga- und Meditationspraktiken sollten dies ebenfalls widerspiegeln. Das Mantra einer oder eines Vata ist es, sich zu erden, das Mantra einer oder eines Pittas ist es, sich abzukühlen bzw. zu chillen.

Regen Sie sich ab und chillen Sie mal

Ich meine »chillen« nicht nur im übertragenen Sinne, sondern auch wörtlich. Pittas müssen daran arbeiten, alle Dinge zu kühlen – Geist, Körper und Seele. Wenn Sie zu viel Spannung im Körper aufbauen, erleben Sie Hitze. Diese Hitze staut sich und kann nirgendwo hin, was zu Akne, Übersäuerung und in späteren Jahren sogar zu Herzinfarkten und Schlaganfällen führen kann.

Viele von uns erleben diese aufgestaute Hitze tagtäglich. Ausbrüche von Wut, Ungeduld oder aggressives Fahren sind Paradebeispiele. Vielleicht haben Sie gespürt, wie sich eine plötzliche Spannung in Ihrem Körper aufgebaut hat und diese unerwartet in Form eines rüden Kommentars oder harschen Tonfalls ausgebrochen ist, was Sie gar nicht wollten. Sie haben vielleicht nicht einmal gewusst, dass Wut in Ihnen war. Diese Wut ist angestaute Hitze.

Es ist gesund, angestauten Ärger rauszulassen, aber dies muss auf konstruktive und kontrollierte Weise geschehen. Sie können Sport treiben, um die Wut herauszulassen, sie heraustanzen oder sie in die Natur brüllen, um zu verhindern, dass Sie eine andere Person anbrüllen. Das Ayurveda glaubt, dass der beste Weg, Ihre Wut auszugleichen, darin besteht, sie abzukühlen. Statt ihr nachzugeben oder sie anzufachen, müssen Sie die Wurzeln dieser Wut anerkennen und mit beruhigenden Aktivitäten wie Yoga, Tai Chi und Meditation ausgleichen.

Pittas müssen lernen, dass Selbstversorgung und Ruhe genauso wichtig sind wie Produktivität. Sie haben oft Schwierigkeiten mit der Work-Life-Balance, sodass sie sich in ihrer täglichen Routine etwas Zeit zur Erholung nehmen müssen. Das bedeutet nicht, vor dem Fernseher zu faulenzen, sondern still unter einem Baum zu sitzen, Zeit mit der Familie zu verbringen, ein Buch zu lesen, mit einem Tier zu spielen oder einen Spaziergang in der Natur zu machen.

Pittas werden besonders durch die Farben Grün und Blau abgekühlt und sollten sich in der Nähe von Bäumen oder Wasser aufhalten. Versuchen Sie, einen Wochenendausflug zu einem nahe gelegenen Strand, See oder Wald zu machen. Pittas neigen dazu, viel Zeit vor dem Computer zu verbringen, und ihre Augen könnten von der Pause wirklich profitieren.

Üben Sie sich in Achtsamkeit

Der Geist von Pittas ist oft voll, aber sie sind nicht achtsam. Um achtsam zu sein, müssen wir im Moment präsent sein. Das bedeutet, das Telefon wegzulegen, nicht an das nächste Meeting zu denken oder beim Essen E-Mails zu versenden.

Was auch immer Sie tun, seien Sie ganz da. Wenn Sie bei der Arbeit sind, seien Sie ganz da (womit Pittas kein Problem haben). Aber wenn Sie mit Ihrer Familie zusammen sind, seien Sie auch dort ganz präsent. Verschwenden Sie Ihre kostbare Zeit mit geliebten Menschen nicht damit, dass Sie sich um die Arbeit kümmern oder den morgigen Arbeitstag planen. Pittas lieben ihre Freunde und Familie, aber manchmal fällt es ihnen schwer, dies zu zeigen. Indem Sie achtsam sind, können Sie den wichtigen Menschen in Ihrem Leben zum Ausdruck bringen, dass diese Ihre Zeit, Ihre Präsenz und Ihre Liebe, die alle ein und dasselbe sind, voll und ganz verdienen.

Achtsamkeit ist der Schlüssel zu allem: Ihre Karriere, Ihre persönlichen Beziehungen, Ihre Verdauung und Ihre Gesundheit werden gedeihen, wenn Sie in der Lage sind, Achtsamkeit in allem, was Sie tun, zu kultivieren.

Bleiben Sie cool

Das ist der körperliche Teil des »Chillens«, den ich meinte. Pittas müssen cool bleiben, weil ihre Körper so heiß sind. Das bedeutet, die Zeit im direkten Sonnenlicht zu meiden, besonders am Mittag, wenn die Sonne am höchsten steht. Suchen Sie stattdessen schattigere Plätze und Innenräume auf, um Ihre Körpertemperatur stabil zu halten.

Pittas werden bei Hitze extrem reizbar, weshalb sie die Art von Menschen sind, die immer eine Klimaanlage benötigen. Sie sollten luftige Kleidung tragen, wie z. B. Bio-Baumwolle, und sich von Polyamid und Polyester fernhalten. Auch sollten sie es vermeiden, sich in der Hitze zu bewegen, da ihnen danach übel wird. Die beste Zeit für sie, sich zu bewegen, ist am Morgen, bevor die Sonne zu heiß herunterbrennt.

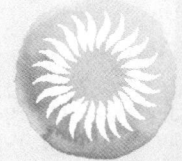

HIER IST EIN BEISPIEL FÜR EINEN TOLLEN TAGESABLAUF VON PITTAS:

- Wachen Sie jeden Tag etwa zur gleichen Zeit auf (idealerweise kurz vor der Dämmerung).
- Verrichten Sie Ihre morgendliche Routine: Toilettengang, Zähne putzen, Zunge reinigen, Gesicht waschen, Ölziehen mit Kokosöl.
- Trinken Sie eine warme Tasse kühlenden Tee, wie z. B. Koriandertee, und meditieren Sie. Üben Sie Yoga, Tai Chi, Pilates oder eine andere beruhigende Sportart aus.
- Essen Sie Ihr Frühstück, am besten warm.
- Bleiben Sie bei all Ihren Aufgaben achtsam und halten Sie Ihren Stresspegel niedrig.
- Machen Sie das Mittagessen zu Ihrer größten Mahlzeit des Tages. Wenn Sie am Nachmittag wieder Hunger bekommen, essen Sie eine Kleinigkeit.
- Gehen Sie nach draußen und kühlen Sie Ihren Körper ab.
- Genießen Sie ein frühes, leicht verdauliches Abendessen wie gedämpftes Gemüse und Bohnen.
- Nippen Sie an einem nächtlichen warmen Tonikum, ölen Sie Ihren Körper mit Sesam- oder Kokosöl ein und schalten Sie alle technischen Geräte aus.
- Schlafen Sie bis 22 Uhr tief und fest, vor Ihrem zweiten Energieschub.

Yoga-Übungen

Pittas sind oft diejenigen, die im Yoga-Kurs vorne stehen und heimlich miteinander konkurrieren, wer einen Handstand länger halten kann. Diese wettbewerbsfähige Energie ist jedoch das genaue Gegenteil von dem, was Pittas brauchen. Konzentrieren Sie sich auf den Yin-betonten, meditativen, erholsamen Aspekt des Yoga, um Ihren bereits angespannten Pitta-Geist und -Körper zu entspannen.

Yin-Yoga ist die Praxis, eine einzelne Dehnung für mehrere Minuten zu halten und dem Körper zu erlauben, sich in diese zu ergeben. Vinyasa-Yoga-Kurse führen Sie durch viele Bewegungen innerhalb einer Stunde, aber Yin-Yoga zwingt Sie, wirklich in der Stellung auszuharren und die Auswirkungen auf Ihren Körper zu spüren. Für Pitta-Typen, die immer das Bedürfnis nach Leistung haben, ist das viel schwieriger. Sie lieben es, die Brett-Position und Umkehrstellungen zu halten, brauchen aber eigentlich mehr Flexibilität in ihren angespannten Muskeln. Pittas sollten sich auf Yoga-Stellungen konzentrieren, die ihre Hüften, Rücken, Schultern und Beine öffnen.

Stehende Vorwärtsbeuge: Die Stehende Vorwärtsbeuge, oder *Uttanasana,* ist eine großartige Befreiung für Kopf, Nacken und Schultern. Indem Sie sich nach vorne beugen und die Schwerkraft wirken lassen, dehnen Sie Ihre gesamte Wirbelsäule.

Um die Vorwärtsbeuge zu üben, knicken Sie einfach in den Hüften ein und halten Sie sich mit den Händen an den Ellenbogen fest, damit Ihr Oberkörper schwer hängen kann. Bewegen Sie sich langsam von einer Seite zur anderen, um die Spannung in beiden Seiten Ihres unteren Rückens zu lösen. Beugen Sie sanft Ihre Knie, um die Dehnung mehr in den Hüften zu spüren. Lassen Sie Ihren Kopf hängen, um Verspannungen im Nacken zu lösen. Lassen Sie Ihren Rücken wirklich in dieser Pose versinken und fühlen Sie die tiefe Befreiung.

Diese Stellung ist großartig für Zeiten, in denen sich Spannung aufgebaut hat und Sie das Gefühl haben, kurz vor dem Platzen zu sein. Sie können sie zu jeder Tageszeit üben, außer in der ersten Stunde nach einer Mahlzeit. Die Vorwärtsbeuge beruhigt die Nebennieren, lindert Spannungskopfschmerzen und lässt das Blut zurück in Ihr Gehirn fließen, was Ihnen einen kreativen Muntermacher gibt.

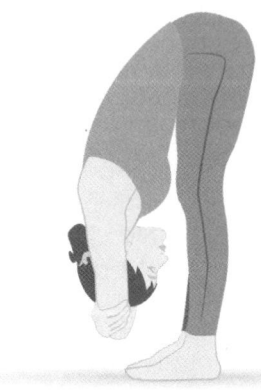

Bei der Stehenden Vorwärtsbeuge geht es nicht darum, wie lange Sie diese halten können, sondern wie sehr Sie loslassen können. Je mehr Sie sich erlauben, in diese Stellung zu sinken, desto vorteilhafter wird sie sein.

Der liegende Schmetterling: Diese Stellung hilft, verspannte Hüftmuskulatur zu lockern, da Pittas dort häufig Spannung speichern. Es wird angenommen, dass dort, wo sich Ihre Hüften befinden, emotionale Schmerzen gespeichert werden. Durch das Öffnen der Hüften können ungelöste Emotionen hochkommen. Anstatt diese zu unterdrücken, lassen Sie sie durch sich hindurchfließen.

Um den Liegenden Schmetterling, oder *Supta Baddha Konasana,* zu üben, legen Sie sich einfach auf den Rücken, legen Sie die Fußsohlen aneinander und spüren Sie die Dehnung in den inneren Hüften. Für eine tiefere Dehnung drücken Sie sanft auf die Innenseite der Oberschenkel. Ich empfehle Ihnen, diese Stellung im Bett zu üben, vor dem Schlafengehen. Es ist eine einfache Stellung, die Sie einnehmen, während Sie in den Schlaf gleiten. Denken Sie daran, tief einzuatmen, damit sich Ihre angespannten Muskeln dehnen können.

Es ist völlig normal, während der Hüftöffnung zu weinen. Sie wissen vielleicht nicht einmal, warum. Es ist nur Ihr Körper, der alle emotionalen Traumata freisetzt, an denen er vielleicht noch festhält. Vertrauen Sie dem Prozess und erlauben Sie sich, verletzlich zu sein. Dies ist besonders schwierig für Pittas, die jederzeit die volle Kontrolle benötigen. Sie bewegen sich oft an einem Thema vorbei, ohne dieses wirklich zu betrauern oder den vollen Schmerz oder die ganze Trauer zu spüren. Dies führt dazu, dass der emotionale Schmerz im Körper verbleibt, insbesondere im Psoas, einem Muskel, der in den Hüften verläuft. Offene Hüften, offenes Leben. Indem Sie gespeicherte negative Emotionen lösen, schaffen Sie Raum für neue positive Emotionen.

vorne und machen Sie die Wirbelsäule lang. Es fühlt sich auch wirklich gut an, wenn eine andere Person den unteren Rücken nach unten drückt, um die Dehnung zu verstärken. Unsere Nieren befinden sich im unteren Rückenbereich und können mit dieser Stellung eine schöne Massage bekommen.

Dies ist eine wirklich tolle Stellung, wenn die Anspannung des Tages zu hoch ist und Sie sich einfach nur entspannen möchten. Sie vermittelt Ihrem Körper sofort, dass er sich bedenkenlos ausruhen kann. Ich empfehle Ihnen, eine Yogamatte im Büro zu haben, damit Sie für diese Stellung, bei der Ihr Gesicht sich auf dem Boden befindet, einen sauberen Platz haben.

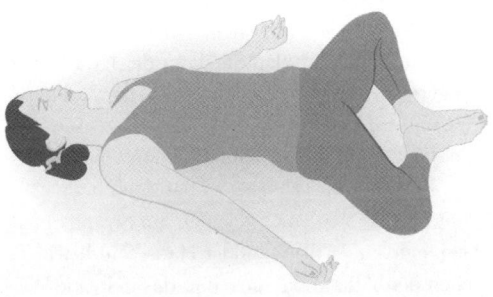

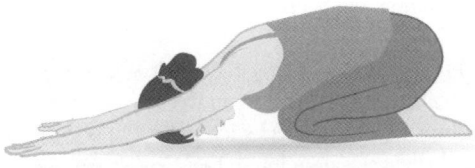

Die Stellung des Kindes wird im Yoga als die Ruhehaltung angesehen und zwischen anstrengenden Sequenzen empfohlen. Sie ist auch eine großartige Stellung für den Beginn einer Yogastunde, um den Rücken zu öffnen und die Nebennieren zu beruhigen.

Geben Sie sich ein paar Minuten Zeit, um wirklich in diese Stellung zu sinken, und lassen Sie das Loslassen Ihrer Hüften zu. Diese Stellung führen Sie am besten nach einem Work-out aus.

Stellung des Kindes: Dies ist eine der populärsten Yoga-Stellungen wegen ihrer unermesslich positiven Wirkung und der Mühelosigkeit. Die Stellung des Kindes, auch *Balasana* genannt, beruhigt Ihre überlasteten Nebennieren und signalisiert Ihrem Nervensystem, sich auszuruhen. Sie gibt Ihrem Körper das gleiche ausgeruhte Gefühl, als wäre er wieder im Bauch Ihrer Mutter, wenn Sie sich daran erinnern könnten, wie sich das anfühlt. Sie dehnt auch den unteren Rücken, der sich durch stundenlanges Sitzen verkrampfen kann. Dies ist eine einfache Stellung zum Üben, die keine körperliche Spannung erfordert.

Um in die Stellung des Kindes zu gelangen, knien Sie sich hin und lassen Sie den Hintern auf Ihre Waden sinken. Beugen Sie sich langsam vor, sodass Ihr Oberkörper auf Ihren Oberschenkeln liegt. Strecken Sie die Arme nach

Meditations-Tipps

Wie Vata-Typen tun sich auch Pittas schwer mit der Meditation. Doch im Gegensatz zu Vatas, die vielleicht in Tagträumen vom Reisen versinken oder sich mit Situationen belasten, die noch gar nicht eingetreten sind, planen Pittas ihren Tagesablauf, denken über Geschäftsideen nach und bereiten ihre nächsten Schritte vor. Sie sind sehr praktische Denker und haben manchmal Schwierigkeiten zu verstehen, was der ganze Wirbel um Meditation soll. Pittas müssen etwas sehen, um es zu glauben.

Anfangs können sie völlig resistent gegenüber Meditation sein. Ihre rationale linke Gehirnhälfte erlaubt es nicht und sie erkennen keinen Nutzen darin, dazusitzen und nichts zu tun. In der Tat klingt das für sie völlig kontraproduktiv. Sie würden die Zeit viel lieber nutzen, um etwas zu tun, das sie weiterbringt.

Sobald sie jedoch mit Meditieren anfangen, verlieben sie sich. Die Meditation wird zum fehlenden Puzzleteil in ihrem Leben, das es ihnen letztendlich ermöglicht, alles bewusster und effektiver anzugehen. Meditation schafft Raum in ihren chaotischen Köpfen und lässt sie, nur für einige Momente, völlig still werden. Diese Präsenz macht sie geradezu süchtig.

Da Pittas sehr fleißig sind, werden sie oft zu Meisterinnen und Meistern der Meditation. Sie praktizieren viele Formen der Meditation, von zehntägigen stillen Retreats, der Vipassana-Meditation, bis hin zur Osho Dynamischen Meditation, die Schreien, Tanzen und Springen beinhaltet.

Pittas reagieren häufig extrem: Erst glauben sie nicht an eine Sache, dann werden sie danach süchtig. Es ist besonders wichtig für Pittas, für ein Gleichgewicht in ihrem Geist zu sorgen. Sie müssen nicht in den Himalaja ziehen, sich den Kopf rasieren und durch Feuer gehen, um spirituelle Weisheit zu erlangen. Sie müssen nur in ihrem täglichen Handeln präsenter werden. Das bedeutet, nicht wütend zu werden, wenn sie im Stau stehen, nicht ungeduldig zu werden, wenn jemand länger braucht, um etwas zu verstehen, und nicht beleidigend zu werden, wenn jemand zum tausendsten Mal die gleiche Frage stellt. Dies sind alles Formen der Meditation in der Praxis.

Es mag sich leicht anhören, auszusteigen und als Meisterin der Meditation auf dem Gipfel eines Bergs zu leben, wo niemand Sie stören kann. Schwierig ist es, in der Gegenwart zu leben, wenn Sie im Stau stehen, den Flug verpasst haben oder mit einer Autopanne kämpfen. Das ist der Moment, in dem Sie wahre Meditation am meisten brauchen.

Ich möchte Sie durch eine geführte Meditation leiten, um Emotionen freizusetzen. Die Visualisierungsmethode ist besonders gut für Pittas geeignet, die für ihre Meditation etwas Realistischeres brauchen und Dinge wie ein weißes Licht, das in ihr drittes Auge eintritt, oder die Energie der Erde, die durch ihren Körper aufsteigt, nicht wirklich greifen können.

Bevor Sie beginnen, suchen Sie sich einen bequemen Platz zum Sitzen. Ich schlage vor, dass Sie sich die gesamte Meditation einmal durchlesen, bevor Sie diese mit geschlossenen Augen und in Ihrem eigenen Tempo praktizieren. Lassen Sie jegliche Emotionen kommen, ohne diese zu beurteilen. Sie können all diese Gefühle ruhig zulassen, denn der einzige Weg, über etwas hinwegzukommen, ist, es durchzustehen.

Schließen Sie die Augen und atmen Sie ruhig einige Male ein und aus. Atmen Sie tief in Ihr Herzzentrum hinein und füllen Sie Ihren Brustraum mit Luft. Atmen Sie langsam aus. Atmen Sie wieder tief ein, diesmal länger und langsamer. Halten Sie den Atem an und atmen Sie langsam aus, wobei das Ausatmen so lange dauern sollte wie das Einatmen. Machen Sie eine Pause und wiederholen Sie dann die Übung, verlängern Sie dabei mit jedem Atemzug die Phase des Ein- und Ausatmens. Machen Sie weiter, bis Sie das Gefühl haben, sich in einem vollkommenen Zustand des Friedens zu befinden.

Stellen Sie sich vor, Sie laufen am Strand entlang, eine kühle Brise auf der Haut, Sand zwischen den Zehen. Sie starren in das tiefblaue Wasser hinein und sehen die unermessliche Weite des Ozeans. Sie geben sich seiner Größe hin, fühlen, wie klein Sie im Vergleich zu dieser Weite sind.

Sie sehen auf Ihre Füße hinunter und bemerken die Wellen, die vor Ihnen plätschern, wie sie kommen und gehen, immerfort. Einige Wellen sind mächtiger, andere ruhiger, aber das Muster bleibt immer gleich.

Nun stellen Sie sich vor, Ihre Gefühle sind diese Wellen, die kommen und gehen wie Ebbe und Flut. Manchmal ist es Ärger, manchmal Freude. Statt ein einzelnes Gefühl zu identifizieren und festzuhalten, schauen Sie einfach ruhig zu. Halten Sie keine Gefühle fest, sondern beobachten Sie nur, wie sich diese verwandeln.

Traurigkeit kann sich in Lachen verwandeln. Angst kann sich in Liebe verwandeln. Sie sind nicht Ihre Gefühle, sondern bieten diesen nur einen Raum. Ebbe und Flut werden sich abwechseln, aber Sie sind so groß wie der Ozean und bleiben ruhig, auch wenn die Gezeiten wechseln.

Kapha-Praktiken

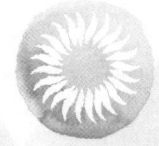

Kaphas sind Gewohnheitsmenschen. Wenn Sie eine oder ein Kapha sind, war vielleicht Ihr Tagesablauf Ihr ganzes Leben lang derselbe. Sie halten sich an Dinge, von denen Sie glauben, dass sie funktionieren. Sie möchten lieber Gewissheit behalten, als zu riskieren oder etwas Neues auszuprobieren.

Kaphas haben oft dieselben Freunde und leben am gleichen Ort wie in ihrer Kindheit. Für sie ist Loslassen das Schwierigste. Kaphas neigen dazu, an der Vergangenheit festzuhalten, wodurch sie auch materiellen Besitz anhäufen können. Ihre Übung fürs Leben ist Loslassen, Stimulierung und Vergebung.

Kaphas profitieren davon, ihre Routine abzuschütteln und ihre Komfortzone zu verlassen. Während Vatas zerstreut und Pittas übermäßig strukturiert sind, können Kaphas manchmal faul sein. Oftmals nutzen sie ihre Zeit nicht effektiv, was sie daran hindert, das zu erreichen, was sie wollen. Sie blicken auf ein Wochenende zurück, für das sie so viele Pläne hatten, und haben fast doch nichts davon umgesetzt. Kaphas müssen daran arbeiten anzuregen, loszulassen und jeden Tag zu üben, um all das zu werden, zu dem sie bestimmt sind.

Bewegen Sie Ihren Körper

Die wahre Medizin für Kaphas ist es, ihren Körper zu bewegen. Kaphas können stecken bleiben, körperlich und geistig, was dazu führt, dass sie Gewicht und emotionale Schmerzen speichern. Das Gegenmittel für ihre Schwere ist Bewegung.

Die beste Zeit für Kaphas, um sich zu bewegen, ist gleich morgens, weil sie das auf den Rest des Tages vorbereitet. Sie werden viel aktiver sein und viel mehr erreichen, wenn Sie bereits zu früher und heller Stunde Schweiß vergossen haben. Auch Ihr Stoffwechsel wird den Rest des Tages schneller sein. Es könnte allerdings auch

HIER IST EIN BEISPIEL FÜR EINEN TOLLEN TAGESABLAUF VON KAPHAS:

- Wachen Sie auf, bevor die Sonne aufgeht, damit Ihr Tag hell und früh beginnt.
- Verrichten Sie Ihre morgendliche Routine: Toilettengang, Zähne putzen, Zunge schaben, Gesicht waschen, Ölziehen mit Sesamöl.
- Trinken Sie eine heiße Tasse wärmenden Tee, wie z. B. einen Tee aus Ingwer, Zimt und Cayennepfeffer, und meditieren Sie. Bewegen Sie sich ein bisschen. Üben Sie den Sonnengruß zügig durch, um alle Kanäle Ihres Körpers zu aktivieren.
- Warten Sie mit dem Frühstück, bis Sie wirklich hungrig sind. Essen Sie etwas Warmes und Leichtes, wie Haferflocken mit Mandelmilch und Zimt. Vermeiden Sie Milchprodukte und Gebäck.
- Erledigen Sie Ihre schwierigste Aufgabe des Tages am Morgen. Warten Sie mit dem Mittagessen, bis Sie wieder hungrig sind.
- Vermeiden Sie es, den ganzen Tag über zwischendurch etwas zu essen, und lassen Sie bis zu Ihrer nächsten Mahlzeit 4 bis 6 Stunden vergehen. Machen Sie einen zügigen Spaziergang in der Natur.
- Essen Sie ein frühes, leichtes, leicht verdauliches Abendessen wie eine Gemüsesuppe.
- Genießen Sie ein spätabendliches warmes Tonikum, ölen Sie Ihren Körper mit Sesamöl ein und schalten Sie alle technischen Geräte aus. Schlafen Sie bis 22 Uhr fest ein.

das letzte Mal sein, dass Kaphas Sport treiben wollen. Kaphas schlafen gern aus und fühlen sich in der ersten Stunde des Tages oft angeschlagen. Um aus diesem Trott herauszukommen, ist es für Kaphas entscheidend, sich zu bewegen.

Kaphas brauchen von allen Doshas die intensivste Sporteinheit. Sie sollten eine Tätigkeit ausüben, die ihren Körper leicht ins Schwitzen bringt. Es kann ein Vinyasa- oder Power-Yoga-Kurs sein, ein zügiger Spaziergang, ein Aerobic-Kurs oder Radfahren. Was auch immer sie dazu bringt, aufzustehen und sich zu bewegen, ist die richtige Art von Training. Sie sollten auch darauf achten, ihren Trainingsablauf immer wieder zu verändern, um ihren Körper in einer Art Schockzustand zu halten und kontinuierlich Fett zu verbrennen.

Probieren Sie neue Dinge aus

Kaphas bleiben gern bei dem, was sie können, weshalb es für sie besonders wichtig ist, etwas völlig Neues auszuprobieren. Dies ermöglicht es Kaphas, ihre Komfortzone zu verlassen und sich als Individuum zu entfalten. Wenn Sie Tag für Tag und Jahr für Jahr das Gleiche tun, entwickeln Sie sich nicht weiter. Einzig durch dieses unangenehme Gefühl, rauszugehen und sich zu trauen, lernen wir und wachsen über uns hinaus.

URALTE WEISHEIT
Denken Sie jede Woche an eine neue Sache, die Sie tun können. Das kann ein neuer Trainingsablauf sein, der Besuch eines lokalen Parks, die Anmeldung zu einem neuen Kurs, das Treffen mit einem neuen Freund oder ein Solo-Trip. Was auch immer es ist, machen Sie sich mit dem Unbequemen vertraut. Entwicklung findet nicht statt, wenn Sie sich sicher und geborgen fühlen. Es braucht etwas Druck, um zu expandieren, aber es lohnt sich immer. Ein Schmetterling schaut nie zurück und sagt, er wünsche sich, er wäre eine Raupe geblieben.

Kaphas widerstehen diesem Gefühl, weil es für sie beängstigend ist. Aber es ist das, was sie tun müssen, damit ihre Seelen sich ausdehnen können.

Praktizieren Sie Vergebung

Kapha-Typen vergessen nicht. Sie erinnern sich daran, dass Sie vor 5 Jahren vergessen haben, sie an ihrem Geburtstag anzurufen. Sie werden es Sie nie wissen lassen, aber es bleibt ihnen im Gedächtnis. Kapha-Typen behalten Gefühle, Erinnerungen, Besitztümer und sogar Gewicht. Um das alles loszulassen, müssen sie Vergebung praktizieren.

Nur durch Vergebung kommen Sie weiter. Wenn Sie die Dinge, die Sie verletzt haben, nicht loslassen, werden Sie immer von diesen Verletzungen getrieben sein und diese Wunden in zukünftige Beziehungen mitbringen. Vergebung durchtrennt die Verbindung und ermöglicht es, dass diese Dinge aus der Vergangenheit auch in der Vergangenheit bleiben.

Denken Sie an all jene, die Ihnen Unrecht getan haben, oder vielleicht an die, denen Sie Unrecht getan haben. Denken Sie an all die Missverständnisse, die Eifersucht, Gier oder Wut, die anderen, besseren Dingen in Ihrem Leben im Weg standen. Vergeben Sie diesen Leuten von ganzem Herzen. Sie können einen Vergebungsbrief schreiben und verschicken, oder nicht, oder Sie können es einfach mehrmals laut sagen. Ob diese Menschen dies jemals lesen oder hören, ist unwichtig. Was zählt, ist, dass Sie ihnen energetisch verziehen haben und jetzt frei sind, um weiterzuziehen.

Sie werden sich in Ihrem Alltag leichter fühlen, weil Sie nicht mehr an dieser Wut oder Traurigkeit festhalten. Geistige Anspannung wird zu körperlicher Anspannung, und wenn Sie Vergebung praktizieren, können Sie diese Bindungen lösen, um wieder frei und leicht zu werden. Vielleicht merken Sie, dass auch Ihr Gewicht von Ihnen abfällt, nachdem Sie Ihre Vergangenheit wirklich losgelassen haben – ein doppelter Gewinn!

Yoga-Übungen

Kaphas gehen die Dinge gern langsam und locker an, aber ihre Yogaübungen sollten dynamischer und fließender sein. Kaphas sollten aktivere Formen des Yoga, wie Vinyasa- oder Power-Yoga, in ihre Übungen einbauen. Kaphas sind bereits still und ruhig, was sie benötigen, ist Kraft und Vitalität. Tiefe Dehnungen sind auch großartig, um verspannte Muskeln und Gelenke, insbesondere die Hüfte, zu öffnen.

Chaturanga-Stütz: Ein Chaturanga-Stütz, oder *Chaturanga Dandasana,* ist wie eine normale Liegestütze, aber statt die Arme weit auseinander zu setzen, werden diese auf beiden Seiten der Brust platziert, wobei die Ellbogen eng am Körper gehalten werden.

Um diese Stellung zu üben, bringen Sie Ihren Körper in Liegestütz-Position, Arme an den Seiten und Handflächen nach vorne gerichtet. (Wenn Ihnen dies zu intensiv ist, können Sie Ihre Knie auf dem Boden ablegen.) Senken Sie Ihren Körper nach unten ab, mit eng anliegenden, nach hinten zeigenden Ellbogen. Halten Sie Ihren Körper in einer geraden Linie, ohne Brust oder Hüften nach unten sinken zu lassen. Wenn Sie Ihren tiefsten Punkt erreicht haben, drücken Sie Ihren Körper langsam mit den Armen in der gleichen Position wieder nach oben.

Diese Bewegung trainiert den schwer zugänglichen Trizeps-Bereich, an dem Kapha-Typen oft Fett einlagern. Bauen Sie diese Stellung in Ihren Sonnengruß ein, um Ihren Stoffwechsel anzuheizen.

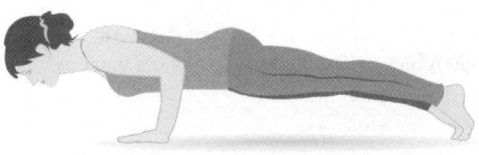

Im Chaturanga-Stütz sollten Ihre Füße ungefähr hüftbreit auseinander stehen. Ellenbogen sind gebeugt, befinden sich dabei aber maximal in einer waagerechten Linie mit den Schultern. Spannen Sie die Muskeln an Oberschenkeln, Gesäß und Bauch an.

Kobra-Stellung: Die Kobra, auch *Bhujangasana* genannt, öffnet den Brustkorb, strafft die Bauchmuskulatur und bringt Geschmeidigkeit in die Wirbelsäule. Tatsächlich sagt der alte Yogatext Gheranda Samhita aus, dass die Schlangengöttin Kundalini Ihre Wirbelsäule erweckt und ihr Lebendigkeit verleiht, wenn Sie regelmäßig die Kobra-Stellung einnehmen, daher der Name. Die Kobra-Stellung ist die perfekte Stellung nach dem Chaturanga-Stütz.

Die Kobra-Stellung ist ein Herzöffner, d.h. sie hilft, gespeicherte Spannungen in Ihrem Herzbereich zu lösen und erlaubt es Ihnen, liebevoller, empfänglicher und offener zu sein. Sie stärkt auch Ihre Bauchspeicheldrüse und Leber, was Ihrem Körper hilft, Giftstoffe und Fett abzubauen.

Diese Stellung kann jederzeit geübt werden, nur nicht mit vollem Magen, weil sie dann leichte Übelkeit verursachen kann.

Legen Sie sich für die Übung auf den Bauch und drehen Sie dabei den Kopf zur Seite. Drücken Sie Ihre Hände in den Boden und atmen Sie aus. Wenn Sie wieder einatmen, heben Sie Ihren Oberkörper langsam an, indem Sie Ihre Hände nach unten drücken. Lassen Sie die Schultern unten und die Ellbogen eng anliegen wie beim Chaturanga-Stütz. Halten Sie den Kopf gerade. Ihr Körper sollte unterhalb des Bauchnabels auf dem Boden bleiben. Drücken Sie sich so hoch, wie Sie sich wohl fühlen. Es sollte keine Verspannung im unteren Rückenbereich auftreten, sondern eine Dehnung der oberen und mittleren Wirbelsäule. Wenn es zu viel für Sie ist, bleiben Sie auf Ihren Unterarmen. Halten Sie die Stellung, in der Sie sich wohl fühlen, etwa 10 Sekunden. Senken Sie Ihren Körper langsam wieder nach unten ab und atmen Sie aus, drehen Sie dabei den Kopf in die entgegengesetzte Richtung. Wiederholen Sie das noch zweimal.

Wenn Sie die Kobra-Stellung regelmäßig üben, werden Sie bemerken, dass Ihre Rückenbeuge mit der Zeit tiefer wird und Ihre Brust sich weitet. Sie aktivieren Ihre innere Kobra!

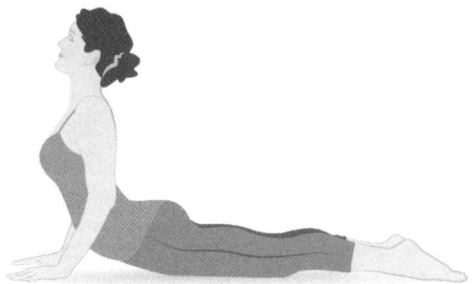

Die Kobra ist eine der besten Stellungen für eine flexiblere Wirbelsäule, die Öffnung der Brust und die Stärkung der Schultern. Die Kobra öffnet auch die Lungen, heilt Asthma und stimuliert die Bauchorgane, wodurch die Verdauung verbessert wird.

Liegender Twist: Der Liegende Twist, oder *Jathara Parivartanasana*, auch als »Krokodil« bekannt, hilft, die Dinge in Bewegung zu bringen, geistig und körperlich. Wenn Sie Ihren Körper verdrehen, stimulieren Sie Ihr Verdauungssystem. Dies hilft Ihnen, verfaulende Nahrung zu verdauen, die vielleicht in Ihrem Darm stecken geblieben ist. Bauch-Twists helfen auch, Giftstoffe herauszudrücken und Ihre schrägen und geraden Bauchmuskeln zu stärken.

Es gibt viele Möglichkeiten, Twists zu üben, im Liegen oder Sitzen bis hin zum Ausfallschritt. Am einfachsten ist es, sich hinzulegen: Legen Sie sich auf den Rücken und pressen Sie mit den Armen Ihre Knie gegen Ihre Brust. Bringen Sie langsam beide Knie auf die linke Körperseite. Spüren Sie die Dehnung in Ihrer rechten Körperseite, die Schultern bleiben dabei auf dem Boden. Sie sollten eine Öffnung in Ihrem unteren Rücken, der Seite und der Schulter spüren. Erlauben Sie Ihrem Körper, sich tiefer in die Dehnung zu begeben, indem Sie Ihre inneren Organe wirklich verdrehen und alle Giftstoffe herausschwemmen. Verdrehen Sie sich mit jedem Ausatmen ein wenig mehr. Bringen Sie dann Ihre Beine auf die rechte Seite und wiederholen Sie die Übung.

Dies ist eine großartige Dehnung nach einer schweißtreibenden Yogastunde, wenn Ihre Muskeln eine Pause brauchen. Die Dehnung ist intensiv, aber gleichzeitig heilend und unterstützend, was sie zu einer großartigen Wahl für Kaphas macht. Sie können mit dieser Übung

auch Ihre Bauchmuskeln trainieren, indem Sie Ihre Beine kontrolliert auf eine Seite absenken, sie wieder nach oben bringen und auf die andere Seite absenken und das Ganze mehrmals wiederholen.

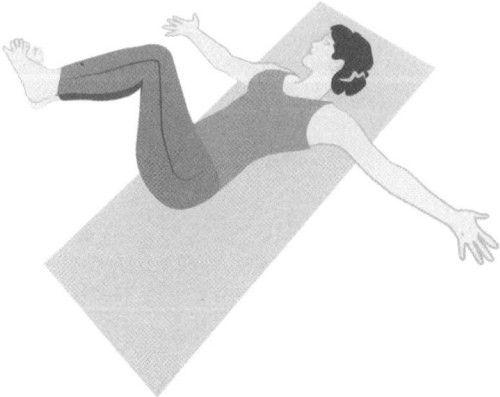

Der Liegende Twist (das Krokodil) stärkt die Verdauung, indem er die Funktion von Leber, Bauchspeicheldrüse und Dünndarm verbessert. Die Übung stimuliert auch den Ausscheidungsprozess im Darm und das Fortpflanzungssystem.

Meditations-Tipps

Kapha-Typen sind geduldig und sesshaft, aber das bedeutet nicht, dass sie sich immer in einem meditativen Zustand befinden. Tatsächlich sind Kaphas oft zu sehr in der Vergangenheit gefangen, um wirklich im Moment präsent zu sein. Für Kaphas ist es wichtig, eine Meditationspraxis zu entwickeln, damit sie emotional frei werden können.

Als Kapha könnte eine Geh-Meditation gut für Sie sein, denn sie bringt Ihren Körper in Bewegung, lässt Sie aber gleichzeitig achtsam sein. Bevor Sie eine Geh-Meditation durchführen, sollten Sie sich zunächst Ihres Atems bewusst werden. Atmen Sie ein und aus, bis Sie einen Punkt der Stille erreichen.

Spüren Sie Ihre Füße auf dem Boden. Spüren Sie Ihre Beine, Ihre Hüften, Ihren Bauch, Ihren Rücken, Ihre Schultern, Ihre Arme, Ihren Nacken und Ihren Kopf. Spüren Sie alle Teile Ihres Körpers und deren Vernetzung. Sobald Sie Körperbewusstsein erlangt haben, machen Sie langsam einen Schritt beim Einatmen. Lassen Sie diesen Schritt so langsam und bewusst wie möglich ablaufen. Nachdem Sie das Gewicht auf Ihre Füße verlagert haben, machen Sie einen zweiten Schritt und atmen Sie dabei aus. Setzen Sie diesen Prozess fort, indem Sie bei jedem Schritt ein- und ausatmen. Erlauben Sie Ihrer Bewegung, Ihre Meditation zu werden.

Üben Sie täglich 10 Minuten. Dies hilft Ihnen, ein Körper-Geist-Bewusstsein zu entwickeln, das Ihnen bei Ihrem Bewegungsablauf und im Alltag hilft.

Pranayama

Kaphas haben oft Probleme mit der Atmung und können wirklich von *Pranayama,* achtsamen Atemübungen, profitieren.

Setzen Sie sich zum Üben in einer bequemen Position auf den Boden, am besten mit gekreuzten Beinen und geradem Rücken. Legen Sie den rechten Zeigefinger über das linke Nasenloch und den rechten Daumen über das rechte Nasenloch. Nicht drücken, sondern die Finger nur dort platzieren. Machen Sie den Mund zu.

Drücken Sie nun mit dem Zeigefinger nach unten, wobei das linke Nasenloch blockiert wird. Atmen Sie über Ihr rechtes Nasenloch tief ein. Dehnen Sie diesen Atem vollständig aus und lassen Sie ihn in Ihren ganzen Körper eindringen. Wenn Sie das Gefühl haben, nicht mehr einatmen zu können, halten Sie für ein paar Momente inne. Heben Sie dann den Zeigefinger an und drücken Sie mit dem Daumen nach unten. Atmen Sie langsam und bewusst aus dem linken Nasenloch aus. Lassen Sie die ganze eingeatmete Luft aus Ihrem Nasenloch entweichen und atmen Sie die verbrauchte Luft in Ihren Lungen vollständig aus. Machen Sie eine Pause und wiederholen Sie dann die Übung.

Mit dieser Übung reinigen Sie Ihre Lungen, stärken Ihre kognitiven Funktionen, reduzieren Stress und verbessern Ihre Stimmung – alles nur durch achtsame, kontrollierte Atmung. Üben Sie jeden Morgen und jeden Abend mindestens 5 Minuten, um in den Genuss der vorteilhaften Wirkungen zu kommen.

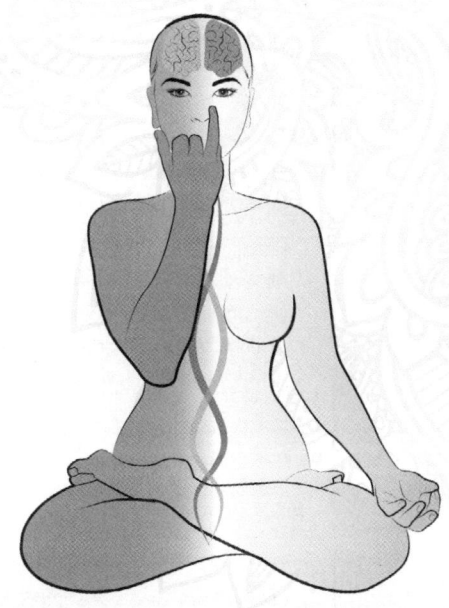

Während Sie Pranayama praktizieren, zirkuliert die Energie zwischen der männlichen und der weiblichen Seite Ihres Gehirns und Ihres Körpers.

URALTE WEISHEIT

Im Laufe des Tages atmen Sie abwechselnd erst durch ein Nasenloch und danach durch das andere. Ihr Körper gleicht Ihre Energien aus, indem er alle 90 bis 150 Minuten das dominante Nasenloch wechselt. Das linke Nasenloch ist entspannter und ruhiger, wodurch der *Ida*-Energiekanal aktiviert wird. Dieser wird mit dem Weiblichen, Yin, Wandel, Kühle und Mondenergie assoziiert. Das rechte Nasenloch ist aktiver und wacher und aktiviert den *Pingala*-Energiekanal. Dieser wird mit dem Männlichen, Yang, Hitze, Sonnenenergie assoziiert. Achten Sie darauf, wie Ihr Atem immer wieder das Nasenloch wechselt und beobachten Sie, wie Sie sich fühlen. Blockieren Sie das andere Nasenloch, um eine bestimmte Energie zu kanalisieren, und atmen Sie 5 Minuten lang auf dieser Seite aus.

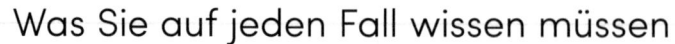

Was Sie auf jeden Fall wissen müssen

- Für jedes Dosha gibt es spezifische Praktiken hinsichtlich der Lebensweise sowie Yoga-Übungen und Meditationspraktiken, die Ihnen helfen, das Gleichgewicht zu erhalten.

- Vatas müssen daran arbeiten, eine Routine zu entwickeln, es langsamer angehen zu lassen und ihr Verdauungsfeuer anzuheizen. Die besten Yoga-Übungen für Vatas sind Kraft aufbauend, und die wichtigsten Meditationen sind imaginativ und klärend.

- Pittas sollten sich darauf konzentrieren zu »chillen« bzw. herunterzukommen, achtsam zu sein und »cool« zu bleiben. Die optimalen Yogaübungen für Pittas sind entspannend und öffnend, die besten Meditationen sind realistisch und visuell.

- Kaphas müssen ihren Körper bewegen, neue Dinge ausprobieren und Vergebung praktizieren, um ihr Gleichgewicht zu gewinnen. Die besten Yoga-Übungen für Kaphas sind dynamisch und bewegend, die idealen Meditationen sind reinigend und in der Gegenwart verankert.

Teil 3

Eine alltägliche Routine entwickeln

In Teil 3 bringe ich Ihnen bei, wie Sie einen Tagesplan erstellen, inklusive einer Morgen- und Abendroutine, die Ihnen optimale Energie, Verdauung, Kreativität, Schlaf und ein Gleichgewicht zwischen Körper und Geist verschafft. Ich erläutere auch die ayurvedischen Praktiken der Selbstpflege, einschließlich Ölziehen, Zungenschaben und Trockenbürsten.

Machen Sie sich auf ernsthafte Selbstliebe gefasst!

Der ayurvedische Tages-Zyklus

Zeit ist etwas, das uns jeden Tag gegeben wird, von dem wir aber nie genug zu haben scheinen. Wir können unsere Zeit auf unzählige Arten nutzen, aber nicht alle sind förderlich für einen gesünderen Geist, Körper und Seele.

In diesem Kapitel bespreche ich, wie Sie ayurvedische Weisheit nutzen können, um Ihren Tagesplan so zu gestalten, dass Sie essen, schlafen, verdauen, arbeiten, trainieren und Ihr optimales Potenzial ausnutzen können, indem Sie einfach Ihren natürlichen Dosha-Rhythmen folgen.

IN DIESEM KAPITEL

- Die ayurvedischen Tageszeiten

- Planen Sie Ihren Tag so, dass Sie die Dosha-Zeiten bestmöglich ausnutzen

- Die beste Zeit zum Essen, Schlafen, Arbeiten, Träumen und mehr

- Tipps zur Verbesserung Ihres Lebens durch Abstimmen auf Ihr Dosha

Die Kategorisierung der Zeit

Wenn Sie eine Liste mit Tageszeiten erstellen müssten, welche Kategorien würden Sie wählen? Für die meisten Menschen wäre es die Zeit des (schnellen) Frühstücks, die Zeit des (schnell heruntergeschlungenen) Mittagessens, die Zeit des (überreichlichen) Abendessens und die Zeit, um ins Bett zu gehen (und vor dem Fernseher einzuschlafen), wobei die Arbeitszeit zwischen den anderen Zeiten liegt.

Wir sind gesellschaftlich nicht dazu erzogen, unseren Tag nach der Energie der jeweiligen Zeit zu planen. In Spanien sind *Siestas* oder Mittagsruhezeiten üblich, um den Menschen nach dem Mittagessen Zeit zum Ausruhen zu geben, aber in Deutschland arbeiten wir den ganzen Tag über, meist lediglich unterbrochen von einer 30-minütigen Mittagspause. Das Abendessen ist oft die größte Mahlzeit, weil es die einzige Mahlzeit ist, die Sie zu Hause zu sich nehmen können. Nur wenige Leute packen ihr Mittagessen ein, und wenn, ist dies normalerweise ein kaltes Sandwich oder ein Salat, was gegen die ayurvedischen Regeln der Ernährung verstößt, weil kalte Speisen das Verdauungsfeuer Agni löschen.

Ihnen wurde nie beigebracht, Ihre kreativen Aufgaben am Nachmittag, Ihre Organisationsaufgaben am Morgen und Ihre beruhigenden Aufgaben in der Dämmerung einzuplanen, wie es das Ayurveda empfiehlt. Wir erledigen einfach, was immer uns an Erledigungen begegnet, ohne zu bedenken, wie sich die Energie der Zeit auf uns auswirken könnte. Wir sehen jede Stunde als getrennt vom gesamten zirkadianen Rhythmus. Wir ignorieren die Mond- und Sonnenzyklen, die unser ganzes Wesen zutiefst beeinflussen.

So wie die Tiere am frühen Morgen herauskommen und schlafen gehen, sobald die Sonne untergeht, sind auch Sie tief mit der Natur verbunden. Ihre moderne Lebensweise hat Sie jedoch aus der Verbindung gerissen, was dazu führt, dass Sie rund um die Uhr arbeiten und wach sein müssen, was zu Ungleichgewichten führt. Ayurveda bietet eine Lösung, die Ihren täglichen Rhythmus mit dem der Natur verbindet.

Warum sollten Sie sich an einen ayurvedischen Zeitplan halten?

Das Befolgen eines ayurvedischen Zeitplans macht Sie bei all Ihren Aufgaben effektiver, weil Sie mit und nicht gegen Ihre eigene Natur arbeiten. Laut Ayurveda müssen Sie Ihre Tage mit dem Sonnen- und Mondzyklus planen, um Ihr optimales Potenzial ausschöpfen zu können. Das bedeutet, dass Sie aufstehen, wenn die Sonne aufgeht, dass sich Ihre Energie aufbaut, wenn die Sonne am Himmel zunimmt, dass Sie die größte Mahlzeit des Tages einnehmen, wenn die Sonne auf ihrem Höhepunkt ist, und dass Ihre Energie danach mit der abnehmenden Sonne wieder weniger wird.

Schauen wir uns an, wie Sie Ihren Tag gemäß den Doshas für optimale Gesundheit und Produktivität und ein optimales Gleichgewicht planen können.

Wie die Dosha-Zeiten funktionieren

Sie teilen Ihren Tag in 24 einzelne Stunden ein, aber im Ayurveda wird der Tag in sechs 4-Stunden-Perioden aufgeteilt. Jede Periode bezieht sich auf ein bestimmtes Dosha und wiederholt sich zweimal am Tag:

Dosha-Zeiten

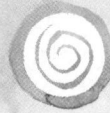

Kapha-Zeiten:
6–10 Uhr und 18–22 Uhr werden mit der Kapha-Zeit assoziiert.

Pitta-Zeiten:
10–14 Uhr und 22–2 Uhr sind auf die Pitta-Zeit bezogen.

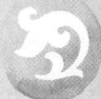

Vata-Zeiten:
2–6 Uhr und 14–18 Uhr sind mit der Vata-Zeit verbunden.

Der Auf- und Untergang der Sonne ist mit Kapha verbunden. Kapha ist eine erdende, mit der Erde verbundene Energie; wenn sich die Erde auf den Tag vorbereitet und sich für die Nacht niederlässt, befinden Sie sich in der Kapha-Zeit.

Der Höhepunkt des Tages und der Höhepunkt der Nacht sind mit Pitta verbunden. Pitta ist eine starke, scharfe Energie, und die Hitze des Tages und die Dunkelheit der Nacht sind mit diesem mächtigen Dosha verbunden.

Der Übergang zwischen Nacht und Tag und zwischen Dämmerung und Morgengrauen ist mit Vata verbunden. Vata ist ein ätherisches, traumähnliches Dosha, und Ihre aktivsten Tag- und Nachträume finden beide zu Vata-Zeiten statt.

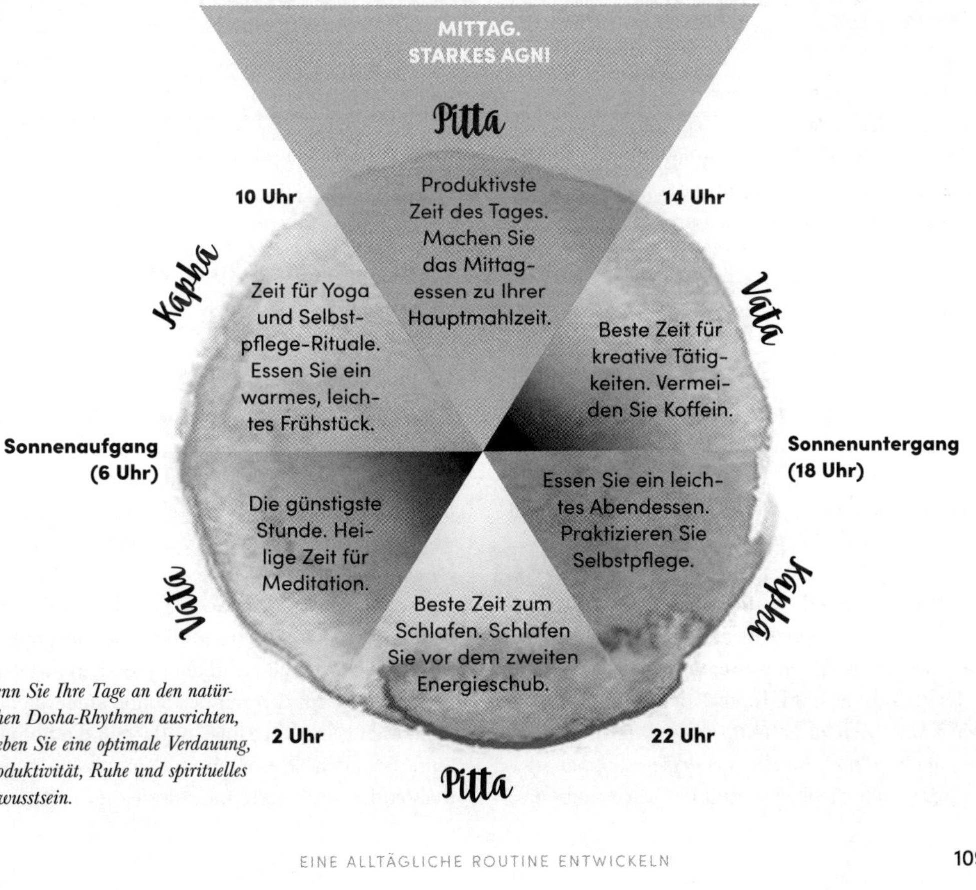

**MITTAG.
STARKES AGNI**

Pitta

10 Uhr

14 Uhr

Kapha

Vata

Produktivste Zeit des Tages. Machen Sie das Mittagessen zu Ihrer Hauptmahlzeit.

Zeit für Yoga und Selbstpflege-Rituale. Essen Sie ein warmes, leichtes Frühstück.

Beste Zeit für kreative Tätigkeiten. Vermeiden Sie Koffein.

Sonnenaufgang (6 Uhr)

Sonnenuntergang (18 Uhr)

Vata

Kapha

Die günstigste Stunde. Heilige Zeit für Meditation.

Essen Sie ein leichtes Abendessen. Praktizieren Sie Selbstpflege.

Beste Zeit zum Schlafen. Schlafen Sie vor dem zweiten Energieschub.

Wenn Sie Ihre Tage an den natürlichen Dosha-Rhythmen ausrichten, erleben Sie eine optimale Verdauung, Produktivität, Ruhe und spirituelles Bewusstsein.

2 Uhr

22 Uhr

Pitta

URALTE WEISHEIT

Beginn und Ende des Tages, 6–10 Uhr und 18–22 Uhr, sind mit Kapha verbunden.

Die Spitzen des Tages und der Nacht, 10–14 Uhr und 22–2 Uhr, werden mit Pitta in Verbindung gebracht.

Die späten Stunden des Tages und der Nacht, 14–18 Uhr und 2–6 Uhr, sind mit Vata verbunden.

Die Aktivitäten, denen Sie innerhalb dieser Stunden nachgehen, sollten sich auf die jeweiligen Doshas beziehen. Da die Sonne während der Kapha-Zeit auf- und untergeht, sollten Sie sich darauf konzentrieren, Ihren Körper zu beruhigen und alle anstrengenden Aktivitäten zu meiden. Wenn die Sonne in der ersten Pitta-Zeit am höchsten am Himmel steht, sollten Sie den größten Teil Ihrer Arbeit erledigen, und in der Blütezeit der Nacht sollten Sie Ihren qualitativ hochwertigsten Schlaf bekommen. In den Nachmittags- und frühen Morgenstunden sollten Sie stets Ihre natürliche Kreativität nutzen.

Das Arbeiten mit den Doshas macht Sie bei allem, was Sie tun, effizienter, weil Sie endlich im Einklang mit Ihrer eigenen Natur arbeiten.

Kapha-Zeit (6 bis 10 Uhr)

Sie beginnen den Tag in der Kapha-Periode. Kapha ist Erd-Energie, die Zeit, in der die Sonne aufgeht und ihren Zyklus beginnt. Ebenso sollten Sie sich am Morgen aufgrund der aufsteigenden Kapha-Energie geerdet, friedfertig und manchmal auch lethargisch fühlen.

Wenn Sie morgens groggy und erschöpft aufwachen, ist dies auf eine Erhöhung des Kapha zurückzuführen. Kapha-Prakritis fühlen sich morgens eher schwer und müde, weil ihr Kapha dann besonders aus dem Gleichgewicht fällt, aber jeder ist dafür empfänglich. Im Winter, wenn die Morgenstunden grau sind, ist es wahrscheinlicher, dass Sie ein Kapha-Ungleichgewicht erleben, weshalb Sie in den dunklen Wintermonaten keine Lust haben, aus dem Bett zu steigen. Doch laut Ayurveda bestimmt die Art, wie Sie den Tag beginnen, darüber, wie Sie sich für den Rest des Tages fühlen werden.

Es ist entscheidend, Ihren Körper während der Kapha-Zeit zu nähren, zu wecken und zu aktivieren, damit Sie einen energiegeladenen und dennoch friedlichen Rest des Tages haben

können. Schauen wir uns einige Vorschläge an, wie Sie Ihre Energie während der Kapha-Morgenzeit ausgleichen können.

Stehen Sie kurz vor der Sonne auf

Sind Sie schon einmal sehr früh am Morgen aufgestanden und haben bemerkt, dass die Vögel dazu neigen, kurz vor Sonnenaufgang zu zwitschern? Das liegt daran, dass sie auf die Energie der Erde eingestimmt sind. Die beste Zeit zum Aufwachen ist auch für Menschen kurz vor Sonnenaufgang. Um den Tag in Ruhe zu beginnen, empfiehlt das Ayurveda, den Sonnenaufgang in Meditation zu beobachten, bevor der Stress des Tages beginnt.

Historisch gesehen sind die Menschen aus verschiedenen Gründen mit der Sonne aufgewacht. Sie hatten keine Vorhänge, und wenn die Sonne aufstand, taten sie es auch. Zudem waren die meisten Leute Bauern und mussten ihren Tag beginnen, bevor die Sonne zu hoch am Himmel stand und es zu heiß war, um draußen zu arbeiten. Und sie gingen kurz nach Einbruch der Dunkelheit schlafen. Sie hatten kein elektrisches Licht und ihre Kerzen reichten bei Sonnenuntergang nur so lange, bis es Zeit war, sich zurückzuziehen. Der Mensch funktioniert seit Jahrtausenden auf diese Weise und unsere Körper haben sich an diesen Rhythmus angepasst. Tatsächlich folgen alle Säugetiere dem gleichen Zyklus. Warmblütler sind dafür geschaffen, im Rhythmus der Sonne aufzustehen und sich auszuruhen, weil dies für Ihr Energieniveau am effektivsten ist. Aber mit alles verdunkelnden Vorhängen, Augenmasken, Smartphones, Bars und Nachtschichten schlafen heute viele Menschen weit über die Stunde des Sonnenaufgangs hinaus und gehen Stunden nach Sonnenuntergang zu Bett. Das bringt sie für den ganzen Tag aus dem Rhythmus.

URALTE WEISHEIT

Sind Sie schon einmal sehr spät aufgestanden und haben sich für den Rest des Tages müde gefühlt, obwohl Sie mehr als genug Schlaf bekommen haben? Das liegt daran, dass Ihre Kapha-Energie aus dem Gleichgewicht geraten ist. Wenn Sie verschlafen, steigt Ihr Kapha auf und Sie fühlen sich schwerer und lethargischer. Aus diesem Grund empfiehlt das Ayurveda, direkt vor der Sonne aufzustehen, um sicherzugehen, dass Sie während der Kapha-Zeit nicht schlafen, damit die Energie weiter ansteigen kann. Wenn Sie zwischen 6 und 10 Uhr morgens schlafen, macht Sie dies für den Rest des Tages noch müder.

Gehen Sie früh schlafen, damit Sie von alleine früh aufwachen können und sich nicht zwingen müssen. Wenn Sie erst nach Mitternacht einschlafen, ist es keine gute Idee, unter Schlafentzug zu leiden, nur damit Sie vor der Sonne aufwachen können. Idealerweise sollten Sie um 22 Uhr schlafen, damit Sie um 6 Uhr erfrischt, nicht erschöpft, aufwachen können.

Bewegen Sie Ihren Körper

Nach dem Aufstehen und dem Meditieren beim Sonnenaufgang sollten Sie als Nächstes Yoga oder eine andere leichte Bewegungsform ausüben. Im Nachtschlaf bewegen Sie Ihren Körper stundenlang kaum. Dadurch werden Ihre Muskeln steif, was zu Verspannungen und Schmerzen beim Aufstehen führt. Es ist wichtig, dass Sie Ihren Körper morgens aufwecken, öffnen und aktivieren, damit Sie einen wachen, offenen und aktivierten Geist für den Rest des Tages haben. Einige Sonnengrüße, andere Yoga-Stellungen oder einfach nur Hampelmänner sollten ausreichen.

Die Kapha-Zeit ist die beste Tageszeit für Sport, weil dieser Sie aus Ihrem schweren Kapha-Tal herausholt. Er bringt den Stoffwechsel und das Verdauungsfeuer für den Rest des Tages in Schwung. Wenn Sie kein Morgenmensch sind und Aufwachen und Sport treiben sich wie Folter anfühlt, sind Sie besonders in Not, denn das ist ein Zeichen dafür, dass Ihr Kapha bereits aus dem Gleichgewicht ist. Im Ayurveda geht es um Gleichgewicht, und wo immer Schwere herrscht, müssen Sie ihr mit Leichtigkeit und Beweglichkeit begegnen.

URALTE WEISHEIT

Ein aktivierter Körper ist ein aktivierter Geist. Das Training am Morgen vor dem Frühstück ist die beste Zeit, denn es verleiht Ihnen mehr Energie, Wachheit sowie bessere Stoffwechselfunktionen und Verdauungskraft für den Rest des Tages.

Essen Sie ein leichtes Frühstück

Was essen Sie morgens als erstes? Eier, Pfannkuchen, Speck oder Backwaren? Das ist das genaue Gegenteil von dem, was Sie brauchen. Ihre Verdauung ist wie ein Feuer, das morgens leicht angezündet werden muss, weil es die ganze Nacht nicht gefüttert wurde. Ein schweres Frühstück zu essen ist so, als ob man Ziegelsteine auf das Feuer wirft und es löscht.

Im Ayurveda wird ein leichtes, leicht verdauliches Frühstück empfohlen, um den Tag auf dem richtigen Fuß zu beginnen. Wenn Sie morgens zu viel essen, muss Ihr Körper zusätzliche Energie aufwenden, nur um die Nahrung zu verdauen, sodass Sie weniger Energie für den Rest des Tages haben. Sie werden sich erschöpft, schwer und lethargisch fühlen und Sie werden sich nach mehr Essen sehnen, nur um wach zu bleiben.

Am besten konsumieren Sie ein wärmendes Frühstück, das auf Ihre einzigartige Dosha-Konstitution abgestimmt ist. Ein ideales Frühstück besteht aus gekochtem Getreide (welches Getreide hängt von Ihrem Dosha ab) mit Milch Ihrer Wahl sowie Zimt und Samen. Geschmorte Äpfel, Linsensuppe oder Süßkartoffelpüree mit Zimt und Kardamom sind weitere tolle Frühstücksoptionen.

Halten Sie sich von Croissants, Muffins und anderen Backwaren fern, die in den frühen Morgenstunden zu schwer für Ihren Körper sind, um sie zu verdauen. Ähnlich werden Müsliriegel, Smoothies und Joghurt als gesunde Optionen vermarktet, aber sie löschen Ihr Verdauungsfeuer, weil sie kalt sind.

Ein Brei aus Haferflocken, Buchweizen, Amaranth, Hirse oder Quinoa sind viel bessere Optionen.

AYURVEDISCHE WARNUNG

Ayurveda empfiehlt keinen Kaffee als Teil der täglichen Morgenroutine, mit Ausnahme von Kaphas. Den Tag mit einer Tasse Kaffee zu beginnen ist so, als ob man Spiritus in das Verdauungsfeuer wirft, was besonders auf Pitta-Typen zerstörerisch wirkt. Kaffee ist extrem säurehaltig, regt Geist und Körper übermäßig an, verursacht Übersäuerung und führt zu Sodbrennen und sogar zu Geschwüren, besonders auf nüchternen Magen. Kaffee wird auch nicht für Vatas empfohlen, da er ihren Körper austrocknet, was zu stumpfer Haut und vorzeitigen Falten führt. Er kann auch Angst oder Schlaflosigkeit verursachen, ein weiteres Problem, unter dem Vatas leiden. Nur Kaphas können eine kleine Menge Kaffee trinken, um sich morgens in Schwung zu bringen, obwohl sie nicht von Kaffee abhängig werden sollten.

Pitta-Zeit (10 bis 14 Uhr)

Sie erwachen in der Kapha-Zeit mit Ihrem Chai Latte und dann kommt das Feuer in Gang – es ist Pitta-Zeit. Während die Sonne höher steigt, baut sich Ihre Energie auf. Sie sind in der Lage, die schwierigsten Aufgaben des Tages zu bewältigen, indem Sie diese Sonnenenergie nutzen. Gegen Mittag hat die Sonne ihren Höchststand erreicht und Ihr Verdauungsfeuer ist ebenfalls

am aktivsten, daher ist dies die beste Zeit, um Mahlzeiten zu verdauen.

Die Pitta-Zeit ist eine Zeit voll geistiger und verdauungsfördernder Kraft und Sie sollten Sie bestmöglich nutzen, indem Sie Ihre schwierigsten Aufgaben und die größte Mahlzeit in dieser Zeit einplanen.

Gleichzeitig müssen Sie aufpassen, nicht auszubrennen, wenn Sie voll Energie sind, damit Sie genug Energie für den Rest des Tages erhalten können.

Bleiben Sie im Moment

Es ist leicht, von den Aufgaben des Tages überrannt zu werden, wenn man das Büro betritt. Vielleicht stürzen Sie sich sofort in eine Aufgabe, bevor Sie Ihren Tag wirklich planen. Pitta ist eine organisierte Energie und funktioniert am besten, wenn Sie einen Plan haben.

Anstatt sich aufgrund der Millionen Dinge, die Sie an einem Tag erledigen müssen, unter Stress setzen zu lassen, behalten Sie die Präsenz bei, die Sie morgens gepflegt haben. Wenn der Tag vergeht und Sie Aufgaben von Ihrer To-do-Liste abhaken, können Sie mehr erledigen, wenn Sie sich auf eine Aufgabe nach der anderen konzentrieren und bei dieser Aufgabe präsent bleiben. Wenn der Tag zu hart wird, besinnen Sie sich einfach wieder auf Ihren Atem. Beginnen Sie Ihren Tag nicht nur in Meditation: Halten Sie die Meditation den Tag über aufrecht.

Gehen Sie Ihre schwierigste Aufgabe an

Wenn Ihre Pitta-Energie hochgefahren ist und Sie im Flow sind, ist die beste Zeit, Ihre schwierigsten Aufgaben aus dem Weg zu räumen. Wenn Sie organisatorische oder logistische Arbeiten zu erledigen haben, ist Pitta der perfekte Zeitpunkt dafür.

Während der Pitta-Zeit nehmen Sie die Qualitäten des feurigen Doshas an, wodurch Sie methodischer, strukturierter und logischer werden. Nutzen Sie das zu Ihren Gunsten, indem Sie jene Aufgaben erledigen, die eine stärkere Nutzung Ihrer analytischen linken Gehirnhälfte erfordern. Die Pitta-Zeit ist nicht großartig für kreative Arbeiten, weil Ihr Geist noch nicht lange genug wach ist, um in den kreativen Raum zu gelangen und noch vom Feuer beherrscht wird.

Stattdessen sollten Sie organisatorische und ähnliche Aufgaben jetzt angehen. Erledigen Sie Ihre schwierigsten Aufgaben in diesem feurigen Energie-Block, damit Sie sich für den Rest des Tages keine Sorgen mehr darüber machen müssen.

Machen Sie das Mittagessen zu Ihrer größten Mahlzeit

Viele schieben sich in der kurzen Mittagspause zwischen den Meetings schnell einen Wrap oder einen Salat ein oder essen sogar am Schreibtisch, während sie noch arbeiten. Das ist ein großes Tabu im Ayurveda.

Anstatt zu essen, was immer Sie finden können, um bis zum Abendessen zu überleben, sollten Sie das Mittagessen zur Hauptmahlzeit des Tages machen. Ich weiß, dass dies schwierig ist, weil Sie wahrscheinlich während des Mittagessens nicht zu Hause sind, aber auch das Mitbringen einer Mahlzeit von zu Hause, die Sie im Büro aufwärmen, macht bereits einen großen Unterschied in Ihrem Tag und für Ihre Verdauung.

Das Mittagessen ist die beste Zeit zum Essen, denn Ihr Verdauungsfeuer ist am aktivsten, wenn die Sonne am höchsten am Himmel steht. Dies macht Ihren Körper am effizientesten beim Zerlegen von Nahrung, der Aufnahme von Nährstoffen und der Ausscheidung von Abfallstoffen.

URALTE WEISHEIT

Probieren Sie es selbst aus. Machen Sie an einem Tag das Mittagessen zu Ihrer größten Mahlzeit und an einem anderen Tag das Abendessen. Achten Sie darauf, wie viel mehr Energie Sie an den Tagen haben, an denen Sie ein großes Mittagessen und ein kleines Abendessen hatten, und wie viel besser Sie schlafen im Vergleich zu den Tagen, an denen es andersherum war.

Im Ayurveda wird empfohlen, jeden Tag Getreide zu essen, und die beste Zeit dafür ist die Mittagszeit, wenn der Körper aktiv ist und die Kohlenhydrate als Energie verbrennen kann, statt sie als Fett zu speichern. Wenn Sie zudem Fleisch essen, das sehr schwer und schwer verdaulich ist, geben Sie Ihrem Körper mindestens 6 Stunden Zeit, es zu verdauen. Schlafen mit vollem Magen ist aus Sicht der Verdauung ein absolutes Tabu und führt zu Gewichtszunahme, Toxizität, Überbesiedelung mit schlechten Bakterien und einer Reihe anderer Ungleichgewichte.

Nutzen Sie die Kraft der Sonne und Ihres Verdauungsfeuers zu Ihren Gunsten und machen Sie das Mittagessen zum Hauptereignis Ihres Tages. Sie werden beim Abendessen nicht sehr hungrig sein und eine einfache Suppe wird Ihnen genügen, um Sie (und Ihre schmalere Taille) schläfrig zu machen.

Vata-Zeit (14 bis 18 Uhr)

Zwischen 14.00 und 18.00 Uhr treten wir in die visionäre Vata-Zeit ein. Dies ist eine Zeit der Kreativität, Leichtigkeit und Bewegung. Ihr Nervensystem ist zu dieser Zeit am aktivsten und es ist die beste Tageszeit, um Ihre kreativen Aufgaben zu erledigen und diese luftige Energie zu nutzen.

Gleichzeitig fühlen Sie sich in dieser Zeit häufig erschöpft und greifen nachmittags zu einer Tasse Kaffee als Muntermacher oder etwas Süßem. Aus diesem Grund müssen Sie Ihre Energie aufrechterhalten, ohne nach einer externen Quelle zu greifen, durch die Sie sich auf lange Sicht noch erschöpfter fühlen.

Nutzen Sie Ihre Kreativität

Vata macht Sie höchst erfinderisch, daher ist dies die beste Zeit, sich auf Ihre kreativen Aufgaben zu konzentrieren. Die nachmittägliche Vata-Zeit ist eine großartige Gelegenheit zum Schreiben, Produzieren, Entwerfen und Planen zukünftiger Unternehmungen. Am Nachmittag haben Sie Ihre geistige Energie durch den Aufbau von Kapha und die Stimulation von Pitta-Zeiten verstärkt und sind jetzt bereit, in der fantasievollen Vata-Zeit über den Tellerrand hinauszudenken.

Das ist auch der Zeitpunkt, an dem Sie vielleicht anfangen zu träumen, besonders wenn Sie einen Job haben, der Ihnen keinen Spaß macht. Es ist wichtig, dass Sie an einem Projekt arbeiten, das Ihnen Spaß macht und Ihr *Dharma*, Ihren Lebensweg, erfüllt, damit Sie Ihre Tagträume für einen positiven Zweck nutzen können. Das Tagträumen kann Ihnen erlauben, zu großartigen Einsichten zu kommen, wenn Sie sich auf Ihrem Lebensweg befinden.

Bleiben Sie auf dem Boden

Der Blutzuckerspiegel kann am Nachmittag sinken und manchmal denken Sie vielleicht, Sie benötigen eine extra Tasse Koffein, um aufnahmebereit zu bleiben. Dies ist eigentlich das Schlimmste, was Sie aus ayurvedischer Perspektive tun können. Wenn die Vata-Energie hoch ist, ist es wichtig, dass Sie sich erden. Der Kaffee macht Sie ängstlicher, nervöser und verstärkt die Tendenz zum Überanalysieren, was das Gegenteil von dem ist, was Sie in dieser Zeit brauchen.

URALTE WEISHEIT

Statt in der Mittagspause einen Spaziergang zum örtlichen Café zu machen, gehen Sie in einen nahe gelegenen Park. Ziehen Sie Ihre Schuhe aus und verbinden Sie Ihre Füße mit dem Boden, um sich zu *erden*. Die Erde hat eine leicht negative Ladung, wenn Sie also barfuß über den Boden gehen, fließen die Erd-Elektronen durch Ihren Körper und übertragen ihre Heilkraft. Die Ionen der Erde dienen als natürliche Antioxidantien und unterstützen die Funktion Ihres Immunsystems, des Kreislaufs und anderer physiologischer Prozesse. Vermeiden Sie koffeinhaltige Getränke und entscheiden Sie sich stattdessen für erdende Kräutertees wie Ingwertee, Löwenzahntee oder Rooibostee. Praktizieren Sie erdende Yogahaltungen wie eine Tiefe Hocke (*Malasana*) und Meditationspraktiken wie das Verbinden mit Ihrem Wurzel-Chakra, um Ihre Energie zu erden (mehr zu den Chakras in Kapitel 21).

Essen Sie gesunde Zwischenmahlzeiten statt etwas Süßes

Am Nachmittag greifen Sie vielleicht zu etwas Süßem, um Ihren Energiepegel zu halten. Wenn Sie kein sättigendes Mittagessen konsumiert haben, wählen Sie vielleicht an einem Automaten einen zuckerhaltigen Müsliriegel oder Kekse (die beide oft fast die gleiche Menge an Zucker enthalten), um aufnahmefähig zu bleiben.

Wenn Sie zu Mittag kalte und rohe Lebensmittel wie einen Salat gegessen haben, haben Sie mit höherer Wahrscheinlichkeit Verlangen nach etwas Süßem und Erdendem, weil Ihr Körper natürlicherweise die kühle und trockene Energie

ausgleichen möchte. Darum sollten Sie Ihren Mahlzeiten von Natur aus süße Lebensmittel zufügen wie Getreide, Kürbis oder Süßkartoffeln, um Heißhunger auf Zucker zu vermeiden.

Essen Sie zwischendurch statt Brownies und Bananenkuchen lieber etwas, das reich an Proteinen und arm an Zucker ist. Zu den intelligenten Optionen gehören Nüsse, Samen, Suppen, Avocados, geröstetes Gemüse und Hummus. Halten Sie eine gesunde Zwischenmahlzeit griffbereit, damit Sie nicht nach dem greifen, was im nächsten Automaten erhältlich ist, wenn der Hunger zuschlägt. Ayurveda empfiehlt keine Zwischenmahlzeiten. Versuchen Sie daher, gehaltvolle Mahlzeiten zu essen, mit denen Sie bis zur nächsten Mahlzeit auskommen.

URALTE WEISHEIT

Essen Sie nur dann etwas zwischen den Mahlzeiten, wenn Sie wirklich hungrig sind. Im Ayurveda werden Zwischenmahlzeiten nicht empfohlen, weil diese den Entgiftungsprozess des Körpers behindern. Nur zwischen den Mahlzeiten kann Ihr Körper entgiften, und das dauert etwa 4 Stunden. Wenn Sie während des Tages kontinuierlich essen, ohne mindestens 4 Stunden zwischen den Mahlzeiten zu warten, geben Sie Ihrem Körper keine Zeit zum Entgiften. Nehmen Sie ein sättigendes Mittagessen ein, damit Sie nachmittags keine Zwischenmahlzeit brauchen. Wenn Sie doch etwas zur Überbrückung benötigen, warten Sie mindestens 4 Stunden nach Ihrer letzten Mahlzeit damit. Vatas brauchen Zwischenmahlzeiten am meisten, gefolgt von Pittas und schließlich Kaphas, die im Idealfall gar nichts zwischendurch essen.

Kapha-Zeit (18 bis 22 Uhr)

Die zweite Kapha-Zeit beginnt, wenn die Sonne untergeht und Sie Ihren Körper auf den Schlaf vorbereiten. Es ist eine friedfertige, entspannende Zeit mit Sonnenuntergängen und einer lang ersehnten Heimkehr. In dieser Kapha-Periode sollten Sie zu Abend essen, Ihren Körper zur Ruhe bringen, Selbstpflege praktizieren und zu Bett gehen. Wenn Sie sich diese friedliche Energie zunutze machen, werden Sie eine lange, gesunde Nacht erholsamen Schlafs haben.

Kommen Sie zur Ruhe

Nach einem anstrengenden Arbeitstag brauchen Sie ein paar Übungen, um sich auf die Nacht einzustimmen. Viele Menschen nehmen den Stress des Tages mit nach Hause, wo er nicht hingehört. Sie müssen aktiv Achtsamkeit üben, damit Sie den Bürostress auch im Büro lassen. Am Abend kommen Sie nicht nur in Ihr physisches Zuhause, sondern auch zurück zu sich selbst.

Kapha-Abende verbringen Sie am besten mit Selbstpflege. Egal ob Sie baden, Ihren Körper dehnen, meditieren, Zeit mit Ihrer Familie verbringen, das Abendessen zubereiten oder einen Spaziergang machen: Finden Sie einen Weg, Ihren Geist und Körper zu beruhigen, um sich auf die Ruhephase einzustimmen. Der Abend ist auch eine großartige Zeit, um Gesichtsmasken aufzulegen und den Körper mit Öl nach einer Praxis namens *Abhyanga* zu massieren (mehr zur Selbstmassage mit Öl in Kapitel 11).

Alles kann in einem meditativen Zustand durchgeführt werden, vom Gemüse schneiden bis hin zur Hilfestellung bei den Hausaufgaben Ihrer Kinder. Dazu bedarf es lediglich absoluter Präsenz. Beunruhigende Nachrichten zu hören oder vor dem Fernseher zu sitzen, dient weder der Selbstpflege noch der Achtsamkeit.

Vermeiden Sie Aktivitäten, die übermäßig anregend oder negativ sind und richten Sie stattdessen den Fokus wieder auf sich selbst und Ihre Umgebung. Wenn Sie nicht gezielt Präsenz üben und sich um Ihren Körper kümmern, verlieren Sie aus den Augen, wer Sie wirklich sind.

URALTE WEISHEIT

Gehirn und Körper bereiten sich schon Stunden vor der eigentlichen Schlafenszeit auf den Schlaf vor. Bringen Sie den Körper durch Ausüben von Selbstpflege zur Ruhe und entspannen Sie Ihren Geist mit einer 1- oder 2-stündigen Technik-Detox-Kur, bei der Sie alle Bildschirme ausschalten oder wegräumen.

Verzehren Sie ein leichtes Abendessen

Die meisten Menschen machen das Abendessen zu ihrer größten Mahlzeit des Tages – verständlich, da es häufig die einzige Mahlzeit ist, die sie zu Hause zu sich nehmen können. Dies ist jedoch keine Entschuldigung dafür, beim Abendessen so reichlich zuzugreifen, dass Sie bis zum nächsten Tag unter einem Völlegefühl leiden.

Das Ayurveda empfiehlt den Verzehr einer leichten, leicht verdaulichen Mahlzeit wie z. B. einer Suppe aus gebratenem Gemüse, gewürzten Linsen oder Getreide, damit der Körper die Mahlzeit vor dem Zubettgehen rasch verdauen kann. Wenn Sie etwas zu Schweres essen, wie z. B. Frittiertes, Fleisch, Nudeln, Käse oder Brot, geben Sie Ihrem Körper nicht ausreichend Zeit, die Mahlzeit zu verdauen und diese verbleibt über Nacht im Magen-Darm-Trakt.

AYURVEDISCHE WARNUNG

Wenn Sie ein schweres Abendessen essen, hat Ihr Körper keine Zeit, die Mahlzeit vor dem Schlafengehen zu verdauen, was bedeutet, dass das Essen im Magen-Darm-Trakt verbleibt und verfault. Diese Fermentierung gerät häufig in Ihren Blutkreislauf und verbreitet Giftstoffe im gesamten Körper. Die Vergiftungssymptome sehen für jedes Dosha anders aus, aber sie können von Blähungen bis hin zu Akne und Angstzuständen reichen, abhängig von Ihrer Dosha-Konstitution. Vermeiden Sie diese Symptome durch ein leichtes Abendessen.

Während der Kapha-Zeit ist Ihr Verdauungsfeuer nicht so stark, weil sich Ihr Körper auf den Schlaf vorbereitet. Daher werden die Lebensmittel, die Sie essen, nicht rechtzeitig abgebaut und eher als Fett eingelagert. Dies kann auch zu einem Übermaß an schlechten Bakterien in Ihrem Magen führen, was zu Candida, Dünndarmfehlbesiedelung (SIBO – Small Intestinal Bacterial Overgrowth) und anderen damit verbundenen Verdauungsstörungen führt. Halten Sie das Abendessen leicht und einfach, damit Sie erfrischt und nicht »verkatert« aufgrund der übermäßigen Nahrungsaufnahme aufwachen.

Gehen Sie nach dem Essen spazieren

Im Ayurveda wird nach dem Essen ein kurzer Spaziergang von ca. 15 Minuten empfohlen, um die Verdauung zu fördern und die Ausscheidung zu regulieren. Zu oft setzen wir uns nach einer großen Mahlzeit hin und bewegen uns erst am nächsten Tag wieder richtig. Es genügt schon, wenn Sie einfach um Ihr Haus herumgehen, den Flur hoch- und runterlaufen oder idealerweise eine kurze Runde draußen drehen. Es muss nicht anstrengend sein. Bitten Sie ein Familienmitglied, Sie zu begleiten.

Wenn Sie sich angewöhnen, sich nach dem Essen etwas Bewegung zu verschaffen, steigern Sie Ihre Lebenserwartung, verbessern Ihre Verdauung und regen Ihren Stoffwechsel an. Wenn Sie so viel gegessen haben, dass Sie nicht mehr vom Sofa aufstehen können, dann haben Sie wahrscheinlich zu viel gegessen. Nach einer gut verdauten Mahlzeit sollten Sie sich leicht und energiegeladen fühlen, nicht schwer und lethargisch.

Pitta-Zeit (22 bis 2 Uhr)

Wenn Sie eine Nachteule sind wie ich, dann haben Sie vielleicht bemerkt, dass Sie gegen 22 Uhr einen zweiten Energieschub verspüren. Zu diesem Zeitpunkt beginnt die Pitta-Zeit. Pitta ist eine Zeit der Aktivität (und des Appetits), weshalb Sie, wenn Sie nicht vor 22 Uhr im Bett sind, sich plötzlich wieder wach fühlen und vielleicht auch Appetit bekommen. Eltern wissen, dass sie ihre Kinder vor diesem zweiten Energieschub im Bett haben müssen, weil die Kleinen sonst die ganze Nacht wach sind.

URALTE WEISHEIT

Ist Ihnen schon einmal aufgefallen, dass Sie gegen 22 Uhr einen zweiten Energieschub verspüren? Das liegt daran, dass es Pitta-Zeit ist. Gehen Sie vor 22 Uhr ins Bett, um einen Mitternachtsrausch zu vermeiden.

Viele junge Erwachsene nutzen diesen Pitta-Energieschub für soziale Aktivitäten oder einen Besuch in der Bibliothek und zum Lernen. Bars und Nachtclubs machen sich diese Zeit besonders zunutze, öffnen häufig um 22 Uhr und schließen um 2 Uhr. Zufall? Ich glaube nicht. Alle Menschen sind von den Dosha-Zeiten betroffen, auch wenn sie keine Ahnung von ihnen haben.

Wenn Sie nicht vorhaben, in den Club oder die Bibliothek zu gehen und morgens irgendwo sein müssen, vermeiden Sie diesen zweiten Energieschub, indem Sie bis 22 Uhr Ihr Licht ausschalten. Das mag wie eine unmögliche Aufgabe erscheinen, aber es kann tatsächlich einfach sein, wenn Sie die Kapha-Periode vorher genutzt haben, um Ihren Körper zu entspannen.

Viele von uns sind frustriert, wenn sie nicht einschlafen können. Zeit am Computer zu verbringen und nachts aktiv zu arbeiten, regt Ihr Gehirn an. In dem Moment, in dem Sie Ihren Laptop ausschalten, erwarten Sie, dass sich Ihr Geist ebenfalls abschaltet, aber so funktioniert es nicht. Ihr Körper benötigt allmähliche Veränderungen, um sich auf die nächste Aufgabe vorzubereiten. Die folgenden Vorschläge helfen Ihnen, das Beste aus Ihrer Pitta-Zeit zu machen, indem Sie tief entspannen und schlafen.

Schalten Sie elektronische Geräte aus

Wie sehr hängen Sie an Ihren elektronischen Geräten? Wachen Sie auf und greifen Sie sofort danach, um sich wieder mit der Welt zu verbinden? Gehen Sie mit Ihrem Smartphone im Arm schlafen? Wenn ja, sind Sie nicht allein. Allerdings setzen Sie sich dabei blauem Licht aus, der Hintergrundfarbe dieser Bildschirme. Laut der Zeitschrift *Scientific American* ist das Licht unserer Geräte »kurzwellig angereichert«, d. h. es hat eine höhere Konzentration an blauem Licht als an natürlichem Licht. Dieses blau getönte Licht verschiebt die natürliche Uhr Ihres Körpers und kann Ihren natürlichen Melatoninspiegel, das schlaffördernde Hormon, senken.

Ihr Körper wird auf natürliche Weise durch das Licht um Sie herum beeinflusst. Wenn die Sonne aufgeht, haben Sie viel Energie und Ihr Melatoninspiegel ist niedrig. Wenn die Sonne untergeht, gehen Ihre Energievorräte zu Ende und Ihr Melatonin-Wert steigt an, um Sie auf das Bett vorzubereiten. Wenn Sie jedoch permanent auf einen Bildschirm starren, setzen Sie sich ständig Licht aus. Ihr Körper weiß nicht, wann es Zeit zum Schlafen ist und produziert nicht die richtigen Hormone. Im Endeffekt verwirren Sie den zirkadianen Rhythmus Ihres Körpers und fühlen sich mitten in der Nacht aufgeladen und wach.

URALTE WEISHEIT

Planen Sie mindestens 1 Stunde vor dem Schlafengehen technikfreie Zeit ein. Statt Artikel auf dem Bildschirm zu lesen, lesen Sie ein Buch, eine Zeitschrift oder die Zeitung. Wenn Sie unbedingt an einem elektronischen Gerät arbeiten müssen, stellen Sie dieses auf Nachtmodus um, mit einem orangefarbenen statt blauem Hintergrund. Dimmen Sie das Licht und zünden Sie einige entspannende Kerzen an, damit Sie Ihren Körper in Richtung Schlaf stupsen können. Sie müssen Ihrem Körper Hinweise geben, dass es Zeit ist, sich auszuruhen, denn Schlaf kommt nicht per Knopfdruck. Es ist ein miteinander verwobener Prozess, der nach einem vollen Zyklus der Dosha-Zeiten eintritt.

Schalten Sie Ihren Kopf aus

Leider hat Ihr Gehirn keinen Ausschalter, sodass Sie eine Art Vor-dem-Zubettgehen-Meditations-praxis brauchen, um sich auf eine Nacht der Ruhe vorzubereiten. Gehen Sie ins Bett, zünden Sie ein paar Kerzen an, schalten Sie Ihren Diffusor für ätherische Öle ein, lesen Sie ein Buch – was immer Sie brauchen, um Ihren Körper in einen entspannten Zustand zu versetzen, damit er in den Schlaf gleiten kann. Gehen Sie auch dann ins Bett, wenn Sie nicht müde sind und führen Sie Ihr abendliches Ritual durch, damit Sie sich angewöhnen zu schlafen, bevor Ihr zweiter Energieschub einsetzt.

Gehen Sie sicher, dass Sie im Bett liegen, bevor Ihr Feuer um 22 Uhr wieder auflodert und Sie im zweiten Pitta-Rausch Ihr Haus putzen oder die Schränke aufräumen. Ich kann nicht zählen, wie oft meine Uhr 22 Uhr schlägt und ich beschließe, die restlichen Aufgaben des Tages anzugehen, die unerledigt geblieben sind, statt zu Bett zu gehen und am nächsten Morgen aufzuwachen, um sie während der produktiven Pitta-Zeit (10 bis 14 Uhr) zu erledigen.

Was auch immer spätabends hochkommt, schreiben Sie es auf und vergessen Sie es für die Nacht. Morgen, wenn die Sonne aufgeht und auf Ihrer Seite ist, können Sie es erledigen. Die Nacht ist zum Schlafen gedacht. Es bleibt mehr als genug Zeit für alles, solange Sie sich an Ihre Routine halten.

Die Bedeutung des Schlafs

All dies bereitet Sie auf Ihre wichtigste Tätigkeit des Tages vor – Schlaf. Schlaf ist der erholsamste und heilsamste Teil des Tages. Sie machen sich vielleicht reichlich Gedanken über Ihre Ernährung und Bewegung, verschwenden aber vielleicht keinen Gedanken an die Qualität Ihres Schlafs. Im Schlaf regenerieren Sie Ihre Muskeln, entgiften Ihren Körper, bringen Ihre Hormone ins Gleichgewicht, entspannen Ihren Geist und bereiten Körper und Geist auf die Aufgaben des nächsten Tages vor.

Die meisten Menschen bekommen jedoch nicht genug Schlaf. Die US-amerikanische National Sleep Foundation berichtet, dass 60 Prozent der Amerikanerinnen und Amerikaner ein paar Nächte pro Woche oder noch öfters Schlafprobleme haben, in Deutschland etwa jeder zehnte. Wenn Sie nicht gut schlafen, können Sie sich am nächsten Tag lethargisch fühlen und essen aufgrund einer Zunahme des appetitsteigernden Hormons Ghrelin eher zu viel.

Vielleicht haben Sie bemerkt, dass Sie am Tag nach einer schlaflosen Nacht hungriger sind. Das bilden Sie sich nicht ein: Sie sind wirklich hungriger aufgrund hormoneller Verschiebungen in Ihrem Körper. Schlafmangel ist mit einem erhöhten Appetit verbunden, was zu Gewichtszunahme führt. In einer 2004 in der Zeitschrift *PLOS Medicine* veröffentlichten Studie wurde gezeigt, dass eine kurze Schlafdauer mit einem reduzierten Leptinspiegel, einem erhöhten Ghrelinspiegel und einem erhöhten Body-Mass-Index zusammenhängt. Das bedeutet: Selbst wenn Sie sich gesund ernähren und sich regelmäßig bewegen, werden Sie immer noch zunehmen, wenn Sie nicht ausreichend Schlaf erhalten.

AYURVEDISCHE WARNUNG
Wenn Sie abnehmen wollen, stellen Sie sicher, dass Sie genug schlafen. Wenn es Ihnen an Schlaf mangelt, ist die Wahrscheinlichkeit höher, dass Sie zu viel essen und zunehmen.

Schlafmangel ist nur ein Teil der Gleichung. Der andere, den ich als nächstes erkläre, ist die Qualität des Schlafs. Gehen Sie also vor Ihrem zweiten Pitta-Energieschub ins Bett, damit Sie auf Ihre 8 Stunden Schlaf kommen.

Nutzen Sie den guten Schlaf vor Mitternacht

Sie denken vielleicht, Schlaf ist Schlaf, aber dem ist nicht so. Die Erholung durch ein Nickerchen ist nicht so heilsam wie eine ganze Nacht voll Schlaf. Wenn Sie nachts aufwachen, ist der Effekt auch nicht so groß wie der von 8 durchgeschlafenen Stunden.

Der Grund dafür ist, dass Sie im Schlaf REM-Zyklen durchlaufen. Das sind Phasen im Schlaf, jeweils etwa 90 bis 120 Minuten lang, die sich während der Nacht wiederholen. REM steht für »rapid eye movement«, also schnelle Augenbewegungen, und während dieser Schlafzyklen haben Sie plötzliche Augenbewegungen, die mit Ihren Träumen zusammenhängen. Je länger Sie bereits geschlafen haben, desto tiefer ist der REM-Zyklus und desto heilsamer und erholsamer ist Ihr Schlaf.

URALTE WEISHEIT

Laut Ayurveda ist der Schlaf, den wir vor Mitternacht bekommen, der heilsamste der Nacht. Wenn die Sonne untergeht, speichert die Erdatmosphäre die Sonnenenergie bis etwa Mitternacht. Ihr Schlaf während dieser Restsonnenenergie ist höchst nährend und heilsam. Wenn Sie kurz vor Beginn der Pitta-Zeit um 22 Uhr einschlafen, können Sie während dieser hochwertigen Ruhezeit vor Mitternacht ruhig schlafen und von den Vorteilen profitieren.

Vata-Zeit (2 bis 6 Uhr)

Die letzte bzw. erste Periode des Tages ist die Vata-Zeit zwischen 2 und 6 Uhr morgens. Dies ist eine Zeit der tiefen Träume, bei der im ayurvedischen Glauben die Schleier zwischen dem Universum und der Erde gelüftet werden. Sie können während dieser Glück verheißenden Stunden tiefe Einblicke gewinnen, weshalb die Kundalini-Yoga-Meditationspraxis das Aufwachen um 2 Uhr morgens befürwortet, um *Kriyas* oder Chanting zu praktizieren.

Der frühe Morgen ist eine ruhige Zeit, wenn die Welt schläft und Sie ohne Ablenkung tiefer in Ihre Psyche eindringen können. Sie kommen während dieser Stunden auch in Einklang mit Ihrer kreativen Vata-Energie, weshalb viele Künstlerinnen und Künstler die ganze Nacht aufbleiben, um zu gestalten, oder sehr früh am Morgen aufstehen und sich an die Arbeit machen.

Der Schleier zwischen Erde und Universum ist gelüftet

Die frühen Morgenstunden sind besonders verheißungsvoll, weil dem ayurvedischen Glauben nach die Schleier zwischen Universum und Erde zu dieser Zeit gelüftet werden. Dies ermöglicht enorme Einsichten, weil Sie enger mit Ihrem höheren Selbst verbunden sind. Ihr Kopf wird klarer und Sie können auf Ihr universelles Gehirn zugreifen, das Sie mit dem Geist und dem gesamten Kosmos verbindet. Aus diesem Grund werden viele Meditationspraktiken in den frühen Vata-Stunden durchgeführt, um die tiefen Einsichten zu erhalten, die während dieser Zeit erlangt werden.

Heilige Zeit für Meditation

Die beste Tageszeit für eine Meditationsübung ist der frühe Morgen vor Sonnenaufgang. Sie haben noch nicht mit den Aufgaben des Tages begonnen und sind zentrierter und mehr im Moment verankert.

Das Ayurveda empfiehlt, kurz vor der Sonne aufzustehen, damit Sie einige Zeit in Schweigen verbringen und die Stille der Erde beobachten können. Wenn die Sonne aufgeht, treten Sie wieder in die Kapha-Zeit ein und der Zyklus wiederholt sich.

Was Sie auf jeden Fall wissen müssen

- Ayurveda teilt die Zeit in sechs 4-Stunden-Perioden ein, die jeweils von einem Dosha geleitet werden, das sich morgens und abends wiederholt.

- Die Stunden zwischen 6 und 10 Uhr morgens und erneut zwischen 18 und 22 Uhr abends während der Dämmerung sind erdende Kapha-Stunden. Sie fühlen sich ruhig und friedfertig und bereiten sich darauf vor, Ihren Tag zu beginnen und zu beenden.

- Die Stunden zwischen 10 und 14 Uhr und erneut zwischen 22 Uhr abends und 2 Uhr morgens sind höchst funktionale, leistungsorientierte Pitta-Stunden. Nehmen Sie Ihre schwierigsten Aufgaben in Angriff und essen Sie Ihre größte Mahlzeit während der Pitta-Stunden am Mittag und holen Sie sich den wertvollsten Schlaf in den frühen Nachtstunden.

- Die Stunden zwischen 2 und 6 Uhr morgens und erneut zwischen 14 und 18 Uhr sind kreative, Glück verheißende Vata-Stunden, in denen Sie stärker mit Ihrer Vorstellungskraft und Ihren spirituellen Seiten verbunden sind. Nutzen Sie die nachmittäglichen Vata-Stunden für künstlerische und erfinderische Aufgaben und die frühmorgendlichen Stunden zum Träumen und Meditieren.

KAPITEL

10

Entwickeln Ihrer Morgenroutine

Jeden Tag, an dem Sie aufstehen, erhalten Sie eine neue Chance, Ihren idealen Tag zu gestalten. Im Ayurveda glaubt man, dass die Art und Weise, wie wir unseren Tag beginnen, die Art und Weise bestimmt, wie wir uns für den Rest des Tages fühlen. Wenn Sie Ihren Tag gestresst und gehetzt beginnen, werden Sie sich unbewusst für den Rest des Tages hektisch und unruhig fühlen. Wenn Sie Ihren Tag mit innerer Ruhe und Gelassenheit beginnen, werden Sie diese Achtsamkeit für den Rest des Tages behalten.

In diesem Kapitel zeige ich Ihnen, wie Sie Ihre morgendliche Routine so gestalten können, dass Sie den ganzen Tag über dieses glückselige Gefühl haben. Mit einigen einfachen Übungen können Sie Ihr Gleichgewicht finden, Ihren Körper entgiften, Ihre Energievorräte erhöhen, Ihren Stoffwechsel anregen, Ihre Verdauung verbessern und Heißhungeranfällen vorbeugen, sodass Sie bewusst und im Moment verankert durch den Tag gehen können. Sie brauchen nur 30 Minuten mehr Zeit am Morgen, um diese Vorteile zu genießen und einen produktiveren und zentrierten Tag zu haben.

IN DIESEM KAPITEL

- Warum Sie eine morgendliche Routine brauchen

- Schaben Sie Ihre Zunge ab, um Ihren Körper zu entgiften

- Das Was, Warum und Wie des Ölziehens

- Beginnen Sie Ihren Tag mit etwas Heißem

Die Bedeutung Ihrer morgendlichen Routine

Ihr Tagesablauf wird auf Sanskrit *Dinacharya* genannt. *Din* bedeutet »Tag«, und *Acharya* bedeutet »folgen« oder »nahe sein«. Wie in Kapitel 9 erwähnt, sollten Sie dem Rhythmus der Sonne folgen, um die natürlichen Funktionen Ihres Körpers bestmöglich zu unterstützen. Die frühen Morgenstunden sind am wichtigsten und entscheiden, wie der Rest des Tages verläuft.

Nach einer langen Nachtruhe müssen Sie aufwachen, jeden Kanal Ihres Körpers öffnen und aktivieren, um Ihren Tag auf dem richtigen Fuß beginnen zu können. Wenn Sie sich nicht die Zeit nehmen, Ihre Sinne zu stimulieren und Ihren Körper morgens zu entgiften, werden Sie den Rest des Tages Schwere und Toxizität mit sich herumtragen.

DEFINITION

Dinacharya bedeutet »dem Tag folgen oder ihm nahe sein«. Indem Sie eine Routine in Übereinstimmung mit dem natürlichen Tagesrhythmus entwickeln, können Sie Ihre Verdauung, Ihren Schlaf und andere Funktionen stärken. Im Ayurveda glaubt man, dass Ihr Tagesablauf von größter Bedeutung ist. Eine heilsame Morgenroutine reinigt den Körper von Giftstoffen, die sich über Nacht angesammelt haben, und bereitet Geist und Körper darauf vor, den Tag anzugehen.

Wie Ihr Morgen Ihren Tag bestimmt

Sind Sie schon einmal vom Klang Ihres Weckers aufgewacht, haben auf die Uhr geschaut und festgestellt, dass Sie verschlafen haben? Sie sind aus dem Bett gesprungen, haben sich schnell angezogen und sind zur Tür hinausgerannt, vielleicht haben Sie sich einen Müsliriegel als eine Art von Nahrung für den Tag geschnappt.

Ihnen ist vielleicht aufgefallen, dass der Rest des Tages auch nicht wirklich glatt lief. Sie sind auf dem Weg zur Arbeit im Stau stecken geblieben, haben vor einem wichtigen Meeting Kaffee über Ihr Hemd geschüttet und von Ihrer Chefin eine To-do-Liste bekommen, für die Sie vermutlich noch Ihr nächstes Leben brauchen. Nichts schien so zu laufen, wie Sie es gerne gehabt hätten.

Nach dem stressigen Tag kamen Sie nach Hause und haben beschlossen, etwas Leckeres (und Verbotenes) zu essen, um sich zu entspannen. Und schon steckten Sie kopfüber im Glas mit Erdnussmus und haben noch Unmengen weiterer Sachen gegessen, von denen Sie *wissen*, dass Sie die Finger davon lassen sollten. Sie haben jedoch weitergegessen – lauter süße und salzige Sachen, um sich von dem Stress zu erholen, den Sie empfunden haben. Als Sie endlich fertig waren, fühlten Sie sich noch schlechter als vorher.

So sieht emotionales Essen aus, verursacht durch einen einzigen hektischen Morgen.

Sind Sie schon einmal mit ausreichend Zeit vor Ihrer ersten Verpflichtung aufgewacht und haben sich die Möglichkeit gegeben, den Tag achtsam zu beginnen? Noch bevor Sie die Augen geöffnet haben, haben Sie eine Verbindung zu Ihren Träumen hergestellt und Ihre Dankbarkeit ausgesprochen, um Frieden in Ihren Kopf zu bringen. Sie sind langsam aufgestanden und haben Ihren Körper gestreckt wie eine Katze, die aus einem Nickerchen erwacht. Sie sind auf die Toilette gegangen und danach ins Badezimmer, um Ihre Zähne zu putzen, die Zunge zu reinigen und das Gesicht zu waschen, ohne Zeitdruck. Statt zum Smartphone zu greifen und E-Mails zu beantworten, haben Sie sich zur Meditation hingesetzt, um Ihren Geist zur Ruhe zu bringen und sich das Geschenk einiger ruhiger Minuten zu machen, bevor der Tag beginnt. Dann sind Sie in die Küche gegangen, um ein heißes Glas Kräutertee zuzubereiten, und haben Ihre Pläne für den Tag aufgeschrieben.

Für den Rest des Tages haben Sie sich diszipliniert, friedfertig, geduldig, liebevoll und dankbar gefühlt. Und das alles, weil Sie sich die Zeit genommen haben, diese Emotionen in Ihrem Morgenritual zu pflegen.

Wenn Ihr Morgen eher nach dem ersten als nach dem zweiten klingt, haben Sie keine Angst. In diesem Kapitel erkläre ich Ihnen, wie Sie Ihre morgendliche Routine so gestalten, dass Sie besser gerüstet sind, um den Druck des Tages mit Leichtigkeit und Anmut zu bewältigen. Durch das Ausüben dieser Morgenroutine können Sie Ihren Tag bewusst erleben, ohne Angst vor der Zukunft zu haben oder sich danach zu sehnen, die Vergangenheit zu ändern. Sie werden Ihre Nahrung besser verdauen und müssen Ihren Stress nicht mehr durch emotionales Essen abbauen. Sie werden sich viel mehr in der Lage fühlen, Ihre Gedanken zu kontrollieren und Ihr Energieniveau wird in die Höhe schießen. Ich zeige Ihnen, wie es geht.

Die Vorteile einer morgendlichen Routine

Morgenroutinen haben unzählige geistige und körperliche Vorteile. Die Vorteile einer morgendlichen Routine sind erhöhte Energie, verbesserte Verdauung, verbesserte Stimmung, ein entgifteter Körper, gesteigerte Produktivität, ein zentrierterer Geist, verbesserte Wahrnehmung,

die Fähigkeit zur Konzentration, ein weniger vernebeltes Gehirn und weniger Stress.

Viele erfolgreiche Menschen aus allen Branchen schreiben ihren Erfolg einer morgendlichen Routine zu. Das können Sie auch. Egal wie beschäftigt Sie sind, nehmen Sie sich Zeit für eine morgendliche Routine.

URALTE WEISHEIT

Versuchen Sie, die erste Stunde Ihres Tages so wenig variieren zu lassen wie möglich, mit einer festen Routine, an die Sie sich halten, egal wo Sie sind oder wie geschäftig Ihr Leben ist. Das Geheimnis des Erfolgs liegt in der morgendlichen Routine.

Was, wenn Sie keine Zeit haben?

Sagen Sie nicht, dass Sie morgens keine Zeit haben, zu meditieren oder sich um Ihren Körper zu kümmern. Wenn Sie sich morgens die Zeit nehmen, Ihren Geist zu zentrieren, schaffen Sie tatsächlich *mehr* Zeit für den Rest des Tages, weil Sie effektiver sind.

Sie können sich schneller in Ihre Aufgaben stürzen, ohne vorher Ihr müdes, vernebeltes Gehirn aufwecken zu müssen. Sie werden ein neues Gefühl der Produktivität fühlen, wenn Sie bis 8 Uhr morgens mehr erledigt haben als die meisten Menschen den ganzen Tag über. Sie werden nicht müde und mürrisch zur Arbeit gehen, sondern vielmehr erfrischt und energiegeladen, weil Sie sich die Zeit genommen haben, Ihre Sinne zu wecken. Sie werden die Art Person sein, die alle im Büro frühmorgens anlächelt, wenn es den meisten Menschen noch schwerfällt, die Augen offenzuhalten.

Am wichtigsten ist, dass Sie die überaus wichtige »Zeit für mich« haben, bevor E-Mails auflaufen, Pflichten zu erledigen sind, Kinder betreut werden müssen und Aufgaben warten. Der Morgen ist die perfekte Zeit, um den Sonnenaufgang zu beobachten und sich wirklich für die Schönheit des Tages zu bedanken. Sie werden ein Gefühl der Freude und Wertschätzung verspüren, egal was den ganzen Tag über von Ihnen verlangt wird, weil Sie sich diese Zeit am Morgen für sich selbst genommen haben.

Was, wenn Sie kein Morgenmensch sind?

Es ist nicht schwer, zur Frühaufsteherin oder zum Frühaufsteher zu werden, auch wenn Sie schon immer eine »Nachteule« waren. Sie brauchen nur Übung. Das Allerwichtigste ist, früher schlafen zu gehen. Egal, wie sehr Sie sich anstrengen, Sie werden nie ein Morgenmensch sein, wenn Sie abends spät schlafen gehen. Ziehen Sie Ihre Aktivitäten am Morgen denen am Abend vor. Hat es sich wirklich gelohnt, bis Mitternacht aufzubleiben, um diese Serie zu sehen? Haben Sie Ihre Zeit vor dem Schlafengehen produktiv genutzt? Wie viele Stunden haben Sie am Tag zuvor in sozialen Netzwerken verbracht?

Der Tag hat genug Stunden, um die Dinge zu tun, die Sie tun wollen. Sie müssen nur weniger Zeit mit den Dingen verbringen, die Sie davon abhalten, Zeit für diese Aufgaben zu haben.

Fragen Sie sich selbst:

- Bei welchen Dingen kann ich Zeit sparen?
- Wie viel Zeit verbringe ich mit Social Media oder anderen Ablenkungen?
- Wie viele Stunden verbringe ich jede Woche vor dem Fernseher oder schaue mir Filme an?
- Was kann ich bei meiner abendlichen Routine kürzen oder weglassen, damit ich Zeit für meine morgendliche Routine habe?

Wenn Sie Ihre Zeitdiebe identifiziert haben, wählen Sie eine Aktivität aus und kürzen Sie diese um 15 Minuten. Gehen Sie dann 15 Minuten früher ins Bett und stehen Sie 15 Minuten früher auf. Kürzen Sie in der folgenden Woche weitere 15 Minuten, damit Sie weitere 15 Minuten früher zu Bett gehen und aufstehen können. Fahren Sie damit jede Woche fort, bis Sie um 22 Uhr einschlafen und um 6 Uhr morgens aufwachen. Wenn Sie diesem allmählichen Prozess folgen, können Sie leicht und ohne drastische Veränderungen oder Zwang zu einem Morgenmenschen werden. Sie müssen zuerst Platz schaffen, um die Dinge, die Sie benötigen, hinzufügen zu können. Indem Sie 15 Minuten an Aktivitäten entfernen, die nicht gut für Sie sind, können Sie 15 Minuten an Dingen hinzufügen, die es sind.

Wenn Sie sich an diesen einfachen 15-Minuten-Plan halten, werden Sie ganz von allein in wenigen Wochen ein Morgenmensch sein und viel effizienter mit Ihrer Zeit umgehen!

Planen Sie Ihre Morgenroutine

Die morgendliche Routine wird bei jedem Menschen ein wenig anders aussehen, aber hier sind einige allgemeine ayurvedische Richtlinien, die Ihnen helfen werden, Ihre zu etablieren:

- Wachen Sie vor der Sonne auf.
- Nehmen Sie sich ein paar Momente Zeit, um sich an Ihre Träume zu erinnern und Ihre Dankbarkeit auszudrücken.
- Stehen Sie auf und dehnen Sie Ihren Körper sanft.
- Gehen Sie auf die Toilette.
- Bespritzen Sie Ihr Gesicht sechs Mal mit warmem Wasser.
- Putzen Sie Ihre Zähne und reinigen Sie Ihre Zunge.
- Schwenken Sie Öl im Mund, während Sie sich fertig machen und Wasser für den Tee kochen.
- Spucken Sie das Öl aus und spülen Sie Ihren Mund mit warmem Wasser aus.
- Trinken Sie Ihren Tee und meditieren Sie.
- Üben Sie Yoga.
- Essen Sie ein wärmendes Frühstück.

Beachten Sie, dass Sie diese Reihenfolge nicht genau einhalten müssen, aber so erhalten Sie einen Überblick darüber, wie Ihr Morgen aussehen sollte. Der Morgen ist eine Zeit, in der Sie Giftstoffe durch Toilettengang, Zungenschaben und Ölziehen loswerden und Ihr Agni mit heißem Tee, Yoga und einem wärmenden Frühstück anheizen können.

Sie können andere Praktiken zu Ihrer morgendlichen Routine hinzufügen, wie z. B. *Nasya*-Nasentropfen, bei denen Öl auf die Nasenschleimhäute aufgetragen wird, sowie Abhyanga, eine Selbstmassage mit Öl, die ich in das kommende Kapitel über abendliche Rituale aufgenommen habe.

Zungenschaben

Wenn Sie schon einmal morgens mit Mundgeruch aufgewacht sind oder einen weißen Belag auf der Zunge hatten, wissen Sie bereits, wie die Zunge ein Nährboden für schlechte Bakterien sein kann. Dennoch fahren die meisten von uns schnell mit der Zahnbürste über die Zunge, ohne diesem Bereich viel Aufmerksamkeit zu schenken.

Das Zungenschaben ist genauso wichtig wie das Zähneputzen. Laut Ayurveda beginnen alle Giftstoffe im Mund. Wenn Sie die Zungenbakterien sich ansammeln lassen, breitet sich die Toxizität über den Magen-Darm-Trakt auf den Rest des Körpers aus. Diese Toxizität, Ama, erscheint als weißer, schleimiger Belag. Sie können den Belag auf der Zunge sehen, aber Sie können nicht sehen, was sich in Ihrem Körper ausbreitet.

Toxine im Mund und auf der Zunge

Zungenschaben ist genauso wichtig wie Zähneputzen. Wenn Sie nachts schlafen, lagern sich die Bakterien, Nahrungsreste, Pilze, abgestorbenen Zellen und Giftstoffe auf der Oberfläche Ihrer Zunge an. Dies ist die Ursache für Mundgeruch am Morgen.

Wenn Sie diese Giftstoffe nicht jeden Morgen abschaben, absorbiert Ihre Zunge sie wieder und sie gelangen in Ihren Magen-Darm-Trakt. Diese Toxizität verursacht ein geschwächtes Verdauungsfeuer, ein geschwächtes Immunsystem und eine verminderte Fähigkeit zur Nährstoffaufnahme, was je nach Dosha zu Gewichtszunahme, Akne, Krankheit, Blähungen, Verstopfung und anderen Ungleichgewichten führt.

Zungenschaben verbessert Ihre Zahngesundheit, verhindert Zahnfleischinfektionen und Zahnfleischrückgang, erhöht die Immunität, fördert die Speichelproduktion zum Zersetzen von Nahrung, verbessert Ihre Geschmacksnerven, steigert die Verdauung und fördert die Ausscheidung, was es zu einer großartigen Möglichkeit macht, den Tag zu beginnen.

URALTE WEISHEIT

Ihre Zunge sagt viel über Sie aus. Allein durch die Beobachtung von Farbe, Belag und der Stelle, an dem der Belag sich zeigt, können Sie Ihr Dosha-Ungleichgewicht bestimmen und haben eine bessere Vorstellung davon, was in Ihrem Inneren vor sich geht.

URALTE WEISHEIT

Die neuere Zahnforschung stimmt
mit den alten Erkenntnissen des
Ayurveda überein. Klinische Studien
haben gezeigt, dass etwa 85 Prozent aller Fälle von Mundgeruch
(chronischer Mundgeruch) ihren
Ursprung im Mund haben, und 50
Prozent davon werden durch Zungenbelag verursacht. Das Zungenschaben reduziert die Anzahl der
Bakterien in den Zungenfalten sig-
nifikant und wurde als sehr wichtig
für die Behandlung von Mundgeruch erachtet. Aber brauchen
Sie wirklich einen Zungenschaber?
Reicht Ihre Zahnbürste nicht aus? In
der Studie wurden die Teilnehmenden danach aufgeteilt, ob sie einen
Zungenschaber oder eine Zahnbürste zur Zungenreinigung verwendeten. Der Zungenschaber hat
die Produktion flüchtiger Schwefel-
verbindungen effektiver reduziert
als die Zahnbürste.

Verdauung beginnt
auf der Zunge

Im Ayurveda heißt es, dass man in dem Moment
mit der Verdauung beginnt, in dem man das
Essen auf der Zunge schmeckt. Der Speichel
beginnt, die spezifischen Enzyme der Mahlzeit
abzubauen und signalisiert dem Rest des Körpers, sich auf Nahrung vorzubereiten. Ihr Körper
weiß intuitiv, welche Enzyme er für Stärke und
welche er für Proteine benötigt. Aber wenn Ihre
Zunge belegt ist, hat Ihr Körper keine Ahnung,
was vor sich geht. Dies stört Ihre Verdauung und
verhindert, dass sie richtig funktioniert.

Laut dem Ayurveda-Experten Dr. Douillard
aktiviert die Aktivierung der Geschmacksknospen durch das Zungenschaben auch den unteren
Darm, um eine vollständige Darmentleerung

gleich morgens einzuleiten. Dies ist extrem wichtig für die Entgiftung, damit Sie die eingelagerten Abfälle in Ihrem Darm loswerden und Ihr
Verdauungsfeuer am Morgen in Gang bringen
können.

Mehr schaben =
weniger essen

Studien haben gezeigt, dass das Zungenschaben
die Anzahl der Mikroben auf der Zunge senkt,
was Sie geschmacklich sensibler macht. In der
Studie verbesserte sich das Geschmacksempfin-
den nach 2 Wochen Zungenreinigung, insbesondere mit einem Schaber.

Je weniger Zungenbelag, desto mehr nehmen
Sie den Geschmack Ihres Essens wahr. Das Zungenschaben hilft Ihnen, mit weniger Nahrung
satter zu werden, weil Sie die Aromen besser
schmecken. Oftmals essen Menschen einfach deshalb zu viel, weil sie mehr Geschmack von ihrem
Essen wollen. Sie sind nicht unbedingt hungrig,
sondern wollen einfach nur mehr süß, sauer oder
salzig. Durch das Zungenschaben reagieren Sie
empfindlicher auf Aromen und müssen nicht zu
viel essen, nur um etwas zu schmecken. Sie sind
mit weniger Nahrung zufriedener, was Ihnen
hilft, Gewicht zu verlieren und die Verdauung zu
fördern.

URALTE WEISHEIT

Wollen Sie Ihr Essen besser schmecken können? Dann schaben Sie
Ihre Zunge ab. Durch das Entfernen
des giftigen Belags auf Ihrer Zunge
werden Ihre Geschmacksknospen
empfindlicher, sodass Sie mit weniger Nahrung zufriedener sind.

Zungenschaber-Varianten

Jetzt, wo Sie überzeugt sind, dass Sie einen Zungenschaber brauchen, lassen Sie mich Ihnen helfen, den besten zu finden. Ich empfehle den Kauf eines Zungenschabers aus Edelstahl, obwohl er nicht traditionell ayurvedisch ist. Der ursprüngliche ayurvedische Text *Charaka Samhita* empfiehlt einen Zungenschaber entweder aus Kupfer, Gold, Silber, Zinn oder Messing. Ein Zungenschaber aus reinem Gold oder Silber ist jedoch teuer und Zinn und Messing sind nicht sehr appetitlich, sodass Kupfer die beliebteste Option ist. Kupfer hat auch große antibakterielle Vorteile und wird seit Jahren auf Schiffsböden eingesetzt, um die Wasseroberflächen sauber zu halten.

Ich empfehle jedoch einen Zungenschaber aus Edelstahl, da er im Gegensatz zu Kupfer kein Schwermetall ist. Schwermetalle sammeln sich im Gewebe an und verursachen eine Schwermetallvergiftung. Die Symptome sind Müdigkeit, emotionale Höhen und Tiefen, Angstzustände und Fortpflanzungsprobleme. Frauen sind anfälliger für Kupferanreicherungen, weil Östrogen die Kupferretention erhöht. Sie können eine Haaranalyse durchführen, um eine Schwermetallvergiftung nachzuweisen, allerdings kann diese nicht immer festgestellt werden. Ich empfehle Ihnen, Ihre Exposition gegenüber Kupfer zu minimieren, um eine mögliche Anreicherung zu verhindern.

Anwendung des Zungenschabers

Zungenschaben ist nicht schwer. Tatsächlich denke ich, dass es viel einfacher ist, als Zahnseide zu benutzen (obwohl es diese in keiner Weise ersetzt):

1. Halten Sie den Zungenschaber mit einer Hand an jedem Ende fest.
2. Schauen Sie in einen Spiegel und strecken Sie die Zunge heraus. Legen Sie den Schaber auf den Zungenrücken und achten Sie darauf, keinen Würgreiz zu verursachen.
3. Schaben Sie die Oberfläche Ihrer Zunge in einem langen Zug von hinten nach vorne sanft ab. Sie werden feststellen, dass sich Ama, der weiße Schleim, auf dem Schaber ansammelt.
4. Wiederholen Sie den Vorgang 10 Mal. Sie werden sehen, dass selbst die rosafarbenen Flecken auf der Zunge in den tiefen Spalten Ama eingelagert haben.
5. Spülen Sie den Abstreifer mit Wasser ab und bewahren Sie ihn an einem sauberen Ort auf.

Verwenden Sie den Zungenschaber jeden Morgen vor oder nach dem Zähneputzen. Idealerweise folgt auf das Zungenschaben das Ölziehen.

AYURVEDISCHE WARNUNG

Edelstahl ist die sicherste Option, wenn es um das Zungenschaben geht, da es Sie nicht einer potenziellen Schwermetallvergiftung und Kupferbelastung aussetzt, für die Frauen am anfälligsten sind. Auf dem Markt gibt es viele tolle U-förmige Zungenschaber aus Edelstahl mit handlichen Griffen.

Ölziehen

Ölziehen ist die Praxis, Öl im Mund zwischen den Zähnen durchzuziehen, um Giftstoffe zu entfernen, so eine Art Mundwasser der Antike. Das Ölziehen hat eine Reihe vorteilhafter Wirkungen sowohl im Mundraum als auch für den restlichen Körper.

Im Mundraum hilft das Ölziehen bei der Heilung von Karies, verbessert den Atem, beugt Karies vor, macht die Zähne weiß, entfernt Flecken, heilt Zahnfleischbluten und stärkt Zahnfleisch und Kiefer. In punkto Verdauungsförderung hilft es, in Öl lösliche Giftstoffe aus Ihrem System zu entfernen, verbessert die Verdauung, verhindert Entzündungen und stärkt Ihr Immunsystem.

Geeignete Öle

Welches Öl sollten Sie zum Ölziehen verwenden? Das hängt von Ihrem Dosha ab:

Vatas: Entscheiden Sie sich für Sesamöl, das besonders wärmend und erdend ist.
Pittas: Verwenden Sie Kokosöl, das kühlend wirkt und die Feurigkeit von Pitta ausgleicht.
Kaphas: Wählen Sie Sesamöl, das Ihr kühles Verdauungsfeuer anheizt.

Sie können das Öl nach dem Dosha der Jahreszeit wechseln, wenn Sie möchten. Verwenden Sie Sesamöl in den kälteren Monaten und Kokosöl in den wärmeren Monaten.

Wie das Ölziehen funktioniert

Das Ölziehen mag wie ein sehr fremdes Konzept erscheinen, aber es ist eigentlich ganz einfach. So wird es gemacht:

1. Nehmen Sie 1 Esslöffel Öl in den Mund und halten Sie dieses in Bewegung durch Spülen, Saugen und durch die Zähne ziehen, so lange wie möglich. Beginnen Sie mit nur 2 oder 3 Minuten und arbeiten Sie sich bis zu 20 Minuten vor, was die ayurvedischen Texte empfehlen.
2. Spucken Sie das Öl aus. Schlucken Sie das Öl nicht, denn es ist voller Giftstoffe, Bakterien und Plaque. Spucken Sie das Öl nicht in die Spüle, da es Ihre Abflüsse verstopfen kann.
3. Spülen Sie den Mund mit warmem Wasser aus oder putzen Sie sich anschließend die Zähne.

Es gibt keinen Grund, beim Ölziehen stillzustehen. Sie können herumlaufen, sich anziehen und Ihre regulären morgendlichen Aufgaben erledigen, während Sie das Öl in Ihrem Mund bewegen. Spucken Sie es aus, wenn Sie bereit sind, Ihren Morgentee zu trinken.

URALTE WEISHEIT
Ölziehen ist im Wesentlichen ayurvedisches Mundwasser, das auf chemischen Inhaltsstoffen basierendes Mundwasser durch beruhigendes Öl ersetzt, um Ihren Atem den ganzen Tag lang zu erfrischen. Im Gegensatz zu kommerziellen Mundwassern entfernt Öl nur die schlechten Bakterien, nicht die guten, und sorgt für das Gleichgewicht in Ihrem Mundraum.

Trinken Sie etwas Heißes

Nachdem Sie aufgestanden sind, sich die Zähne geputzt, die Zunge geschabt und Öl im Mund herumgeschwenkt haben, ist es Zeit, etwas Leckeres und Dampfendes zu trinken. Das Ayurveda empfiehlt, den Tag mit einem heißen Getränk zu beginnen, da es Feuchtigkeit spendender und heilsamer ist als etwas Kaltes. Warme Getränke wie Tee oder heißes Wasser mit Zitrone reinigen Ihren Körper, lösen Ama aus Ihrem System, regen Ihr Verdauungsfeuer an und fördern Ihren Stoffwechsel.

Heiß ist hydratisierend

Vielleicht haben Sie beim Geschirrspülen bemerkt, dass heißes Wasser viel effektiver darin ist, Schmutz zu entfernen als kaltes Wasser. Dies gilt auch für Ihren Körper. Ihr Körper nimmt heißes Wasser leichter auf, wodurch es leichter zugänglich und hydratisierend ist. Ihr Körper muss keine zusätzliche Energie aufwenden, um das Wasser zu erwärmen, wodurch mehr Energie für die Heilung übrig bleibt. Das Trinken von heißem, abgekochtem Wasser spült das Lymphsystem aus, macht verhärtete Gewebe weich und dehnt, reinigt und hydratisiert die tiefer liegenden Gewebe. Es heilt und repariert auch Ihr Verdauungssystem und spült das darmassoziierte lymphatische Gewebe (GALT), die Lymphe an der Außenseite der Darmwand.

Wenn Sie nachts schlafen, wird Ihr Körper dehydriert. Morgens ist die Zeit, in der er heißes Wasser am meisten braucht. Heißes Wasser beugt Verstopfung vor und löst sie, indem es Ihre inneren Organe mit Feuchtigkeit versorgt, was besonders wichtig für Vata-Typen ist. Es hydratisiert auch chronisch trockene Haut von innen heraus und verleiht ihr ein strahlendes Aussehen.

Heiß regt das Verdauungsfeuer an

Das Trinken von heißem Wasser fördert Ihr Verdauungsfeuer, die innere Flamme in Ihnen, die mit Stoffwechsel, Verdauung und Aufnahme der Nährstoffe zusammenhängt. Wenn Sie kaltes Wasser auf dieses Feuer geben, löschen Sie im Grunde die Flammen. Wenn Sie dieses Feuer dagegen mit heißem Wasser anfachen, brennt es für den Rest des Tages viel heller. Anschließend sind Sie besser in der Lage, Ihre Mahlzeiten zu verdauen, aufzuspalten und die Nährstoffe aufzunehmen, sodass Ihr Körper die Energie (Kalorien), die Sie verbrauchen, optimal nutzen kann und weniger in Form von Fett speichert. Die moderne Wissenschaft kommt zu ähnlichen Ergebnissen. Laut einer im *The Journal of Physiology* veröffentlichten Studie hat kaltes Wasser einen negativen Einfluss auf die Verdauung einer Mahlzeit.

Ist Ihnen schon einmal aufgefallen, dass Sie in manchen Restaurants vor einer Mahlzeit ein Glas mit Eiswasser bekommen? Sagen Sie Nein und fragen Sie stattdessen nach heißem Wasser mit Zitrone. Kaltes Wasser führt dazu, dass sich der Magen zusammenzieht und zu eng wird, um die Nahrung effektiv verarbeiten zu können. Dies hemmt den Verdauungsprozess, wodurch Sie sich nach dem Essen übermäßig voll und aufgebläht fühlen. Der anfängliche Grund für diese Praxis war, dass Restaurants wollten, dass sich die Kunden nach dem Essen übermäßig satt und zufrieden fühlen, damit sie denken, auf ihre Kosten zu kommen, auch wenn ihr Verdauungssystem überfordert ist. Sie wollen nicht, dass Sie das Restaurant mit dem Gefühl verlassen, noch etwas essen zu können, aber genau das sollten Sie wollen.

Mit heißem Wasser können Sie auch Ihr Trinktempo verlangsamen. Viele von uns trinken Wasser viel zu schnell. Das Trinken von zu viel Wasser während des Essens verdünnt die Magensäure und macht sie zu schwach, um die Mahlzeit zu zerlegen. Anstatt ein großes Glas Wasser hinunterzustürzen, trinken Sie den ganzen Tag über langsam kleine Schlucke heißen Wassers, um die Feuchtigkeitsversorgung aufrechtzuerhalten.

URALTE WEISHEIT

Heißes Wasser erhöht Ihre Körperkerntemperatur und verbessert Ihre Zirkulation, um die Ausscheidung potenziell schädlicher Giftstoffe aus Ihrem System zu erleichtern. Mit einem gereinigten System sind Sie besser in der Lage, Lebensmittel zu verdauen und das Beste aus den Nährstoffen zu machen, die Sie aufnehmen. Ein erhöhtes Verdauungsfeuer führt zu weniger Heißhunger, Fettabbau, weniger Blähungen und klarer Haut. Also nippen Sie eine Woche lang den ganzen Tag über heißes Wasser und achten Sie darauf, wie viel besser Sie sich mit Feuchtigkeit versorgt fühlen!

Heißes unterstützt die Reinigung

Das Trinken von heißem Wasser oder Kräutertee unterstützt die Reinigung, weil es die Nahrungsreste in Ihrem System weich macht und es Ihrem Körper erlaubt, Fett auszuspülen. Wenn Sie eiskaltes Wasser trinken, verfestigt und verhärtet sich die Nahrung, mit der es in Kontakt kommt, und der Darm kontrahiert stark. Dies führt zu Verstopfung, Völlegefühl und anderen Magen-Darm-Beschwerden.

In ähnlicher Weise verfestigen sich die Öle, die Sie mit Ihrer Nahrung zu sich nehmen, in Ihrem Körper, wenn Sie kaltes Wasser trinken, und verwandeln diese in Schleim oder Ama. Dieser Schleim kleidet den Darm aus, wodurch sich Giftstoffe anreichern. Über den Tag verteilt viele Schlucke heißen Wassers zu trinken hilft, diese Fettzellen herauszulösen und Ihr System zu reinigen.

Insgesamt hilft das Trinken eines heißen Getränks Ihrem Körper bei Verdauung, Nährstoffaufnahme und Reinigung für den Rest des Tages. Anstatt zum Frühstück nach einem Eiskaffee, Eistee oder Frozen Smoothie zu greifen, starten Sie mit etwas Heißem in den Tag, da es unzählige gesundheitliche Vorteile bietet.

Was Sie auf jeden Fall wissen müssen

- So wie Sie Ihren Tag beginnen, werden Sie sich auch für den Rest des Tages fühlen.

- Zungenschaben ist die alte ayurvedische Praxis, morgens den weißen giftigen Belag von der Zunge abzuschaben, und kann mit einem U-förmigen Zungenschaber aus Kupfer oder Edelstahl durchgeführt werden.

- Ölziehen ist die alte ayurvedische Methode der Mundreinigung, bei der Sesam- oder Kokosöl bis zu 20 Minuten im Mund durch die Zähne gezogen und bewegt wird, um Giftstoffe zu entfernen.

- Das Trinken von heißem Wasser ist Feuchtigkeit spendender sowie anregender für das Verdauungsfeuer und die Reinigung als kaltes Wasser, besonders vor den Mahlzeiten.

11

Ayurvedische Abendrituale

Ahh, gesegnete Nacht, wenn die Sonne untergeht und Sie Ihren Körper auf eine Nacht zutiefst heilsamen Schlafes vorbereiten können. Zu Zeiten des Ayurveda kamen die Menschen von einem langen Arbeitstag auf dem Feld nach Hause und verbrachten den Rest des Tages mit Selbstpflege, schrubbten ihre Haut, ölten ihren Körper ein und bereiteten Heilungselixiere zu. Dann passierte in den letzten Jahrhunderten etwas, das die Dinge leicht veränderte. Nun sind die Abende für viele Menschen gefüllt mit langen Fahrten zur Arbeit, verstörenden Nachrichten und Serienmarathons auf Netflix. Wie sehr sich die Dinge in ein paar Jahrhunderten ändern können!

   Aber warten Sie! Sie können sich zurückbegeben und diese heilsamen Therapien wieder in Ihr Leben integrieren. Es ist wirklich ganz einfach, und alles, was dazu nötig ist, ist ein wenig Bewusstsein. In diesem Kapitel bringe ich Ihnen bei, wie Sie Ihren Körper mit einfachen Praktiken peelen, einölen und reinigen können, die Ihnen das Gefühl geben, sich in einem ayurvedischen Spa in Ihrem eigenen Zuhause zu befinden. Sie werden verjüngt und entspannt in den Schlaf gleiten.

IN DIESEM KAPITEL

- Für die richtige Stimmung – und den richtigen Duft – für den Schlaf sorgen

- Wie Trockenbürsten Ihr Leben und Ihre Haut für immer verändern kann

- Mit Öl den Geist beruhigen und die Muskeln entspannen

- Wie Sie ihre Nasenlöcher reinigen können (ja, Ihre Nasenlöcher!)

Langsamer werden als Vorbereitung auf den Schlaf

Sobald Sie von der Arbeit nach Hause kommen, sollten Sie damit beginnen, Ihren Körper auf die Ruhephase vorzubereiten. Der Schlaf kommt nicht in dem Moment, in dem Sie das Licht ausschalten, sondern braucht ein stundenlanges »Schlafvorspiel«, wie ich es gerne nenne.

Erholsamer Schlaf ist nicht leicht zu erreichen. Sie müssen Ihren Körper in die richtige Stimmung bringen, damit Ihr Körper ins Land der Träume sinkt. Betrachten Sie es als Ihre ganz persönliche Schlafverführung. In den folgenden Abschnitten verrate ich Ihnen meine ayurvedischen Lieblingstipps, um die richtige Atmosphäre für eine erholsame Nacht zu schaffen.

Technik-Detox

Nichts ist weniger sexy als eine Person, die am Smartphone hängt und Sie komplett ignoriert. Die gleiche Regel gilt für den Schlaf. Wenn Sie an Ihrem Bildschirm kleben, werden die subtilen Schichten Ihres Verstands nicht den Hinweis bekommen, dass es Zeit ist, in die Traumwelt zu gleiten. Stattdessen wecken Sie Ihre Kampf-oder-Flucht-Bereitschaft, die besagt, dass es Zeit ist zu gehen, zu produzieren und aufzutreten. Das Letzte, was Ihr Gehirn tun will, ist schlafen.

Ich empfehle, einen Technik-Detox mindestens 1 Stunde vor dem Schlafengehen einzuplanen. Wenn Sie dem blauen Licht, das von einem Bildschirm ausgeht, ausgesetzt sind, sinkt Ihr Melatoninspiegel und verhindert, dass Sie einschlafen. Anstatt mit Ihrem Smartphone zu kuscheln, wählen Sie stattdessen ein Buch, das nicht die gleiche künstliche Beleuchtung aussendet wie ein Bildschirm.

Der richtige Duft

Schalten Sie das Licht aus, zünden Sie einige Kerzen an und schalten Sie Ihren Diffuser für ätherische Öle ein. Der Schlaf kommt nicht einfach so und Sie müssen etwas tun, um die richtige Atmosphäre zu schaffen.

Ich empfehle den Kauf eines Aroma-Diffusers und die Zugabe von ein paar Tropfen ätherischen Öls – Lavendel, Kamille, Rose, Weihrauch oder Neroli –, um Ihr Nervensystem zu beruhigen und Körper und Geist auf den Schlaf vorzubereiten. Wir werden so stark von unseren Sinnen beeinflusst und es hat sich herausgestellt, dass die Aromatherapie den Geist beruhigt, Ängste reduziert, Stress beseitigt und Hormone ausgleicht, wodurch wir den Kampf-oder-Flucht-Modus des Tages verlassen.

Zusätzlich schlage ich vor, dass Sie künstlich duftende Kerzen meiden, wie z.B. die mit dem leckeren Geruch nach Apfelkuchen oder Granatapfel, die Sie im Supermarkt kaufen können. Laut einer Studie der South Carolina State University kann die langfristige Verwendung von Paraffinkerzen zu Gesundheitsrisiken führen, einschließlich Krebs, häufigen Allergien und Asthma. Die Kerzen enthalten Alkane, Alkene und Toluol, die nachweislich schädliche Auswirkungen auf den Menschen haben. Außerdem produzieren Duftkerzen mehr Ruß als unparfümierte Kerzen, was zu einer Verschmutzung der Raumluft führt.

Statt künstlich duftender Paraffinkerzen wählen Sie natürliche, mit ätherischen Ölen parfümierte Sojakerzen. Als Nebenprodukt von Sojapflanzen sind Sojakerzen im Allgemeinen nicht schädlich für den Menschen. Viele in Handarbeit hergestellte, nach ätherischem Öl duftende Sojakerzen sind online und auf entsprechenden Märkten erhältlich.

Die Vorzüge von Himalajasalz

Ich empfehle auch den Kauf von Kerzenhaltern und Lampen aus rosafarbenem Himalaja-Meersalz. Meersalz ist ein natürlicher Generator negativer Ionen und erhöht nachweislich den Sauerstofffluss zum Gehirn, was zu gesteigerter Aufmerksamkeit, weniger Müdigkeit und mehr geistiger Energie führt, so Dr. Pierce Howard, Autor von *The Owner's Manual for the Brain*. Er erklärt: »Sie können uns auch vor Keimen in der Luft schützen, was zu einer verringerten Reizung durch das Einatmen verschiedener Partikel führt, die zu Niesen, Husten oder einer Reizung des Rachens führen.« Wenn Sie jemals bemerkt haben, wie geerdet und rein Sie sich fühlen, wenn Sie am Strand oder an einem Wasserfall sind, dann liegt das an den negativen Ionen in der Luft aus dem Wasser.

Vermeiden Sie auf alle Fälle Lufterfrischer, einschließlich Plug-ins, Gels und Sprays. Diese sind hoch toxisch und wurden mit Krebs und anderen Krankheiten in Verbindung gebracht.

Die Natur versorgt uns mit so vielen wunderbaren Düften, die in ätherischen Ölen verfügbar sind, und es ist am besten, sie auf natürliche Weise einzuatmen, durch Aroma-Diffuser und Sojakerzen in Kerzenhaltern aus rosa Himalajasalz.

URALTE WEISHEIT

Lampen aus rosafarbenem Himalaja-Meersalz machen sich toll als Nachttischlampe, weil sie einen warmen, rosa Schein ähnlich wie ein Lagerfeuer verbreiten, der Sie leichter in den Schlaf finden lässt. Noch besser ist, dass sie nicht das harte blaue Licht haben, das Ihren Melatoninspiegel stört und Sie am Einschlafen hindert. Sie verbessern die Luftqualität, lindern Allergien, heben die Stimmung und fungieren als Lichttherapie, sodass sie eine gute Wahl für Menschen mit jahreszeitlich bedingten Depressionen oder für Menschen mit einer stark belastenden Lebensweise sind. Himalajasalz-Inhalatoren werden sogar zur Behandlung von Asthma verwendet, da das Salz die Luft reinigt und Schadstoffe und Allergene entfernt.

Trockenbürsten

Nachdem Sie die Technik ausgeschaltet und einen beruhigenden Duft eingeführt haben, ist es Zeit, Ihren Körper trocken zu bürsten. Bei dieser alten ayurvedischen Praxis reiben Sie die abgestorbenen Hautzellen von der obersten Hautschicht ab, indem Sie Ihre Haut vor dem Duschen mit einer trockenen Bürste abbürsten. Trockenbürsten fördert die Entgiftung und stimuliert Ihr Lymphsystem.

DEFINITION

Trockenbürsten ist die ayurvedische Praxis, den Körper mit einer trockenen Luffa-Bürste sanft abzureiben, um Giftstoffe und abgestorbene Hautzellen zu entfernen und das Lymphsystem zu stimulieren.

Warum Trockenbürsten?

Ihre Haut ist Ihr größtes Organ und ein Drittel der Giftstoffe Ihres Körpers werden über die Haut ausgeschieden. Wenn Ihre Haut mit abgestorbenen Follikeln bedeckt ist, kann sie nicht atmen und entgiften, was zu Entzündungen und der Anreicherung von Giftstoffen in Ihrem Körper führt. Mit dem täglichen Trockenbürsten können Sie den Sauerstofffluss erhöhen, die Durchblutung fördern, das Auftreten von Cellulitis reduzieren, abgestorbene Hautzellen entfernen und Ihren verbleibenden Zellen und Ihrem Körper beim Abtransport von Abfallstoffen helfen.

Trockenbürsten ist eine extreme Reinigung für Ihr Lymphsystem. Ihr Lymphsystem ist das natürliche Entgiftungssystem Ihres Körpers. Es sammelt, transportiert und beseitigt den Abfall, den Ihre Zellen produzieren. Wenn Ihr Lymphsystem verstopft ist, erleben Sie die Anreicherung von Giftstoffen. Kapha-Typen sind am anfälligsten für verstopfte Lymphen, obwohl jeder Mensch anfällig ist, besonders in den kalten und nassen Kapha-Monaten.

Hier kommt das Trockenbürsten ins Spiel. Trockenes Bürsten stimuliert Ihr Lymphsystem und ermöglicht es, die angesammelten Giftstoffe in Ihrem Körper, die sich im Laufe der Zeit natürlicherweise ansammeln, abzubauen, besonders wenn Sie die falschen Lebensmittel für Ihr Dosha essen. Saisonale Verschiebungen, Pestizide in Nahrungsmitteln, Zucker, GVOs (= gentechnisch veränderter Organismus; Anm. d. V.) und andere Faktoren erhöhen die Menge an Giftstoffen in Ihrem Körper; daher wird empfohlen, einmal im Vierteljahr zu entgiften.

Trockenbürsten sollte täglich praktiziert werden sowohl als vorbeugende Maßnahme, um Ihr Lymphsystem in Gang zu halten, bevor es verstopft ist, sowie auch als Behandlung, wenn Sie das Gefühl haben, dass sich bereits Giftstoffe angesammelt haben. Das Trockenbürsten dauert nur 5 Minuten pro Tag, doch die Vorteile sind unendlich. Und das Beste daran ist, dass es sich genauso gut anfühlt, sich selbst zu bürsten, wie wenn eine andere Person einen bürstet – ein unmittelbares Spa-Erlebnis!

Vorgehensweise beim Trockenbürsten

Wenn Sie schon einmal Ihre Haut mit einem Luffaschwamm geschrubbt haben, wissen Sie eigentlich schon, wie man trockenbürstet. Es ist ziemlich ähnlich, außer dass Sie mit einer trockenen Bürste Ihre trockene Haut abreiben, daher der Name, um tote, schuppige Hautzellen besser zu entfernen.

Sie können jede Bürste mit festen Naturborsten verwenden oder eine spezielle für das Trockenbürsten kaufen. Mit dieser streichen Sie mit langen, langsamen Bewegungen auf das Herz zu.

Hier kommt die Anleitung fürs Trockenbürsten:

1. Beginnen Sie mit den Armen und streichen Sie mit festen, aber sanften Strichen nach oben. Bürsten Sie die verschiedenen Seiten Ihrer Arme mit langen Strichen und achten Sie darauf, nicht so stark zu drücken, dass Sie die Haut verletzen, aber nicht so weich, dass Sie nicht wirklich etwas tun. Wenn Sie raue, erhabene Unebenheiten auf der Rückseite Ihrer Arme haben, konzentrieren Sie sich auf diese Stellen.
2. Nachdem Sie beide Arme gebürstet haben, gehen Sie zu Brust und Bauch über. Diese Bereiche können ein wenig empfindlicher sein, drücken Sie daher weniger stark. Streichen Sie mehrmals in langen Bewegungen über die Haut, immer zum Herzen hin.
3. Gehen Sie zu Ihrem Rücken über. Wenn Sie eine Menge toter Hautzellen auf Ihrem unteren Rücken haben (viele von uns haben das), sollte dies ein weiterer Bereich sein, dem Sie sich besonders widmen.
4. Gehen Sie nun zu den Füßen und streichen Sie mit langen Strichen nach oben. Dann bürsten Sie alle Seiten Ihrer Beine. Dies hilft, das Auftreten von Cellulitis zu reduzieren, also achten Sie besonders auf die Rückseite Ihrer Oberschenkel und andere Problemzonen.
5. Baden Sie nach dem Trockenbürsten oder lassen Sie Abhyanga, eine Selbstmassage mit Öl, folgen.

Sie können auch Ihr Gesicht trockenbürsten, um Schmutz, abgestorbene Hautzellen und verstopfte Poren zu reinigen. Ich empfehle jedoch eine separate, weichere und kleinere Bürste für Ihr Gesicht, damit Sie keine Giftstoffe von Ihrem Körper auf Ihr Gesicht bringen.

Reinigen Sie Ihre Bürste einmal wöchentlich in einer Tasse mit warmem Wasser und 3 Tropfen Teebaumöl oder Neemöl. Legen Sie die Bürste mit den Borsten nach unten auf ein Handtuch, um sie trocknen zu lassen.

Abhyanga (Selbstmassage mit Öl)

Nachdem Sie die abgestorbenen Hautzellen entfernt haben, ist es Zeit, Ihren Körper nach der *Abhyanga*-Methode einzuölen. Sie müssen für Abhyanga nicht in ein Spa gehen: Sie können die Massage an sich selbst praktizieren und trotzdem ihre wunderbaren Vorteile genießen.

Genau wie beim Trockenbürsten erhöht Abhyanga die Durchblutung, besonders an den Nervenenden. Ihre Haut bleibt nach dem Peeling trocken und ungeschützt, weshalb es heilsam ist, sie danach mit Öl zu befeuchten. Öl wird gegenüber wasserlöslichen Cremes und Lotionen empfohlen, weil Ihre Haut es besser aufnimmt und es keine Chemikalien enthält. Laut Ayurveda sollten Sie nichts auf Ihre Haut tun, was Sie nicht essen würden. Würden Sie Ihre Lotionen voll chemischer Inhaltsstoffe essen?

DEFINITION

Abhyanga ist die alte ayurvedische Praxis, bei der die Haut mit Öl massiert wird, um den Körper von innen heraus mit Feuchtigkeit zu versorgen. Die Massage verbessert den Muskeltonus und fördert Entgiftung und Entspannung.

Öl, besonders wenn es erwärmt wird, dringt in die tieferen Schichten Ihres Körpers ein, schmiert Ihre Gelenke und spendet von innen Feuchtigkeit.

Die vorteilhafte Wirkung von Abhyanga

Abhyanga hat viele Vorteile, einschließlich Straffung Ihrer Muskeln, Förderung des Entgiftungsprozesses, weichere Haut, Beruhigung Ihres Nervensystems, Abschütteln von Erschöpfung, Unterstützung Ihres Schlafs und Verbesserung der Ausscheidung. Sie können Abhyanga auch morgens praktizieren, aber normalerweise praktiziere ich die Massage abends, wenn ich mehr Zeit habe, und nutze sie, um mir beim Einschlafen zu helfen.

In der *Charaka Samhita* heißt es: »Der Körper eines Menschen, der regelmäßig Ölmassagen anwendet, wird nicht sehr beeinträchtigt, auch wenn er Verletzungen durch Unfälle oder körperlich anstrengender Arbeit ausgesetzt ist. Durch die tägliche Anwendung der Ölmassage wird der Mensch mit einer angenehmen Berührung ausgestattet, die Körperteile werden gestrafft und er wird stark, anmutig und am wenigsten vom Alter beeinträchtigt.«

So wird Abhyanga praktiziert

Abhyanga zu praktizieren ist sehr einfach und ziemlich intuitiv. Es ist dem Auftragen von Lotion sehr ähnlich, erfolgt aber bewusster. Das Sanskrit-Wort für Öl ist *Sneha*, was auch »Liebe« bedeutet. Wenn Sie Ihren Körper einölen, geben Sie sich selbst Liebe. Ihr Körper ist Ihr wertvollster Besitz und Sie sollten ihn mit der gleichen Liebe und Sorgfalt behandeln, die Sie einem neugeborenen Baby geben würden.

Bei der traditionellen ayurvedischen Massage wird das Öl erwärmt, damit es von der Haut besser aufgenommen werden kann. Sie können das Öl zu Hause auf verschiedene Weise erwärmen oder es sogar einfach zwischen den Händen reiben, um es zu erwärmen, wenn Sie unter Zeitdruck stehen.

Die Berührung bei Ihrer Selbstmassage hängt davon ab, was Sie brauchen, und von Ihrem Dosha. Wenn Sie sich lethargisch und schwer fühlen wie eine oder ein Kapha streichen Sie kräftiger und fester, um Ihren Körper zu stimulieren und Ihre Muskeln zu lockern. Wenn Sie gestresst und angespannt sind, praktizieren Sie eine langsamere und bewusstere Massage. Achten Sie bei der Massage immer darauf, wie es Ihrem Körper geht, um ein Gleichgewicht zu schaffen.

Normalerweise verwenden Sie zwischen 60 und 120 ml Öl für Ihre Selbstmassage, je nachdem wie trocken Ihre Haut ist, also halten Sie mindestens diese Menge bereit. Ich empfehle den Kauf von biologischem, hochwertigem Öl von einem auf ayurvedische Kräuter spezialisierten Unternehmen (siehe Anhang B).

Und so praktizieren Sie Abhyanga, die Selbstmassage mit Öl:

1. Zuerst müssen Sie das Öl erwärmen. Hierbei haben Sie drei Möglichkeiten.
2. Der erste Weg ist, eine Glasflasche mit der gewünschten Menge an Öl zu füllen und diese in einem Topf mit heißem Wasser zu erwärmen. Die zweite Möglichkeit besteht darin, die Glasflasche unter fließendes heißes Wasser zu halten, bis sie warm ist, was länger dauert und zudem Wasser verschwendet. Die dritte Möglichkeit ist, einen Esslöffel Öl in die Handfläche zu gießen und die Handflächen in kreisförmigen Bewegungen 20 bis 30 Sekunden lang aneinander zu reiben bzw. bis Sie Hitze zwischen den Händen erzeugen.
3. Gießen Sie eine kleine Menge warmes Öl in Ihre Hände und beginnen Sie, das Öl in Ihre Arme zu reiben. Achten Sie besonders auf trockene Stellen an der Rückseite der Arme, an den Ellenbogen und um die Handgelenke.
4. Geben Sie mehr Öl in Ihre Hände und beginnen Sie, Ihren Bauch mit kreisenden Bewegungen gegen den Uhrzeigersinn sanft zu massieren. Dies ist die Richtung Ihres Dickdarms und die Bewegung unterstützt Ihre Verdauung und Ausscheidung. Gehen Sie auf der rechten Seite hoch, streichen Sie über den Bauch und gehen Sie auf der linken Seite runter.
5. Bringen Sie das Öl mit langen, langsamen, streichenden Bewegungen auf Ihre Brust in Richtung Ihres Herzens. Dies hilft Ihnen, sich mit Ihrem Herz-Chakra und Ihren Emotionen zu verbinden (mehr zu den Chakras in Kapitel 21).
6. Geben Sie mehr Öl in Ihre Hände und massieren Sie Ihren Rücken, einen Bereich, der oft stark angespannt ist. Es kann schwer sein, Ihren Rücken zu erreichen, aber versuchen Sie Ihr Bestes. Massieren Sie das Öl wirklich in Ihre Schultern, den unteren Rücken und andere Bereiche ein, an denen Sie Verspannungen spüren.
7. Gießen Sie mehr Öl in Ihre Hände und massieren Sie es in Gesäß und Beine. Sie werden vielleicht feststellen, dass Ihre Haut an diesen Stellen sehr viel Öl aufnimmt.
8. Achten Sie darauf, auch Ihre Füße zu ölen, die häufig trocken und schwielig sind.

Ziehen Sie Socken an, nachdem Sie Ihre Füße eingeölt haben, um das Öl auf der Haut zu behalten. Wenn Sie fertig sind, ziehen Sie einen Schlafanzug an, bei dem Sie auch ein leichter Ölrückstand nicht stört.

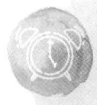

AYURVEDISCHE WARNUNG

Wenn Sie bemerken, dass das Öl schnell verschwindet, wenn Sie es auf bestimmte Stellen (oder überall) auftragen, ist Ihre Haut sehr dehydriert. Sie haben höchstwahrscheinlich Vata-Haut, die spröde und trocken ist. Häufiges Praktizieren von Abhyanga hilft, die Haut von innen heraus mit Feuchtigkeit zu versorgen.

Sie müssen nicht jeden Tag Abhyanga praktizieren. Die empfohlene Häufigkeit hängt von Ihrem Dosha ab:

Vatas: Praktizieren Sie die Selbstmassage mindestens fünfmal pro Woche. Während der kalten, trockenen Vata-Jahreszeit müssen Sie Ihren Körper möglicherweise täglich einölen.

Pittas: Praktizieren Sie die Selbstmassage mindestens dreimal pro Woche mit einem kühlenden Öl wie Kokosöl. In den heißen, feuchten Monaten müssen Sie Ihren Körper nicht so stark einölen.

Kaphas: Praktizieren Sie die Selbstmassage als Kapha mindestens zweimal pro Woche, weil Sie natürlicherweise Öl speichern. Achten Sie besonders auf die trockenen Stellen Ihres Körpers und fügen Sie Ihrem Öl anregende Kräuter zu. Sesam-, Mandel- oder Olivenöl sind eine gute Wahl für Kaphas.

Ich empfehle Ihnen, Ihre Kopfhaut einzuölen und sich einmal pro Woche eine Kopfmassage zu geben. Dies fördert das Haarwachstum und beruhigt den Geist. Wenn Sie lange Haare haben, flechten Sie Ihre Haare zu einem Zopf und schlafen Sie über Nacht mit dem Öl auf dem Kopf. Legen Sie ein Handtuch über Ihr Kissen, um es sauber zu halten.

Einige Menschen praktizieren Abhyanga nach dem Duschen, statt eine Lotion zu nutzen, während andere die Massage vor dem Duschen praktizieren, damit das Öl während des Duschens in ihre Haut eindringen kann. Das hängt wirklich von Ihrer Vorliebe ab. Ich empfehle Menschen mit trockenerer Haut, oder die in Gegenden mit trockenerem Wetter leben, ihren Körper nach dem Duschen zu ölen, weil das warme Wasser die Haut austrocknet. Wenn Sie ein Kapha-Typ sind und von Natur aus ölige Haut haben, oder einfach nur wirklich nicht gerne Öl auf Ihrem Körper haben, können Sie Abhyanga vor dem Baden praktizieren.

Geeignete Öle

Welches Öl Sie für Abhyanga verwenden sollten, hängt von Ihrem Dosha-Typ ab:

Vatas: Verwenden Sie ein wärmendes Öl wie Sesamöl, das als Königin der Öle gilt. Achten Sie darauf, dass das Öl von biologischer Qualität und nicht geröstet ist. Mandelöl ist eine weitere gute Option, weil es ebenfalls wärmend wirkt. Sie können auch Öle mit Vata-beruhigenden Kräutern kaufen.

Pittas: Verwenden Sie kühlende Öle, insbesondere Kokosöl, das die Körpertemperatur kühlt und auch Rötungen und Akne heilt. Sonnenblumenöl wird auch für Pittas empfohlen. Sie brauchen das Öl nicht zu erwärmen.

Kaphas: Verwenden Sie wärmende Öle wie Sesamöl oder Mandelöl. Auch Oliven- und Maisöl sind eine gute Wahl. Sie brauchen nicht so viel Öl wie Vatas und Pittas.

Nasenreinigung

Eine weitere ayurvedische Praxis, die Sie Ihrer abendlichen oder morgendlichen Routine zufügen können, ist die Nasenreinigung. Diese wird in zwei Praktiken aufgeteilt: *Neti* und *Nasya*. Neti ist der Prozess der Reinigung der Nasengänge mit Salzwasser unter Verwendung eines Neti-Pots oder Neti-Kännchens. Nasya ist die Praxis des Befeuchtens der Nasenhöhlen mit Öl. Die beiden Praktiken gehen Hand in Hand, denn die eine desinfiziert, die andere befeuchtet und verhindert, dass sich der Schleim neu bildet.

DEFINITION

Neti und **Nasya** sind die ayurvedischen Praktiken zur Reinigung der Nasengänge. Neti spült die Nasenlöcher mit Salzwasser aus. Nasya verabreicht Öl in die Nase, um Allergien zu heilen, die Atmung zu verbessern, Kopfschmerzen zu lindern und sogar die Qualität der Stimme zu verbessern.

Warum die Nase reinigen?

Sie atmen ständig Giftstoffe ein, von der Luftverschmutzung bis hin zu den Düften in Parfüms, Lufterfrischern und Kerzen. Als Folge davon werden Ihre Nasenwege mit Giftstoffen gefüllt und profitieren davon, von Zeit zu Zeit gereinigt zu werden. Alle Krankheiten, die durch die Luft übertragen werden, beginnen in der Nase, und wenn Sie Ihre Nase reinigen, können Sie Allergien, Erkältungen und grippale Infekte verhindern und heilen.

Laut Ayurveda ist die Nasenreinigung auch deshalb wichtig, weil die Nase der direkte Zugang zum Gehirn und das Tor zu Ihrem Bewusstsein ist. Durch die Reinigung Ihrer Nasenwege verbessern Sie Ihre Atmung, heilen Kopfschmerzen, lösen Verspannungen und überwinden Nasennebenhöhlenentzündungen, Erkältungen, grippale Infekte und Allergien.

Neti

Neti-Kännchen gibt es aus Keramik, Metall und Kunststoff, wobei Sie Kunststoff meiden sollten. Sie bekommen Neti-Kännchen in vielen Geschäften, sogar in Supermärkten, und auch online (Siehe Anhang B für einige Quellen).

Die Neti-Reinigung funktioniert folgendermaßen:

1. Waschen Sie Ihr Neti-Kännchen gründlich, um sicher zu sein, dass es sauber ist.
2. Bringen Sie in einem Topf ¼ oder ½ Liter Wasser zum Desinfizieren zum Kochen. Lassen Sie das Wasser so weit abkühlen, dass Sie sich nicht die Nasenlöcher verbrennen. Wenn das Wasser warm ist, gießen Sie es in Ihr Kännchen.
3. Geben Sie pro ⅛ Liter warmes Wasser ¼ Teelöffel Meersalz zu und rühren Sie um.
4. Stellen Sie sich über ein Waschbecken, legen Sie die Tülle des Neti-Kännchens in Ihr Nasenloch und neigen Sie Ihren Kopf zur Seite, ohne ihn dabei nach vorne oder hinten zu kippen. Das Wasser sollte in das eine Nasenloch eintreten und aus dem anderen herausfließen. Atmen Sie dabei durch den Mund. Verwenden Sie pro Nasenloch etwa die Hälfte des Wassers.
5. Wiederholen Sie den Vorgang mit dem restlichen Wasser und Ihrem anderen Nasenloch. Jetzt sind Ihre Nasengänge gereinigt!

Diese Praxis tötet Bakterien und andere Ablagerungen ab, die Allergien und Krankheiten verursachen. Sie werden erstaunt sein, wie schnell diese Praxis den Schleim auflöst.

Neti ist nicht für jeden Tag notwendig, aber ich empfehle es während der Erkältungs-, Grippe- und Allergie-Zeit. Wenn Sie eine Nebenhöhlenentzündung oder Allergien haben, können Sie Neti bis zu dreimal am Tag anwenden.

Nasya

Nasya ist die Praxis der Befeuchtung der Nasengänge mit Öl und wird am besten nach der Neti-Reinigung durchgeführt. Das bei Neti verwendete Salzwasser kann Ihre Nasengänge austrocknen, was Ihren Körper dazu anregt, mehr Schleim zum Schutz der Schleimhäute abzusondern. Durch Nasya befeuchten Sie diese Schleimhäute mit Öl, damit Ihr Körper nicht noch mehr Schleim produziert. Es ist eine wunderbare vorbeugende Maßnahme gegen eine verstopfte Nase und ist der Grund, warum Salzlösung allein nicht ausreicht: Sie brauchen Salzwasser und Öl.

Nasya soll die Qualität Ihrer Stimme und Ihrer Sehkraft verbessern, geistige Klarheit fördern, Spannungskopfschmerzen lösen, verstopfte Nebenhöhlen befreien und Stress abbauen.

Nasya-Öl ist ein spezielles medizinisches Öl, das typischerweise aus Sesamöl und medizinischen Kräutern besteht. Sie finden Nasya-Öl auf vielen ayurvedischen Webseiten. Wenn Sie es nicht finden können, können Sie Sesamöl verwenden.

Es gibt zwei Möglichkeiten, wie Sie Nasya praktizieren können. Bei der ersten Art, die am effektivsten ist, legen Sie sich auf den Rücken und führen das Öl in Ihre Nase ein. Irgendwann gewöhnt man sich daran, aber anfangs kann es sich komisch anfühlen, wenn einem Öl in die Nase läuft.

URALTE WEISHEIT

Bei meiner ersten ayurvedischen Behandlung in Indien war ich schockiert, als mir der Arzt plötzlich während der Massage Öl in die Nase spritzte. Es fühlte sich an, als hätte ich gerade beim Schwimmen Wasser eingeatmet. Wenn Sie Nasya an sich selbst praktizieren, haben Sie mehr Kontrolle und werden auf den öligen Spritzer vorbereitet.

Wenn Sie diese Methode anwenden wollen, gehen Sie wie folgt vor:

1. Legen Sie sich auf den Rücken, am besten auf Ihr Bett.
2. Kippen Sie den Kopf nach hinten, indem Sie den Kopf entweder von der Bettkante hängen lassen oder sich ein Kissen unter den mittleren Rückenbereich schieben, sodass der Kopf nach hinten geneigt ist.
3. Geben Sie mit einer Pipette 5 bis 10 Tropfen Nasya-Öl in jedes Nasenloch, das Öl sollte etwa Zimmertemperatur haben.
4. Atmen Sie tief ein und bleiben Sie einige Minuten still liegen, damit das Nasya-Öl tief in Ihre Nasengänge eindringen kann. Es wird sich am Anfang etwas seltsam anfühlen, aber die vorteilhafte Wirkung ist es auf jeden Fall wert.

Die zweite Möglichkeit ist, einen Tropfen Nasya-Öl auf Ihren kleinen Finger zu geben und diesen in Ihr Nasenloch einzuführen. Sie werden nicht so tief in den Nasengang kommen wie im Liegen, aber es wird trotzdem die Innenwände Ihres Nasenlochs befeuchten und ist ein großartiger Anfang.

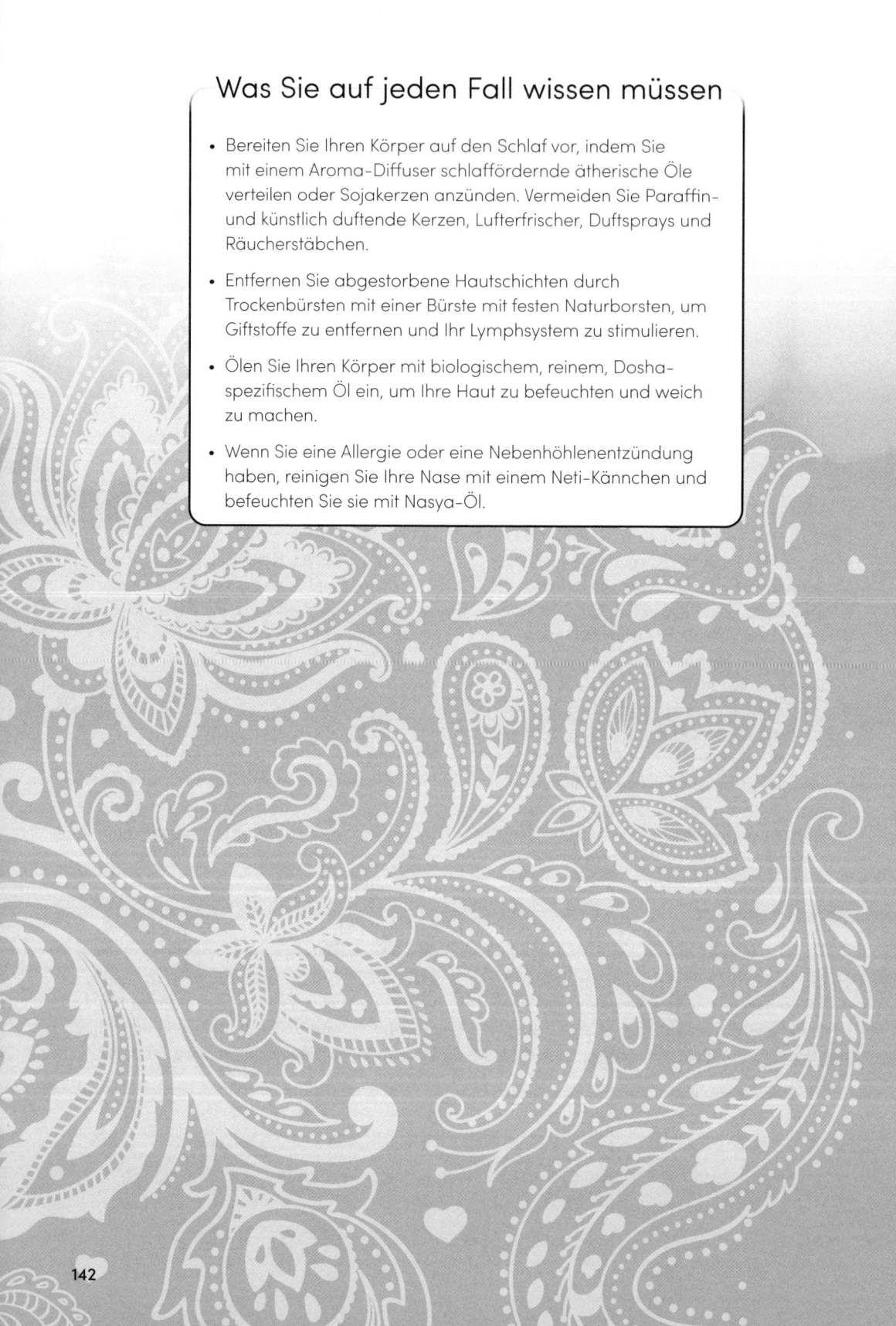

Was Sie auf jeden Fall wissen müssen

- Bereiten Sie Ihren Körper auf den Schlaf vor, indem Sie mit einem Aroma-Diffuser schlaffördernde ätherische Öle verteilen oder Sojakerzen anzünden. Vermeiden Sie Paraffin- und künstlich duftende Kerzen, Lufterfrischer, Duftsprays und Räucherstäbchen.

- Entfernen Sie abgestorbene Hautschichten durch Trockenbürsten mit einer Bürste mit festen Naturborsten, um Giftstoffe zu entfernen und Ihr Lymphsystem zu stimulieren.

- Ölen Sie Ihren Körper mit biologischem, reinem, Dosha-spezifischem Öl ein, um Ihre Haut zu befeuchten und weich zu machen.

- Wenn Sie eine Allergie oder eine Nebenhöhlenentzündung haben, reinigen Sie Ihre Nase mit einem Neti-Kännchen und befeuchten Sie sie mit Nasya-Öl.

Teil 4

Ayurvedische Ernährung

Als zertifizierte Ernährungsberaterin für Ayurveda, ganzheitliche Ernährung und Sporternährung ist dieser Abschnitt wirklich meine Stärke. In diesen Kapiteln gebe ich Ihnen alle Informationen, die Sie über ayurvedische Ernährung und Essen allgemein wissen müssen. Ich bespreche das Verdauungsfeuer, die ayurvedische Ernährungsphilosophie, häufige Ernährungsstörungen und Lebensmittelgifte, die Sie kennen sollten, und teile mit Ihnen meine bevorzugten und köstlichen Rezepte, mit denen Sie einen Anfang machen und die ayurvedische Ernährungsweise ausprobieren können.

Das Verdauungsfeuer Agni

Im Inneren jedes Menschen ist ein helles Feuer, als *Agni* bezeichnet. Es regelt die Verdauung, den Stoffwechsel sowie die Nährstoffaufnahme. Im Wesentlichen ist Ihr Feuer der Schlüssel zu Ihrer Gesundheit.

Wenn Ihr Feuer hell brennt, können Sie Ihre Nahrung verdauen und die Vorteile davon ernten. Wenn Ihr Feuer schwach ist, beginnen sich Giftstoffe in Ihrem Körper anzusammeln.

In diesem Kapitel erkläre ich die Bedeutung dieser inneren Flamme, die Ihren Körper am Leben hält. Ich erzähle Ihnen auch von den vier Arten von Agni – ausgeglichen, unregelmäßig, scharf und träge –, damit Sie sehen können, wie Ihr Verdauungssystem aufgebaut ist.

IN DIESEM KAPITEL

- Agni, Ihr inneres Feuer

- Qualitäten von ausgeglichenem und unausgeglichenem Agni

- Welches Dosha ist Ihre Verdauung?

- Essen für Ihren Verdauungstyp

Agni verstehen

Legen Sie Ihre Hände auf Ihren Bauch und atmen Sie ein paar Augenblicke lang. Sie berühren den kraftvollsten Teil Ihres Körpers, der Ihre Nahrung aufnimmt und in Energie, Nährstoffe, Muskelgewebe, Blut, Organe und vieles mehr umwandelt. Dieser robuste Teil Ihres Körpers ist Ihr Agni, Ihr Verdauungsfeuer.

Im Ayurveda sagt man, dass ein Mann nur so alt ist wie sein Agni. Wenn er Nahrung gut verdaut, altert er nie. Aber in dem Moment, in dem Ihr Verdauungssystem ins Stocken gerät, beginnen Sie zu altern und Krankheiten zu entwickeln. Deshalb ist eine gesunde Verdauung Grundlage Ihrer Gesundheit.

DEFINITION

Agni ist Ihr inneres Feuer, verantwortlich für Verdauung, Nährstoffaufnahme, Stoffwechsel und Bildung von Körpergeweben. Es ist heiß, scharf, leicht, beweglich, trocken und subtil, dem Pitta-Dosha am ähnlichsten und dem Kapha-Dosha am unähnlichsten. Wenn Ihr Agni gesund ist, können Sie leicht verdauen, sowohl Lebensmittel als auch Emotionen, sodass Sie körperlich und geistig gesund sind. Wenn Ihr Agni zu stark oder zu schwach ist, beginnen Sie unter Verdauungsproblemen sowie gesundheitlichen und emotionalen Problemen zu leiden.

Die Bedeutung Ihres inneren Feuers

Stellen Sie sich Ihr Agni wie den Prozess bei der Zubereitung eines Gerichts vor. Wenn Sie den Mund öffnen, geben Sie alle rohen Zutaten in den Topf, um diese zu kochen. Wenn Ihr Feuer stark ist, ist das Essen im Handumdrehen gekocht. Wenn Ihr Feuer zu stark ist, verbrennt das Essen. Wenn Ihr Feuer zu schwach ist, wird das Essen nicht gar. So funktioniert Ihr Verdauungsfeuer.

Alle pflanzlichen Inhaltsstoffe enthalten Nährstoffe, die der Körper aufnehmen und verwerten kann. Wenn Sie jedoch diese Lebensmittel in Ihrem Körper nicht richtig kochen, tun sie Ihnen nicht gut. Diese unverdaute Nahrung beginnt im Magen-Darm-Trakt zu verfaulen, und mit der Zeit beginnt diese Fäulnis zu gären und verbreitet Giftstoffe im ganzen Körper. Sie erleben diese Giftstoffe als schlechten Atem, einen weißen Belag auf der Zunge, Akne und andere Ungleichgewichte.

Wenn Sie Blähungen, Verstopfung, Durchfall, Sodbrennen oder saures Aufstoßen (Reflux), Verdauungsstörungen, Wassereinlagerungen, Schwere oder Lethargie nach den Mahlzeiten oder Gewichtszunahme erleben, brennt Ihr Verdauungsfeuer nicht in optimaler Stärke.

Verdauung und die Doshas

Blähungen und Verstopfung sind Symptome von Vata. Durchfall, Sodbrennen/Reflux und Verdauungsstörungen sind Anzeichen von Pitta. Wassereinlagerungen, Schweregefühl/Lethargie und Gewichtszunahme sind Zeichen von Kapha.

Vata ist eine luftige Energie, sodass Sie beginnen, Symptome übermäßiger Luftigkeit in Ihrem Verdauungssystem zu erleben, was zu Blähungen führt. Es ist auch eine kalte und trockene Energie, die zu hartem, trockenem Stuhl und Verstopfung beiträgt.

Pitta ist eine feurige Energie und Agni ist auch Feuer. Was passiert, wenn Feuer auf Feuer trifft? Chaos. Durchfall, Sodbrennen/Reflux und Verdauungsstörungen treten auf, wenn das Feuer im Körper zu stark ist. Ihr Körper produziert Säure, um Nahrung abzubauen, aber wenn Sie zu viel Säure haben, erleben Sie Sodbrennen und saures Aufstoßen. Ähnlich verhält es sich, wenn die Nahrung Ihr System zu schnell passiert und Sie die Nährstoffe daraus nicht erhalten, was zu wässrigem Stuhl führt. Verdauungsstörungen treten auf, wenn Ihre Verdauung zu scharf ist und Schmerzen verursacht.

Kapha ist eine erdige Energie, die Sie extrem erdet. Zu viel davon kann Sie aber auch schwer machen, wie Erde. Kapha-Typen neigen dazu, Wasser zurückzuhalten, was zu weiterer Schwerfälligkeit führt. Wenn das Verdauungssystem träge ist, dann können Sie diese Kalorien nicht als Energie verwerten, was zur Gewichtszunahme beiträgt. Wenn Sie sich nach einer Mahlzeit schon einmal erschöpft gefühlt haben, lag dies an der vermehrten Kapha-Energie.

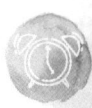 **AYURVEDISCHE WARNUNG**
Fühlen Sie sich aufgebläht und verstopft? Vatas Wind hat sich in Ihrem Dickdarm festgesetzt. Rennen Sie nach den Mahlzeiten auf die Toilette oder leiden Sie unter Sodbrennen, saurem Aufstoßen oder Verdauungsstörungen? Dann müssen Sie das Pitta-Feuer löschen. Fühlen Sie sich nach einer einzigen Mahlzeit, als hätten Sie fünf Kilogramm zugenommen und möchten Winterschlaf halten? Das bedeutet, dass Kapha auf freiem Fuß ist.

Am Anfang steht die Verdauung

Sobald Ihre Nahrung verdaut ist, verwandelt sie sich in Ihren physischen Körper. Ein gesundes Agni kann ein Stück Rohmaterial, also Nahrung, nehmen und es in Ihre Leber, Nieren, Haut und Blut verwandeln. Ein ungesundes Agni wird nicht in der Lage sein, diese Körperteile so mit Nährstoffen zu versorgen, wie es nötig wäre, was zu Krankheiten führt.

Agni beeinflusst die folgenden Körperfunktionen:

Darshana: Fördert die Augengesundheit
Matroshna: Reguliert die Körpertemperatur
Prakriti varna: Erhält (**Agni**) die Hautfarbe.
Dhatu poshanam: Fördert die Gesundheit des Körpergewebes
Ojah kara: Produktion von *Ojas,* Erhaltung des Immunsystems
Tejah kara: Produktion von *Tejas,* Erhaltung der Zellmembranen und Semipermeabilität der Kapillaren
Pranakara: Produktion von Prana-Lebenskraft, Erhaltung von Atem und Leben
Dirgham: Aufrechterhalten der Lebenserwartung
Prabha: Erhalt von gesundem Glanz und Schimmer der Haut
Bala: Liefert Kraft, Energie und Vitalität

Was passiert also, wenn Agni sauer wird? Ganz einfach, Sie erleben Ungleichgewichte in den vorhergehenden Bereichen.

Adarshanam: Beeinträchtigung der Sehkraft, Glaukom, Grauer Star, Iritis (Entzündung der Regenbogenhaut), Hornhauttrübung
Amatroshna: Hypothermie (verminderte Körpertemperatur) oder Pyrexie (erhöhte Körpertemperatur)
Vikriti varna: Anormale Hautfarbe (Wenn Sie überschüssiges Vata haben, haben Sie eine dunkle Pigmentierung. Wenn Sie überschüssiges Pitta haben, haben Sie eine gelbliche oder rötliche Verfärbung. Wenn

Sie überschüssiges Kapha haben, sind Sie extrem bleich.)

Dhatu karshyana: Gewebeabmagerung bei zu hohem Agni, unverarbeitetes Körpergewebe bei zu niedrigem Agni

Ojohara: Geschwächtes Immunsystem, was zu Autoimmunerkrankungen führt

Tejohara: Verminderte Zelldurchlässigkeit, was zu einer verminderten Nährstoff- und Mineralstoffaufnahme führt

Pranahara: Schwache Lebenskraft, niedrige Energie, schlechte Atmung

Unausgewogenes Dirgham: Früher Tod, Verlust der Lebensfreude

Chaya: Ungesunder Teint

Kshaya: Verwelkte Kraft

Verstopfung, Durchfall, Blähungen, Sodbrennen und Lethargie sind mehr als nur vorübergehende Beschwerden, mit denen Sie umgehen müssen. Es sind Signale, dass tiefere Komponenten Ihrer Gesundheit nicht funktionieren. Es ist extrem wichtig, dass Sie Lebensmittel konsumieren, die leicht zu verdauen sind, weil Ihr Agni für jede Funktion in Ihrem Körper und auch in Ihrem Geist verantwortlich ist. Ohne gesundes Agni wird sich Ihre körperliche und geistige Gesundheit verschlechtern.

Ihr zweites Gehirn

Agni kontrolliert mehr als nur die körperliche Verdauung. Es hilft Ihnen auch bei der Verdauung von Emotionen. Haben Sie jemals jemanden sagen hören: »Diese Person ist so verhärtet.« Sicherlich haben sie nicht über den Zustand des Darminhalts geredet! Eine »verhärtete« Person ist eine Person, die angespannt und festgefahren ist, so ähnlich wie verstopfter Stuhl.

Der Zustand Ihrer Verdauung beeinflusst Ihren Geist. Im Magazin *Scientific American* wurde über eine Studie berichtet, bei der festgestellt wurde, dass sich 95 Prozent Ihres Serotonins in Ihrem Darm befinden. Aus diesem Grund ist Ihr Bauchgefühl buchstäblich Ihr zweites Gehirn. Dieses zweite Gehirn enthält 100 Millionen Neuronen und damit

mehr als Ihr Rückenmark oder Ihr peripheres Nervensystem.

Agni hat mehrere emotionale Funktionen, die im Ayurveda aufgeführt sind:

Shauryam: Zuversicht, Mut, Tapferkeit

Harshna: Freude, Fröhlichkeit, Lachen, Glück

Dhariyam: Geduld, Stabilität, Gleichgewicht

Medhakara: Intelligenz, zelluläre Kommunikation

Buddhikara: Logik, geistiges Denken, Unterscheidungsvermögen

Prasada: Geistige Klarheit, Verständnis, Konsistenz

Raga: Begeisterung, Interesse, Zuneigung, schillernde Persönlichkeit

Das Ayurveda wusste schon damals ohne wissenschaftliche Beweise, dass die Verdauung auch die geistige Gesundheit kontrolliert. Die heutige Forschung bestätigt diesen Befund und hat sogar Autismus, Aufmerksamkeitsdefizit-/Hyperaktivitätsstörung (ADHS) und andere psychische Störungen mit einer schlechten Verdauung in Verbindung gebracht.

URALTE WEISHEIT

Ein gesunder Darm bedeutet einen gesunden Geist. Wenn Ihre Verdauung gut funktioniert, erleben Sie Vertrauen, Freude, Geduld, Logik, geistige Klarheit und Begeisterung. Wenn sie aus dem Gleichgewicht ist, können Sie je nach Ihrer Dosha-Konstitution unter Angst, Depression, Ungeduld, Unentschlossenheit, Verwirrung, Zurückgezogenheit oder Krankheit leiden.

Wenn das Agni unausgeglichen ist, erleben Sie das Gegenteil der oben genannten emotionalen Funktionen:

Ashauryam: Furcht, Angst (Vata-bezogen)

Aharshna: Depression, Traurigkeit (Kapha-bezogen)

Adhirata: Ungeduld (Pitta-bezogen) oder Nachlässigkeit (Kapha-bezogen)

Medhahara: Fehlende zelluläre Kommunikation, die Krankheiten, einschließlich Krebs, verursacht (kann mit jedem Dosha in Verbindung gebracht werden)

Buddhihara: Unentschlossenheit (Vata-bezogen)

Vishada: Verwirrung, Zerstreuung, Inkonsistenz (Vata-bezogen)

Viraga: Zurückgezogenheit, Depression (Kapha-bezogen)

Welche davon betreffen Sie?

Die vier Arten von Verdauungsfeuern

Nun, da Sie die körperlichen und geistigen Symptome eines unausgeglichenen Agni kennen, lassen Sie uns herausfinden, welches Dosha Ihre Verdauung ist. Wie bereits erwähnt, sind die verschiedenen Qualitäten auf bestimmte Doshas bezogen. Wir alle sind je nach unserer Dosha-Konstitution anfällig für spezifische Verdauungsstörungen:

Vata-Vikriti: Kaltes, trockenes und unregelmäßiges Verdauungssystem

Pitta-Vikriti: Heißes, scharfes und säurehaltiges Verdauungssystem

Kapha-Vikriti: Träges, schweres und schwaches Verdauungssystem

Es ist auch möglich, keine Verdauungsstörungen zu haben. Das ist dann der Fall, wenn Ihre Doshas ausgeglichen sind.

Das Ayurveda klassifiziert diese vier Arten von Verdauungsfeuern als *Sama-Agni* (ausgewogen), *Vishama-Agni* (Vata), *Tikshna-Agni* (Pitta) und *Manda-Agni* (Kapha). Jeder dieser Verdauungstypen hat seine eigenen mentalen und physischen Ungleichgewichte. Lassen Sie uns mit diesem schnellen Quiz Ihren Typ herausfinden:

1. WIE FÜHLEN SIE SICH NACH DEM ESSEN?

a Gut, energiegeladen

b Kommt darauf an, was ich gegessen habe, oft aufgebläht

c Normalerweise gut, aber manchmal leide ich an Sodbrennen, wenn ich die falschen Lebensmittel gegessen habe

d Schwer, vollgestopft und erschöpft

2. WIE OFT HABEN SIE HUNGER?

a Ziemlich regelmäßig

b Variiert jeden Tag

c Fast immer

d Selten, ich bleibe lange Zeit satt

3. WIE IST IHR STUHLGANG?

a Normal

b Normalerweise trocken und klein, aber manchmal habe ich Durchfall

c Häufig, manchmal flüssig

d Schwer, dicht

4. WELCHE LEBENSMITTEL BELASTEN SIE AM MEISTEN?

a Ich vertrage die meisten Lebensmittel

b Blumenkohl, Brokkoli, generell Kreuzblütlergemüse

c Frittierte oder scharfe Speisen, Knoblauch, Tomaten

d Süßigkeiten, Kohlenhydrate, schwere Lebensmittel

Zählen Sie jetzt zusammen, wie viele Antworten Sie bei a, b, c und d haben.

Wenn Sie meistens mit a geantwortet haben, haben Sie Sama-Agni, ein ausgeglichenes Verdauungssystem. Wenn Sie die meisten Antworten bei b haben, haben Sie Vishama-Agni, ein Vata-Verdauungssystem. Wenn Sie vor allem Antworten bei c haben, haben Sie Tikshna-Agni, ein Pitta-Verdauungssystem. Wenn Sie die meisten Antworten bei d erzielt haben, haben Sie Manda-Agni, ein Kapha-Verdauungssystem.

 URALTE WEISHEIT

Sama-Agni bedeutet, dass das Verdauungsfeuer problemlos und ausgeglichen ist. Vishama-Agni bedeutet, dass es einen Überschuss an Vata im Verdauungsfeuer gibt, was Probleme wie Blähungen verursacht. Tikshna-Agni bedeutet, dass es einen Überschuss an Pitta im Verdauungsfeuer gibt, was zu viel Säure und ständigen Hunger verursacht. Manda-Agni bedeutet, dass es einen Kapha-Überschuss im Verdauungssystem gibt, was zu einem trägen Stoffwechsel und Gewichtszunahme führt.

Sama-Agni (ausgeglichen)

Diejenigen mit Sama-Agni sind die Glücklichen, die das Gleichgewicht erreicht haben. Sie fühlen sich nach einer Mahlzeit energetisiert, nicht vollgestopft oder erschöpft. Sie können sogar Lebensmittel essen, die nicht der Jahreszeit entsprechen, oder sich nicht an die Regeln der Lebensmittelkombination halten und sich trotzdem gut fühlen. Sie haben ein starkes Immunsystem und ernten die Nährstoffe aus den Lebensmitteln, die sie essen. Ihr Appetit ist regelmäßig und stabil, sie haben Hunger zu den Mahlzeiten und sie haben die Fähigkeit, mit dem Essen aufzuhören, wenn sie satt sind.

Geistig sind sie friedfertig, lebhaft und liebevoll.

Das sind die Vorteile eines gesunden Verdauungssystems.

Vishama-Agni (Vata, unregelmäßig)

Diejenigen mit Vishama-Agni haben viele der Symptome von Vata. Ihr Verdauungssystem ist unregelmäßig, genau wie der Vata-Wind. An manchen Tagen haben sie unendlichen Appetit, an anderen Tagen sind sie einfach nicht hungrig. Ebenso ist ihr Verdauungsfeuer kalt und schwach, sodass sie nach den Mahlzeiten extrem aufgebläht sind. In ihrem Dickdarm bilden sich leicht Gase und sie leiden häufig unter Verstopfung.

Geistig können sie Vata-Nebenwirkungen wie Angst, Unsicherheit, Überanalyse und Schlaflosigkeit erfahren. Dieses kalte und trockene Verdauungsfeuer führt zu Vata-Ungleichgewichten im Körper, einschließlich trockener Haut, knackenden Gelenken, Rückenschmerzen und anderen Vata-Nebenwirkungen. Es ist wichtig, dass sie sich aufwärmen und ihr Verdauungsfeuer anheizen, um das Gleichgewicht wiederherzustellen.

Tikshna-Agni (Pitta, scharf)

Menschen mit Tikshna-Agni haben scharfe und feurige Verdauungsfeuer, genau wie Pitta. Sie haben einen zügellosen Appetit und werden wütend, wenn sie eine Mahlzeit verpassen. Sie können oft ohne Beschwerden essen, was sie wollen, was sie dazu verleitet, die falsche Art von Nahrung zu essen. Sie können dann an Sodbrennen und zu viel Magensäure leiden. Ihr Verdauungsfeuer ist zu heiß und manchmal passiert die Nahrung ihr System schnell, was zu losem Stuhlgang führt.

Geistig können diejenigen mit Tikshna-Agni Pitta-Nebenwirkungen erfahren, einschließlich Ungeduld, Reizbarkeit, Wut und Missgunst. Sie sind überzeugte Perfektionisten und können zwanghaft werden. Sie können auch Pitta-Nebenwirkungen erleben, einschließlich Übelkeit, Entzündungen und Hitzewallungen. Es ist wichtig, dass sie ihre scharfen Verdauungsfeuer abkühlen, um Sama-Agni zu erreichen.

Manda-Agni (Kapha, träge)

Manda-Agni verursacht ein träges, schweres und kühles Verdauungsfeuer. Die Betroffenen nehmen nach fast allem, was sie essen, an Gewicht zu. Gleichzeitig essen sie nicht viel. Ihr Stoffwechsel ist einfach so träge, dass sie, was auch immer sie essen, zunehmen. Sie sind morgens oft nicht hungrig, fühlen sich aber trotzdem schwer und matt.

Geistig können sich Menschen mit Manda-Agni faul, erschöpft oder umnebelt fühlen. Nach dem Essen fühlen sie sich statt energetisiert lethargisch und können sich nicht bewegen oder konzentrieren. Sie können andere Kapha-Nebenwirkungen wie Depressionen, Anhänglichkeit, emotionales Essen und kalte und feuchte Haut

erleben. Am besten ist es, wenn sie gut gewürzte und heiße Nahrung zu sich nehmen, um ihre trägen Verdauungsfeuer anzuheizen.

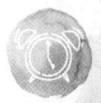

AYURVEDISCHE WARNUNG

Sind Sie ein großer Fan von Eiscreme? Leider ist das die Nummer Eins, die im Ayurveda Manda-Agni verursacht. Eis ist kalt, schwer und voller Milchprodukte, alles Dinge, die Kapha aus dem Gleichgewicht bringen und Gewichtszunahme und Lethargie verursachen. Auch wenn es unmöglich erscheint, auf Eiscreme zu verzichten, fühlen Sie sich so viel besser, wenn es nicht in Ihrem System ist.

Die folgende Tabelle vergleicht die körperlichen und geistigen Symptome der verschiedenen Agni-Typen und das Dosha, mit dem sie verbunden sind.

Die vier Agni-Typen

Agni-Typ	Verbundenes Dosha	Körperliche Symptome	Geistige Symptome
Sama-Agni	Alle	Starke Verdauung, stabiler Appetit, gesundes Immunsystem	Energiegeladen nach den Mahlzeiten, klarer und liebevoller Geist
Vishama-Agni	Vata	Unregelmäßiger Appetit, Blähungen, Verstopfung, trockener Körper	Angst, Unsicherheit, Furcht, Schlaflosigkeit
Tikshna-Agni	Pitta	Großer Appetit, lockerer Stuhl, Übersäuerung	Zorn, Ungeduld
Manda-Agni	Kapha	Schlechte Verdauung, nimmt leicht an Gewicht zu, Appetitlosigkeit	Schläfrig, müde, schwach

Die besten Lebensmittel für jeden Agni-Typ

Essen ist Medizin. Sie können Ihren Körper heilen, indem Sie einfach Ihre Ernährung ändern. Wie besprochen beginnen alle Teile Ihres Körpers im Bauch, einschließlich Ihr körperliches und geistiges Wohlbefinden. Wenn Sie sich an die richtige Ernährung für Ihr einzigartiges Verdauungsfeuer halten, können Sie viele der zuvor beschriebenen Ungleichgewichte behandeln und verhindern.

Lebensmittel für Vishama-Agni

Wenn Sie viele der Symptome von Vishama-Agni haben, werden Sie eine Vata-beruhigende Diät einhalten wollen. Das bedeutet, sich von kalten, rohen und trockenen Lebensmitteln fernzuhalten und mehr warme, gekochte und erdende Lebensmittel zu konsumieren.

Lebensmittel, von denen Sie mehr essen sollten:

- Alle Arten von Nüssen und Samen
- Mungbohnen
- Suppen, Eintöpfe und Currys aus geröstetem Gemüse
- Wurzelgemüse, insbesondere Ingwer, Yamswurzeln und Kürbis
- Sesamöl
- Süßes Obst
- Wärmendes Getreide

Diese Vata-beruhigenden Lebensmittel verbessern Ihr Verdauungsfeuer und sind leicht verdaulich, wodurch Sie wieder zu Sama-Agni zurückkehren können.

Lebensmittel, von denen Sie sich fernhalten sollten:

- Chips
- Cracker
- Müsliriegel
- Eiswasser, Eiskaffee, Eistee oder eisgekühlte Softdrinks
- Popcorn
- Salate
- Smoothies

Diese Lebensmittel schwächen Ihr bereits schwaches Verdauungsfeuer weiter. Stattdessen müssen Sie es anheizen und Feuchtigkeit von innen heraus erzeugen. Ein ausgetrockneter Dickdarm führt zu Verstopfung, weshalb es am besten ist, häufig warmes Wasser zu trinken und wärmende Öle in die Ernährung aufzunehmen.

Lebensmittel für Tikshna-Agni

Wenn Sie viele der Symptome von Tikshna-Agni haben, werden Sie eine Pitta-beruhigende Diät einhalten wollen. Das bedeutet, sich von scharfen, öligen und frittierten Lebensmitteln sowie von Stimulanzien wie Koffein und Schokolade fernzuhalten. Konzentrieren Sie sich stattdessen auf kühlende und reinigende Lebensmittel.

Lebensmittel, von denen Sie mehr essen sollten:

- Alle Hülsenfrüchte
- Kokosöl
- Kühlendes Getreide

- Kreuzblütlergemüse
- Frisches Obst
- Grünes Blattgemüse
- Kräuter
- Samen

Diese Pitta-beruhigenden Lebensmittel kühlen Ihr überhitztes Verdauungsfeuer und ermöglichen es Ihnen, wieder Sama-Agni zu erlangen.

Lebensmittel, von denen Sie sich fernhalten sollten:

- Chilis
- Schokolade
- Kaffee
- Frittierte Lebensmittel und Tempura
- Knoblauch und Zwiebeln
- Nüsse
- Ölige Currys, Eintöpfe oder Pfannengerichte
- Tomaten und alle Nachtschattengewächse

Diese Lebensmittel stören Ihr bereits gereiztes Verdauungsfeuer, wodurch sich Ihre Symptome verschlimmern. Konzentrieren Sie sich darauf, Ihren Körper zu kühlen und ihn mit Feuchtigkeit spendenden Lebensmitteln zu reinigen. Vermeiden Sie Nachtschattengewächse und Knoblauch, die sehr scharf sind und auch Pitta stören.

URALTE WEISHEIT

Nachtschattengewächse gehören zur Pflanzenfamilie der Solanaceae und enthalten Alkaloide zur Abwehr von Insekten in der Nacht. Diese Alkaloide sind besonders störend für Pitta-Typen. Zu den Nachtschattengewächsen gehören Tomaten, Auberginen, Paprika, Chilis und Kartoffeln.

Lebensmittel für Manda-Agni

Wenn Sie viele der Symptome von Manda-Agni haben, sollten Sie am besten eine Kapha-beruhigende Diät einhalten. Dazu gehört auch die Vermeidung schwerer, süßer, stärkehaltiger und dick machender Lebensmittel, durch die Sie sich erschöpft fühlen und zunehmen. Um diese Kilos loszuwerden und wieder Energie zu gewinnen, halten Sie sich an gut gewürzte und nährstoffreiche Speisen.

Lebensmittel, von denen Sie mehr essen sollten:

- Alle Arten von Gewürzen
- Gemüsesuppen aus verschiedenen Gemüsen
- Kreuzblütlergemüse
- Hülsenfrüchte
- Zuckerarmes Obst
- Samen
- Geringe Mengen an Getreide und Ölen
- Gedämpftes Bittergemüse, einschließlich grünes Blattgemüse, Rosenkohl und Spargel

Diese Kapha-beruhigenden Lebensmittel sind leicht verdaulich und stimulieren Ihr Verdauungsfeuer, wodurch Sie wieder Sama Agni erlangen.

Lebensmittel, von denen Sie sich fernhalten sollten:

- Milchprodukte
- Frittierte Lebensmittel
- Stärke, einschließlich Brot, Nudeln und zu viel Reis
- Zucker, Ahornsirup, Honig und andere Formen von Zucker
- Süßes Obst, einschließlich Datteln, Bananen, Mangos und Trockenfrüchte

Diese Lebensmittel machen Sie schwerer und lethargischer, was auf eine schwache Verdauung und Gewichtszunahme zurückzuführen ist. Stimulieren Sie Ihren Körper durch Ihre Ernährung mit leichten, gut gewürzten und leicht verdaulichen Mahlzeiten. Garen Sie Ihr Gemüse, damit es leichter verdaulich ist.

Manda-Agni zu haben bedeutet nicht, alles Süße für immer meiden zu müssen. Mönchsfrucht und Stevia sind zwei natürliche Süßstoffe, die keinen Einfluss auf Ihren Blutzuckerspiegel haben, was sie zu einer großartigen Option macht für Kapha-Typen, Menschen, die abnehmen möchten, Menschen mit Diabetes und Menschen mit einem Manda-Agni-Verdauungssystem.

Was Sie auf jeden Fall wissen müssen

- Ihre Verdauung wird als Ihr Agni bezeichnet, weil sie ein Feuer in Ihrem Körper ist, das Ihre Nahrung kocht und in Nährstoffe verwandelt.

- Die Verdauung spielt nicht nur in Ihrem Körper, sondern auch in Ihrem Geist eine Rolle und verursacht alle möglichen Störungen von Unentschlossenheit bis hin zu Depressionen.

- Es gibt vier Arten von Agni: Sama, Vishama, Tikshna und Manda.

- Sama-Agni bedeutet ausgewogen. Bei Vishama-Agni liegt ein Vata-Ungleichgewicht vor. Bei Tikshna-Agni liegt ein Pitta-Ungleichgewicht vor. Bei Manda-Agni liegt ein Kapha-Ungleichgewicht vor.

- Um Sama-Agni, ein ausgewogenes Verdauungsfeuer, wiederzuerlangen, müssen Sie mit Ihrer Ernährung das unausgeglichene Dosha beruhigen. Das bedeutet mehr gekochte und wärmende Nahrungsmittel für Vishama-Agni, mehr Feuchtigkeit spendende und kühlende Nahrungsmittel für Tikshna-Agni und mehr leichte und stimulierende Nahrungsmittel für Manda-Agni.

KAPITEL

13

Die ayurvedische Sichtweise der Ernährung

Den meisten Menschen sind eher die kräuterkundlichen und hautpflegenden Seiten des Ayurveda bekannt als die Ernährungstheorien. Als ayurvedische Ernährungsberaterin habe ich so viel intuitive Weisheit in der Art und Weise gefunden, wie Ayurveda die Ernährung erklärt und den Zusammenhang zwischen der täglichen Ernährung und späteren Krankheiten veranschaulicht.

In der ayurvedischen Sichtweise der Ernährung dreht sich alles um das Gleichgewicht. Im Ayurveda geht es weniger um Kalorien und Makronährstoffe, sondern mehr um Energie und die Erhaltung des Gleichgewichts. Wenn Sie die richtigen Lebensmittel in den richtigen Mengen essen, konsumieren Sie die benötigten Kalorien und Nährstoffe mühelos, ohne dass Sie sich darüber Gedanken machen müssen.

In diesem Kapitel gehe ich auf die fünf Arten von Ernährungsstörungen nach Ayurveda ein. Höchstwahrscheinlich leiden Sie oder jemand, der Ihnen nahesteht, an mindestens einer. Diese Störungen sind viel häufiger, als Sie glauben würden, und sind die Hauptursache für Verdauungsprobleme und chronische Krankheiten. Nachdem ich diese Störungen vorgestellt habe, erkläre ich Ihnen, wie Sie diese durch Änderungen Ihrer Ernährung und Lebensweise behandeln und verhindern können; Änderungen, mit deren Umsetzung Sie heute beginnen können. Mit der richtigen Ernährung können Sie Ihr gesündestes Selbst werden, ein Bissen nach dem anderen.

IN DIESEM KAPITEL

- Ernährungsstörungen nach Ayurveda

- Die gesundheitlichen Auswirkungen von Über- und Unterernährung

- Warum wir aufhören müssen, Reste zu essen

- Der wahre Grund, warum so viele von uns übergewichtig sind

- Wege zur Heilung Ihres Körpers mit Essen

Die fünf Arten von Ernährungsstörungen

Wenn Sie an Ernährungsstörungen denken, denken Sie vielleicht an Unterernährung auf der einen und Übergewicht auf der anderen Seite. Die vielen Arten von Ernährungsstörungen, die zwischen diesen beiden Extremen liegen, werden häufig übersehen.

Viele von uns leiden an Ernährungsstörungen, ohne es zu wissen. Wir glauben, dass wir gesund sind, aber kleine Dinge, die wir tun, wie z. B. zu viel beim Abendessen zu essen, Knabbergebäck im Supermarkt zu kaufen und sogar Essensreste zu haben, können zu einer Ernährungsstörung führen.

Im Ayurveda werden fünf Haupttypen von Ernährungsstörungen klassifiziert:

- Quantitative Ernährungsmängel
- Qualitative Ernährungsmängel
- Quantitative und qualitative Überernährung
- Toxine in Lebensmitteln
- Lebensmittel, die für die eigene Dosha-Konstitution ungeeignet sind

Sehen wir uns jede einzelne genauer an.

Quantitative Ernährungsmängel

Quantitative Ernährungsmängel werden dadurch verursacht, dass nicht die richtige Menge an Lebensmitteln verzehrt wird. Dazu gehören Unterernährung, Hunger, Magersucht und übermäßiges Fasten. Quantitative Ernährungsmängel sind in den Entwicklungsländern, wo es an Lebensmitteln mangelt, häufiger anzutreffen, aber sie nehmen durch das Fortschreiten von Essstörungen, insbesondere bei jungen Frauen, auch in den Industriestaaten zu.

Qualitative Ernährungsmängel

Qualitative Ernährungsmängel resultieren aus einer zu geringen Menge an ernährungsphysiologisch einwandfreier Nahrung. Dies ist eine weitere Art der Unterernährung, doch sie entsteht dadurch, dass man nicht genug Nährstoffe aufnimmt, obwohl man vielleicht ausreichend Kalorien konsumiert. Qualitative Ernährungsmängel sind viel häufiger, als Sie vielleicht denken. Der Verzehr von zu vielen verarbeiteten, abgepackten und vorgekochten Lebensmitteln führt zu qualitativen Ernährungsmängeln. Auch eine unsachgemäße Zusammenstellung von Lebensmitteln kann zu dieser Art von Mangel führen. Die meisten Menschen in westlich geprägten Staaten haben dieses Defizit und wissen es nicht einmal.

Quantitative und qualitative Überernährung

Dies ist ein weiterer Mangel, unter dem ein großer Teil der Bevölkerung in westlichen Ländern leidet: zu viel Essen. Tatsächlich ist über die Hälfte der Bevölkerung übergewichtig. Überernährung führt zu Adipositas, Diabetes, hohem Cholesterinspiegel, Lethargie, kaltem Schweiß, Herzkrankheiten und Schlaganfall. Emotionales Essen, Binge-Eating und gedankenloses Essen sowie Überessen führen alle zu quantitativer und qualitativer Überernährung.

Toxine in Lebensmitteln

Wenn Sie nicht auf einer Bio-Farm leben und Ihre eigenen Lebensmittel anbauen, haben Sie höchstwahrscheinlich ein gewisses Maß dieser Störung. Genetisch veränderte Lebensmittel, Pestizide, Hormone und Antibiotika in vielen unserer Lebensmittelzutaten können zu Toxizität führen, die zu Verdauungsstörungen und anderen Krankheiten beiträgt. Sie können diese Störung durch den Verzehr biologischer, gentechnikfreier Lebensmittel minimieren.

Ungeeignete Nahrung für die eigene Dosha-Konstitution

Bevor Sie dieses Buch gelesen haben, haben Sie vielleicht jeden Tag die falschen Lebensmittel für Ihr Dosha gegessen und es nicht einmal bemerkt. Wenn Sie die falschen Lebensmittel für Ihre Dosha-Konstitution essen, sammeln sich Ungleichgewichte an, von Akne bis hin zu Arthritis. Ihre Verdauung ist die Grundlage Ihrer Gesundheit, deshalb müssen Sie die richtigen Lebensmittel für Ihr Dosha essen.

AYURVEDISCHE WARNUNG

Ernährungsstörungen entstehen durch Unter- und Überernährung, durch den Verzehr nährstoffloser Lebensmittel (abgepackt, verarbeitet, vorgekocht), durch Toxizität in Lebensmitteln (Pestizide, GVO, Antibiotika, Hormone) und das Essen der falschen Lebensmittel für Ihre Dosha-Konstitution. Vielleicht leiden Sie an einer oder mehrerer dieser Störungen und wissen es gar nicht.

Behandlung der Störungen

Wie Sie sehen können, sind diese Ernährungsmängel viel häufiger, als Sie sich vielleicht vorgestellt haben. Aber Sie müssen die Hoffnung nicht verlieren, die Ernährungsmängel sind alle behandelbar und vermeidbar.

Laut Ayurveda liegt wahre Gesundheit im täglichen Handeln. Sie müssen nicht verschiedene Vitamine und Nahrungsergänzungsmittel einnehmen, um gesund zu sein. Gesundheit kommt von Ihrem Essen. Ihr Gemüse ist Ihre Vitaminspritze. Ihre Gewürze sind Ihre Medizin. Ihr Obst sind Ihre Schönheitspillen. Sie müssen sich nicht anderswo als auf dem Teller nach Gesundheit umsehen.

Genauso wichtig wie, *was* Sie essen, ist, *wie* Sie essen. Wenn Sie zu viel oder zu wenig Nahrung zu sich nehmen, werden Sie eine Ernährungsstörung erleben. Wenn Sie aus anderen Gründen als Hunger essen – wie Wut, Einsamkeit, Traurigkeit oder Langeweile – bereiten Sie der Katastrophe den Weg.

Essen ist viel mehr als etwas, das man gedankenlos in den Mund nimmt, um zu überleben: Essen ist Energie, Ritual, Medizin, Gemeinschaft und Freude. Durch die Heilung Ihrer Beziehung zum Essen können Sie Ihren Körper heilen.

Quantitative Ernährungsmängel

Es ist schwer zu glauben, dass jemand absichtlich nicht genug Nahrung essen würde, um ihren oder seinen Körper zu ernähren und zu erhalten, aber das passiert bei quantitativen Ernährungsmängeln.

Eine nähere Betrachtung quantitativer Ernährungsmängel

Obwohl wir in einem Teil der Welt leben, in der Nahrung im Überfluss vorhanden ist, leiden immer mehr Menschen an quantitativen Nährstoffmängeln, d. h. sie sind freiwillig unterernährt. Warum hungern Menschen absichtlich, wenn die Supermärkte voller Lebensmittel sind? Weil ihnen von den Medien gesagt wurde, dass Frauen umso begehrenswerter sind, je dünner sie sind.

Die westliche Modeindustrie verherrlicht Vata-unausgeglichene Körper, mit sichtbaren Schlüsselbeinen, hervorstehenden Hüftknochen, »Thigh Gaps« (Oberschenkellücke) und schmalen Körpern. In vielen anderen Teilen der Welt ist es jedoch tatsächlich wünschenswerter, dass Frauen etwas zusätzliches Körperfett haben, weil es Fruchtbarkeit und Gesundheit bedeutet. Tatsächlich werden in Indien Männer ermutigt, Kapha-Frauen zu heiraten, weil sie als Ehefrauen am besten geeignet sind – friedfertig, mütterlich, fruchtbar und stark. (Es ist interessant zu beobachten, wie jede Gesellschaft ihre eigene, einzigartige Version von Schönheit hat, und zu beobachten, wie die eigene Sichtweise von der Umgebung beeinflusst wurde.)

Unabhängig von kulturellen Trends müssen Sie das richtige Gewicht für Ihren einzigartigen Körpertyp finden. Jedes Dosha hat seine eigene Physiologie: Vatas sind von Natur aus schlanker, Pittas muskulöser und Kaphas kurviger. Selbst wenn alle sich gleich ernähren und denselben Sport ausüben würden, würden sie nicht alle gleich viel wiegen, weil jede und jeder eine einzigartige Prakriti hat. Viele Kapha-Typen essen bewusst zu wenig, um diesen eher Vata-esken Körper zu erreichen, was zu einem quantitativen Mangel führt.

Eine Frau mit einer quantitativen Störung friert ständig und manchmal wachsen ihr sogar Körperhaare, um sie zu wärmen. Sie kann unter Verdauungsproblemen leiden, insbesondere unter Blähungen und Verstopfung, aufgrund eines schwachen Verdauungsfeuers. Sie kann hervorstehende Knochen, schmerzende und knackende Gelenke und Rückenschmerzen haben. Ihre Haut verliert an Glanz und ihre Haare lichten sich. Es kann sein, dass ihre Menstruation ausbleibt, eine Störung, die als sekundäre Amenorrhoe bezeichnet wird. Ihr Sexualtrieb nimmt ab, ebenso wie ihre Fruchtbarkeit, weil ihr Körper nicht gesund genug ist, um sich fortzupflanzen.

Ein quantitativer Mangel führt zu einer Vata-Vikriti, was bedeutet, dass die eigenen Vata-Ebenen aus dem Gleichgewicht geraten.

Behandlung quantitativer Ernährungsmängel

Wenn das nach Ihnen oder jemandem klingt, den Sie kennen, ist es wichtig, sich an eine Vata-beruhigende Ernährung und eine Vata-beruhigende Lebensweise zu halten. Hier sind einige Tipps zur Behandlung eines quantitativen Ernährungsmangels:

- Nehmen Sie mehr gekochte Lebensmittel in Ihren Speiseplan auf.
- Essen Sie mehr Suppen, Currys, Eintöpfe und Pfannengerichte.
- Nehmen Sie Getreide in alle Mahlzeiten auf.
- Verzehren Sie mehr Wurzelgemüse, insbesondere Yamswurzeln und Kürbis.
- Nehmen Sie wärmende Gewürze in Ihre Ernährung auf, insbesondere Ingwer und Kreuzkümmel.
- Nehmen Sie mehr gesunde Fette in Ihre Ernährung auf, wie z. B. Öle, Nüsse und Avocados.

- Vermeiden Sie rohe und kalte Speisen, einschließlich Salate, Smoothies, Popcorn und Cracker.
- Sagen Sie Nein zu eisgekühlten Getränken, wie Eiswasser, Eiskaffee oder Eistee.
- Halten Sie Ihren Körper warm und halten Sie sich von Kälte und Wind fern.
- Achten Sie darauf, Ihren Körper nicht durch zu viel Sport oder übermäßige Aktivität zu überlasten.

Halten Sie sich an diese Vorschläge, bis Sie zugenommen haben und Ihr Körper wieder im Gleichgewicht ist.

Qualitative Ernährungsmängel

Eine andere Art der Unterernährung, die noch häufiger vorkommt, ist der qualitative Mangel. Dies tritt auf, wenn Sie genügend Kalorien zu sich nehmen, diese aber bei weitem nicht ausreichend nahrhaft sind.

Eine nähere Betrachtung qualitativer Ernährungsmängel

Leere Kalorien sind häufig der Grund qualitativer Ernährungsmängel. Junkfood, verarbeitete Lebensmittel und fette Speisen zu konsumieren führt mit Sicherheit zu dieser Art von Störung. Viele Menschen in westlich geprägten Ländern konsumieren Tiefkühlgerichte, Snacks aus dem Automaten und Fertiggerichte. Laut Ayurveda ist das alles giftig. Sie müssen frisch gekochtes Gemüse, Getreide und Hülsenfrüchte verzehren, um die benötigten Nährstoffe zu erhalten.

Im Ayurveda wird die Bedeutung von frischem Essen sehr betont. Verzehren Sie niemals Essen, das vor mehr als 24 Stunden zubereitet wurde, auch nicht Ihre eigenen Reste. Das liegt daran, dass das *Prana,* die Lebenskraft, des Essens nach dem Kochen abnimmt. Wenn Sie also Essen konsumieren, das vor mehr als einem Tag zubereitet wurde, hat der Nährstoffgehalt abgenommen.

Das Wiedererwärmen von Essen, besonders in der Mikrowelle, tötet das verbleibende Prana des Essens weiter ab, wodurch dieses ernährungsphysiologisch unbrauchbar wird. Essen, das keinen Nährwert mehr hat, ist für Ihren Körper schwieriger zu verdauen. Wenn Ihr Essen nicht gut verdaut ist, beginnen sich Giftstoffe in Ihrem Körper anzusammeln, was Sie anfällig für Ungleichgewichte macht. Je frischer Ihr Essen, desto mehr heilende Wirkung bietet es Ihrem Körper.

Auch eine unsachgemäße Kombination von Lebensmitteln kann zu einem qualitativen Ernährungsmangel führen. Das Ayurveda empfiehlt, sich beim Essen an bestimmte Regeln zu halten, um eine unvollständige Verdauung zu verhindern. Doch viele dieser Regeln werden häufig gebrochen, auch diese:

- Essen Sie niemals Stärke (Brot, Reis, Nudeln) zusammen mit tierischen Proteinen (Huhn, Rind, Fisch, etc.). Dies bedeutet, dass ein Sandwich oder Huhn mit Reis keine guten Lebensmittelkombinationen sind.
- Essen Sie Obst immer auf nüchternen Magen, ohne etwas anderes dazu, vor den Mahlzeiten.
- Verzehren Sie niemals Milchprodukte zusammen mit Obst, wie z. B. einen Milchshake oder ein Fruchtparfait.

Wenn Sie sich nicht an diese Regeln der Lebensmittelkombination halten, sind Verdauungskatastrophen vorprogrammiert, einschließlich Sodbrennen, Magenverstimmung, Blähungen, Durchfall, Verstopfung und andere Probleme, die sich als Ungleichgewicht in Ihrem Körper manifestieren können.

Behandlung qualitativer Ernährungsmängel

Wenn Sie viele abgepackte, vorgekochte oder verarbeitete Lebensmittel essen, leiden Sie wahrscheinlich an einem qualitativen

Ernährungsmangel. Die meisten Restaurants achten nicht auf die Lebensmittelkombination und fügen Salz, ungesunde Öle und andere Zutaten hinzu, um das Essen schmackhaft und erschwinglich, aber nicht unbedingt nahrhaft zu machen. Ihre Gesundheit liegt ihnen weniger am Herzen als ihr Gewinn.

Obwohl es schwierig erscheinen mag, die Reste von gestern nicht wieder aufzuwärmen, besonders wenn Sie zu viel gekocht haben, besteht der Trick darin, nur das zuzubereiten, was Sie an diesem Tag essen werden. Die meisten von uns kaufen zu viel ein und kochen zu viel. Indem Sie häufiger kleine Mengen regionaler Lebensmittel kaufen und nur das zubereiten, was Sie am selben Tag essen können, beugen Sie qualitativen Nährstoffmängeln vor, was zu mehr Energie, einer verbesserten Verdauung, einer gesünder aussehenden Haut und einem gesunden Körperbau führt.

Hier sind einige Tipps zur Vermeidung eines qualitativen Ernährungsmangels:

- Essen Sie jeden Tag etwas Grünes, egal ob Spinat, Spargel, Brokkoli oder etwas dazwischen. Grüne Schokolinsen zählen nicht.
- Kaufen Sie auf dem örtlichen Bauernmarkt ein, um sicherzustellen, dass Sie die frischesten Lebensmittel erhalten.
- Kaufen Sie nur das, was Sie in den nächsten Tagen essen werden und gehen Sie noch einmal einkaufen, wenn Sie mehr brauchen. Ich empfehle, zweimal die Woche einkaufen zu gehen.
- Kaufen Sie einen Reiskocher, um Reis, Eintöpfe und andere Gerichte in kurzer Zeit und mit wenig Aufwand zuzubereiten.
- Probieren Sie Rezepte aus, bei denen Sie nur einen Topf oder eine Pfanne benötigen, wie Eintöpfe, Currys und Pfannengerichte, um den Abwasch zu reduzieren.
- Kochen Sie, was Sie an diesem Tag essen werden. Dadurch kochen Sie nicht zu viel und essen nicht zu viel, nur weil Sie nichts verschwenden wollen.

Quantitative und qualitative Überernährung

Quantitative und qualitative Überernährung ist der Grund dafür, dass so viele Menschen übergewichtig oder fettleibig sind. Tatsächlich ist es die häufigste Störung von allen.

Eine nähere Betrachtung quantitativer und qualitativer Überernährung

Wir haben alle schon mal mehr gegessen, als wir sollten, zumindest ein- oder zweimal. Aber für viele von uns ist es ein- oder zweimal *am Tag*. In den USA sind laut dem National Institute of Diabetes and Digestive and Kidney Diseases (NIDDK) rund 69 Prozent der Erwachsenen übergewichtig oder adipös mit einem Body-Mass-Index (BMI) über 25. Das sind über zwei Drittel der Bevölkerung. Zudem ist einer von drei Erwachsenen in den USA adipös mit einem BMI über 30. (Nach Angaben des Ernährungs-berichts der Deutschen Gesellschaft für Ernäh-rung (DGE) waren 2017 in Deutschland 59 Prozent der Männer und 37 Prozent der Frauen übergewichtig oder adipös, mit einem BMI über 25. Die Anzahl der Übergewichtigen steigt mit zunehmendem Lebensalter weiter an: Am Ende des Berufslebens liegt der Anteil der Überge-wichtigen bei den Männern bei rund 74 Prozent und bei den Frauen bei 56 Prozent. Darüber hinaus hatten 16 Prozent der Erwachsenen im Jahr 2017 einen BMI über 30 und gelten damit als adipös; Anm. d. V.)

Der BMI ist ein Maß für den Körperfettanteil in Abhängigkeit von Größe und Gewicht. Es ist kein perfekter Indikator für Ihre Gesundheit, weil er nicht zwischen Muskel- und Fettgewebe unterscheidet, aber er gibt Ihnen eine allgemeine

Kennzahl für Ihre Gesundheit. Wenn Sie Ihren BMI nicht kennen, können Sie diesen mithilfe zahlreicher Online-Rechner ermitteln.

Um diese BMI-Messungen in allgemeinere Begriffe zu fassen, müsste eine durchschnittlich gebaute Frau, die 165 Zentimeter groß ist, 68 Kilogramm wiegen, um als übergewichtig zu gel-ten, und 82 Kilogramm, um als adipös zu gelten. Ein durchschnittlich gebauter Mann, der 175 Zentimeter groß ist, müsste 77 Kilogramm wie-gen, um als übergewichtig, und 92 Kilogramm, um als adipös zu gelten.

Essen ist Energie. Wenn Sie zu viel essen und diese Energie nicht verbrennen, kann diese Ener-gie nirgendwo hin und wird als Fett gespeichert. Wenn sie einmal als Fett gespeichert ist, ist es viel schwieriger, sie zu nutzen, als wenn sie in Form von Essen vorliegt, bereit, verbrannt zu werden. Deshalb ist Bewegung für das Gewichtsmanage-ment unerlässlich. Sie können nicht immer mehr Kraftstoff in Ihren Körper füllen, ohne die ent-sprechenden Kilometer für die Verbrennung des Kraftstoffs zurückzulegen.

Zu viel zu essen ist häufig Teil unserer Kultur. Wir sind ständig beschäftigt und essen unter-wegs, ohne uns Zeit zu nehmen, uns hinzusetzen und unsere Mahlzeiten zu genießen. Dieser stän-dige Stresszustand veranlasst Menschen dazu, Nahrung als Stütze oder zur Unterhaltung zu nutzen. Die Portionen im Restaurant sind viel zu groß und enthalten doppelt so viele Kalorien, wie wir brauchen, und auch in Schulen, Büros und sogar Krankenhäusern werden wir mit Kek-sen, Süßigkeiten und Donuts bombardiert. Essen ist zu unserer Lieblingsbeschäftigung geworden, was zu Überernährung führt.

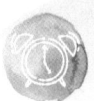

Menschen essen oft aus emotionalen Gründen und nicht nur, weil sie hungrig sind. Emotionales Essen nimmt immer mehr zu, da Menschen Essen als Bewältigungsmechanismus für Stress, Einsamkeit, Langeweile oder Unglücklichsein nutzen. Oder sie nutzen Essen als Belohnung nach einem harten Arbeitstag und denken, dass sie sich wegen der Auseinandersetzungen, die sie an diesem Tag durchgestanden haben, eine üppige Mahlzeit »verdient« haben. Das Essen lenkt Sie vorübergehend von Ihrem Stress ab, aber in dem Moment, in dem Sie mit dem Essen fertig sind, fühlen Sie sich noch schlechter und der Zyklus geht in die nächste Runde. Die einzige Möglichkeit, die Überernährung zu bekämpfen, ist Selbstliebe. Wenn Sie sich um sich selbst kümmern, ist die Wahrscheinlichkeit einer Überernährung geringer. Sie behandeln Ihren Körper mit äußerster Sorgfalt und entwickeln ein besseres Gespür dafür, was er tatsächlich braucht.

Behandlung von quantitativer und qualitativer Überernährung

Quantitative und qualitative Überernährung verursacht Kapha-Ungleichgewichte, die zu Gewichtszunahme, Diabetes, Adipositas, Faulheit, Lethargie, Schwere, kaltem Schweiß und Depressionen beitragen.

Hier sind einige Tipps, um die quantitative und qualitative Überernährung umzukehren:

- Trinken Sie den ganzen Tag über warmes Wasser. Dies erhöht Ihre Stoffwechselrate um 30 Prozent.

- Richten Sie sich eine Portion hin. Essen Sie niemals aus einer großen Schüssel oder einem großen Behälter. Stellen Sie sich einen Teller hin und belegen Sie ihn achtsam.

- Essen Sie langsamer, lassen Sie Ihr Essen einen Moment stehen und kauen Sie gründlich. Achten Sie auf den Geschmack und die Beschaffenheit Ihrer Speisen und machen Sie Essen zu einem Erlebnis. Nehmen Sie sich mindestens 30 Minuten Zeit für eine Mahlzeit.

- Essen Sie nicht beim Fernsehen, vor dem Laptop oder mit Blick auf Ihr Smartphone oder Ihr Tablet. Konzentrieren Sie sich auf Ihr Essen.

- Kochen Sie Ihre Mahlzeiten selbst. Es ist schwer zu wissen, was wirklich in dem Essen drin ist, das Sie in Restaurants kaufen, da dieses häufig mit Salz, Zucker und ungesunden Ölen versetzt ist. Wenn Sie Ihr Essen selbst kochen, können Sie kontrollieren, was Sie in Ihren Körper geben.

- Sagen Sie Nein zum Nachtisch. Trinken Sie stattdessen Ingwertee in langsamen Schlucken, um Ihr Verdauungsfeuer anzuheizen. Zucker ist eine süchtig machende Substanz, die weiter zu dieser Ernährungsstörung beiträgt.

- Bewegen Sie sich. Schwitzen Sie mindestens 30 Minuten pro Tag, um Ihren Stoffwechsel anzukurbeln. Die beste Zeit zum Trainieren ist morgens.

- Brechen Sie nach den Mahlzeiten nicht auf der Couch zusammen, sondern gehen Sie mindestens 15 Minuten lang spazieren, um die Verdauung zu fördern.

- Essen Sie zwei oder drei Mahlzeiten am Tag und vermeiden Sie Zwischenmahlzeiten. Ihr Körper kann nur zwischen den Verdauungsphasen entgiften. Wenn Sie ständig essen, können Sie nicht entgiften.

- Üben Sie sich in Selbstpflege. Je mehr Sie sich um Ihren Körper kümmern, desto mehr werden Sie ihn gut behandeln wollen.

- Gönnen Sie sich eine Ölmassage, bürsten Sie Ihre Haut trocken ab, machen Sie eine Gesichtsmaske und führen Sie alle anderen ayurvedischen Selbstpflegemaßnahmen durch. Diese Praktiken lehren Sie, Ihren Körper wertzuschätzen.

Toxine in Lebensmitteln

Wenn Sie in einen scheinbar sicheren, glänzenden Apfel oder ein Stück saftiges Hühnchenfleisch beißen, sind Ihnen die Pestizide, Antibiotika, Hormone und anderen Giftstoffe, die Ihr Essen enthält, möglicherweise nicht bewusst. Laut Ayurveda ist die Toxizität in unserer Nahrung eine der Hauptursachen für Ernährungsstörungen. Obwohl die Giftstoffe vor 5.000 Jahren von Bakterien kamen, sind es heute Antibiotika und Pestizide, die bei der Produktion zum Einsatz kommen.

Einige der häufigsten und gefährlichsten Giftstoffe in unseren Lebensmitteln sind Pestizide, rekombinantes Rinderwachstumshormon (rBGH), genetisch veränderte Organismen (GVOs), künstliche Lebensmittelfarben und Farbstoffe, Natriumnitrit/-nitrat, Bisphenol A (BPA), Natrium-Aluminiumsulfat und Kalium-Aluminiumsulfat.

Sehen wir uns die Auswirkungen der ersten drei an.

Pestizide

Pestizide werden eingesetzt, um Schädlinge wie Insekten, Nagetiere, Unkraut, Bakterien, Schimmel und Pilze zu bekämpfen und zu verhindern, dass sie die Nahrung schädigen. Nach der Anwendung verbleiben Pestizidrückstände auf Ihrer Nahrung und werden mit Krebs, Geburtsfehlern, Asthma, Hormonstörungen und Neurotoxizität in Verbindung gebracht. Das giftige Insektizid, das beispielsweise durch gentechnisch veränderten Mais produziert wird, wurde im Blut schwangerer Frauen und ihrer ungeborenen Föten gefunden.

Ayurveda empfiehlt den Verzehr von Bio-Lebensmitteln, um eine chemische Belastung durch potenziell gefährliche Pestizide zu vermeiden.

Rekombinantes Rinderwachstumshormon

Das rekombinante Rinderwachstumshormon rBGH ist ein synthetisches, künstliches Hormon, das Milchkühen zur Steigerung der Milchproduktion verabreicht wird. Es ist in der Europäischen Union, Kanada und anderen Ländern aufgrund der möglichen gesundheitlichen Auswirkungen verboten, aber in den USA seit 1993 von der U.S. Food and Drug Administration zugelassen. Viele medizinische Gesundheitsexperten haben rBGH für unsicher erklärt, darunter auch der Arzt Samuel Epstein in seinem Buch *What's in Your Milk?*

Das Trinken von Milch von Kühen, die mit rBGH behandelt wurden, erhöht den Blutspiegel des insulinähnlichen Wachstumsfaktors 1 (IGF-1), einem Wachstumshormon. Die American Cancer Society berichtet über frühe Studien, die IGF-1 mit der Tumorentwicklung, insbesondere bei Brust-, Prostata- und Darmkrebs, in Zusammenhang bringen.

Kühe, die mit rBGH behandelt werden, entwickeln mit größerer Wahrscheinlichkeit Euterentzündungen, die als Mastitis bezeichnet werden und zu Bakterien und Eiter in der Milch führen. Dieses Problem hat die EU und andere Länder veranlasst, rBGH zu verbieten. Die USA geht das Problem so an, dass die Kühe mit Antibiotika gefüttert werden, was zu mehr antibiotikaresistenten Bakterien führt und auch unsere eigenen gesunden Darmbakterien töten kann, wenn wir die mit Antibiotika belasteten Milchprodukte verzehren.

Zu ayurvedischen Zeiten tranken die Menschen Milch von der Kuh aus der Nachbarschaft und aßen Pflanzen aus ihrem Garten, die zufälligerweise auch biologisch, unbehandelt, nicht gentechnisch verändert und rBGH-frei waren. Heute müssen wir aufpassen und nach sicheren Produkten suchen, um sicherzustellen, dass unsere Lebensmittel frei von Giftstoffen sind.

Genetisch veränderte Organismen

GVOs sind Pflanzen, Tiere oder andere Organismen, deren Erbgut mit Hilfe von rekombinanten DNA-Methoden, Gentechnik oder transgenen Technologien verändert wurde. Seit der Einführung von GVO im Jahr 1996 nehmen chronische Krankheiten, Lebensmittelallergien und andere Erkrankungen zu. Der Anteil der US-Amerikanerinnen und -Amerikaner mit drei oder mehr chronischen Krankheiten sprang von 7 Prozent auf 13 Prozent in nur 9 Jahren nach Einführung von GVO-Lebensmitteln. Auch Autismus, Fortpflanzungsstörungen, Verdauungsprobleme und andere Beschwerden haben zugenommen.

Die American Academy of Environmental Medicine fordert alle Ärztinnen und Ärzte auf, ihren Patienten eine gentechnikfreie Ernährung zu verschreiben und zitiert Tierstudien, die Organschäden, Magen-Darm- und Immunsystemstörungen, beschleunigtes Altern und Unfruchtbarkeit nachweisen. Obwohl es weniger Studien über die Risiken von GVOs am Menschen gibt, haben diese bewiesen, dass GVOs materielle Abfälle in unserem Körper hinterlassen, was möglicherweise zu langfristigen Gesundheitsproblemen führt.

Wie bereits kurz erwähnt, fanden Ärzte der Sherbrooke Universitätsklinik in Quebec das Bt-Toxin in gentechnisch verändertem Mais im Blut von Schwangeren und ihren Babys sowie von Frauen, die nicht schwanger waren. Das Toxin wurde bei 93 Prozent von 30 schwangeren Frauen, in 80 Prozent des Nabelschnurbluts ihrer Babys und bei 67 Prozent von 39 nicht schwangeren Frauen identifiziert. Die Studie wurde in der Fachzeitschrift *Reproductive Toxicology* veröffentlicht.

Aufgrund dieser Erkenntnisse und ihrer potenziellen Risiken haben mindestens 26 Staaten, darunter auch Deutschland sowie die Schweiz, Frankreich, Australien, Österreich, China, Indien, Russland, Japan, Neuseeland, Griechenland, Italien, Polen und Mexiko, entweder ein vollständiges oder teilweises Verbot von GVOs. In etwa 60 weiteren Ländern gelten für sie erhebliche Einschränkungen. Die USA allerdings haben keine Beschränkung für GVOs, tatsächlich machen diese heute einen Großteil der Produkte in den Regalen dort aus.

Wie Sie GVO-freie Lebensmittel erkennen

Wenn Sie in einem der Länder leben, die GVOs verboten haben, haben Sie Glück, denn um Lebensmittel ohne GVOs zu finden, müssen Sie nur auf den Markt gehen. Wenn Sie in den USA leben, wird es allerdings etwas schwieriger. Aber mit ein wenig Aufmerksamkeit lassen sich auch dort GVO-Lebensmittel erkennen und vermeiden.

Der beste Weg, um GVOs in Ihren Lebensmitteln sicher zu vermeiden, ist der Kauf biologisch angebauter und produzierter Produkte. Achten Sie auf das Siegel »Ohne Gentechnik« (und erfahren Sie mehr auf der Seite des Bundesministeriums für Ernährung und Landwirtschaft unter bmel.de und für die Situation in den USA unter nongmoproject.org). Vermeiden Sie, um sicherzugehen, auch importierte Lebensmittel, die Mais, Soja, Raps oder Zuckerrüben enthalten, da dies die häufigsten GVO-Lebensmittel sind, es sei denn, die Produkte tragen das »Ohne Gentechnik«-Siegel. Und kaufen Sie ökologische Tierprodukte, um sicherzugehen, dass diese nicht mit GVO-Futtermitteln gefüttert wurden.

URALTE WEISHEIT

Das Ayurveda empfiehlt, Lebensmittel mit Giftstoffen, einschließlich GVOs, rBGH und Pestiziden, zu meiden. Der beste Weg, dies zu tun, ist der Kauf von Bio-Lebensmitteln. Bio-Lebensmittel sind auch nährstoffdichter und besser für Ihre langfristige Gesundheit.

Für die eigene Dosha-Konstitution unverträgliche Lebensmittel

Der letzte Grund, warum Sie eine Ernährungsstörung entwickeln könnten, ist die falsche Ernährung für Ihre Dosha-Konstitution. Viele von uns haben Ungleichgewichte, die uns nicht bewusst sind. Wenn Sie Ihre Ernährung nicht an Ihre individuellen Bedürfnisse anpassen, gerät Ihr Körper aus dem Gleichgewicht:

Vata: Wenn Sie ein Vata-Typ sind oder ein Vata-Ungleichgewicht haben, konsumieren Sie Vata-beruhigende Lebensmittel wie warme, gekochte Mahlzeiten.

Pitta: Wenn Sie ein Pitta-Typ sind oder ein Pitta-Ungleichgewicht haben, konsumieren Sie Pitta-beruhigende Lebensmittel mit kühlenden, Feuchtigkeit spendenden Inhaltsstoffen.

Kapha: Wenn Sie ein Kapha-Typ sind oder ein Kapha-Ungleichgewicht haben, konsumieren Sie Kapha-beruhigende Lebensmittel wie scharfe, gewürzte Speisen.

Wenn Sie nicht die richtigen Lebensmittel für Ihre Dosha-Konstitution konsumieren, leidet Ihre Verdauung. Die Verdauung ist die Grundlage unserer Gesundheit, und wenn Sie Ihre Nahrung nicht richtig verdauen, werden Sie Ungleichgewichte erleben, die einzigartig für Ihr Dosha sind:

Vata: Zu den Ungleichgewichten gehören Blähungen, Verstopfung, Ängste und Schlaflosigkeit.

Pitta: Zu den Ungleichgewichten gehören Sodbrennen, Übersäuerung, Akne, erhöhte Körpertemperatur und Wut.

Kapha: Zu den Ungleichgewichten gehören Gewichtszunahme, Lethargie, Wassereinlagerungen, Stauungen und Allergien.

Vergewissern Sie sich, dass Sie die richtigen Nahrungsmittel für Ihre einzigartige Dosha-Konstitution konsumieren, um diese Ungleichgewichte zu vermeiden.

Was Sie auf jeden Fall wissen müssen

- Das Ayurveda erkennt fünf Arten von Ernährungsstörungen: quantitative Mängel, qualitative Mängel, quantitative und qualitative Überernährung, Giftstoffe in der Nahrung und für die Dosha-Konstitution ungeeignete Lebensmittel.

- Ein quantitativer Ernährungsmangel wird durch eine zu geringe Nahrungsaufnahme verursacht. Ein qualitativer Ernährungsmangel wird durch eine zu geringe Aufnahme nährstoffreicher Lebensmittel verursacht.

- Quantitative und qualitative Überernährung resultiert aus einer überreichlichen Nahrungsaufnahme, die zu Übergewicht und Diabetes führt.

- Zu den Giftstoffen in unseren Lebensmitteln gehören GVOs, Pestizide und rBGH. Bio-Lebensmittel zu essen reduziert die Exposition gegenüber diesen Toxinen.

- Der Verzehr von Lebensmitteln, die für Ihre Dosha-Konstitution ungeeignet sind, kann zu einer Ernährungsstörung führen. Ihre einzigartigen Ungleichgewichte hängen von Ihrem Dosha ab.

Die sieben Dhatus

»Kopf und Schultern, Knie und Fuß … «. So lernen Menschen
bereits früh, die verschiedenen Körperteile zu identifizieren. Das
Kinderlied wäre definitiv nicht so eingängig, wenn es die sieben
Körperteile im Ayurveda benennen würde: »Plasma, Knochen,
Muskeln, Fett, Nerven- und Fortpflanzungssystem … «. Klingt
nicht ganz so eingängig, oder?

In diesem Kapitel bespreche ich die sieben Dhatus oder Körpergewebe, in denen Ungleichgewichte beginnen. Dann erkläre ich
Ihnen, wie diese Gewebe bei einem gesunden Menschen im Vergleich zu einem ungesunden Menschen aussehen, damit Sie sich
selbst einschätzen können.

IN DIESEM KAPITEL

- Die sieben Körpergewebe
  im Ayurveda

- Doshas und Dhatus

- Wie die Gesundheit
  unserer Gewebe sich auf
  unsere Gefühle auswirkt

- Symptome von
  Dhatu-Ungleichgewichten

Lernen Sie die Dhatus kennen

Die *Dhatus* sind die sieben Gewebegruppen, aus denen Ihr Körper besteht: Ihr Plasma, Ihr Blut, Ihre Knochen, Ihre Muskeln, Ihr Fett, Ihr Nervensystem und Ihr Fortpflanzungssystem. Ayurveda identifiziert diese Bereiche, um aufzuschlüsseln, wo sich die Krankheit manifestiert. Wir werden nicht einfach krank, sondern ein Bereich unseres Körpers gerät aus dem Gleichgewicht, was sich auf den Rest des Körpers auswirkt. Durch die Unterscheidung dieser Gewebe können Sie den Ort Ihrer Erkrankung genau bestimmen und diese spezielle Stelle behandeln.

- Ihr Fett, auch wenn Sie es nicht mögen, sorgt für Isolierung und Schmierung.
- Ihre Knochen halten Ihren Körper zusammen und schützen Ihre Organe.
- Ihr Knochenmark füllt Ihre Knochen und beherbergt Ihr Nervensystem.
- Ihre Fortpflanzungsbereiche erlauben Ihnen, Babys zu machen und zu bekommen.

Wir brauchen alle diese Gewebe, um zu überleben. Diese Körpergewebe erschaffen den schönen menschlichen Körper, in dem Sie leben.

DEFINITION

Die **Dhatus** sind die Körpergewebegruppen, in denen sich die Krankheit manifestiert. Sie haben sieben in Ihrem Körper: Plasma, Blut, Knochen, Muskeln, Fett, Nervensystem und Fortpflanzungssystem. Es ist wichtig, über die Dhatus Bescheid zu wissen, um zu erkennen, woher Ihre Symptome rühren und wie Sie diese behandeln können.

Die Funktionen der Dhatus

Jedes Dhatu hat eine bestimmte Funktion:

- Ihr Plasma versorgt Ihren Körper mit Nahrung.
- Ihre roten Blutkörperchen sind für die Sauerstoffzirkulation in Ihrem Körper zuständig und versorgen Sie mit Leben.
- Ihre Muskeln sorgen für Kraft und Stabilität.

Wie das Ayurveda Ihr Körpergewebe sieht

Ayurveda beschreibt Ihre Dhatus in Bezug auf Qualitäten und setzt sie in Beziehung zu den Doshas. Denken Sie an Blut: Es ist rot, heiß, feurig und voller Leben. Klingt wie das Pitta-Dosha, nicht wahr? Dank eines guten Verständnisses der Doshas können Sie Ihr Körpergewebe besser verstehen.

Ayurveda unterteilt zudem weiter und berücksichtigt die psychologische Komponente jedes Gewebes – wie Sie ja wissen, sind Geist und Körper miteinander verbunden. Die Gesundheit jedes Körpergewebes hängt mit einem Aspekt Ihrer Psyche zusammen. Zum Beispiel sind Ihre Knochen nicht nur für das körperliche Gerüst da, sondern tragen auch zu Ihrer geistigen Stabilität bei. Ihr *Asthi Dhatu* oder Knochengewebe zu stärken hilft Ihnen, für sich selbst einzustehen und Ihren Überzeugungen stärker zu vertrauen.

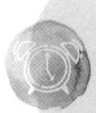

Der Gesundheitszustand Ihrer Dhatus hängt eng mit Ihrer Ernährung zusammen. Sie sind ein wandelndes Beispiel der Lebensmittel, die Sie konsumiert haben: Ihr Mittagessen wird am Ende zu Ihren Organen, Ihrer Haut und Ihren Blutzellen. Wenn Sie sich ungesund ernähren, haben Sie keine gesunden Körperteile; Sie werden zu dem, was Sie sich in den Mund schieben. Achten Sie also darauf, nahrhafte Lebensmittel zu konsumieren.

Die Dhatus im Einzelnen

Um Ihnen ein besseres Verständnis der Dhatus zu geben, schauen wir uns an, was jedes Dhatu ist, worauf es sich bezieht, was seine Qualitäten sind und auf welche Doshas es sich bezieht. Danach erkläre ich, was passiert, wenn das Dhatu gesund – oder ungesund – ist, damit Sie die Auswirkungen in Ihrem täglichen Leben erkennen können.

Es gibt zwei Möglichkeiten, wie ein Dhatu unausgeglichen werden kann – entweder erhöht oder reduziert. Ich erläutere die Nebenwirkungen von beiden, sodass Sie bestimmen können, was Sie erleben und mit welchem Dosha Ihr Zustand verbunden ist.

Rasa (Plasma)

Das *Rasa*-Dhatu ist der Saft des Lebens. Tatsächlich bedeutet das Wort *Rasa* »Saft« oder »Flüssigkeit«. Es bezieht sich auf Ihr Plasma, das mit 55 Prozent Anteil am Gesamtgehalt der größte Bestandteil Ihres Bluts ist. Isoliert hat Ihr Plasma eine gelbe Farbe, die auch in den ayurvedischen Texten beschrieben wird. Plasma enthält Wasser, zusammen mit Salz und Enzymen.

Im Ayurveda wird Rasa als kalt, schwer, feucht, weich, stabil, glatt, neblig, grob, matt und fließend angesehen wie das Kapha-Dosha, das aus Wasser und Erde besteht. Der Zweck von Rasa ist es, Nährstoffe, Hormone und Proteine zu den

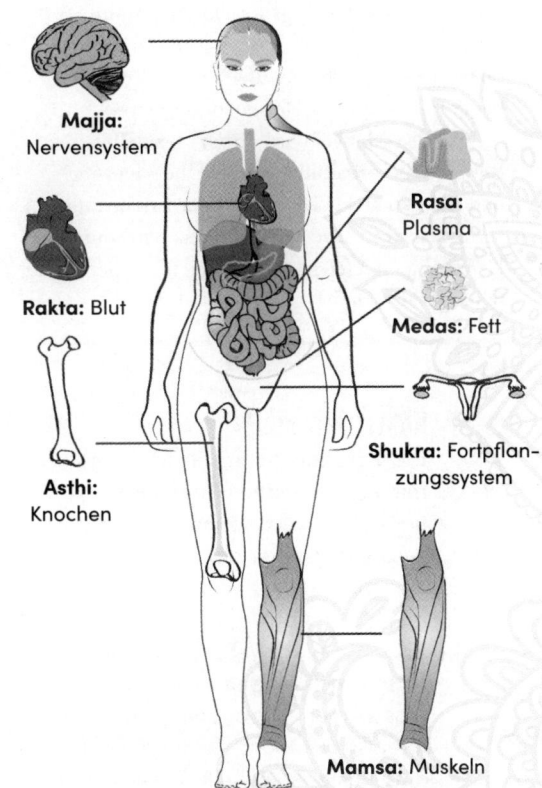

Majja: Nervensystem

Rasa: Plasma

Rakta: Blut

Medas: Fett

Shukra: Fortpflanzungssystem

Asthi: Knochen

Mamsa: Muskeln

Dhatus sind die sieben Körpergewebe: Plasma, Blut, Muskeln, Fett, Knochen, Nervensystem und Fortpflanzungssystem.

Teilen Ihres Körpers zu transportieren, die sie benötigen. Ihre Zellen lagern ihre Abfälle auch in Ihrem Plasma ab, und Ihr Plasma hilft, diese aus Ihrem Körper zu entfernen.

Mit gesundem Rasa sind auch Sie gesund, im hormonellen Gleichgewicht, mit körperlicher Schönheit, geistiger Klarheit und Zufriedenheit. Eine Person mit hochwertigem Rasa hat eine weiche, glatte, strahlende Haut, viel Energie und einen kreativen Geist. Ungesundes Rasa kann Ausschlag, Wassereinlagerungen, Angst oder Besorgnis verursachen. Erhöhtes Rasa verursacht Stauungen, Erkältungen, Schwellungen und ein Schweregefühl, das mit dem Kapha-Dosha zusammenhängt. Vermindertes Rasa kann Verstopfung, Dehydration, Schwindel, trockene Haut, Müdigkeit, unregelmäßige oder ausbleibende Menstruation und Angstzustände verursachen, die alle mit dem Vata-Dosha zusammenhängen. Vermindertes Rasa, verursacht durch Stress oder zu viele Gewürze in der Ernährung, hängt mit dem Pitta-Dosha zusammen.

Ein Rasa-Mangel wird durch übermäßiges Reisen, Überarbeitung, Stress, Übersäuerung und/oder zu viele Gewürze in der Ernährung verursacht. Ein Übermaß an Rasa wird durch Depressionen, Gewichtszunahme und/oder Inaktivität verursacht.

URALTE WEISHEIT

Die Gesundheit Ihres Rasa hängt mit der Gesundheit Ihres Verdauungsfeuers zusammen. Wenn das Verdauungsfeuer optimal ist, wird eine gesunde Menge an Rasa mit minimalen Abfallmengen produziert. Wenn das Verdauungsfeuer zu schwach ist, gibt es viel Abfall, was zu mehr Rasa, aber in schlechterer Qualität führt. Wenn das Verdauungsfeuer zu heiß ist, verbrennt es einen Teil des entstehenden Rasa-Dhatu und verursacht einen Mangel. Ein ausgewogenes Verdauungsfeuer ergibt eine ausgewogene Menge an Rasa.

Rakta (Blut)

Das *Rakta*-Dhatu ist das Feuer des Körpers. Das Wort *Rakta* bedeutet »gerötet« oder »leidenschaftlich« und bezieht sich auf das Blut in Ihrem Körper, insbesondere auf Ihre roten Blutkörperchen, sowie auf Ihre Sehnen und Ihre Galle. Rakta ist das Feuer, das Ihr ganzes Wesen belebt.

Im Ayurveda gilt Rakta als heiß, leicht, trocken, hart, instabil, rau, fließend, klar, subtil und scharf wie das Pitta-Dosha, das aus Feuer und Wasser besteht. Der Zweck von Rakta ist es, Ihren Körper mit Energie und Wärme zu versorgen. Rakta hält auch Ihre Leber und Ihre Milz funktionstüchtig, sodass sie Giftstoffe ausspülen können.

Mit gesundem Rakta haben Sie eine stabile Körpertemperatur, eine gute Durchblutung, eine robuste Ausdauer und eine Leidenschaft für das Leben. Eine Person mit Rakta von hoher Qualität ist motiviert, ehrgeizig und aktiv. Wenn Rakta unausgeglichen ist, führt dies zu kalter Körpertemperatur, stumpfer Haut und Verstopfung.

Erhöhtes Rakta verursacht übermäßigen Schweiß, erhöhte Körpertemperatur, starke Menstruation, Fieber, Sehnenentzündung und Burn-out, was mit dem Pitta-Dosha zusammenhängt. Vermindertes Rakta verursacht Blähungen, Malabsorption und einen spärlichen Menstruationsfluss, was sich auf das Vata-Dosha bezieht.

Exzessives Rakta wird durch Stress, Überanstrengung und/oder eine scharfe Ernährung verursacht. Ein Rakta-Mangel wird durch unregelmäßige Essgewohnheiten, Auslassen von Mahlzeiten, Malabsorption (Mangelhafte Aufnahme von Substraten aus dem bereits vorverdauten Speisebrei) und/oder Unterernährung verursacht.

Mamsa (Muskeln)

Das *Mamsa*-Dhatu ist die Muskulatur des Körpers. Das Wort *Mamsa* bedeutet »Fleisch«. Es bezieht sich auf Ihre Muskeln und auch auf Ihre Bänder, Kraft, Vitalität und Ihren Mut.

Im Ayurveda gilt Mamsa als heiß, schwer, trocken, hart, instabil, rau, dicht, neblig, grob und scharf, eine Kombination der Doshas Pitta und Kapha. Der Zweck von Mamsa ist es, ein Gefäß bereitzustellen, in dem Sie auf dieser Erde leben können. Es besteht aus Erd- und Feuer-Energie und liefert sowohl Substanz als auch Handlung.

Bei besonders gut ausgeprägtem Mamsa hat die Person von Geburt an starke Muskulatur und Ausdauer und ist selbstbewusst und motiviert in ihrem Handeln. Wenn Mamsa unterentwickelt ist, kann die Person schwach, verletzungsanfällig, unflexibel oder wenig selbstbewusst sein.

Erhöhtes Mamsa führt zu einem steifen Körper, verspannten Muskeln und unflexiblen Gelenken, die mit dem Kapha-Dosha in Verbindung stehen. Vermindertes Mamsa führt zu geringer Muskelmasse, schwachen Gelenken, Neigung zu Verletzungen und Hypermobilität, die mit dem Vata-Dosha zusammenhängen.

Ein Überschuss an Mamsa wird durch Gewichtheben, zu viel Protein in der Nahrung und/oder durch eine Pitta- oder Kapha-Prakriti verursacht. Ein Mangel an Mamsa wird durch Inaktivität, Unterernährung und/oder eine Vata-Prakriti verursacht.

Medas (Fett)

Das ist vermutlich das bei allen unbeliebteste Dhatu – *Medas* bzw. Fett. Obwohl Fett in einigen Kulturen negativ besetzt ist, ist es eigentlich lebensnotwendig. Fett ist die Art und Weise, wie Ihr Körper Energie speichert. Es ist notwendig, um Ihre Gelenke zu schützen, Ihre Hormone im Gleichgewicht zu halten und Sie glücklich zu machen. Allerdings kann zu viel Fett Sie schwer und träge machen.

Im Ayurveda gilt Medas als kühl, schwer, feucht, hart, stabil und dicht wie das Kapha-Dosha. Menschen mit mehr Kapha lagern natürlicherweise mehr Fett ein. Dieses Fett schmiert jedoch auch die Haut, weshalb Kapha-Typen eine weiche, glatte Haut haben. Etwas Fett ist notwendig für die Energieversorgung, aber zu viel Fett bewirkt das Gegenteil.

Mit ausgeglichenem Medas haben Sie ein gesundes Körpergewicht und starke Gelenke. Bei überschüssigem Medas neigen Sie zu Übergewicht, Esssucht, Einsamkeit und Lethargie.

Erhöhtes Medas verursacht Adipositas, Diabetes, Gelenkschmerzen, Schilddrüsenunterfunktion, Bluthochdruck, übermäßigen Durst, Atemnot bei Anstrengung, übermäßiges Schwitzen und Gallensteine. Vermindertes Medas verursacht trockene Haut, knackende und schmerzende Gelenke, kalte Körpertemperatur, Schüttelfrost, Energieverlust, unregelmäßige oder ausbleibende Menstruation, Unfruchtbarkeit, Auszehrung, Arthritis, Osteoporose, eine überaktive Schilddrüse und eine vergrößerte Milz, was mit dem Vata-Dosha zusammenhängt.

AYURVEDISCHE WARNUNG

Vermindertes Medas, Untergewicht, ist heute weit verbreitet aufgrund der westlichen Wahrnehmung von dünn als schön. Viele Frauen essen absichtlich zu wenig, um diesen »idealen« Körper zu erreichen, der möglicherweise nicht genug Fett eingelagert hat für wichtige Körperfunktionen. Wenn Sie unter Schüttelfrost, Energiemangel, ausbleibender Menstruation oder Gelenkschmerzen leiden, ist Ihr Medas möglicherweise aus dem Gleichgewicht und es wäre eine gute Idee, eine Vata-beruhigende Ernährung mit mehr wärmenden, erdenden Lebensmitteln und Ölen zu konsumieren.

Ein Überschuss an Medas wird durch überreichliche Nahrungsaufnahme, Bewegungsarmut, zu viele Kohlenhydrate und tierische Produkte in der Ernährung und/oder eine Kapha-Prakriti verursacht. Vermindertes Medas wird durch falsche Ernährung, Überaktivität und/oder eine Vata-Prakriti verursacht.

Asthi (Knochen)

Das *Asthi*-Dhatu bezieht sich auf Ihr Knochengewebe. Es ist das dichteste Dhatu in Ihrem Körper und besteht zu 80 Prozent aus Erde, zu 15 Prozent aus Luft und zu 5 Prozent aus Wasser. Asthi bietet innere Unterstützung, gibt Ihrem Körper und Gesicht Form. Es schützt Ihre Organe, einschließlich Gehirn, Herz und Fortpflanzungssystem.

Im Ayurveda gilt Asthi als kalt, dicht, hart, stabil und rau, ähnlich wie das Kapha-Dosha mit ein wenig Vata. Psychologisch gesehen ist Asthi die Fähigkeit, für sich selbst einzustehen und fest in seinen Überzeugungen zu sein.

Mit gesundem Asthi haben Sie starke Knochen, Zähne, Nägel und Haare. Sie sind selbstbewusst und durchsetzungsfähig. Bei schwachem Asthi können Sie brüchige Nägel, Gelenkschmerzen, Haarausfall, Osteoporose, Arthritis und Skoliose haben.

Erhöhtes Asthi verursacht Knochenfusionen, Knochenvorsprünge/-sporne, Verkalkungen, Rundrücken, zusätzliche Zähne oder übermäßigen Haarwuchs, ähnlich dem Kapha-Dosha. Vermindertes Asthi verursacht spontane Frakturen, Arthritis, Osteoporose, brüchige Nägel, Haarausfall, verkürzte Körpergröße und Skoliose, was mit dem Vata-Dosha zusammenhängt.

Übermäßiges Asthi wird durch zu viel Kapha im System und/oder übermäßige Kalziumaufnahme verursacht. Vermindertes Asthi wird durch übermäßiges Vata im System, Unterernährung und/oder Kalzium- und Proteinmangel verursacht.

Majja (Nervensystem)

Das *Majja*-Dhatu bezieht sich auf Ihr Nervensystem, obwohl das Wort *Majja* im Sanskrit eigentlich »Knochenmark« bedeutet. Es ist mit dem Nervensystem verbunden, weil die Nerven in den Wirbeln des Rückenmarks existieren. Majja ist mit unserem Gefühl der Verwirklichung verbunden.

Es gibt zwei Arten von Knochenmark. Rotes Knochenmark befindet sich in der spongiösen, »schwammartigen« Knochensubstanz und produziert rote Blutkörperchen und Hämoglobin, das mit Pitta verwandt ist. Das gelbe Knochenmark befindet sich im Markkanal langer Knochen und verbleibt im Kanal, um den Knochen zu stützen. Ungelöste Emotionen können sich im Knochenmark festsetzen und dessen Eigenschaften verändern, Strahlung und Antibiotika können das gleiche tun. Psychologisch gesehen ist Majja die Fähigkeit, zu kommunizieren. Ihr Gehirn sendet Energie in Ihr Rückenmark und diese Energie ist Prana. Alle Ihre Sinne stammen aus Ihrem Nervensystem.

Mit gesundem Majja sind Sie geistig stabil, energiegeladen, kommunikativ und Ihre fünf Sinne (Sehen, Hören, Riechen, Tasten und Schmecken) funktionieren richtig. Bei ungesundem Majja können Sie Angstzustände, neurologische Störungen, Hyper- und Hypoaktivität erleben.

Majja-Störungen können durch Traumata, Gehirnerschütterung, Schwermetallbelastung, Strahlenbelastung, Alkohol-, Marihuana- oder Tabakkonsum, emotionalen Stress und schlechte Ernährung verursacht werden.

Erhöhtes Majja verursacht Schwere, Trägheit, Verdickung der Haut, Ansammlung von Flüssigkeit in den Ventrikeln des Gehirns und Tumore im Gehirn, was mit dem Kapha-Dosha in Verbindung steht. Vermindertes Majja verursacht Angst, Osteoporose, Anämie, Multiple Sklerose, Parkinson, Epilepsie, Aufmerksamkeitsdefizit-/Hyperaktivitätsstörung (ADHS), Unverständnis und mangelhafte Kommunikation, was mit dem Pitta-Dosha zusammenhängt.

URALTE WEISHEIT

Sie können Ihr Majja bewerten, indem Sie sich Ihre Augen ansehen. Augen mit matter, grauer weißer Augenhaut und trockenem, krustigem Ausfluss weisen auf ein Vata-Ungleichgewicht hin. Gelbfarbene Augen mit gelbem Ausfluss zeigen ein Pitta-Ungleichgewicht an. Mattweiße Augen mit einem öligen oder schleimigen Ausfluss zeigen ein Kapha-Ungleichgewicht an.

Tränen sind ein Nebenprodukt von Majja und der Weg Ihres Nervensystems, Emotionen loszuwerden. Erlauben Sie sich zu weinen und lassen Sie alle aufgestauten Emotionen los, an denen Sie in Ihrem Nervensystem festhalten.

Wo die Tränen aus den Augen fallen, verrät, mit welchem Dosha sie zusammenhängen. Spärliche Tränen, die aus den äußeren Augenwinkeln kommen und süßlich schmecken, sind Kapha-Tränen und haben häufig Glück oder Freude als Ursache. Tränen, die aus der Augenmitte hervortreten und heiß und sauer sind und oft aus Wut kommen, hängen mit Pitta zusammen. Tränen, die aus den inneren Augenwinkeln kommen und von Frustration oder intensiver Trauer herrühren, sind Vata-Tränen.

Shukra (Fortpflanzungsgewebe)

Technisch gesehen bezieht sich das *Shukra*-Dhatu auf das männliche Fortpflanzungsgewebe und *Artava* auf das weibliche, aber die meisten modernen ayurvedischen Texte verwenden Shukra, um sich auf die allgemeine Reproduktion zu beziehen. Shukras großer Zweck ist es, Leben zu erzeugen und die menschliche Spezies fortzuführen.

Shukra ist zuständig für die Gesundheit von Spermien, Hoden und Prostata. Es hat eine kühle und aktive Energie, vorwiegend Kapha, aber auch mit Vata zusammenhängend. Artava bezieht sich auf die Menstruation und die Gesundheit von Gebärmutterhals, Eierstöcken und Eizellen. Es ist von heißer und passiver Natur und bezieht sich mehr auf Pitta.

Wenn Shukra/Artava gesund ist, haben Sie ein gut funktionierendes Fortpflanzungssystem und einen kreativen Instinkt. Wenn es unausgewogen ist, können Sie unter Unfruchtbarkeit, Impotenz, Menstruationsstörungen, vorzeitiger Ejakulation und schwacher Libido leiden.

Erhöhtes Shukra/Artava verursacht Sexsucht, vorzeitige Ejakulation, übermäßigen Samenerguss und multiple zystische Eierstöcke. Vermindertes Shukra verursacht einen Mangel an

Sexualtrieb, Schmerzen beim Sex, Impotenz und den Verlust der Menstruation.

Ein Überschuss an Shukra/Artava wird durch übermäßige sexuelle Aktivität und/oder unausgewogene Hormone verursacht. Vermindertes Shukra/Artava wird auch durch ein hormonelles Ungleichgewicht, sowie durch übermäßige körperliche Aktivität, niedriges Körpergewicht und/oder erhöhtes Vata verursacht.

URALTE WEISHEIT

Ayurveda besagt, dass die Menge an Sex, die wir haben sollten, vom Zustand des Shukra/Artava sowie unserem Dharma, unserem Schicksal, abhängt. Menschen mit einer Kapha-Prakriti können am häufigsten Sex haben, ohne dass ihr Shukra/Artava erschöpft ist. Menschen mit Pitta-Prakritis können moderate Mengen an Sex haben. Menschen mit Vata-Prakritis haben ein niedrigeres Niveau von Shukra/Artava und riskieren daher, durch zu häufigen Sex erschöpft zu werden. Außerdem sollten Sie umso weniger Sex haben, je häufiger und intensiver Sie Yoga und Meditation praktizieren, da diese Praktiken sehr viel Shukra/Artava erfordern. Deshalb sollten Mönche im Zölibat bleiben, um Energie für ihre spirituelle Praxis zu haben. Hausbesitzer hingegen sollten Sex haben, um sich mit ihrem Partner zu verbinden und sich fortzupflanzen, was Teil ihres Dharmas ist.

Dhatu	Damit ver-bundenes Körperteil	Ausgewogen	Erhöhtes Ungleichgewicht	Vermindertes Ungleichgewicht
Rasa	Plasma	Gute Gesundheit, hormonelles Gleichgewicht, gute Energie, geistige Klarheit, körperliche Schönheit	Stauung, Erkältung, Schwellung, Schwere, Akne, Lethargie (Kapha)	Verstopfung, Dehydrierung, Schwindel, Ausbleiben der Menstruation, Müdigkeit, Angstzustände (Vata)
Rakta	Rote Blutkörperchen	Stabile Körpertemperatur, starke Blutzirkulation, Ausdauer, Leidenschaft	Übermäßiges Schwitzen, erhöhte Körpertemperatur, starke Menstruation, Fieber (Pitta)	Blähungen, Malabsorption, spärlicher Menstruationsfluss (Vata)
Mamsa	Muskeln	Starke Muskulatur und Bänder, Mut, Vitalität, Selbstvertrauen	Steife und angespannte Muskeln, unflexible Gelenke, Schwerfälligkeit (Kapha)	Schwache Gelenke, geringe Muskelmasse, Neigung zu Verletzungen, Hypermobilität (Vata)
Medas	Fett	Gesundes Körpergewicht, körperliche Schönheit, starke Gelenke	Adipositas, Diabetes, Bluthochdruck, Schilddrüsenunterfunktion, übermäßiger Durst, starkes Schwitzen, Atemnot (Kapha)	Untergewicht, trockene Haut, knackende Gelenke, kalte Körpertemperatur, Verlust von Energie, Unfruchtbarkeit, Arthritis, Osteoporose, Schilddrüsenüberfunktion, vergrößerte Milz (Vata)
Majja	Knochenmark (Nervensystem)	Viel Energie, starke Kommunikationsfähigkeit, gut ausgeprägte Sinne, geistig gesund	Schwerfälligkeit, Lethargie, Trägheit (Kapha)	Angstzustände, Osteoporose, Anämie, Multiple Sklerose, Aufmerksamkeitsdefizit-/Hyperaktivitäts-Störung (ADHS), mangelhafte Kommunikation, Epilepsie, Parkinson-Krankheit (Vata)
Shukra (Artava)	Fortpflanzungsgewebe	Gut funktionierendes Fortpflanzungssystem, gesunde Spermien und Eizellen, kreativer Instinkt	Sexsucht, vorzeitige Ejakulation, übermäßiger Samenerguss, multiple zystische Eierstöcke (Pitta)	Mangelnder Sexualtrieb, Schmerzen beim Geschlechtsverkehr, Impotenz, Ausbleiben der Menstruation (Vata)

Die Dhatus heilen

Nachdem Sie nun festgestellt haben, welches Ihrer Gewebe vielleicht aus dem Gleichgewicht ist, fragen Sie sich wahrscheinlich, was Sie dagegen tun können. Hier kann eine Ayurveda-Praktikerin bzw. ein Ayurveda-Praktiker helfen. Jedes der Doshas kann jedes der Dhatus beeinflussen und nur eine ausgebildete Fachkraft wird in der Lage sein, Ihre einzigartige Gesundheit zu evaluieren. Sie können sich jedoch eine Vorstellung davon machen, welche Änderungen Sie bei Ihrer Ernährung und Ihrer Lebensweise vornehmen müssen, indem Sie die Doshas beobachten, mit denen die Dhatus verbunden sind.

Wenn Sie zum Beispiel überschüssiges Medas, Fett, haben, können Sie sehen, dass Kapha Schuld ist und sich an eine Kapha-reduzierende Ernährung und eine entsprechende Lebensweise halten. Wenn Shukra niedrig ist und Sie Ihren Sexualtrieb verloren haben oder Ihre Menstruation ausbleibt, dann ist Vata aus dem Gleichgewicht und Sie sollten sich an eine Vata-beruhigende Ernährung und die entsprechende Lebensweise halten. Sehen Sie sich die Symptome der erhöhten und verminderten Unausgewogenheit jedes Dhatus an. Wenn Sie dasjenige finden, das auf Sie zutrifft, achten Sie darauf, mit welchem Dosha es zusammenhängt. Versuchen Sie mehrere Monate lang, die mit diesem Dosha verbundenen Vorschläge in Bezug auf Ernährungs- und Lebensweise zu befolgen und beobachten Sie, wie Ihr Geist und Ihr Körper darauf reagieren. Bitte holen Sie ärztlichen Rat ein, bevor Sie Änderungen vornehmen.

Das Wissen über die Doshas gibt Ihnen den Rahmen, den Sie benötigen, um einzigartige Bereiche Ihres Körpers zu behandeln. Ihr physischer Körper ist tief mit Ihren Emotionen verbunden. Wenn Sie die Dhatus verstehen, können Sie sehen, wie die Gesundheit Ihres Gewebes zu Energie, Kreativität und Selbstvertrauen beiträgt.

Achten Sie auf Ihre Gefühle. Wenn sich etwas schlecht anfühlt, kann es mit einem tieferen Ungleichgewicht in Ihrem Körper zusammenhängen.

Was Sie auf jeden Fall wissen müssen

- Jedes Ihrer Dhatus, oder Körpergewebe, spielt eine wichtige körperliche und geistige Rolle für Ihr Wohlbefinden.

- Die sieben Dhatus sind Plasma, Blut, Knochen, Muskeln, Fett, Nervensystem und Fortpflanzungssystem sowie die Punkte, an denen Krankheiten beginnen.

- Dhatu-Ungleichgewichte kommen auf zweierlei Weise vor: erhöht und vermindert. Die jeweiligen Symptome hängen mit den Doshas zusammen.

- Sie können Ihren Körper behandeln, wenn Sie wissen, mit welchem Dosha Ihr Dhatu-Ungleichgewicht zusammenhängt.

KAPITEL
15

Geschmack ist alles

Viele Menschen glauben, dass sie auf Aromen und Geschmack verzichten müssen, um sich gesund zu ernähren, aber das Ayurveda sagt, dass wir diese in unser Leben aufnehmen sollen. Im Gegensatz zu modernen Diäten, die bestimmte Geschmacksrichtungen, insbesondere den süßen Geschmack, eliminieren, verlangt die ayurvedische Ernährung nach allen sechs Geschmacksrichtungen, um ernährungsphysiologisch ausgewogen zu sein.

Geschmack ist viel mehr als eine köstliche Empfindung im Mund. Der Geschmack eines Lebensmittels sagt Ihnen etwas über seine Qualitäten, von der Art und Weise, wie es Ihren Körper beeinflusst, bis hin zu der Art und Weise, wie es Ihren Geist beeinflusst. Süße Speisen trösten, während scharfe, würzige Speisen Sie scharf machen.

In diesem Kapitel erkläre ich, welche die sechs Geschmacksrichtungen im Einzelnen sind, in welchen gesunden und ungesunden Lebensmitteln sie zu finden sind und welche Auswirkungen sie auf Ihren Geist und Ihren Körper haben.

IN DIESEM KAPITEL

- Wie Geschmack und Ernährung zusammenhängen

- Die sechs Geschmacksrichtungen, die Sie tagtäglich brauchen

- Die besten und schlechtesten Geschmacksrichtungen für jedes Dosha

- Wie Sie Ihren Körper mit Geschmack heilen

Wie der Geschmack über die Ernährung entscheidet

Im Ayurveda heißt es, dass die Verdauung in dem Moment beginnt, in dem wir Essen in den Mund nehmen. Der Mund sowie Zunge, Lippen, Wangen, Gaumen und sogar Hals beherbergen Geschmacksrezeptoren, die unserem Körper signalisieren, welche Enzyme zum Abbau der Nahrung benötigt werden. Allein durch das Schmecken eines Lebensmittels weiß Ihr Körper, welche Eigenschaften das Essen hat. Genial, nicht wahr?

Den meisten von uns fallen spontan wahrscheinlich nur drei oder vier Geschmacksrichtungen ein, aber das Ayurveda unterscheidet sechs Geschmacksrichtungen. Können Sie erraten, welche es sind? Denken Sie an all die Geschmäcke, die Ihnen vertraut sind.

Die meisten Menschen raten sofort süß, dann vielleicht salzig oder sauer. Herzhaft ist eine weitere häufige Vermutung, aber das ist nicht wirklich ein Geschmack. Vielmehr ist es nur ein Begriff, der »voller Geschmack« bedeutet. Ebenso ist würzig kein Geschmack, sondern eher ein Aroma. Diejenigen, die sich mit Essen besser auskennen, werden bitter erraten. In der westlichen Welt wird den Menschen beigebracht, dass es vier Geschmacksrichtungen gibt: süß, sauer, salzig und bitter. Tatsächlich haben Platon und Aristoteles beide diese vier Geschmacksrichtungen benannt und die moderne Wissenschaft ist sich seitdem einig. Die Menschen in Japan haben einen fünften Geschmack namens *umami*, der fleischig ist und mit der Aminosäure L-Glutamat zusammenhängt.

Im Ayurveda werden die sechs Geschmacksrichtungen *Rasas* genannt: *madhura* (süß), *amla* (sauer), *lavana* (salzig), *tikta* (bitter), *katu* (scharf) und *kashaya* (herb).

DEFINITION

Das Sanskrit-Wort ***Rasa*** bedeutet »Geschmack« sowie »Saft«, »Aroma«, »Flüssigkeit«, »Essenz«, »Plasma« und »Erfahrung«, denn ein Geschmack beinhaltet all diese Dinge. Rasa ist Ihre allererste Erfahrung mit der Einnahme einer Substanz, dem Geschmack in Ihrem Mund.

Madhura (süß)

Der süße Geschmack, *Madhura* genannt, ist köstlich, nahrhaft und, wie Sie sicher schon erlebt haben, macht süchtig. Etwas Süßes zu essen kann sich anfühlen, wie nach Hause zu kommen, weshalb Süßigkeiten so tröstlich und befriedigend sind. Der süße Geschmack wird dominiert vom Kapha-Dosha und ist somit mit den Elementen Erde und Wasser verbunden. In kleinen Mengen machen süße Speisen satt und entspannt, aber wenn Sie zu viel Süßes essen, fühlen Sie sich schwer und unwohl.

Süßes Essen ist mehr als nur Zucker. Kohlenhydrate, einschließlich Getreide, Obst, Brot, Nudeln und stärkehaltiges Gemüse, werden alle als süße Lebensmittel betrachtet, weil sie im Körper als Zucker verdaut werden. Milch und Käse gehören ebenfalls in die süße Kategorie, weil sie die gleichen aufbauenden Qualitäten im Körper fördern.

Zu den süßen Lebensmitteln gehören die folgenden:

- Süßes Obst (Bananen, Mangos, Datteln, Feigen, Trauben, Trockenfrüchte)
- Stärkehaltige Gemüse (Süßkartoffeln, Kürbis, Rote Bete, Karotten)
- Getreide (Reis, Hafer, Couscous, Gerste)
- Weizenprodukte (Brot, Nudeln, Gebäck)
- Einige Milchprodukte (Milch und Käse)
- Süßungsmittel (Honig, Ahornsirup, Zucker)

Süße Lebensmittel bilden Ihre sieben Körpergewebe oder Dhatus (erinnern Sie sich an die aus Kapitel 14?) – Plasma, Blut, Knochen, Muskeln, Fett, Nervensystem und Fortpflanzungssystem. Zu viel Süßes kann jedoch zu einem Überschuss des am wenigsten geliebten Körpergewebes führen, dem Fett. Der süße Geschmack ist notwendig für Energieerzeugung, Organproduktion, Ausdauer und Aufrechterhaltung.

URALTE WEISHEIT

Haben Sie sich je gefragt, wie Kinder nur Zucker essen und trotzdem überleben können? Das liegt daran, dass sie sich in den Kapha-Bauphasen ihres Lebens befinden und ihr Körper sich von Natur aus nach süßem Essen sehnt. Statt sie mit Süßigkeiten zu füttern, geben Sie ihnen die Süßigkeiten der Natur: Obst.

Kinder fühlen sich von Natur aus zu süßem Essen hingezogen, weil sie sich in den aufbauenden Kapha-Phasen ihres Lebens befinden und den Körper entwickeln, den sie den Rest ihres Lebens haben werden. Kinder fühlen sich zu Süßigkeiten, Kuchen und Weißbrot hingezogen, weil ihre kleinen Körper wissen, dass sie etwas Süßes brauchen, das ihnen beim Wachsen hilft, auch wenn einfache Kohlenhydrate nicht die beste Quelle sind. Stattdessen sollten sie von Natur aus süße Lebensmittel essen wie Süßkartoffeln und Getreide.

Auch wenn Sie sich nicht mehr in der aufbauenden Kapha-Phase Ihres Lebens befinden, brauchen Sie süße Lebensmittel in Ihrer Ernährung, nur in kleineren Mengen. Der süße Geschmack wird oft verunglimpft, aber er hat tatsächlich eine Menge Vorteile. Er erhöht die Feuchtigkeit in Ihrem Körper und verhindert so Dehydrierung und Verstopfung. Er beruhigt die Schleimhäute, gleicht den Hormonspiegel aus, lindert den Durst und erhöht die Speichelproduktion. Er ist auch notwendig für schöne Haut und Haare und sogar Ihre Stimme.

Vatas brauchen am meisten süße Nahrungsmittel, um ihren zarten Körper zu stärken und ihren niedrigen Hormonspiegel auszugleichen. Sie können sich benommen fühlen, wenn sie nicht genügend gesunde Kohlenhydrate in ihre Ernährung integrieren. Vatas nehmen nicht so leicht an Gewicht zu und müssen daher mehr süße Nahrungsmittel essen als die anderen Doshas, um sicherzustellen, dass sie die benötigten Kalorien und Energie erhalten. Sie müssen besonders darauf achten, dass genügend Fett und Muskeln erhalten bleiben, um ihre Strukturen vor Verletzungen und Knochenerkrankungen zu schützen.

Auch Pittas profitieren von süßen Speisen, da sie sehr aktiv sind und ihr Körper viel Energie benötigt. Süße Lebensmittel, insbesondere Obst, versorgen ihren Körper mit Feuchtigkeit und kühlen ihn ab. Der süße Geschmack wirkt auch beruhigend – etwas, wovon Pittas wirklich profitieren können. Sie sollten raffinierten Zucker meiden und sich an natürlichere Quellen halten.

Kaphas brauchen am wenigsten süße Nahrung, obwohl sie diese oft am meisten lieben. Nach Ayurveda zieht Gleiches Gleiches an, und der süße Geschmack bringt bereits süße Kaphas weiter aus dem Gleichgewicht. Süße Lebensmittel tragen im Übermaß leider zu

Gewichtszunahme, Lethargie, Diabetes und Herzkrankheiten bei. Wenn Sie übergewichtig sind, ständig müde oder an Verstopfung leiden, ist es am besten, den Verzehr süßer Lebensmittel, sogar Obst, zu reduzieren und mehr von den anderen Geschmacksrichtungen zu integrieren.

AYURVEDISCHE WARNUNG

Sind Sie eine Naschkatze? Sie brauchen mehr der anderen Geschmacksrichtungen! Der Verzehr von bitteren, scharfen, sauren, herben und salzigen Lebensmitteln hilft, das Verlangen auszugleichen. Wenn Sie zum Beispiel jeden Tag etwas Süßes frühstücken, probieren Sie es einmal mit etwas Herzhaftem. Dadurch kann sich Ihr Verlangen nach Süßem für den Rest des Tages verringern.

Jeder Geschmack beeinflusst sowohl Ihren Geist als auch Ihren Körper. Der süße Geschmack, in Maßen, ist gut für die Seele. Wenn wir süße Speisen essen, fühlen wir uns glücklich. Wenn wir uns für lange Zeit etwas Süßes verweigern, fühlen wir uns vielleicht leer. Das ist der Grund, warum viele Menschen, die eine sehr restriktive Diät einhalten, am Ende verbittert sind – es können all die bitteren Lebensmittel sein, die sie essen!

Ein wenig Süßes hält lange vor und fördert Mitgefühl, Liebe und Freude. Zu viel süßes Essen kann jedoch zu Qualitäten wie Faulheit, Gier, Besessenheit oder Anhänglichkeit führen. Darum ist es, wenn man jeden Tag Süßigkeiten ist, so schwer, die Gewohnheit abzulegen – Sie haben sich buchstäblich übermäßig an die Substanz gewöhnt!

Um Ihren Körper mit seiner bevorzugten Energiequelle zu versorgen, essen Sie täglich süße Lebensmittel aus den richtigen Zutaten wie Wurzelgemüse, frisches Obst und gesundes Getreide. Auf diese Weise sehnen Sie sich nicht nach raffiniertem Zucker, der unserem Körper die am wenigsten wohltuende Quelle an Süßem bietet.

Amla (sauer)

Der saure Geschmack, auch *Amla* genannt, erhöht Ihre Erd- und Feuer-Elemente – ein bisschen Kapha und ein bisschen Pitta. Das macht ihn zur besten Wahl für Vatas, die von beiden profitieren können. Tatsächlich sehnen sie sich oft danach. Saure Nahrungsmittel steigern die Magensäureproduktion, verbessern die Verdauung und reduzieren Blähungen, alles Dinge, die Vatas wirklich gebrauchen können. Sie versorgen auch Ihre Organe, Ihr Blut und andere Körpergewebe mit Nährstoffen.

Zu den sauren Lebensmitteln gehören die folgenden:

- Zitronen
- Limetten
- Grapefruits
- Apfelessig
- Einige Milchprodukte, darunter Joghurt, Sauerrahm, Kefir und Buttermilch

Denken Sie an eine Zitrone. Stellen Sie sich vor, in das saure, saftige Fruchtfleisch zu beißen. Jetzt achten Sie auf Ihren Mund. Ist Ihnen der Speichel im Mund zusammengelaufen? Allein der Gedanke an saure Lebensmittel reicht aus, um die Speichelproduktion anzuregen.

Die Verdauung beginnt im Mund, und je besser der Mund mit Feuchtigkeit versorgt ist, desto leichter kann der Körper die Nahrung verdauen. Die säurehaltige Qualität in sauren Nahrungsmitteln hilft beim Abbau von Lebensmitteln und macht sie für Vatas leichter verdaulich. Saure Lebensmittel sind energetisierend, belebend und oft reich an Vitamin C mit antioxidativen Eigenschaften, insbesondere Zitrusfrüchte. Sie verbessern die Durchblutung und helfen Ihrem Körper, Mineralstoffe aus der Nahrung zu extrahieren, wie zum Beispiel Eisen.

URALTE WEISHEIT

Ihr Körper sehnt sich von Natur aus nach den Lebensmitteln, die gut für Sie sind, weshalb Vatas sich nach sauren Lebensmitteln sehnen. Saure Speisen befeuchten den Mund, regen den Speichelfluss an, steigern die Magensäureproduktion, verbessern die Verdauung, reduzieren Blähungen und bekämpfen Trockenheit im Körper.

Der saure Geschmack bringt die Pitta-Qualitäten zur Geltung. Auf der positiven Seite erhöht er Aufgeweckheit, Scharfsinn und

Aufmerksamkeitsspanne. Ein Übermaß an Säure kann jedoch zu vorschnellen Urteilen, Kritik, Eifersucht und Hass führen.

Pittas sollten den Verzehr saurer Lebensmittel meiden, wenn sie übermäßige Hitze in sich tragen oder Juckreiz am Körper verspüren. Vermeiden Sie auch den Verzehr saurer Speisen bei feucht-heißem Pitta-Wetter. Limetten, Granatäpfel und Amalaki (eine indische Frucht) sind saure Lebensmittel, die für Pittas gut geeignet sind, weil sie kühlende und entzündungshemmende Eigenschaften haben. Pittas sollten fermentierte Lebensmittel meiden, da diese zu einem sauren pH-Wert und Sodbrennen führen können. Zu viel saure Nahrung verursacht bei Pittas Akne, Übersäuerung, übermäßigen Durst, Fieber, Durchfall, Ekzeme, Juckreiz, Schuppenflechte und Geschwüre.

Kaphas können saure Nahrung in kleinen Mengen essen. Apfelessig ist die beste Option für sie, weil er die Gewichtsabnahme fördert. Ein bisschen Zitrone, Limette oder Grapefruit sollte auch kein Problem sein. Kaphas sollten saure Milchprodukte meiden, die Ungleichgewichte verursachen. Ein wenig saure Nahrung kann helfen, Stauungen zu reduzieren, aber ein Überschuss trocknet ihre Schleimhäute aus und führt somit zu mehr Stauung und Feuchtigkeit in der Lunge. Daher geht es im Ayurveda darum, das eigene, einzigartige Gleichgewicht zu finden.

Lavana (salzig)

Salzig ist der dritte ayurvedische Geschmack und ein weiterer Favorit vieler Menschen. Salzig, oder *lavana*, besteht aus Wasser- und Feuer-Energie und ist daher besonders reich an Pitta-Energie sowie etwas Kapha. Er erzeugt Wärme und ist von öliger und schwerer Natur. Sie benötigen salzigen Geschmack in Ihrer Ernährung, weil dieser Mineralstoffe liefert,

aber zu viel kann dazu führen, dass Sie Wasser einlagern.

Einen salzigen Geschmack liefern die folgenden Lebensmittel:

- Salz, natürlich (Meersalz, Steinsalz, Speisesalz)

- Seetang
- Tamari
- Sojasoße
- Miso
- Sellerie (von Natur aus reich an Natrium)

Salzige Lebensmittel machen in hohem Maße süchtig, weil sie den Geschmack eines Lebensmittels verstärken. Zu viel Salz überdeckt jedoch jeden anderen Geschmack und macht das Essen ungenießbar. Es kann auch zu Wassereinlagerungen, Blähungen und Dehydrierung führen.

Der salzige Geschmack ist energetisierend, fördert die Verdauung, Absorption, Nährstoffaufnahme und Ausscheidung – alles Qualitäten von Pitta. Ein bisschen Salz ist auch gut für den Körper, fördert das Muskelwachstum, verhindert Steifheit und befeuchtet den Körper. Salz fördert den Elektrolythaushalt und liefert wichtige Mineralstoffe. Salz beruhigt das Nervensystem und bekämpft Depressionen und mangelnde Kreativität. Es verflüssigt den Schleim und verstärkt den Glanz der Haut.

Allerdings ist das Salz in Fertigprodukten, Restaurantmahlzeiten, Tiefkühlgerichten und Dosensuppen Kochsalz, das diese großartigen Eigenschaften nicht besitzt. Kochsalz enthält hohe Mengen an Natrium ohne jeglichen Nährwert, was zu Blutverdickung, Verengung der Blutgefäße und Bluthochdruck (Hypertonie) führt. Deshalb müssen die Menschen mit zunehmendem Alter ihre Salzaufnahme reduzieren.

Überschüssiges Natrium trägt auch zu Wassereinlagerungen und Schwellungen bei, Qualitäten von Kapha. Wenn Sie feststellen, dass sich Ihr Gewicht am Morgen deutlich von dem am Abend unterscheidet oder Ihre Ringe und Schmuckstücke abends deutlich enger sind, versuchen Sie, Ihre Salzzufuhr zu reduzieren.

Der Grund, warum Sie Wasser durch die Aufnahme von Salz einlagern, ist, dass Salz Sie eigentlich dehydriert. Dadurch hält Ihr Körper so viel Wasser fest, wie er kann, wodurch Sie schwerer und aufgeschwollener werden. Sie verwandeln sich im Grunde genommen in eine wandelnde Wasserflasche!

Die durch überschüssiges Salz verursachte Austrocknung ist auch eine Schönheitskatastrophe, die zu Falten, Kahlheit, grauen Haaren und fahler Haut führt. Überschüssiges Salz richtet Verwüstungen im Magen-Darm-Trakt an und verursacht Darmentzündungen, Geschwüre, Blutungsstörungen, Erbrechen und Übersäuerung.

Wenn es um Salz geht, ist das Gleichgewicht entscheidend. Es ist wichtig, dass Sie in Ihrer Ernährung hochwertiges Salz zu sich nehmen, damit Sie die Vorteile nutzen können. Probieren Sie zum Beispiel rosa Himalaja-Meersalz. Vermeiden Sie Kochsalz und fertig zubereitete oder gefrorene Produkte mit einem Überschuss an Natrium.

URALTE WEISHEIT

Eine großartige Möglichkeit, um sicher zu sein, dass Sie den salzigen Geschmack bekommen, ohne zu viel Natrium aufzunehmen, ist es, Lebensmittel zu essen, die von Natur aus reich an Salz sind, wie z.B. Meeresgemüse, Tamari, Miso und Sellerie. Diese Lebensmittel liefern die Mineralstoffe, die das Salz enthält, ohne dass es zu Bluthochdruck und Schwellungen kommt.

URALTE WEISHEIT

Der salzige Geschmack findet sich nicht nur in Salz. Meeresgemüse enthält natürliche Salze und Mineralstoffe aus dem Meer. Auch fermentierte Lebensmittel wie Tamari, Sojasoße und Miso haben einen hohen Salzgehalt. Sellerie ist ein Gemüse, das von Natur aus reich an Natrium ist.

Katu (scharf)

Häufig konsumieren wir scharfes Essen, ohne uns dessen wirklich bewusst zu sein. Stark gewürztes Essen, Zwiebeln, Knoblauch und Radieschen sind alle scharf.

Der scharfe Geschmack, genannt *Katu*, ist erhitzend, scharf, trocknend und leicht; er enthält Feuer- und Luft-Elemente, eine Kombination aus Pitta und Vata. Der Geschmack ist am besten für Kaphas geeignet, weil er die beiden Elemente enthält, die ihnen fehlen. Etwas scharfes Essen kann gut für Vatas sein, weil es wärmt, aber zu viel davon trocknet sie aus. Pittas sollten sich von zu scharfen Lebensmitteln fernhalten, da sie diese überhitzen.

Zu den scharfen Lebensmitteln gehören die folgenden:

- Zwiebeln
- Knoblauch
- Chilis
- Radieschen
- Senf
- Schwarzer Pfeffer, Chilipulver, Cayennepfeffer
- Ingwer

Wenn Sie schon mal in eine Chilischote gebissen haben und ins Schwitzen gekommen sind, liegt das an der Schärfe. Scharfes Essen fördert das Schwitzen, die Entgiftung des Systems und die Reinigung der Nebenhöhlen – ein weiterer Grund, warum es für Kaphas geeignet ist.

Scharfes Essen regt das Verdauungsfeuer an und fördert Verdauung, Aufspaltung, Zirkulation, Nährstoffaufnahme und Entgiftung. Wegen der stoffwechselanregenden Eigenschaften enthalten Reinigungskuren häufig Cayennepfeffer. Ebenso empfiehlt das Ayurveda Gewürze für diejenigen, die abnehmen wollen, insbesondere Kaphas. Knoblauch ist eine weitere großartige scharfe Zutat, um das Wachstum von Candida-Hefen einzudämmen und Parasiten abzutöten.

Der scharfe Geschmack bringt Ihre Pitta-Qualitäten hervor, sowohl auf negative als auch auf positive Art und Weise. Wenn Ihr Feuer schwach ist, machen scharfe Lebensmittel Sie scharfsinniger und energischer. Wenn Sie jedoch übermäßig viel Feuer in Ihrem System haben, kann der Verzehr scharfer Lebensmittel Sie reizbar oder wütend machen. Sie können auch körperliche Pitta-Ungleichgewichtssymptome wie Übersäuerung, Reizbarkeit, Durchfall, Übelkeit und Geschwüre verursachen. Wenn Sie bereits viel Pitta-Energie haben, verwenden Sie beim Kochen am besten kleine Mengen scharfer Lebensmittel wie Ingwer oder ein bisschen Knoblauch und halten Sie sich von superscharfen Gerichten fern.

Tikta (bitter)

Das ist ein Geschmack, den nur wenige Menschen lieben, aber mehr von uns brauchen. Bitter, oder *Tikta*, besteht aus den Elementen Luft und Äther, also mit einem hohen Anteil an Vata-Qualitäten. Bittere Lebensmittel sind entgiftend, entzündungshemmend und reinigend. Sie verursachen auch *Lekhana*, ein Abschaben von Fett und Giftstoffen aus dem Körper.

Einen bitteren Geschmack enthalten unter anderem folgende Lebensmittel:

- Grünes Blattgemüse (Grünkohl, Blattkohl, Löwenzahnblätter)
- Rosenkohl
- Zucchini
- Aubergine
- Bittere Kräuter (Bockshornklee, Dill, Neem)
- Kurkuma
- Kaffee
- Kakao

Bittere Nahrungsmittel sind äußerst verdauungsfördernd, weshalb viele Menschen Magenbitter zu sich nehmen, um den Vorgang des Aufspaltens der Nahrung zu unterstützen. Bittere Lebensmittel reinigen die Leber und wirken antibiotisch, antiparasitär und antiseptisch. Bitteres Essen reduziert auch die Luft- und Wassereinlagerung im Darm und ist daher ideal für die Entgiftung.

Alle drei Doshas profitieren von bitteren Lebensmitteln, aber Vatas sollten vorsichtig sein, es nicht zu übertreiben, da diese zu reinigend wirken können. Bitteres Gemüse eignet sich hervorragend für Vatas, wenn es mit wärmenden Gewürzen und Ölen gepaart wird, aber extrem bittere Kräuter wie Neem und Stimulanzien wie Kaffee und Kakao sind für Vatas überhaupt nicht zu empfehlen. Ein übermäßiger Konsum an Bitterstoffen kann bei bereits schwachen Vatas das Knochenmark reduzieren und das Risiko für Osteoporose erhöhen. Zu viel bittere Geschmäcke können auch die Spermienproduktion senken. Tatsächlich konsumieren indische Yogis oft bitteres Neem, um enthaltsam zu bleiben, sowohl in Hinblick auf Sex als auch auf materiellen Besitz.

Pittas profitieren von bestimmten bitteren Lebensmitteln, wie z. B. grünem (Blatt-) Gemüse, aber nicht von anderen wie Kaffee und Kakao. Bittere Speisen regen das Verdauungsfeuer an, sind aber trotzdem trocken und leicht genug für Pittas mit schwachem Verdauungsfeuer. Pittas sind am anfälligsten für Giftstoffe, die durch bittere Lebensmittel gelöst werden können. Bittere Lebensmittel lindern auch brennende Empfindungen und Übelkeit. Und sie reduzieren Stauungen und fördern den Gewichtsverlust, sodass sie auch für Kaphas eine gute Option sind.

Kaphas profitieren am meisten von dem bitteren Geschmack und sind die einzigen Doshas, die kleine Mengen Kaffee vertragen. Bitteres Gemüse und Kräuter sind medizinisch besonders vorteilhaft für Kapha-Typen, weil sie den Durst lindern, Schwellungen reduzieren und den Gewichtsverlust fördern. Bittere Lebensmittel wirken energetisierend und entgiftend und fördern Lekhana bei schweren Kapha-Typen.

URALTE WEISHEIT

Hat ein Kampf Sie verbittert? Sie können es sogar im Mund schmecken. Vielleicht verspüren Sie einen bitteren Geschmack im Mund, wenn Sie sich besonders einsam, isoliert oder abgelehnt fühlen. Deshalb sehnen Sie sich vielleicht nach Süßigkeiten, die Ihnen helfen, darüber hinwegzukommen.

Kashaya (herb)

Die letzte und am wenigsten bekannte der sechs Geschmacksrichtungen ist herb. Es ist mehr als ein Geschmack, es ist eine Wirkung auf die Zunge. Wenn Sie jemals etwas gegessen haben, das einen trockenen Geschmack im Mund hinterlassen oder Sie dazu gebracht hat, das

Gesicht zu verziehen – das ist herb. Der herbe Geschmack, *Kashaya* genannt, wird zur Beschreibung trockener, roher Lebensmittel verwendet.

Zu den herben Lebensmitteln gehören die folgenden:

- Roher Brokkoli, Blumenkohl, Spargel, Rosenkohl
- Artischocken
- Rüben
- Grüne Bohnen
- Einige Hülsenfrüchte (Kichererbsen, gelbe Spalterbsen)
- Granatäpfel
- Cranberrys
- Unreife Bananen
- Kurkuma (sowohl bitter als auch herb)

Der herbe Geschmack ist kühlend, trocknend und schwer und besteht aus Luft- und Erd-Elementen, ein wenig Vata und ein wenig Kapha. Herbe Lebensmittel sind besonders gut für Pittas, weil sie so kühlend und erdend sind. Herbe Lebensmittel helfen, den Stuhl zu binden und Durchfall zu bekämpfen. Sie sind auch entzündungshemmend und heilen Geschwüre und Blutgerinnsel, genau das, was Pittas brauchen.

Der herbe Geschmack ist für Kaphas in Maßen heilsam, da er hilft, Fett aus dem System (Lekhana) zu entfernen. Da herbe Lebensmittel trocknen, können sie helfen, Wassereinlagerungen und Schwellungen zu bekämpfen und das Gewebe zu straffen. Wenn Sie ein Kapha-Typ sind, sollten Sie es nicht übertreiben, denn herbe Lebensmittel sind immer noch kühl und schwer, zwei Eigenschaften, die Kaphas bereits aufweisen.

Vatas sollten herbe Lebensmittel minimieren, weil sie extrem kühlend und luftig sind und damit für das schwache Verdauungssystem von Vatas schwer abzubauen. Vatas vertragen Rohkost nicht gut und haben ohnehin schon einen niedrigen Blutdruck, sodass zu viele

Geschmackstabelle

Geschmack	Aktion	Quelle	Dosha, das dadurch erhöht wird	Dosha, das dadurch reduziert wird
Süß	Aufbauend, beruhigend, stabilisierend, verbessert den Teint	Getreide, Obst, einige Milchprodukte	Kapha	Vata, Pitta
Sauer	Reinigend, fördert die Verdauung, gleicht den Cholesterinspiegel aus	Zitronen, Grapefruit, Joghurt, fermentierte Lebensmittel	Pitta, Kapha	Vata
Salzig	Mineralstoffreich, Elektrolyte, baut Muskelkraft auf	Meersalz, Meeresgemüse, Sellerie	Pitta, Kapha	Vata
Scharf	Erhöht das Verdauungsfeuer und den Stoffwechsel	Chilipulver, Cayennepfeffer, Knoblauch, Zwiebeln	Vata, Pitta	Kapha
Bitter	Entgiftung, Fettabbau, Gewichtsverlust	Grünes Blattgemüse, Rosenkohl, Kräuter, Kurkuma	Vata	Pitta, Kapha
Herb	Fettabbau, senkt den Blutdruck, entzündungshemmend	Rohes Gemüse, Hülsenfrüchte, Granatäpfel, Kurkuma	Vata	Pitta, Kapha

herbe Lebensmittel sie schwach und schwindlig machen können. Geringe Mengen des herben Geschmacks, insbesondere Kurkuma und gekochte herbe Gemüsesorten, sind jedoch äußerst heilsam. Nehmen Sie während der warmen Pitta-Monate mehr herbe Lebensmittel zu sich und reduzieren Sie diese in den kälteren Vata-Monaten.

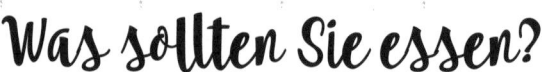

Was sollten Sie essen?

Sie sollten versuchen, alle sechs Geschmacksrichtungen täglich zu konsumieren, um das Gleichgewicht zu erhalten, aber Sie sollten auch weniger von den Geschmacksrichtungen essen, die Ihre Dosha-Konstitution aus dem Gleichgewicht bringen.

Wenn Ihr Vata aus dem Gleichgewicht ist und Blähungen und Verstopfung verursacht, reduzieren Sie Lebensmittel, die Vata erhöhen (bitter, scharf und herb) und konsumieren Sie mehr Lebensmittel, die es reduzieren (süß, sauer und salzig).

Wenn Ihr Pitta aus dem Gleichgewicht ist und Sodbrennen, Überhitzung und hohen Blutdruck verursacht, reduzieren Sie Lebensmittel, die Pitta erhöhen (sauer, salzig und scharf) und essen Sie mehr Lebensmittel, die es reduzieren (süß, bitter und herb).

Wenn Ihr Kapha aus dem Gleichgewicht ist, was zu Gewichtszunahme, Schleim und Lethargie führt, reduzieren Sie Lebensmittel, die Ihr Kapha weiter erhöhen (süß, sauer und salzig) und essen Sie mehr Lebensmittel, die es reduzieren (bitter, scharf und herb).

Die sechs Geschmacksrichtungen ermöglichen es Ihnen, die ernährungsphysiologischen Eigenschaften Ihrer Lebensmittel zu verstehen, ohne sich um Kalorien oder Nährstoffe zu kümmern. Es ist viel einfacher, darüber nachzudenken, verschiedene Geschmacksrichtungen in Ihre Gerichte zu integrieren, als sich zu fragen, ob Sie genug Vitamin C oder Jod in Ihren Mahlzeiten haben. Geschmäcke bieten einen köstlichen Rahmen für die Heilung Ihres Körpers, an den sich jede und jeder halten kann.

Was Sie auf jeden Fall wissen müssen

- Das Ayurveda kennt sechs Geschmacksrichtungen: madhura (süß), amla (sauer), lavana (salzig), tikta (bitter), katu (scharf) und kashaya (herb).

- Jede Geschmacksrichtung hat einzigartige körperliche und geistige Auswirkungen auf Ihren Körper und Ihr Dosha.

- Um gesund zu sein, müssen Sie alle sechs Geschmacksrichtungen in Ihre Ernährung integrieren, aber in unterschiedlichen Mengen, je nachdem, was Ihr Dosha benötigt.

- Vatas sollten süße, saure und salzige Speisen bevorzugen und scharfe, bittere und herbe Geschmäcke reduzieren.

- Pittas sollten süße, bittere und herbe Geschmäcke bevorzugen und saures, salziges und scharfes Essen reduzieren.

- Kaphas sollten mehr bittere, scharfe und herbe Geschmäcke integrieren und süßes, saures und salziges Essen reduzieren.

Aufschlüsselung der Verdauung

Wenn die meisten von uns an Verdauung denken, stellen wir uns vor, wie Essen in unserem Mund landet, irgendetwas in unserem Bauch macht und irgendwie in der Toilette landet. Wir sind uns nicht wirklich sicher, was zwischen diesen beiden sehr unterschiedlichen Momenten passiert ist, wissen aber irgendwie, dass unser Darm etwas damit zu tun hat.

Die Verdauung ist ein sehr kniffliger Prozess und eine Art Wunder, wenn man darüber nachdenkt. Sie nimmt Ihre Nahrung und verwandelt diese irgendwie in Ihre Organe, Ihr Gehirn und Ihre Energie. Ziemlich unglaublich, wenn Sie mich fragen!

Das Ayurveda betrachtet dieses Wunder als Zentrum Ihres gesamten Wohlbefindens. Es bricht die Verdauung tatsächlich in sechs einzigartige Phasen auf, die jeweils etwa 1 Stunde dauern. Zusätzlich ist jede Phase mit einem der sechs in Kapitel 15 genannten Geschmacksrichtungen und einem Dosha verbunden. Alles im Ayurveda ist so perfekt orchestriert, und je mehr man darüber lernt, desto mehr erkennt man die Synchronizitäten.

In diesem Kapitel erkläre ich die sechs Phasen der Verdauung, den Geschmack und das Dosha, mit denen die einzelnen Phasen jeweils zusammenhängen, und was passiert, nachdem Sie Ihr Essen verdaut haben.

IN DIESEM KAPITEL

- Die sechs Phasen der Verdauung und die damit verbundenen Geschmacksrichtungen

- Warum häufige Zwischenmahlzeiten zu Verdauungskatastrophen führen

- Wie schnell jedes Dosha eine Mahlzeit verdaut

- Reiner Dickdarm = reiner Geist = reines Leben

Die sechs Phasen der Verdauung

In dem Moment, in dem Sie Nahrung in den Mund nehmen, beginnt der Verdauungsprozess und dauert ca. 6 Stunden, je nachdem, was Sie gegessen haben. Das Ayurveda unterteilt diesen gesamten Prozess in sechs Phasen, die jeweils mit einem Geschmack verbunden sind. Diese Phasen sind *Madhura Avastha Paka* (süße Phase), *Amla Avastha Paka* (saure Phase), *Lavana Avastha Paka* (salzige Phase), *Katu Avastha Paka* (scharfe Phase), *Tikta Avastha Paka* (bittere Phase) und *Kashaya Avastha Paka* (herbe Phase).

Auch diese Phasen sind mit den Doshas verbunden. Die ersten beiden Phasen, süß und sauer, sind mit Kapha verbunden, weil sie die schwersten sind. Die nächsten beiden Phasen, salzig und scharf, sind mit Pitta verbunden, weil sie zu dem Zeitpunkt stattfinden, an dem Magen und Darm die Nahrung verdauen. Die letzten beiden Phasen, bitter und herb, sind mit Vata verbunden, weil der Körper zu diesem Zeitpunkt wieder leicht wird. Die Verdauung durchläuft bei jeder und jedem alle sechs Phasen, unabhängig vom eigenen Dosha.

URALTE WEISHEIT

Es gibt sechs Phasen der Verdauung, ebenso wie es sechs Geschmacksrichtungen gibt: süß, sauer, salzig, scharf, bitter und herb. Tatsächlich sind die Phasen und Geschmacksrichtungen miteinander verbunden.

Das Verstehen der sechs Verdauungsphasen hilft Ihnen, Ihren Körper besser zu verstehen. Oftmals essen Sie wieder etwas, bevor Sie alle sechs Phasen abgeschlossen haben, was zu Verdauungsproblemen, toxischen Ansammlungen und Verstopfung führt. In diesem Abschnitt erläutere ich jede der Phasen detailliert, damit Sie einen Einblick in die harte Arbeit Ihres Körpers bekommen und lernen, wie Sie ihn heilen können, wenn er ein wenig angespannt ist.

Madhura Avastha Paka (süße Phase)

Die erste Phase der Verdauung beginnt in dem Moment, in dem das Essen in den Mund kommt. Laut Ayurveda beginnt die Verdauung, sobald sich Speichel und Nahrung treffen. Ihr Speichel beginnt den Prozess der Zersetzung der Nahrungspartikel, weshalb es wichtig ist, aufmerksam und gründlich zu kauen, um Ihrem Speichel Zeit zum Arbeiten zu geben.

URALTE WEISHEIT

Die moderne Wissenschaft hat gezeigt, dass die Verdauung von Kohlenhydraten und Fett im Mund eingeleitet wird. Amylase, das Verdauungsenzym, das Zucker abbaut, wird von den Speicheldrüsen produziert. Auch die Verdauung von Lipiden (Fett) beginnt im Mund mit der Zungenlipase.

In der ersten Stunde nehmen Sie den einfachen Zucker aus der Nahrung auf und der Blutzucker steigt an, weshalb diese Stunde als die süße Phase bezeichnet wird. Die süße Phase ist mit dem Kapha-Dosha verbunden, da wir uns nach dem Essen oft satt und schwer fühlen. Ihre Erd- und Wasser-Elemente nehmen zu, sodass Sie sich nach dem Essen, besonders nach einer großen Mahlzeit, träge und manchmal etwas aufgebläht fühlen. Wenn Sie jedoch die richtige Menge essen, fühlen Sie sich einfach glücklich und zufrieden. Darum sind Sie nach einem guten Essen so friedfertig – Ihr Kapha ist obenauf!

Amla Avastha Paka (saure Phase)

Die zweite Phase der Verdauung beginnt, wenn die Salzsäure im Magen die Verdauung übernimmt und den Verdauungsprozess startet. Während die Verdauung von Kohlenhydraten und Lipiden im Mund anfängt, beginnt der Abbau von Proteinen im Magen. Der Magen produziert Salzsäure zur Denaturierung der Proteine, der Abtötung aller Bakterien und Viren in der Nahrung und zur Umwandlung des Verdauungsenzyms Pepsinogen in die aktive Version Pepsin.

Der zweite Teil der Verdauung wird als saure Phase bezeichnet, weil die Nahrung im Magen sauer wird. Der Magen wird extrem sauer, um mögliche Krankheitserreger in Ihrer Nahrung abzutöten, was mit dem Pitta-Dosha zusammenhängt. Darum haben Menschen mit einem hohen Pitta-Anteil auch reichlich Magensäure, und der Verzehr von tierischem Eiweiß erhöht die Menge noch.

Gleichzeitig muss Ihr Magen seine Wände vor der Säure schützen, um Geschwüre und andere Verdauungsprobleme zu verhindern, was mit Kapha zusammenhängt. Aus diesem Grund ist die saure Phase sowohl mit Pitta als auch mit Kapha verbunden, da Pitta die Säure erzeugt und Kapha die Magenschleimhaut schützt.

In diesem Zustand der Verdauung fühlen Sie sich vielleicht noch etwas satt und können die Nahrung im Magen spüren, wenn auch viel weniger als in der ersten Stunde. Diese Phase besteht sowohl aus Feuer- als auch aus Erd-Energie: Pitta ist Feuer und Kapha ist Erde.

URALTE WEISHEIT

Wenn Sie übermäßig säurehaltige Lebensmittel wie Fleisch essen, ohne diese durch basische Lebensmittel auszugleichen, insbesondere solche mit einem hohen Anteil schützender Kapha-Energie wie Wurzelgemüse, kann es zu einer Übersäuerung kommen.

Wenn Sie schon einmal Nesselsucht oder einen Ausschlag nach einer Mahlzeit hatten, dann war es während der sauren Phase. Pitta-Ungleichgewichte wie Hautausschläge, Juckreiz und Ekzeme treten in der sauren Phase auf.

Lavana Avastha Paka (salzige Phase)

Die dritte Phase der Verdauung ist die salzige Phase. Die Nahrung, die nun für etwa 30 bis 60 Minuten mit Magensäure bedeckt ist, gelangt in den ersten Teil des Dünndarms, den sogenannten Zwölffingerdarm (das Duodenum). Der Zwölffingerdarm bereitet die teilverdaute Nahrung für die Absorption im Dünndarm vor. Die innerste Schicht, die Schleimhaut, sondert alkalischen Schleim ab, um die Salzsäure in der teilweise verdauten Nahrung zu neutralisieren. Die Nahrung vermischt sich dann mit der Galle aus Leber und Gallenblase sowie mit den von der Bauchspeicheldrüse gebildeten Pankreassäften, um die Nahrung weiter zu zerlegen. Die Peristaltik setzt ein, die Kontraktion der glatten Muskulatur, die die Nahrung durch den Zwölffingerdarm in Richtung des Jejunums drückt. Es dauert etwa eine Stunde, bis die Nahrung sich durch den ganzen Zwölffingerdarm bewegt hat.

Diese mächtige Phase der Verdauung ist vollständig Pitta, bestehend aus den Elementen Feuer und Wasser. Ihre säurehaltige Nahrung (Feuer) vermischt sich mit Galle (Feuer) und Pankreasenzymen (Wasser). Die Nahrung gilt als »salzig« wegen des Zusammentreffens der sauren

Nahrung und der basischen Verdauungssäfte, wie Salzwasser.

Die salzige Phase ist extrem wichtig, weil in dieser Kohlenhydrate, Proteine und Fette aus Ihrer Nahrung verdaut werden. Die Bauchspeicheldrüse sondert Pankreassaft ab, der Verdauungsenzyme enthält: Proteasen, darunter Trypsin und Chymotrypsin, Pankreaslipase und Amylase. Proteasen verdauen Proteine, während die Pankreaslipase Fette und die Amylase Kohlenhydrate verdaut. Bicarbonat neutralisiert die Säure.

AYURVEDISCHE WARNUNG

Gerade in der salzigen Phase der Verdauung müssen Sie einen gesunden Elektrolythaushalt aufrechterhalten, um Schwellungen, Ödeme oder eine schwache Nierenfunktion zu verhindern, Symptome von zu wenig oder zu viel Salz. Achten Sie auf Ihre Natriumzufuhr – Sie wollen sicherstellen, dass Sie nicht zu viel oder zu wenig aufnehmen.

Katu Avastha Paka (scharfe Phase)

Die vierte Phase der Verdauung ist die scharfe Phase und sie findet im Jejunum (dem Leerdarm) statt, dem nächsten Teil des Dünndarms. Diese Phase ist ebenfalls mit dem Pitta-Dosha verbunden, geht aber in Vata über, da sie sowohl aus Feuer- als auch aus Luft-Energie besteht. In dieser Phase hat Ihre Nahrung eine gelb-braune Farbe und ist voller Enzyme, die die Nahrung abgebaut haben. Diese Phase ist heiß, scharf und von subtiler Qualität.

Wenn Ihr Pitta zu hoch ist, können Sie in der scharfen Phase Überhitzung, Hämorrhoiden, Hautausschläge oder Blutungsstörungen durch übermäßiges Feuer erleben. Wenn Sie einen Überschuss an Vata haben, kann es zu Blähungen aufgrund von Luftüberschuss kommen.

Tikta Avastha Paka (bittere Phase)

Die fünfte Phase der Verdauung ist die bittere Phase. Die Nahrung ist nun in den letzten und längsten Teil Ihres Dünndarms gelangt, das Ileum. Sie wird weiter verdaut mithilfe von Luft und Äther, die Bewegung und Aufnahme steuern.

Luft regt die Peristaltik an, die unwillkürliche Verengung und Entspannung der Darmmuskulatur, die die Nahrung im Darm weiterbewegt. Der Äther hilft bei der Aufnahme von Nährstoffen durch die Zotten der Ileumwand.

Während dieser Phase denken wir häufig, dass wir hungrig sind, aufgrund der leichten Natur der Elemente Luft und Äther. Allerdings ist es wichtig, nicht wieder zu essen, bis der Körper mit der Verdauung der letzten Mahlzeit fertig ist, damit die Absorption vollständig abgeschlossen werden kann.

AYURVEDISCHE WARNUNG

Vielleicht denken Sie, dass Sie während der bitteren Phase der Verdauung hungrig sind, wenn sich Ihr Magen wieder leichter anfühlt. Machen Sie nicht den Fehler zu essen, bevor Sie vollständig verdaut haben! Wenn Sie mehr Nahrung in Ihren Körper geben, bevor Ihre letzte Mahlzeit vollständig verdaut ist, werden Sie Symptome einer toxischen Überlastung erleben, einschließlich Verstopfung, Blähungen, Akne und andere verdauungsbedingte Probleme.

Es kann sein, dass Ihnen in dieser Phase aufgrund einer Erhöhung der Vata-Energie kalt ist.

Kashaya Avastha Paka (herbe Phase)

Die sechste und letzte Phase der Verdauung ist herb. In dieser Phase schließt sich der Kreis, der Körper hat alle Nährstoffe aus der Nahrung aufgenommen und die Nahrung ist zu Abfall geworden. Diese Phase besteht aus den Elementen Luft und Erde. Die Luft bewirkt, dass die Peristaltik die Nahrung durch den Darm schiebt, während die Erde den Großteil des Stuhls bildet.

In dieser Phase gelangt die Nahrung in den Zökum und flüssige Nahrung nimmt beim Durchqueren des Dickdarms Form an und bereitet sich auf das Ausscheiden vor. Ihr Stuhl enthält nicht nur Nahrungsmittelabfälle, sondern auch andere Giftstoffe aus Ihrem Körper. Nachdem das Essen ausgeschieden wurde, beginnen Sie, wieder Hunger zu verspüren.

Zur Verdeutlichung sind in der folgenden Tabelle die einzelnen Phasen der Verdauung und damit verbundene Informationen aufgeschlüsselt.

Sechs Phasen der Verdauung

Phase der Verdauung	Damit verbundener Geschmack	Sanskrit-Name	Elemente	Dosha	Funktion
Erste	Süß	Madhura	Wasser + Erde	Kapha	Einfache Zucker werden absorbiert
Zweite	Sauer	Amla	Feuer + Erde	Kapha + Pitta	Magensäure wird abgesondert
Dritte	Salzig	Lavana	Wasser + Feuer	Pitta	Nahrung gelangt in den oberen Teil des Dünndarms (Duodenum), Verdauungsenzyme werden freigesetzt
Vierte	Scharf	Katu	Luft + Feuer	Pitta + Vata	Die Nahrung gelangt in das Jejunum und wird weiter verdaut
Fünfte	Bitter	Tikta	Luft + Äther	Vata	Nahrung gelangt in das Ileum, Nährstoffe werden absorbiert
Sechste	Herb	Kashaya	Luft + Erde	Vata + Kapha	Nahrung gelangt in das Zökum und wird zu Stuhl geformt, der Appetit kehrt zurück

Tipps für eine gesunde Verdauung

Jetzt, da Sie die sechs Phasen der Verdauung kennen sowie die während jeder dieser Phasen stattfindenden Aktionen, können Sie wertschätzen, wie komplex der Verdauungsprozess wirklich ist. Ihr Körper führt viele Aufgaben aus, nur um diesen Salat in Nährstoffe zu verwandeln, und Sie können ihm helfen, effizienter zu arbeiten.

Vielleicht tun Sie Dinge, die Sie für gesund halten, wie z. B. kleine Mahlzeiten über den Tag verteilt zu essen, die tatsächlich Verdauungsprobleme verursachen können. In diesem Abschnitt erkläre ich, wie Sie diese potenziellen Katastrophen vermeiden können. Ich sage Ihnen auch, wie Sie nach einem entscheidenden Indikator für Ihre Verdauungsgesundheit Ausschau halten können – einem, den Sie wahrscheinlich absichtlich übersehen.

Essen Sie nicht lauter über den Tag verteilte Zwischenmahlzeiten

Jede der sechs Phasen der Verdauung hat einen sehr wichtigen Ablauf, der vollständig ausgeführt werden muss, bevor die nächste Phase folgt. Aber was passiert, wenn man den ganzen Tag über immer wieder etwas isst, wie viele Menschen in westlich geprägten Ländern das tun? Ihre Verdauung wird leiden und Ihre Gesundheit wird sich verschlechtern.

Ayurveda ist eindeutig gegen die heute existierende Praxis, häufig zwischendurch etwas zu essen. Es ist nicht gut für Sie.

Heutzutage scheinen die Menschen überall zu essen – auf der Straße, in öffentlichen Verkehrsmitteln, am Schreibtisch, im Fitnessstudio, selbst wenn sie im Stau stecken. Es scheint, als hätten die Leute überall, wo sie hingehen, ein

Smartphone in der einen und etwas zu essen in der anderen Hand. Wir haben eine Kultur entwickelt, bei der sich alles um Essen dreht, haben aber kaum Wertschätzung oder Wissen darüber, was wir in unseren Mund tun.

URALTE WEISHEIT

Menschen essen oft zur oralen Stimulierung und nicht wegen körperlichen Hungers. Wenn sie sich langweilen oder eine Pause brauchen, essen sie lieber etwas, als sich auszuruhen.

Sie haben gelernt, rund um die Uhr zu essen. Tatsächlich sind die gesundheitsbewusstesten Menschen diejenigen, die am häufigsten etwas essen, weil die neueste Gesundheitsmode nach fünf bis sieben kleineren Mahlzeiten am Tag verlangt, um »den Stoffwechsel in Gang zu halten«. Dies könnte nicht weiter von der Wahrheit entfernt sein. Es behindert das Verdauungssystem und führt zu einem noch trägeren Stoffwechsel, ganz zu schweigen von gesundheitlichen Ungleichgewichten.

Ihr Körper ist darauf ausgelegt, eine Mahlzeit zu essen, diese vollständig zu verdauen und Sie dann wissen zu lassen, wann es wieder Zeit zum Essen ist. Viele Menschen sind jedoch zu sehr damit beschäftigt, sich Essen in den Mund zu stecken, um überhaupt zu wissen, ob sie tatsächlich hungrig sind oder nicht. Essen ist zur Gewohnheit geworden. Aber wenn Sie ständig rund um die Uhr etwas essen, lassen Sie Ihren Körper nicht die notwendigen sechs Phasen durchlaufen, was zur Anreicherung von Giftstoffen führen kann.

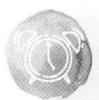

AYURVEDISCHE WARNUNG

Durch ständiges Essen kehren Sie
immer wieder zur ersten Phase
zurück, der süßen Kapha-Phase
der Verdauung. Dies versetzt
Ihren Körper in einen Zustand der
Schwere und fördert Gewichtszunahme, Lethargie und Wassereinla-
lagerung. Wenn Sie nicht die volle
Länge des Verdauungsprozesses
abwarten, werden Sie nie die
erleichternden bitteren und herben
Phasen erreichen, in denen die Entgiftung stattfindet.

In der bitteren Phase essen Menschen häufig
wieder etwas, weil sie denken, dass sie hungrig
sind. Was wirklich passiert, ist, dass Ihr Körper
endlich in die Vata-Phase eintritt, sodass Sie sich
leichter und leerer fühlen. Es ist leicht, das mit
Hunger zu verwechseln, besonders wenn man
es gewohnt ist, sich ständig satt zu fühlen. Allerdings müssen Sie Ihren Körper durch diese letzten Phasen gehen lassen, damit er die Nahrungs-
abfälle in Ihrem System entgiften kann.

URALTE WEISHEIT

Achten Sie darauf, eine Mahlzeit
zu essen, die so reichhaltig ist, dass
Sie nicht das Gefühl haben, zwei
Stunden später wieder etwas essen
zu müssen. Jede Mahlzeit sollte alle
sechs Geschmacksrichtungen enthalten – süß, sauer, salzig, scharf,
bitter und herb. Eine Schüssel Voll-
kornreis mit in Sesamöl, Ingwer,
Kurkuma und Meersalz angebra-
tenem Gemüse zum Beispiel liefert
alle sechs Geschmacksrichtungen
und verhindert, dass Sie sich nach
mehr sehnen.

Planen Sie Ihre Verdauung entsprechend Ihres Doshas

Wir verdauen nicht alle gleich schnell. Die
Geschwindigkeit Ihrer Verdauung wird durch
Ihre Dosha-Konstitution beeinflusst.

Pittas verdauen Nahrung schneller und brauchen rechtzeitig die nächste Mahlzeit, sonst
werden sie gereizt. Sie können alle vier Stunden
essen und haben manchmal sogar ein saures
Gefühl im Magen, wenn er zu lange leer bleibt.
Wenn Pittas essen, bevor ihr Verdauungsprozess abgeschlossen ist, erleben sie Sodbrennen,
Geschwüre, Entzündungen und übermäßige
Hitze im System. Sie kommen nicht gut damit
zurecht, wenn sie wegen ihres scharfen Appetits
eine Mahlzeit verpassen, und sollten sich daher
an ihren Essensplan halten.

Vatas haben ein schwankendes Verdauungsfeuer und sollten eine Essroutine entwickeln,
damit ihr Körper weiß, wann er Nahrung erwarten kann. Sie sollten zwischen den Mahlzeiten
vier bis sechs Stunden warten. Wenn Vatas essen,
bevor ihr Verdauungsprozess abgeschlossen ist,
erleben sie Blähungen und Verstopfung aufgrund
übermäßiger Anreicherung. Vatas, die dazu
neigen, zwischendurch etwas essen zu wollen,
sollten sichergehen, so gehaltvolle Mahlzeiten
zu essen, dass sie zwischendurch keinen Hunger
haben. Protein und gesunde Fette wie Nüsse und
Mungbohnen sind wichtig, um Vatas mit Nährstoffen zu versorgen und zu sättigen.

Kaphas verdauen Nahrung am langsamsten
und können mit nur zwei Mahlzeiten am Tag
auskommen. Sie sollten volle sechs Stunden warten, oder bis sie wirklich hungrig sind, bevor sie
wieder etwas essen. Wenn Kaphas essen, bevor
ihr Verdauungsprozess abgeschlossen ist, erleben
sie Lethargie, einen trägen Stoffwechsel, Wassereinlagerungen und Gewichtszunahme. Kaphas
müssen vor allem die beiden letzten Phasen der
Verdauung, die bittere und die herbe Phase,
durchlaufen. Zwischendurch etwas zu essen,
schlägt bei ihnen wirklich an. Ihr Blutzuckerspiegel ist sensibler als der der anderen Doshas, was
zur Gewichtszunahme beiträgt. Durch ständiges
Essen bleiben sie in der ersten Phase, der süßen
Phase.

Kaphas sollten ein leichtes Frühstück und Abendessen einnehmen und das Mittagessen zu ihrer größten Mahlzeit des Tages machen. Wenn sie morgens oder abends keinen Hunger haben, können sie die Mahlzeit auslassen. Ihr Körper speichert eine Menge Energie als Körpermasse, sodass sie auch ohne ständigen Kalorienzufluss auskommen und tatsächlich vom Fasten profitieren können.

Durch die Kenntnis Ihrer Dosha-Konstitution können Sie bestimmen, wie oft Sie essen sollten, damit Ihr Körper die sechs Phasen durchlaufen kann. Wenn Sie sich irgendwo zwischen zwei Doshas befinden, folgen Sie den Vorschlägen für das Dosha, das unausgeglichen ist:

URALTE WEISHEIT

Kapha-Ungleichgewicht: Wenn Sie Schwierigkeiten haben, abzunehmen und einen trägen Stoffwechsel haben, ist es für Sie am besten, seltener zu essen, vielleicht ein oder zwei Mahlzeiten pro Tag.
Pitta-Ungleichgewicht: Wenn Sie einen starken Appetit haben und Ihr Magen sich sauer anfühlt oder Sie echte Hungerschmerzen bekommen, wenn Sie nichts essen, essen Sie regelmäßig alle vier Stunden.
Vata-Ungleichgewicht: Wenn Ihr Appetit schwankt und Sie sich manchmal hungrig fühlen und andere Male überhaupt nicht, entwickeln Sie eine Routine, damit Ihr Körper weiß, wann er Nahrung erwarten kann, alle vier bis sechs Stunden.

Beachten Sie die Signale Ihres Körpers

Beachten Sie die Anzeichen Ihres Körpers für Hunger. Anstatt zu essen, weil Sie müde oder gelangweilt sind oder es Zeit zum Essen ist, fragen Sie Ihren Körper, ob er wirklich Nahrung braucht.

Bevor Sie essen, stellen Sie sich diese Fragen: *Wann habe ich zuletzt etwas gegessen? Beschwert sich mein Magen? Esse ich aus körperlichem Hunger oder aus einem emotionalen Bedürfnis heraus? Habe ich gewartet, bis die letzte Mahlzeit vollständig verdaut ist? Bin ich in der Lage, mich hinzusetzen und dieses Essen aufmerksam zu genießen?*

Wenn die letze Mahlzeit vier bis sechs Stunden her ist, Sie körperlich hungrig sind und Ihre Antwort auf die meisten dieser Fragen Ja lautet, dann essen Sie unbedingt etwas und genießen Sie es! Wenn Sie jedoch erst vor zwei Stunden etwas gegessen haben und nicht wirklich hungrig sind, sondern sich nur nach etwas Süßem oder Salzigem sehnen, dann behindern Sie Ihren Verdauungsprozess, wenn Sie erneut essen. Warten Sie, bis Ihr Körper vollständig verdaut hat, bevor Sie Ihrem Verdauungssystem mehr Nahrung zuführen.

Addieren Sie vor dem Subtrahieren

»Vor dem Addieren subtrahieren« bedeutet, dass Sie ausscheiden, bevor Sie mehr Nahrung in Ihr Verdauungssystem geben. Ein gesunder Darm ist der Schlüssel zu einem gesunden Körper. Wenn die Nahrung vollständig verdaut, die Nährstoffe aufgenommen und die Abfälle ausgeschieden sind, dann verspüren Sie Darmbewegungen.

Die meisten Menschen schenken ihrem Stuhlgang keine große Aufmerksamkeit oder sprechen gar nicht darüber, aber dieser ist ein täglicher Indikator für ihre Gesundheit. Idealerweise sollten Sie mindestens zweimal am Tag ausscheiden, mit glattem, geformtem Stuhlgang. Gesunder Stuhl hat eine geschmeidige Konsistenz und eine hellbraune Farbe, behält die Form nach dem

Ausscheiden, schwimmt, hat nur einen milden Geruch und klebt nicht an der Toilette.

Es muss Ihnen nicht peinlich sein, wenn Ihr Stuhl nicht perfekt ist. Die Ausscheidungen der meisten Menschen entsprechen nicht diesen Kriterien. Denken Sie daran, dass Ihr Stuhl Ihnen ein Bewusstsein dafür gibt, was genau in Ihrem Körper vor sich geht.

Ihr Stuhl ist wie ein Stethoskop für Ihre Gesundheit. Wenn Ihr Stuhlgang nicht dem Ideal entspricht, gibt es etwas, das tiefer in ihrem Inneren vorgeht und das Sie angehen müssen. Anstatt Ihren Darm zu ignorieren, als ob er nicht existiert, achten Sie auf ihn und behandeln Sie Ihren Körper entsprechend.

Eine gesunde Ausscheidung ist entscheidend, um Giftstoffe aus Ihrem System zu entfernen. Wenn Sie nicht effektiv ausscheiden, haben Sie einen Rückstau, gefüllt mit den Abfällen, die Ihr Körper entsorgen sollte. Mit der Zeit wird Ihre gesamte Verdauungsgesundheit leiden, was zu anderen Erkrankungen von Akne bis hin zu Angstzuständen führt. Ayurveda besagt, dass Verstopfung die Ursache fast jeder Krankheit ist.

URALTE WEISHEIT

Allein durch den Blick auf Ihren Stuhl können Sie sehen, wo Ihre Dosha-Ungleichgewichte liegen. Diejenigen mit Vata-Ungleichgewichten haben trockene, harte, pelletartige Stühle, so ähnlich wie Kaninchenkot. Diejenigen mit Pitta-Ungleichgewicht haben lockere, wässrige Stühle, die manchmal nicht vollständig geformt sind. Diejenigen mit Kapha-Ungleichgewicht haben klebrige, schleimige Stühle, die oft am Körper oder an der Toilette kleben bleiben.

Was Sie auf jeden Fall wissen müssen

- Es gibt sechs Phasen der Verdauung, die jeweils mit einem Geschmack verbunden sind.

- Die ersten drei Phasen sind süß, sauer und salzig. In diesen Phasen verdaut Ihr Körper und beginnt, Nahrung aufzuspalten.

- Die letzten drei Phasen sind scharf, bitter und herb. In diesen Phasen nehmen Sie die Nährstoffe aus Ihrer Nahrung auf und drücken anschließend die zu beseitigenden Abfälle zum Darmausgang hin.

- Warten Sie 4 bis 6 Stunden zwischen den Mahlzeiten, bevor Sie wieder etwas essen – keine Zwischenmahlzeiten –, damit Ihr Körper Zeit hat, den gesamten Verdauungsprozess zu durchlaufen.

- Wenn Sie nicht problemlos und regelmäßig, mindestens einmal morgens, ausscheiden, leiden Sie wahrscheinlich an Verstopfung.

Ayurvedische elementare Rezepte

In Kapitel 3 erfahren Sie mehr über die fünf Elemente, die die drei Doshas erzeugen: Luft, Äther (Raum), Wasser, Feuer und Erde. In diesem Kapitel erläutere ich, wie Sie feststellen können, welche spezifischen Lebensmittel mit den einzelnen Elementen zusammenhängen. Dann verrate ich Ihnen 10 einfach zuzubereitende, modernisierte ayurvedische Rezepte, die mit jedem Element verbunden sind, damit Sie all diese Weisheit anwenden können.

Ayurveda ist eine Küchenwissenschaft, und die wirkliche Medizin liegt vor Ihnen auf Ihrem Teller. Lassen Sie uns mit dem Kochen anfangen!

IN DIESEM KAPITEL

- Die Beziehung zwischen Essen, den Elementen und den Doshas

- Fasten zur Unterstützung spiritueller Praxis

- Die Elemente, von denen Sie am meisten konsumieren, im Vergleich zu denen, die Sie brauchen

- Einfache, gesunde Rezepte, die mit jedem Element verbunden sind

Die Elemente essen

Die fünf Elemente existieren überall um uns herum und verbinden sich zu den drei Doshas:

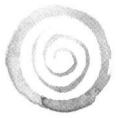 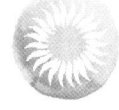 

Vata
Luft + Äther

Pitta
Feuer + Wasser

Kapha
Erde + Wasser

Beachten Sie, dass Wasser sowohl in Pitta als auch in Kapha vorkommt. Wie kann das sein, wenn es so unterschiedliche Doshas sind? Nun, denken Sie an die Eigenschaften des Wassers. Wasser kann aus den Händen rinnen, zwischen den geschlossenen Fingern hindurch, praktisch schwerelos. Wasser kann auch Häuser abreißen und in Staudämmen Energie erzeugen. Wasser ist sowohl flüssig als auch schwer und nimmt in den verschiedenen Doshas unterschiedliche Rollen ein. Wasser treibt die Transformation und Energiegewinnung in Pitta an, während es das Kapha-Dosha erdet und hydratisiert. Deshalb neigen Pittas dazu, stark zu schwitzen und Kaphas dazu, Wasser zu speichern.

Um Ihren Körper wirklich mit Nahrung zu heilen, müssen Sie die spezifischen Elemente verstehen, aus denen jedes Lebensmittel besteht. Wenn Sie zum Beispiel eine oder ein Kapha mit einem schwachen Verdauungssystem sind, wissen Sie, dass Sie mehr Pitta brauchen, weil dieses Dosha die Verdauung reguliert. Wenn Sie jedoch mehr wässrige Lebensmittel zu sich nehmen, werden Sie nur noch schwerer, weil Kapha bereits viel Wasser enthält. Sie brauchen stattdessen mehr feurige Lebensmittel, um Ihren Stoffwechsel anzuregen und Ihr Verdauungssystem zu stärken.

URALTE WEISHEIT

Vata-Lebensmittel fördern die Bewegung im Körper durch ihre luftige, ätherische Energie. Pitta-Lebensmittel fördern die Transformation im Körper durch ihre Elementarkräfte Feuer und Wasser. Kapha-Lebensmittel fördern die Erdung und Stabilität im Körper aufgrund der Schwere ihrer Erd- und Wasser-Elemente.

Das Verstehen der Elemente gibt Ihnen ein tieferes Bewusstsein für die Lebensmittel, die Sie in Ihren Körper geben, damit Sie ein Gleichgewicht zwischen Körper und Geist erreichen können.

Schauen wir uns die Lebensmittel an, die mit jedem der Elemente verbunden sind, und wie sie die Doshas beeinflussen.

Luftige Lebensmittel

Wenn jemand einen Luftüberschuss im Körper hat, was bedeutet das? Nun, Blähungen. Es ist buchstäblich Luft, die durch Ihren Dickdarm strömt. Man kann sich die Elemente so sachlich vorstellen.

Lebensmittel, die mit Luft in Verbindung stehen, sind trocken, rau, leicht und bewegen sich schnell. Luftige Lebensmittel fördern Bewegung und Leichtigkeit und sind somit ideal zum Abnehmen. Allerdings müssen Vatas luftige Zutaten reduzieren, weil sie bereits so viel Luft in ihrem Körper haben. Übermäßig luftige Lebensmittel verursachen Blähungen und Verstopfung.

Pittas vertragen luftige Speisen am besten, weil diese ihr starkes inneres Feuer abschwächen, das sie so heiß und ärgerlich macht. Die einzigen luftigen Lebensmittel, deren Konsum Pittas minimieren sollten, sind Nachtschattengewächse, zu denen Tomaten, Auberginen und Kartoffeln gehören, weil sie bei Pittas zu Übersäuerung führen.

Kaphas vertragen einige luftige Lebensmittel gut, weil diese ihren schweren Körper auflockern und Gewichtsverlust fördern können. Gedämpfte Kreuzblütlergemüse wie Grünkohl, Rosenkohl und Blumenkohl sind eine gute Wahl für Kapha-Typen. Allerdings sollten Kaphas sich von kalten und trockenen Lebensmitteln wie Popcorn, Chips und Crackern fernhalten, da diese für ihr ohnehin schon kühles Verdauungssystem zu kalt sind.

Jedes Element hat sowohl gesunde als auch ungesunde Lebensmittel. Gesunde, luftige Lebensmittel sind Gemüse und Bohnen. Rohes Gemüse und Kreuzblütler gelten als luftig, weil sie im Körper Leichtigkeit fördern, aber ein Übermaß kann zu Blähungen führen. Auch Bohnen haben einen hohen Anteil luftiger Energie und können Blähungen verursachen, wie Sie sicher wissen.

Ungesunde luftige Optionen sind Cracker und Chips, weil sie keinen Nährwert enthalten und leicht und trocken sind. Trockenfrüchte sind für Pittas geeignet, obwohl sie einen hohen Zuckergehalt haben. Popcorn ist nicht traditionell ayurvedisch, aber in kleinen Mengen akzeptabel, wenn der Mais biologisch angebaut wurde und nicht gentechnisch verändert ist.

Zu den luftigen Lebensmitteln gehören die folgenden:

- Bohnen/Hülsenfrüchte (schwarze Bohnen, Kichererbsen etc.)
- Chips
- Cracker
- Kreuzblütlergemüse (Brokkoli, Blumenkohl, Weißkohl, Rosenkohl, Grünkohl)
- Popcorn
- Rohes Gemüse
- Trockenfrüchte

Ätherische Lebensmittel

Die Äther- (Raum-) Energie ist der Luft sehr ähnlich und die Menschen verwechseln sie oft. Allerdings gibt es tatsächlich einen Unterschied zwischen diesen beiden Elementen, die zusammen Vata erzeugen.

Luft bezieht sich auf die Luft in Ihrem Körper, während Äther sich auf Ihre Beziehung zu dem bezieht, was *außerhalb* Ihres Körpers vor sich geht. Luft existiert überall um Sie herum, aber Äther ist über Ihnen. Luft ist innen, während Äther außen ist.

Wie können Sie sich also mit dem Äther verbunden fühlen? Betrachten Sie es als ein Gefühl von etwas, das größer ist als Sie selbst. Wenn Sie jemals einen wirklich nährstoffreichen Saft getrunken und gefühlt haben, wie Ihre Zellen vor Energie vibrieren, dann ist das Äther-Energie. Auch wenn Sie schon einmal eine Reinigungs- oder Fastenkur gemacht und sich so gut gefühlt haben, dass Sie sich fast außerhalb Ihres Körpers befunden haben, dann war das Äther-Energie, die Sie gefühlt haben. Luft bezieht sich auf Gasförmigkeit, Bewegung, Gewichtsverlust und andere interne Faktoren. Äther steht in Beziehung zu geistiger Stimulation, Bewusstsein, Kreativität und Ihrem höheren Selbst.

Fasten ist eine der wichtigsten Möglichkeiten, sich mit der Äther-Energie zu verbinden. Wenn Sie fasten, essen Sie für eine bestimmte Zeit nichts, egal ob es mehrere Stunden oder sogar Tage dauert. Manche Menschen führen sogar wochenlanges Wasserfasten durch, obwohl dies vom Ayurveda nicht empfohlen wird. Ayurveda empfiehlt, dass Sie bis zu einem Tag fasten oder eine einfache Diät einhalten, bei der Sie nur *Kitchari*, Mungbohnen und in Gewürzen gekochten Reis, essen, um die Vorteile des Fastens ohne die Risiken zu erhalten.

Viele Yogis und Meditierende fasten regelmäßig, um sich mit ihrem höheren Selbst zu verbinden. Durch ein Pausieren der Nahrungsaufnahme sind Sie weniger in Ihrem Körper geerdet und mehr mit dem universellen Bewusstsein verbunden. Wenn Sie fasten, denken Sie nicht mehr daran, wann Zeit für die nächste Mahlzeit ist und werden nicht mehr vom Hunger getrieben.

Dies kann Ihre Meditationspraxis wirklich verbessern. Die gesamte Energie, die normalerweise für die Verdauung aufgewendet wird, steigt nach oben und verbessert Ihr drittes Auge und das Kronen-Chakra, die für die Intuition zuständig sind (mehr zu den Chakren in Kapitel 21). Viele Menschen berichten, dass sie während des Fastens klarere Gedanken und mehr außerkörperliche Erfahrungen haben.

Fasten wird vor allem für Kapha-Typen empfohlen, da sie extra Energie im Körper haben, die ihnen hilft, genährt zu bleiben, auch ohne etwas zu essen. Tatsächlich empfiehlt Ayurveda Kaphas einmal pro Woche ein eintägiges Fasten mit nur Tee und Säften tagsüber und einer leichten Suppe als Abendessen. Dies gibt Kapha-Körpern eine Pause von der Essensverdauung und ermöglicht es ihnen, alle eingelagerten Giftstoffe auszuscheiden. Es erweitert auch ihre Kreativität und bringt Stimulation für ihre manchmal stumpfsinnigen Gemüter.

Pittas können auch gelegentlich fasten – vielleicht einmal pro Jahreszeit. Pittas kommen nicht so gut mit dem Fasten zurecht, weil sie einen ständigen Zufluss an Nahrung brauchen. Aber einmal pro Quartal kann Fasten sie entgiften und ihre Systeme neu starten.

Vatas werden nicht zum Fasten ermutigt. Weil sie bereits so leicht sind, kann es dazu führen, dass sie sich matt, schwach oder unterernährt fühlen. Interessanterweise werden Vatas am meisten vom Fasten angezogen, weil sie das Gefühl lieben, leicht und außerhalb ihres Körpers zu sein, aber sie brauchen es am wenigsten. Vatas brauchen mehr Erdung, nicht Fasten. Kaphas sind die, die am wenigsten fasten wollen, aber es am meisten brauchen.

Fasten ist eine Möglichkeit, sich mit der Äther-Energie zu verbinden, aber auch Lebensmittel rufen ähnliche Qualitäten hervor. Sowohl positive als auch negative Inhaltsstoffe schaffen dieses Erlebnis. Durch Lebensmittel mit hohem Äther-Gehalt fühlen Sie sich natürlicherweise emporgehoben, energetisiert und außerhalb des Körpers. Zu diesen Lebensmitteln gehören Superfoods, grüne Säfte, Sprossen und Kaffee.

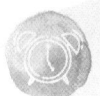

AYURVEDISCHE WARNUNG

Fasten kann eine kraftvolle Übung sein, um Ihre Meditation zu erweitern und Ihnen zu helfen, sich mit Ihrem höheren Selbst zu verbinden. Viele Fastende berichten, dass sie die subtile Schwingung ihrer eigenen Zellen spüren. Das Fasten lenkt Ihre Aufmerksamkeit vom Essen ab und bündelt diese in Ihrem Körper. Deshalb ist das Fasten in vielen spirituellen Praktiken auf der ganzen Welt so verbreitet. Fasten wird nicht empfohlen für Vata-Typen, die bereits leicht an Energie sind. Für Kaphas eignet sich Fasten am besten und Pittas können gelegentlich fasten. Bevor Sie eine Fastenkur machen, holen Sie bitte ärztlichen Rat ein. Versuchen Sie, anfänglich einige Stunden zu fasten, dann einen Tag und weiten Sie den Zeitraum aus, wenn Sie sich wohl fühlen. Trinken Sie dabei immer Tee und oder Säfte, um mit Flüssigkeit versorgt zu bleiben.

Wenn Sie jemals das Gefühl hatten, dass Sie nach einer Tasse Kaffee die Welt in Besitz nehmen wollten, oder Ihre Zellen nach einem erfrischenden grünen Saft vor Nährstoffen vibrierten, dann war das Äther-Energie. Diese Getränke beschwören ätherische Qualitäten herauf, weil sie Ihnen buchstäblich ein natürliches High verleihen. Grüner Saft wird im Sommer empfohlen, besonders mit Ingwer gepaart, damit er wärmender wird. Kaffee ist in Maßen für Kapha-Typen geeignet, kann aber bei Vatas Angstzustände hervorrufen und bei Pittas Reizbarkeit und Übersäuerung verursachen.

Zu den ungesunden Inhaltsstoffen, die Äther-Energie hervorrufen, gehören Alkohol und Drogen. Sich betrunken oder high zu fühlen, ist eine außerkörperliche Erfahrung, die jedoch nicht zu Ihrem Wohlbefinden beiträgt.

Zu den ätherischen Lebensmitteln und Substanzen gehören die folgenden:

- Frisch gepresste Gemüsesäfte
- Spirulina, Algen und Chlorella
- Maca, Açai und andere Superfoods
- Sprossen
- Kaffee
- Alkohol
- Marihuana und andere Drogen

Feurige Lebensmittel

Fachen wir das Feuer an! Feurige Lebensmittel erhöhen die Pitta-Energie und stimulieren Ihr Agni bzw. Ihr Verdauungsfeuer. Diese Lebensmittel machen Sie scharfsinnig und motiviert, aber durch ein Übermaß fühlen Sie sich heiß und ärgerlich. Feurige Lebensmittel regen den Stoffwechsel an und fördern die Verdauung, was sie besonders geeignet macht für Vatas und Kaphas, denen es an Feuer-Energie mangelt. Allerdings müssen Pittas darauf achten, es mit feurigen Lebensmitteln nicht zu übertreiben, auch wenn sie von ihnen angezogen werden, denn zu viel davon kann sie überhitzt, übersäuert und ungeduldig machen.

Feurige Lebensmittel sollte man am besten im Winter essen, wenn die innere Hitze schwach ausgeprägt ist. Im Sommer kann ein Übermaß an feurigen Lebensmitteln zu Überhitzung und Reizbarkeit führen.

Gesunde feurige Lebensmittel sind Gewürze, scharfe Paprika (Chili, schwarzer Pfeffer, Cayennepfeffer), Zwiebeln, Knoblauch und sogar saures Obst, die alle einen hohen Gehalt an Pitta-Energie haben. Kaffee hat auch eine hohe Feuer-Energie, weil er buchstäblich heiß macht und das Feuer im Inneren anregt. Er ist am wenigsten für Pittas und am meisten für Kaphas zu empfehlen. Die besten feurigen Lebensmittel sind Gewürze wie Ingwer, Nelken, Zimt und Kreuzkümmel, die Sie Ihren Mahlzeiten zufügen können, um Ihr Verdauungsfeuer anzufachen.

Zu den ungesunden feurigen Substanzen gehören Alkohol und Tabak. Beachten Sie, dass Alkohol auch einen hohen Anteil an Äther- und Feuer-Energie hat wie Kaffee. Das liegt daran, dass Alkohol ein Stimulans ist, das Sie sich sowohl außerkörperlich, aber auch gereizt und überhitzt fühlen lässt. Ayurveda rät ganz von Alkohol ab, weil er so entwässernd und säurehaltig ist. Ebenso wird Tabak nicht empfohlen.

Zu den feurigen Lebensmitteln und Substanzen gehören:

- Ingwer, Nelken, Zimt, Kreuzkümmel, Asafoetida und andere wärmende Gewürze
- Schwarzer Pfeffer, Cayennepfeffer, Chili und andere scharfe Paprika
- Saures Obst (Zitronen, Grapefruit, Tamarinde, Ananas und Cranberrys)
- Scharfe Zwiebeln und Knoblauch
- Kaffee
- Alkohol
- Tabak

Wässrige Lebensmittel

Wasser ist das Element, von dem Sie am meisten enthalten. Etwa 65 Prozent Ihres Körpers bestehen aus diesem flüssigen Element. Wässrige Lebensmittel spenden Ihrem Körper Feuchtigkeit, was sie zu einer guten Wahl für dehydrierte Vatas und überhitzte Pittas macht. Zu viel kann Kaphas jedoch schwer und geschwollen machen, da sie schnell Wasser einlagern.

Wässrige Lebensmittel sind am besten während der heißen Pitta-Monate im Sommer, wenn Sie von zusätzlicher Feuchtigkeit in Ihrer Ernährung profitieren können. Saftiges Obst und Gemüse sind die besten Wasserlieferanten in Ihrer Ernährung. Salz ist mit dem Wasser-Element verwandt, weil es den Körper dazu bringt, die Feuchtigkeit zu behalten. Milchprodukte sind ebenfalls mit Wasser verbunden, weil sie kühl und feucht sind, wie Wasser.

Vatas sollten im Sommer mehr und im Winter weniger wässrige Lebensmittel konsumieren, da diese übermäßig kühlend sein können. Pittas sollten saftiges Obst und Gemüse bevorzugen, aber Milchprodukte und Salz minimieren. Kaphas sollten ein Übermaß an wässrigen Lebensmitteln meiden, da sie Wasser einlagern, was sie aufgedunsen und geschwollen macht. Kaphas müssen sich besonders von Milchprodukten fernhalten, die Schleim und Entzündungen in ihrem System verursachen.

Zu den wässrigen Lebensmitteln gehören die folgenden:

- Saftiges Obst (Wassermelone, Papayas, Orangen, Cantaloupe-Melonen)
- Avocados
- Kokoswasser und -öl
- Saftiges Gemüse (Gurken, Zucchini, Tomaten)
- Milchprodukte
- Salz

Erdige Lebensmittel

Lebensmittel mit hohem Gehalt an Erd-Energie sind extrem erdend und nahrhaft. Sie werden oft unter der Erde angebaut und tragen diese verwurzelten Eigenschaften in sich. Erdige Lebensmittel geben Ihrem Körper Stabilität und Struktur, was sie zu einer besonders guten Wahl für schwache, luftige Vata-Typen macht, denen es an Erdung mangelt. Jedes Lebensmittel, das dicht und schwer ist, gilt als erdiges Lebesmittel. Sie liefern Energie, Ausdauer und Kraft und somit Kapha-Qualitäten.

Erdige Zutaten sind auch für Pittas sehr gut geeignet, weil sie sie beruhigen und ihr scharfes Verdauungsfeuer abschwächen. Die einzige erdige Nahrung, die Pittas meiden sollten, sind Nüsse, weil diese Öligkeit und Ausschläge verursachen können.

Kaphas haben von Natur aus einen hohen Gehalt an Erd-Energie und brauchen nicht so viel wie die anderen Doshas. Kaphas können erdiges Gemüse, Bohnen, Pilze, Samen und Körner essen, die auch einen hohen Anteil an Luft- oder Feuer-Energie haben, weil sie leichter verdaulich sind. Allerdings sollten sie Nüsse und Kokosnussfleisch nicht im Übermaß genießen, da diese sehr kalorienreich sind und sich als zusätzliches Gewicht anlagern können.

Zu den erdigen Lebensmitteln gehören die folgenden:

- Wurzelgemüse (Yamswurzel, Kürbis, Rote Bete, Rüben, Pastinaken, Karotten)
- Die meisten Nüsse und Samen
- Champignons
- Bohnen
- Die meisten Getreidesorten
- Kokosnussfleisch

Wie ist Ihre Ernährung?

Jetzt, wo Sie die Lebensmittel kennen, die mit den jeweiligen Elementen verbunden sind, lassen Sie uns einen Blick auf Ihre Ernährung werfen.

Welches Element ist in Ihrer Ernährung am häufigsten vertreten? Welches konsumieren Sie am wenigsten? Von welchem Element könnten Sie mehr gebrauchen? Wie können Sie mehr von den Lebensmitteln dieses Elements in Ihre Mahlzeiten integrieren?

Wenn Sie weiterlesen, erfahren Sie eine einfache Möglichkeit, die notwendigen Lebensmittel jedes Elements in Ihre Ernährung aufzunehmen. In den folgenden Abschnitten biete ich 10 Rezepte an, zwischen denen Sie zu jedem Element wählen können.

Auf meiner Website eatfeelfresh.com finden Sie weitere Rezepte, die sich auf die Elemente beziehen. Sie können die Rezepte nach Lebensmitteln durchsuchen, nach Dosha oder nach Element, um ein Menü mit heilenden Rezepten zusammenzustellen.

URALTE WEISHEIT

Die Elemente haben bestimmte Funktionen in Ihrem Körper. Die Luft-, Äther- und Feuer-Energien sind leicht und bewegen sich nach oben, wodurch Sie sich emporgehoben und energetisiert fühlen. Die Erd- und Wasser-Energien bewegen sich nach unten, wodurch Sie ein Gefühl von Schwere und Verwurzelung erfahren. Darum sind Kaphas oft lethargisch und langsam, während Vatas und Pittas sich energiegeladener fühlen. Sie müssen Ihr Dosha mit den gegensätzlichen Qualitäten in Ihrer Ernährung ausgleichen. Vatas und Pittas können von mehr Erdung in ihrer Ernährung profitieren, während Kaphas mehr Auftrieb brauchen.

Rezepte für jedes Element

Sie kennen jetzt die Elemente, die damit verbundenen Lebensmittel und wissen, wovon Sie mehr und wovon weniger brauchen. Dennoch fragen Sie sich vielleicht, wie Sie das machen sollen, besonders wenn Sie wenig bis gar keine Erfahrung in der Küche haben. Machen Sie sich keine Sorgen. Ich habe vorgesorgt.

In diesem Abschnitt finden Sie jeweils zwei Rezepte für jedes Element. Ich nenne auch Möglichkeiten, wie Sie die Rezepte für jedes Dosha anpassen können, um diese unabhängig von Ihrer Konstitution genießen zu können. Denken Sie daran, dass Sie alle Elemente in Ihrer Ernährung benötigen, nur in verschiedenen Mengen.

Vatas sollten feurigere und erdigere Rezepte bevorzugen, können aber luftige, ätherische und wässrige Rezepte wählen, solange sie diese so abwandeln, dass sie wärmend sind. Pittas sollten erdige, wässrige, luftige und ätherische Rezepte bevorzugen, können aber feurige Rezepte wählen, solange diese nicht scharf sind und nicht zu viel Knoblauch oder Nachtschattengewächse enthalten. Kaphas sollten luftige, ätherische und feurige Rezepte bevorzugen, können aber auch wässrige und erdige Speisen konsumieren, solange sie diese nicht zu bodenständig und schwer machen.

Bereit, mit dem Kochen anzufangen?

Luftige Rezepte

Luftige Rezepte sorgen für Leichtigkeit im Körper. Kreuzblütlergemüse gehören zu den besten Möglichkeiten, das Element Luft zu erhöhen und dabei im Gleichgewicht zu bleiben. Ich habe zwei gekochte Kreuzblütlergemüse integriert, ein glattes und ein knuspriges, die mit leichten Abwandlungen für alle drei Doshas funktionieren können.

Blumenkohlpüree

Kartoffelpüree ist ein Trostpflaster. Sie können dieses Gericht leichter gestalten, indem Sie die Kartoffeln durch Blumenkohl ersetzen und dadurch Kalorien und Kohlenhydrate einsparen. Dieses Rezept funktioniert für alle drei Doshas, weil es gekocht und püriert ist, leicht verdaulich für Vatas und leicht genug für Pittas und Kaphas. Pittas sollten die Menge an Knoblauch reduzieren und Kaphas die Menge an Öl.

1 großer Kopf Blumenkohl, Röschen grob gehackt

1 oder 2 EL Olivenöl

1 oder 2 Zehen Knoblauch

1 große Lauchstange

1 EL Ghee oder vegane Butter

120 ml ungesüßte Mandelmilch (nicht mit Vanillegeschmack)

½ TL Meersalz

¼ TL frisch gemahlener schwarzer Pfeffer

2 EL frischer Schnittlauch, gehackt (optional)

1 TL frischer Thymian (optional)

1. In einem großen Topf bei mittlerer bis hoher Hitzezufuhr Blumenkohl in Wasser zugedeckt 7 bis 10 Minuten kochen, oder bis er weich ist. Vom Herd nehmen, abtropfen lassen und Blumenkohl zum Abkühlen beiseitestellen.
2. In einer mittelgroßen Pfanne bei mittlerer Hitze Olivenöl erwärmen. Knoblauch und Lauch zugeben und 3 bis 4 Minuten anbraten, oder bis der Lauch weich ist. Vom Herd nehmen.
3. In einer Küchenmaschine mit S-Klinge oder in einem Mixer Blumenkohl, Knoblauch, Lauch, Ghee, Mandelmilch, Meersalz, schwarzen Pfeffer, Schnittlauch (falls verwendet) und Thymian (falls verwendet) cremig und glatt pürieren.
4. Warm servieren.

Eine alternative Art, dieses Rezept zuzubereiten, ist, den Blumenkohl mit Knoblauch und Lauch ca. 20 bis 30 Minuten zu dämpfen, bis sie weich sind, und dann mit einem Pürierstab mit Ghee, Mandelmilch und Gewürzen zu pürieren.

Rosenkohl-Chips

Chips sind knusprig, befriedigend und süchtig machend. Mit dieser Rosenkohlvariante können Sie eine Handvoll Chips essen und trotzdem Ihre tägliche Portion Gemüse zu sich nehmen. Und das Beste ist, dass sie nur 10 Minuten im Backofen sein müssen. Vatas mit extrem schwacher Verdauung können durch Rosenkohl Blähungen bekommen.

10 Köpfe Rosenkohl

1 EL natives Olivenöl extra

¼ TL Meersalz

½ EL getrockneter Oregano, Koriander oder getrocknetes Basilikum (optional)

½ EL getrocknete Kurkuma (optional)

1. Ofen auf 180°C vorheizen. Ein Backblech mit Backpapier auslegen.
2. Rosenkohl waschen und in eine Salatschleuder geben, bis er ganz trocken ist. Auf ein Schneidebrett legen und mit einem Gemüsemesser den Strunk der einzelnen Köpfe entfernen. Dadurch fallen die äußeren Blätter ab. So viel vom Strunk abschneiden, bis alle Blätter abfallen.
3. Rosenkohlblätter in eine große Schüssel mit Olivenöl, Meersalz, Kräutern oder Kurkuma (wenn verwendet) geben und verrühren bzw. schütteln, damit sie gleichmäßig beschichtet werden. Rosenkohlblätter einlagig auf dem vorbereiteten Backblech verteilen.
4. Etwa 10 Minuten backen, oder bis die Chips leicht gebräunt und knusprig sind. Für beste Ergebnisse nach 5 Minuten wenden. Die Chips sollen knackig und fast verbrannt aussehen, aber nur fast. Abkühlen lassen und genießen.

URALTE WEISHEIT

Es ist leicht, sich an gewöhnlichen Chips oder Nachos aus Kartoffeln oder Mais zu überessen, weil sie sich in unseren Händen und im Mund so leicht anfühlen, dass wir die Kalorien unterschätzen – besonders gefährlich, wenn die Chips in gehärtetem Öl frittiert wurden. Diese gebackene Rosenkohlvariante können Sie hingegen ohne jegliches Schuldgefühl genießen.

Ätherische Rezepte

Äther-induzierende Lebensmittel fördern Lebendigkeit und höheres Bewusstsein. Sie sind die Art von Lebensmitteln, die Sie von innen erhellen und Ihnen außerkörperliche Energie verleihen.

Eine meiner bevorzugten ätherischen Zutaten ist eine blaugrüne Mikroalge namens Spirulina, die schon seit 3,5 Milliarden Jahren besteht. Vollgepackt mit Protein, Eisen, Docosahexaensäure (DHA), den Vitaminen B, C, A, K und E, Kalzium, Kalium, Magnesium, Beta-Carotin und anderen Vitaminen und Mineralstoffen ist Spirulina eines der nährstoffreichsten Lebensmittel auf unserem Planeten. Die Alge ist besonders toll für vegan lebende Menschen, weil sie zu etwa 60 Prozent aus reinem Protein besteht und besonders reich an Eisen und Vitamin B ist. Achten Sie nur darauf, Spirulina nicht zu kochen, weil dadurch die lebenden Enzyme abgetötet werden. Spirulina ist für alle drei Doshas geeignet und kann Säften und Rohkost beigegeben werden, um den Nährwert zu erhöhen.

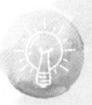

URALTE WEISHEIT

Obwohl nicht traditionell ayurvedisch, erhalten Sie mit grünen Säften Ihre tägliche Portion grünes Gemüse mit nur einem Glas.

Grüner Spirulina-Saft

Eine der besten Möglichkeiten, Spirulina zu konsumieren, ist ein grüner Saft. Für Pittas eignen sich grüne Säfte am besten, weil diese basisch sind. Für Vatas und Kaphas mit schwachen Verdauungsfeuern können grüne Säfte zu kühlend sein und sollten daher nur dann getrunken werden, wenn sie nicht zu negativen Nebenwirkungen führen. Ingwer zuzugeben ist eine gute Möglichkeit, die wärmende Wirkung grüner Säfte zu verstärken. Grüne Säfte werden am besten in den heißen Pitta-Monaten konsumiert, weil sie so kühlend sind. Kaphas können den Apfel weglassen, um den Saft gänzlich zuckerfrei zu machen.

1 große Bio-Gurke

1 Bund Grünkohl, grob zerkleinert

1 (1–1,5 cm großes) Stück ungeschälter Ingwer

1 große Bio-Zitrone oder -Limette – mit Schale bei Bio-Qualität, da die Schale sehr nahrhaft ist; geschält bei konventionellen Früchten

1 entkernter grüner Apfel, mit Schale

1 TL Spirulina-Pulver

1. In einem Entsafter (oder einem Mixer, wenn Sie keinen Entsafter haben) Gurke, Grünkohl, Ingwer, Zitrone, Apfel und Spirulina-Pulver zu Saft verarbeiten.
2. Für maximalen Nutzen innerhalb von 15 Minuten nach der Zubereitung trinken.

Entgiftendes Spirulina-Dressing

Spirulina ist ein großartiger Zusatz zu Dressings und Soßen. Salate sind traditionell nicht ayurvedisch, können aber für diejenigen mit starken Verdauungsfeuern oder während der heißen Sommermonate funktionieren. Kaphas können das Öl reduzieren und Pittas das Knoblauchpulver weglassen.

1 oder 2 EL natives Olivenöl extra

1 EL Apfelessig

1 TL Spirulina-Pulver

Saft von 1 großen Bio-Zitrone

1 TL Knoblauchpulver

1. In einer kleinen Schüssel Olivenöl, Apfelessig, Spirulina, Zitronensaft und Knoblauchpulver verrühren.
2. Als Salatdressing verwenden oder über geröstetes, gedünstetes oder rohes Gemüse träufeln, je nach Ihren Dosha-Bedürfnissen.

Spirulina verleiht Salaten einen leicht parmesanähnlichen Geschmack und ist ein hervorragender Ersatz für traditionellen Käse.

Feurige Rezepte

Feurige Rezepte sind perfekt für die kalten Wintertage, an denen Ihnen bis ins Mark kalt ist. Sie schüren Ihr Verdauungsfeuer und sorgen für Wärme, Durchblutung und Sättigung. Gewürze sind eine der besten Quellen für das Feuer-Element, da sie sowohl ein Lebensmittel sind als auch eine medizinische Wirkung haben. Jedes Gewürz bietet einzigartige Vorteile, von der Reduzierung von Blähungen bis hin zur Linderung von Gelenkschmerzen, was sie zur köstlichsten Medizin macht, die Sie jemals eingenommen haben.

Gewürze können sowohl in Essen als auch in Getränken verwendet werden. Tees, Currys, Pfannengerichte, Suppen und Backwaren können von einem Hauch Gewürz profitieren. Pittas sollten darauf achten, es mit besonders feurigen Gewürzen wie Cayennepfeffer und Jalapeño nicht zu übertreiben, weil diese ihr Feuer zu stark anfachen können.

URALTE WEISHEIT

In einer schnellen Gemüsepfanne aus Ihrem Lieblingsgemüse bekommen Sie problemlos reichlich Gewürze unter. Das Beste an einem Pfannengericht ist, dass Sie die Zutaten perfekt an regionale und saisonale Gegebenheiten sowie Ihre Dosha-Bedürfnisse anpassen können.
Um diesem Gericht einen asiatischeren Charakter zu verleihen, geben Sie Tamari oder Kokos-Aminos zu, natriumarme Alternativen für Sojasoße, Reisessig und Frühlingszwiebeln.

Scharfe verdauungs-fördernde Gemüsepfanne

Dies ist eines meiner liebsten Pfannenge-richte, weil es besonders anregend für das Verdauungsfeuer ist. Pittas sollten Kokosöl verwenden und Knoblauch, Jalapeño und Senfkörner weglassen. Vatas und Kaphas sollten Sesamöl verwenden und können die Gewürzmengen beliebig hochschrauben.

1 EL Senfkörner

2 EL Sesam- oder Kokosöl

1 mittelgroße gelbe Zwiebel, gehackt

1 Knoblauchzehe, gehackt

1 (2,5 cm großes) Stück Ingwer, geschält und gerieben (1 EL)

½ Jalapeño, Häute und Kerne entfernt und gehackt

250 g zerkleinerter Spargel, Karotten, Rosen-kohl, Paprika, Weißkohl, Butternusskürbis oder Gemüse Ihrer Wahl

1. Eine große Bratpfanne bei mittlerer Hitze erwärmen. Senfkörner zugeben und 3 Minuten trocken anrösten, oder bis Sie ein knallendes Geräusch hören.
2. 1 Esslöffel Sesam- oder Kokosöl, Zwie-bel, Knoblauch und Ingwer in die Pfanne geben und 3 Minuten anbraten, oder bis die Zwiebelstücke eine goldbraune Farbe angenommen haben.
3. Jalapeño, zerkleinertes Gemüse und den restlichen Esslöffel Öl zugeben und 5 Minuten anbraten, oder bis das Gemüse weich ist.
4. Warm mit Ihrem bevorzugten Getreide servieren.

Wärmender gewürzter Masala-Chai

Chai ist ein klassisches ayurvedisches Rezept, bei dem Schwarztee aromatischer Ing-wer, Nelken, Sternanis, Pfefferkörner und Kardamom zugefügt werden. *Chai* ist das Hindi-Wort für »Tee« und *masala* bedeutet »gewürzt«, also bedeutet *Masala-Chai* wört-lich »gewürzter Tee«. Im Gegensatz zu ande-ren mit Wasser gebrühten Teesorten werden die Gewürze beim Chai in Milch gebrüht, was dem Getränk seine duftenden Eigenschaften verleiht. In dieser zuckerfreien, pflanzlichen Variante habe ich Milch und Zucker durch Mandelmilch und Mönchsfrucht ersetzt. Sie können auch Stevia, Ahornsirup oder Honig verwenden, wie es Ihnen lieber ist. Pittas soll-ten die Pfefferkörner weglassen.

2 Beutel Schwarztee

1 ganzer Sternanis

2 TL gemahlener Zimt oder 1 Zimtstange

4 getrocknete Kardamomkapseln

1 (2,5 cm großes) Stück Ingwer, geschält und gerieben (1 EL)

1 TL ganze schwarze Pfefferkörner (optional)

500 ml Mandelmilch

1 EL Mönchsfrucht oder nach Geschmack

1. In einem kleinen Topf bei mittlerer Hitze Schwarztee, Sternanis, Zimt, Kardamom-kapseln, Ingwer, Pfefferkörner (falls ver-wendet) und Mandelmilch 7 bis 10 Minu-ten lang erwärmen. Vom Herd nehmen, wenn der Chai beginnt Blasen zu werfen, aber bevor er kocht.
2. Chai in eine Tasse abseihen, Mönchs-frucht zugeben und genießen. (Sie kön-nen die Gewürze auch in der Tasse las-sen, so mache ich es.)

URALTE WEISHEIT

Historisch gesehen betrachteten die Menschen in Indien Tee eher als Kräutermedizin denn als Freizeitgetränk. Die Rezepte stammten direkt aus ayurvedischen medizinischen Texten und erläuterten, dass Tee zur Heilung und nicht als Freizeitgetränk gedacht ist. Während ihrer Herrschaft in den 1830er Jahren legten die Briten in Indien Teeplantagen an, und Anfang 1900 gründete Großbritannien die Indian Tea Association und ermutigte die Inderinnen und Inder, mit dem Teetrinken zu beginnen. Heute nehmen die Menschen in Indien mehrere Tassen warmen Chai am Tag zu sich, die sie als dringend benötigte Pause genießen.

Wässrige Rezepte

Sie wissen, dass Sie jeden Tag genügend Wasser trinken sollten, aber wie viel Aufmerksamkeit schenken Sie der Menge an Wasser, die Sie *essen*? Saftiges Obst und Gemüse ist eine gute Möglichkeit sicherzustellen, dass Sie mit ausreichend Feuchtigkeit versorgt sind, ohne einen Schluck Wasser zu trinken. Saftige Obst- und Gemüsesorten sind von Natur aus wasserhaltig, was sie besonders feuchtigkeitsspendend und kalorienarm macht. Wässrige Lebensmittel kühlen den Körper und beugen Verstopfung vor, die durch Dehydrierung verursacht wird.

Die ideale Zeit für den Verzehr wässriger Lebensmittel ist der Sommer, wenn diese wachsen. Pittas sollten saftige Früchte wie Papayas und Wassermelonen und Gemüse wie Gurken und Zucchini bevorzugen. Halten Sie sich von Nachtschattengewächsen wie Tomaten und Auberginen fern. Vatas vertragen die meisten wässrigen Lebensmittel gut, sollten aber im Winter nicht zu viel davon essen, da diese für sie zu kalt sein können. Deshalb verwende ich im folgenden Rezept Ingwer. Kaphas sollten Ingwer zugeben, um ihre Mahlzeiten zu erwärmen, aber nicht zu viele saftige Lebensmittel verzehren, weil sie dadurch mehr Wasser einlagern können.

Erfrischender »Lassi« aus Kokosnuss, Ingwer, Limette und Papaya

Wahrscheinlich haben Sie schon mal ein Mango-Lassi in einem indischen Restaurant gesehen oder probiert. Dieser indische Smoothie, hergestellt aus Mango, einem fermentierten Joghurtgetränk und einem Süßungsmittel, ist eigentlich nicht ayurvedisch, weil er sich nicht an die Regeln der Kombination von Lebensmitteln hält. Ich habe das Rezept verbessert, um es zuckerärmer, leichter verdaulich, pflanzlich und für alle drei Doshas verträglich zu machen. Ich habe die Mango durch Papaya ersetzt, weil Papaya einen geringeren Zuckergehalt hat und auch gut für die Verdauung ist. Ich habe das Lassi durch Kokosmilch ersetzt, die auf Pflanzenbasis hergestellt wird und keine übermäßige Schleimbildung verursacht, im Gegensatz zu Milchprodukten. Ich habe Ingwer und Kardamom hinzugefügt, um das Getränk wärmer verdaulich zu machen, sowie Limette, um den entgiftenden, sauren Geschmack zu integrieren. Diese Zutaten ergeben einen ausgleichenden Smoothie, der für alle drei Doshas gut verträglich ist.

150 g reife Papaya, in Würfel geschnitten

1 (1–1,5 cm großes) Stück Ingwer, geschält und gehackt (½ EL)

1 TL Kardamom

Saft einer kleinen, saftigen Limette

250 ml Kokosmilch

1. In einem Mixer Papaya, Ingwer, Kardamom, Limettensaft und Kokosmilch glatt pürieren.
2. Sofort genießen.

URALTE WEISHEIT

Das Ayurveda rät davon ab, Obst mit Milchprodukten zu kombinieren. Obst sollte laut ayurvedischen Texten immer allein auf nüchternen Magen, ohne weitere Zutaten, verzehrt werden. Da Milchprodukte schwer und dicht sind, sollte man sie separat zu sich nehmen, weil sie länger zur Verdauung brauchen. Mit diesem erfrischend säuerlichen und doch süßen Rezept brauchen Sie sich darüber keine Sorgen zu machen!

Kühlende Gurken-Zucchini-Suppe

Dies ist ein perfektes Sommerrezept, wenn Sie nach einem einfachen Abendessen mit wenig Vorbereitungsarbeit suchen. Die Suppe enthält feuchtigkeitsspendende Avocado, Wasser liefernde Zucchini, kühlende Gurke, süße Zwiebel und reinigenden Koriander, die alle Ihren Körper entgiften und erfrischen. Und das Beste: Die Suppe muss nicht gekocht werden! Pittas sollten den scharfen grünen Chili weglassen.

3 mittelgroße Zucchini, zerkleinert

½ große kernlose Bio-Gurke, zerkleinert

½ mittelgroße süße Zwiebel, gehackt

1 mittelreife Avocado, geschält und entkernt

60 ml Wasser

1 TL gehackter frischer scharfer grüner Chili (Hatch)

1 TL Meersalz

1 TL gemahlener Koriander

1. In einem Mixer Zucchini, Gurke, Zwiebel, Avocado, grünen Chili, Meersalz und Koriander mit dem Wasser glatt pürieren.
2. Sofort genießen.

Erdige Rezepte

Erdige Rezepte liefern die erdenden Qualitäten, die Sie wirklich zurück zu Ihrer Natur bringen. Sie sind perfekt, wenn Sie sich gestresst oder zu kopflastig fühlen und Ihren Körper und Ihren Geist beruhigen müssen. Sie helfen auch bei Verdauungsproblemen, einschließlich Blähungen.

Wurzelgemüse gehören zu den besten erdigen Lebensmitteln, die Sie essen können, da sie buchstäblich in der Erde angebaut werden. Sie nehmen die Eigenschaften der Lebensmittel an, die Sie essen, und erdige Lebensmittel sind reich an natürlichen Qualitäten und wurzeln tief. Vatas und Pittas profitieren am meisten von erdigen Geschmäckern, aber auch Kaphas können erdige Lebensmittel essen, wenn sie wärmende Gewürze wie Ingwer, Knoblauch und Kreuzkümmel hinzufügen, um ihr Verdauungsfeuer zu unterstützen.

Würzige Butternusskürbis-Suppe

Butternusskürbis ist ein erdiger Klassiker im Herbst – wärmend, erdig, süß und direkt aus der Erde kommend. In Verbindung mit wärmenden Gewürzen ist er besonders nahrhaft. Dieses Rezept funktioniert für alle drei Doshas, weil die Kokosmilch die Suppe für Pittas leichter macht und die Gewürze sie für Kaphas anregender machen. Pittas sollten Kokosöl verwenden und den Knoblauch weglassen. Vatas und Pittas sollten Sesamöl verwenden und können nach Belieben weitere Gewürze hinzufügen.

1 EL Kokos- oder Sesamöl

2 Zehen Knoblauch, gehackt

½ mittelgroße gelbe Zwiebel, gehackt

1 kleiner Butternusskürbis, geschält, entkernt und zerkleinert

2 EL Currypulver

1 TL Kurkuma

½ EL gemahlener Zimt

350 ml Kokosmilch

500 ml natriumarme Gemüsebrühe

1 Stück Ingwer (1–1,5 cm groß), geschält und gerieben (½ EL)

2 EL Ahornsirup oder Honig (optional)

1 Prise Meersalz

1 Prise schwarzer Pfeffer

1. In einem großen Topf bei mittlerer Hitze Kokos- oder Sesamöl erwärmen. Knoblauch und gelbe Zwiebel zugeben und 3 Minuten anbraten, oder bis die Zwiebel eine goldbraune Farbe annimmt.
2. Butternusskürbis, Currypulver, Kurkuma und Zimt zugeben. Abgedeckt unter gelegentlichem Rühren 10 Minuten köcheln lassen.
3. Kokosmilch, Gemüsebrühe, Ingwer, Ahornsirup (falls verwendet), Meersalz und schwarzen Pfeffer zugeben.
4. Zum Kochen bringen, Hitze auf niedrig reduzieren, abgedeckt 15 Minuten köcheln lassen, oder bis der Butternusskürbis gar ist.
5. Vom Herd nehmen und abkühlen lassen.
6. Suppe mit einem Pürierstab oder durch portionsweises Umfüllen in einen Standmixer cremig und glatt pürieren. (Wenn Sie die Suppe in einen Standmixer geben, stellen Sie sicher, dass diese gut abgekühlt ist, um eine Explosion im Mixer zu vermeiden.)
7. Sofort genießen oder vor dem Servieren noch einmal aufwärmen.

Ayurvedischer Rote-Bete-Hummus

Hummus ist eine einfache Proteinquelle. Sie können ihn mit jeder Art Gemüse oder Getreide kombinieren oder als Salatdressing servieren. Die Rote Bete ist eine großartige Möglichkeit, dem klassischen Hummus aus Kichererbsen mehr erdende Elemente hinzuzufügen, denn Rote Bete ist ein Wurzelgemüse und liefert auch ein wenig Süße, was sie besonders nahrhaft für Vata- und Pitta-Doshas macht. Der Verzehr von Roter Bete kann verhindern, dass Kaphas süße Gelüste haben, weil sie auf natürliche Weise ihre Naschsucht befriedigen. Weil Hummus kalt ist, füge ich diesem Rezept wärmende Gewürze hinzu, um es für empfindliche Vatas und Kaphas leichter verdaulich zu machen. Pittas sollten den Knoblauch weglassen.

400 g Kichererbsen, über Nacht oder mindestens 5 Stunden in 1 Liter Wasser eingeweicht

1 Liter und 1 EL Wasser

1 kleine Rote Bete

1 EL Sesam- oder Olivenöl

2 EL Tahini

2 große Knoblauchzehen, gehackt

1 TL Kreuzkümmel

Saft von ½ Zitrone

2 TL Meersalz

1 gesunde Prise schwarzer Pfeffer

1 oder 2 EL natives Olivenöl extra (weniger für Kaphas)

1. Kichererbsen unter fließendem Wasser abspülen und in einen großen Topf mit 1 Liter Wasser und 1 Teelöffel Meersalz geben. Zum Kochen bringen und abgedeckt köcheln lassen, bis die Kichererbsen richtig weich sind. Das dauert zwischen 30 und 45 Minuten, je nachdem, wie lange die Kichererbsen eingeweicht waren. Überschüssiges Wasser abgießen.
2. Ofen auf 190 °C vorheizen.
3. Strunk und Wurzeln der Roten Bete entfernen und diese waschen, bis sie sauber ist. Rote Bete mit 1 EL Sesamöl in Alufolie einwickeln und 1 Stunde backen lassen. Abkühlen lassen und schälen.
4. In einer Küchenmaschine mit S-Klinge oder in einem Mixer Rote Bete, Kichererbsen, Tahini, Knoblauch, Kreuzkümmel, Zitronensaft, Meersalz und schwarzen Pfeffer glatt pürieren. Wenn der Hummus zu trocken ist, Wasser zugeben und erneut verrühren.
5. Hummus in eine Servierschüssel geben, mit Olivenöl beträufeln und mit Gemüse servieren.

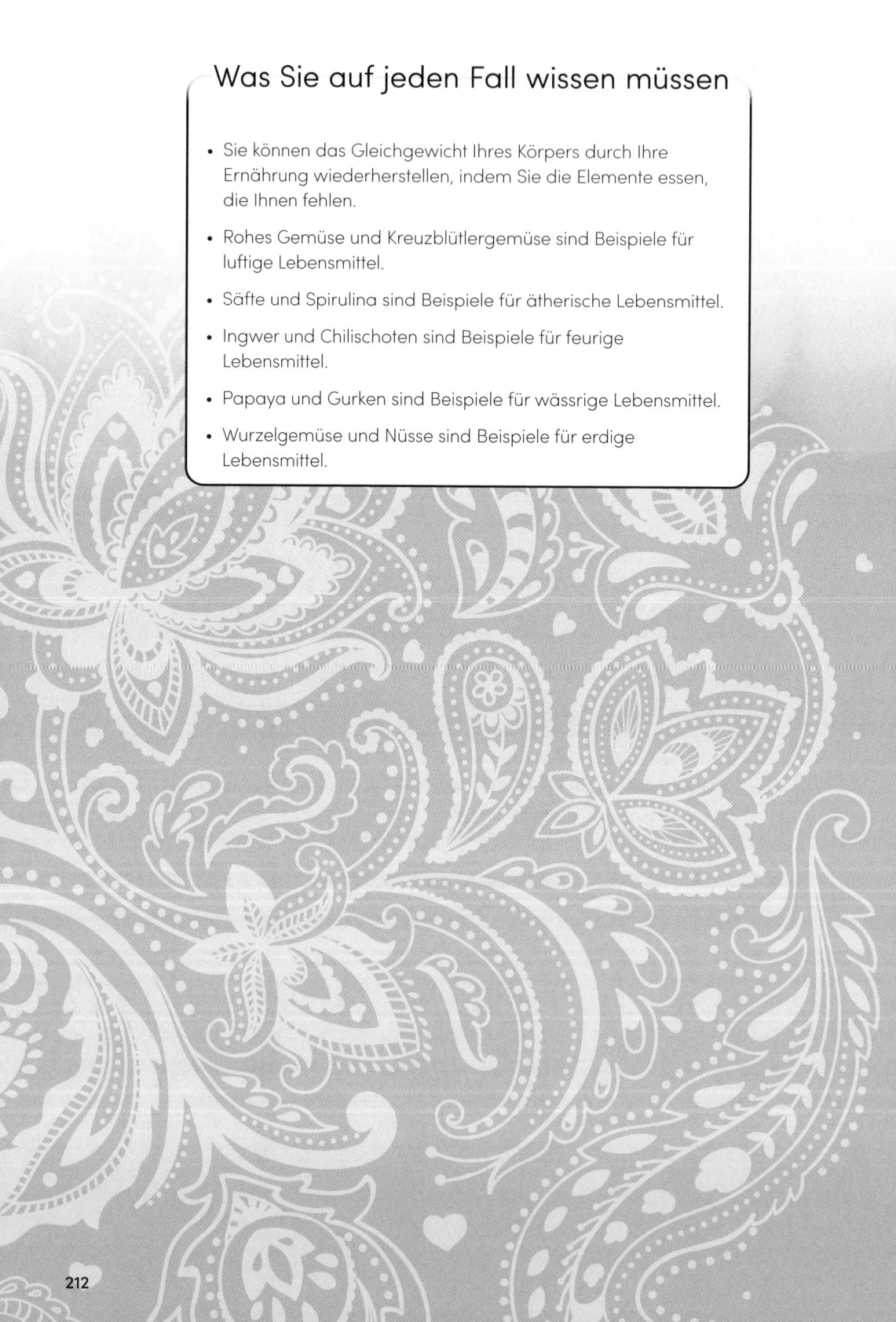

Was Sie auf jeden Fall wissen müssen

- Sie können das Gleichgewicht Ihres Körpers durch Ihre Ernährung wiederherstellen, indem Sie die Elemente essen, die Ihnen fehlen.

- Rohes Gemüse und Kreuzblütlergemüse sind Beispiele für luftige Lebensmittel.

- Säfte und Spirulina sind Beispiele für ätherische Lebensmittel.

- Ingwer und Chilischoten sind Beispiele für feurige Lebensmittel.

- Papaya und Gurken sind Beispiele für wässrige Lebensmittel.

- Wurzelgemüse und Nüsse sind Beispiele für erdige Lebensmittel.

KAPITEL

18

Allgemeine Fragen zur ayurvedischen Ernährung

Ich bin sicher, Sie hatten Fragen, während Sie dieses Buch gelesen haben. Ich weiß, wie frustrierend es sein kann, unbeantwortete Fragen zu haben, besonders bei einem so potenziell so verwirrenden Thema. Deshalb möchte ich in diesem Kapitel einige Fragen durchgehen, die Sie zu einer ayurvedischen Lebensweise haben könnten.

In den folgenden Abschnitten erkläre ich Ihnen genau, welche Lebensmittel und Utensilien Sie benötigen, zeige Ihnen, wie Sie für eine Familie mit verschiedenen Doshas kochen können, gehe Strategien zur Überwindung von Kochblockaden durch, gebe Ihnen Tipps bezüglich Zeitplanung Ihrer Mahlzeiten und vieles mehr.

Am Ende dieses Kapitels sind Sie als ayurvedischer Kochprofi bereit, Ihre Freunde und Familienangehörigen mit medizinischen Mahlzeiten zu heilen.

IN DIESEM KAPITEL

- Wie Sie ayurvedisch essen können, auch wenn Sie nicht kochen können oder nicht die Zeit oder das Geld haben

- Die Grundnahrungsmittel, die Sie für Ihre ayurvedische Küche brauchen, und welche Sie in Bio-Qualität kaufen sollten

- Was Sie im Restaurant bestellen können, das mit den ayurvedischen Richtlinien übereinstimmt

- Mein einfacher Plan, wie Sie in 10 Wochen zum Ayurveda-Profi werden, indem Sie nur eine Gewohnheit pro Woche ändern

Fragen zum ayurvedischen Kochen

Die ayurvedische Küche ist eine der intuitivsten Methoden der Nahrungszubereitung. Es gibt keine strengen Regeln wie bei der französischen Küche oder anderen Kochkulturen. Vielmehr kocht man das, was regional und saisonal verfügbar ist, und paart es mit einer Vielzahl aromatischer Gewürze und Kräuter.

Lassen Sie uns einige Fragen durchgehen, die Sie vielleicht haben, wenn es um ayurvedisches Kochen geht, damit Sie sich in der Küche wohlfühlen.

Was ist, wenn Sie nicht kochen können?

Einer der echten Vorzüge ayurvedischer Rezepte ist ihre Einfachheit. Sie brauchen keine Kochkenntnisse, um eine ayurvedische Mahlzeit zu zaubern. Alles, was Sie brauchen, sind einige grundlegende Zutaten und Vorräte, von denen Sie wahrscheinlich schon einige haben, und Sie werden in kürzester Zeit ein ausgewogenes Abendessen auf dem Tisch haben.

Hier sind einige Dinge, die Sie immer in Ihrer ayurvedischen Küche haben sollten:

- Hülsenfrüchte (nach Wahl)
- Getreide (nach Wahl)
- Biologisch angebautes, regionales, saisonales Gemüse und Obst
- Zwiebeln, Knoblauch, Ingwer
- Hochwertiges Sesam- und/oder Kokosöl
- Nüsse und Samen je nach Ihren Dosha-Bedürfnissen
- Eine reiche Auswahl an Gewürzen und Kräutern: Kurkuma, Kreuzkümmel, Zimt, Koriander, Asafoetida, Nelken, Sternanis, Muskatnuss, schwarzer Pfeffer, Meersalz

- Stevia, Mönchsfrucht, Kokosblütenzucker, Dattelzucker, Honig oder Ahornsirup (nach Wahl)

Und das war's! Mit diesen Zutaten können Sie jede ayurvedische Mahlzeit zubereiten – einen gesunden Getreidebrei zum Frühstück, gewürztes Gemüsecurry zum Mittagessen, Obst oder Nüsse als Zwischenmahlzeit und Linsensuppe zum Abendessen. Sie können Ihre Zutaten je nach Jahreszeit wechseln, sodass es Ihnen nie langweilig wird und Sie nicht jeden Tag dasselbe essen.

URALTE WEISHEIT

Halten Sie immer eine Sorte Hülsenfrüchte und eine Sorte Getreide vorrätig. Wechseln Sie beim Gemüse und den Gewürzen entsprechend der Jahreszeit ab.

Was ist, wenn Sie das Geld nicht haben?

Ayurvedisch zu kochen ist viel erschwinglicher als die meisten anderen Methoden gesunder Ernährung. Denken Sie einmal nach – was ist am Ende der teuerste Artikel, den Sie im Supermarkt kaufen? Meistens Fleisch. Was ist am günstigsten? Getreide und Hülsenfrüchte, vor allem, wenn Sie diese in großen Mengen kaufen. Letztere sind die beiden wichtigsten Grundnahrungsmittel der ayurvedischen Ernährung.

Getreide und Hülsenfrüchte sind vollgepackt mit Protein und gesunden Kohlenhydraten und liefern alle Energie, die Sie brauchen. Essen Sie dazu Gemüse und Sie haben eine vollständige, ausgewogene Mahlzeit.

Der Kauf von biologisch angebautem Gemüse kann teurer sein als der von konventionellem, aber regionales, saisonales Gemüse findet sich häufig im Angebot. Suchen Sie nach guten Angeboten auf Ihrem örtlichen Bauernmarkt.

Auch mit einem Wochenplan können Sie Geld sparen. Machen Sie einen Plan, welche Mahlzeiten Sie an jedem Tag der Woche essen wollen und kaufen Sie entsprechend ein. Auf diese Weise kaufen Sie nur das, was Sie brauchen. Sie können auch darauf achten, was in Ihrem Supermarkt vor Ort im Angebot ist, und Ihre Mahlzeiten entsprechend planen. Heutzutage wird so viel Essen verschwendet, was sich mit achtsamer Planung leicht vermeiden lässt.

Müssen Sie alles in Bio-Qualität kaufen?

Das Ayurveda empfiehlt, Lebensmittel in ihrem natürlichsten Zustand zu essen, aber nicht jedes Lebensmittel muss unbedingt biologisch angebaut worden sein. Wenn Ihr Budget knapp ist, geben Sie Ihr Geld für die Bio-Zutaten aus, deren Schale Sie essen. Das »schmutzige Dutzend«, die 12 am meisten mit Pestiziden verunreinigten Lebensmittel, sollten Sie immer in Bio-Qualität kaufen, um die potenziellen Giftstoffe in der Schale zu vermeiden. Es sind die folgenden:

- Erdbeeren
- Spinat
- Nektarinen
- Äpfel
- Pfirsiche
- Birnen
- Kartoffeln
- Kirschen
- Trauben
- Sellerie
- Tomaten
- Paprika

Als allgemeine Regel gilt: Kaufen Sie immer Bio-Qualität bei Lebensmitteln, deren Schale Sie mitessen, wie z. B. Erdbeeren. Lebensmittel, die Sie schälen, haben im Allgemeinen eine geringere Pestizidbelastung, obwohl dies nicht immer zutrifft.

Die Lebensmittel mit dem geringsten Pestizidanteil werden als die »sauberen 15« bezeichnet. Es sind die folgenden:

- Zuckermais
- Avocados
- Ananas
- Kohlköpfe
- Zwiebeln
- Zuckererbsen (gefroren)
- Papayas
- Spargel
- Mangos
- Auberginen
- Honigmelonen
- Kiwis
- Cantaloupe-Melonen
- Blumenkohl
- Grapefruits

Kaufen Sie idealerweise auch Getreide und Hülsenfrüchte in Bio-Qualität, da diese oft mit Pestiziden besprüht werden. Kaufen Sie so viel Bio, wie Sie sich leisten können, und seien Sie nicht hart zu sich selbst, wenn Sie nicht nur Bio-Produkte kaufen können. Es ist immer noch besser, konventionell angebaute Linsen zu essen als Junkfood.

Was ist, wenn Sie nicht jeden Tag Zeit zum Kochen haben?

Eine ayurvedische Ernährung erfordert nur minimale Vorbereitung. Wenn Sie wissen, wie man Wasser kocht, wissen Sie auch, wie man Getreide und Bohnen zubereitet. Einfach vorher einweichen, in Wasser aufkochen und schon kann es losgehen! Später in diesem Kapitel stelle ich Ihnen einige Haushaltsgeräte und Kochutensilien vor, die Ihre Kochzeit noch schneller und einfacher machen können.

Traditionelle ayurvedische Texte empfehlen, jeden Tag zu kochen, damit Ihr Essen so frisch wie möglich ist, aber es ist möglich, bestimmte Dinge im Voraus zuzubereiten. Sie können zum Beispiel eine große Menge Reis oder ein anderes Getreide kochen, im Kühlschrank aufbewahren und zum Abendessen mit verschiedenen Gemüsesorten und Öl anbraten. Auf diese Weise müssen Sie nicht für jede Mahlzeit Reis von Grund auf neu zubereiten und kochen das Gemüse dennoch frisch.

URALTE WEISHEIT

Ayurveda empfiehlt, keine Essensreste zu essen, weil sie *tamasisch* bzw. arm an Energie sind. Frisch gekochtes Essen enthält am meisten *Prana* bzw. Lebenskraft.

Wenn Sie absolut keine Zeit haben, können Sie eine große Menge Essen zubereiten und die Reste an den nächsten Tagen essen. Achten Sie aber darauf, dass Sie Ihre Mahlzeiten auf dem Herd und nicht in der Mikrowelle aufwärmen, da dies die in den Lebensmitteln enthaltenen Nährstoffe schädigen kann.

Wie kochen Sie für Ihre Familienangehörigen mit verschiedenen Doshas?

Das ist eine häufige Frage. Nicht jede und jeder in Ihrer Familie wird das gleiche Dosha haben, obwohl Sie vielleicht einige Ähnlichkeiten bemerken. Das bedeutet nicht, dass Sie für jede Person ein eigenes Gericht kochen müssen. Durch Einbeziehung der sechs Geschmacksrichtungen kann jedes Familienmitglied die eigene Mahlzeit individuell zusammenstellen, um sie an die einzigartigen Dosha-Bedürfnisse anzupassen.

Wenn Sie einen Vata-Typ in Ihrer Familie haben, servieren Sie zu jeder Mahlzeit ein wenig warmes, gekochtes Wurzelgemüse und Getreide. Bieten Sie extra Ingwer und Gewürze an, die ihre Angehörigen zu ihren Mahlzeiten hinzufügen können, um sie wärmender zu machen. Bereiten Sie Rohkost separat zu.

Wenn Sie einen Pitta-Typ in Ihrer Familie haben, servieren Sie Chili und andere wärmende Gewürze als Beilage, damit die anderen Doshas sie ihren eigenen Mahlzeiten hinzufügen können. Vermeiden Sie die Verwendung von zu viel Knoblauch beim Kochen und servieren Sie Nachtschattengewächse separat.

Wenn Sie einen Kapha-Typ in der Familie haben, vermeiden Sie zu viel Öl beim Kochen. Servieren Sie Milchprodukte als Beilage für andere Familienangehörigen, damit sie diese hinzufügen können, wenn sie wollen. Servieren Sie separat mehr Chili, Ingwer und andere wärmende Gewürze für Kaphas.

Viele Gewürze und Kräuter eignen sich für alle drei Doshas, einschließlich Ingwer, Kurkuma, Asafoetida, Koriander und Kreuzkümmel. Würzen Sie das Essen mild und servieren Sie die Gewürze separat, damit alle nachwürzen können, wenn gewünscht.

Es ist auch wichtig, bei jeder Mahlzeit die sechs Geschmacksrichtungen (süß, sauer, salzig, bitter, scharf und herb) zu berücksichtigen, damit die Doshas die Geschmäcke konsumieren können, von denen sie mehr benötigen. Die Rezepte in Kapitel 17 sind für alle drei Doshas geeignet.

Zusätzlich ändern sich die Doshas mit der Jahreszeit, sodass sich die Bedürfnisse innerhalb Ihrer Familie ähneln. Im Winter brauchen alle eher wärmende Nahrung und im Sommer eher kühlende Nahrung. Sie leben alle am selben Ort, also ist das saisonale und regionale Essen für Sie alle gleich. Dadurch erledigt sich eine Menge des Rätselratens, weil Ihre Vikritis sich vielleicht mehr ähneln, als Sie denken.

Denken Sie daran, dass die Dosha-Konstitution auch familiär bedingt ist. Wenn Sie eine oder ein Vata sind, haben Sie wahrscheinlich einen Elternteil oder ein Kind, die/der ebenfalls eine oder ein Vata ist. Ihre Prakriti, die Dosha-Konstitution, mit der Sie geboren wurden, basiert auf Ihrer DNA, sodass Sie in Ihrer Familie Ähnlichkeiten feststellen werden.

Anstatt sich darüber Sorgen zu machen, was jeder Dosha-Typ essen soll, konzentrieren Sie sich darauf, die Dinge zu eliminieren, die einzelne Doshas *nicht* essen sollen und die für kein anderes Dosha notwendig sind. Vermeiden Sie bei einer Tridosha-Mahlzeit (d. h. einer, die für alle drei Doshas geeignet ist) rohe Lebensmittel, Gewürze im Übermaß und Milchprodukte – Produkte, die Vata, Pitta und Kapha gleichermaßen aus dem Gleichgewicht bringen. Geröstetes Gemüse, Quinoa, Reis, Bohnen, Linsen und andere Grundnahrungsmittel können Sie häufig auf den Tisch bringen. Wechseln Sie das Gemüse je nach Jahreszeit, integrieren Sie alle sechs Geschmacksrichtungen und Ihre Arbeit ist getan!

URALTE WEISHEIT

Für verschiedene Familienangehörige ayurvedisch zu kochen ist einfacher, als Sie vielleicht denken. Bereiten Sie ein einfaches vegetarisches Gericht aus Angeboten vom Markt zu und braten Sie das Gemüse mit verdauungsfördernden ayurvedischen Gewürzen und Kräutern. Servieren Sie dazu Hülsenfrüchte und Getreide und schon sind Sie fertig.

Dürfen Sie Fleisch essen?

Das Ayurveda empfiehlt den Verzehr von Fleisch nur dann, wenn es zum Erhalt des Lebens notwendig ist. Fleisch wird aus verschiedenen Gründen für gesunde Personen nicht empfohlen. Tierische Proteine sind für den Körper schwer verdaulich, da sie keine Enzyme enthalten, die die Verdauung erleichtern. Zudem ist Fleisch extrem schwer und sitzt oft unverdaut im Magen-Darm-Trakt. Dadurch entsteht eine Toxizität, Ama genannt, die sich im ganzen Körper ausbreitet und eine Reihe von Ungleichgewichten verursacht. Fleisch ist außerdem extrem

säurehaltig, was Ihren Körper anfälliger für Krankheiten wie Krebs macht. In Studien, die in den wissenschaftlichen Journals *International Journal of Cancer*, *Nutrition and Cancer* und *Cancer* veröffentlicht wurden, kamen die Forschenden zu dem Schluss, dass Länder mit einem höheren Verzehr von Tierprodukten eine höhere Inzidenz von Brustkrebs aufweisen.

Das Ayurveda empfiehlt Fleischkonsum nur dann, wenn Sie an einer schwächenden Krankheit leiden, wie z. B. einer Autoimmunerkrankung, extremer Müdigkeit oder einer Essstörung, oder wenn Sie ein Krieger bzw. eine Kriegerin sind, d. h. wenn Sie körperlich anstrengende Arbeit verrichten. Als Vata kann es für Ihre Bedürfnisse ausreichen, einmal pro Woche oder Monat ein wenig tierisches Eiweiß zu essen. Hören Sie auf Ihren Körper, wenn Sie die Entscheidung treffen.

Wenn Sie sich für den Verzehr von Fleisch entscheiden, achten Sie darauf, dass es Fleisch in Bio-Qualität ist, möglichst von Tieren in Weidehaltung oder grasgefütterten Tieren, und aus nachhaltigen Quellen stammt. Sie essen, was immer das Tier gefressen hat, wenn es also mit GVO-Mais und Antibiotika gefüttert wurde, essen Sie das mit. Das kann zu Verdauungsstörungen und anderen Erkrankungen führen. Nach wissenschaftlichen Untersuchungen werden mindestens 80 Prozent der amerikanischen Rinder in den Futtermittelbetrieben Hormone injiziert und erstaunliche 80 Prozent aller in den USA verkauften Antibiotika werden in der Viehzucht eingesetzt.

Dürfen Sie Alkohol trinken?

Das Ayurveda empfiehlt keinen Alkoholkonsum, mit Ausnahme von Kräuterwein. Diese Weine werden *Asavas* und *Arishtas* genannt und sind medizinische Zubereitungen aus Kräutern, die für eine bestimmte Zeitspanne in Rohrohrzucker vergoren werden. Der Wein durchläuft einen Gärungsprozess, wodurch er einen Alkoholgehalt von 5 bis 10 Volumenprozent hat. Diese Präparate gelten als Medizin und sind nicht für den Freizeitkonsum gedacht; die empfohlene

Menge beträgt nur 4 bis 6 Teelöffel nach den Mahlzeiten.

Alle anderen Arten von Alkohol werden vom Ayurveda nicht empfohlen und tatsächlich als Gift bezeichnet, das Unglück bringt. In der Charaka Samhita heißt es: »Diejenigen, die unklug und unwissend sind, die unausgeglichen sind, halten die Einnahme von Alkohol für einen Schöpfer des Glücks; diese Menschen verlieren das Glück und die Reinheit des Geistes. Der falsche Gebrauch von Alkohol führt zu Illusionen, Angst, Trauer, Wut, Tod und Krankheit. Wenn die Erinnerung an unsere wahre, unbegrenzte Natur beeinträchtigt ist, dann folgt Elend. Die Weisen, die mit diesen negativen Auswirkungen vertraut sind, vermeiden Alkohol.« Dies bedeutet im Grunde genommen, dass unausgeglichene Menschen, die Alkohol trinken, negative Nebenwirkungen erleben, und dass ausgeglichene Menschen über diese Nebenwirkungen Bescheid wissen und keinen Alkohol trinken wollen.

Alkohol ist dehydrierend, zuckerhaltig, säurehaltig und schlecht für Ihr Verdauungssystem. Sie können Alkohol durch einen anregenden Ingwertee ersetzen, um den gleichen Kick ohne die negativen Nebenwirkungen zu erhalten.

Wenn es absolut notwendig ist, Alkohol zu trinken, sagt die Charaka Samhita: »Wenn Alkohol getrunken wird, muss dies in Bezug auf das Verständnis der Qualitäten des Lebensmittels oder des Getränks sowie des Alters des Konsumenten, der Stärke der Verdauung, des aktuellen Gesundheits- oder Krankheitszustands und der Jahreszeit oder sogar der Tageszeit geschehen.« Wenn Sie trinken, sollten Sie in guter Stimmung sein und Alkohol nicht als Mittel zur Flucht oder zur Problembewältigung verwenden.

Achten Sie auf Ihr Dosha und darauf, dass der Alkohol Ihnen hilft, im Gleichgewicht zu bleiben. Vatas sollten einen süßen, wärmenden Rotwein probieren, Pittas einen kühlenden Weißwein bevorzugen und Kaphas einen trockenen Rotwein trinken.

URALTE WEISHEIT

Denken Sie daran, zum Wein heißes Wasser zu trinken, um eine Dehydrierung zu vermeiden, und machen Sie es zu einer seltenen Angelegenheit.

Wie können Sie in einem Restaurant ayurvedisch essen?

Obwohl es herausfordernd sein kann, in Restaurants Optionen im Einklang mit ayurvedischen Richtlinien zu finden, ist es möglich. Sie müssen nur etwas Initiative ergreifen, um sicherzugehen, dass das Restaurant nach Ihrem Geschmack (und für Ihre Gesundheit) kocht.

Es ist hilfreich, vorab online zu recherchieren und die Speisekarte des Restaurants zu studieren, wenn sie verfügbar ist. Auf diese Weise können Sie sehen, welche Arten von Speisen angeboten werden, darüber nachdenken, was sich mit Ihrem Dosha verträgt, und eine zweite oder dritte Option einplanen, wenn Ihre erste Wahl nicht möglich ist.

URALTE WEISHEIT

Schauen Sie, ob in der Speisekarte vegetarische Gerichte extra aufgeführt sind. Wenn ja, haben Sie Glück. Suchen Sie nach einem Gericht vom Typ »Buddha Bowl«, das eine Vielzahl der sechs Geschmacksrichtungen enthält, wie z.B. Getreide, gebratenes Gemüse, Hülsenfrüchte und Kräuter. Suchen Sie alternativ nach Gemüsecurrys oder Gerichten aus gedünstetem Gemüse mit Getreide. Suppen aus Linsen, Kürbis, schwarzen Bohnen oder anderen Gemüsesorten sind ebenfalls eine gute Wahl, solange diese keine schwere Sahne enthalten.

Fragen Sie im Restaurant nach heißem Wasser mit Zitrone, um Ihre Verdauung zu unterstützen. Vermeiden Sie Eiswasser, das in Restaurants manchmal serviert wird.

Salate werden im Ayurveda nicht empfohlen, weil sie so kühlend und schwer verdaulich sind. Sie können jedoch in Maßen verzehrt werden, wenn sie wärmende Zutaten wie gebratenen Kürbis und Getreide enthalten. Pittas können mehr Rohkost essen als die anderen Doshas.

Aber Vorsicht: Nur weil etwas vegetarisch ist, ist es noch lange nicht gesund. Viele vegetarische Gerichte enthalten Milchprodukte, wie z. B. ein Salat mit Käse als Zutat oder Buttergemüse. Fragen Sie unbedingt nach, welche Art von Öl verwendet wird, und halten Sie sich von pflanzlichen Ölen wie Raps-, Mais-, Soja-, Sonnenblumen- oder Distelöl fern.

Während Kokos- und Olivenöl durch Pressen gewonnen werden können, werden die oben genannten Pflanzenöle auf unnatürliche Weise verarbeitet und bei so hohen Temperaturen erhitzt, dass sie schon oxidieren und ranzig werden, bevor sie in Ihrem Küchenschrank landen. Diese Oxidation wurde mit Krebs, Herzerkrankungen, Endometriose, PCOS (Stoffwechselstörung geschlechtsreifer Frauen) und anderen Krankheiten in Verbindung gebracht.

Pflanzliche Öle werden auch mit einem Petroleum-Lösungsmittel verarbeitet, um die Öle zu extrahieren, und mit Chemikalien behandelt, um die Farbe zu verbessern und den harschen Geruch des chemischen Prozesses zu desodorieren. Viele enthalten BHA und BHT (Lebensmittelzusatzstoffe; Anm. d. V.), um Lebensmittel vor dem Verderben zu bewahren, die auch krebserregende Verbindungen im Körper produzieren. Außerdem wurden sie mit Problemen des Immunsystems, Unfruchtbarkeit, Verhaltensstörungen und Leber- und Nierenschäden in Zusammenhang gebracht. Sie haben eine sehr hohe Konzentration von Omega 6 im Verhältnis zu Omega 3, was auch mit Krebs und anderen Erkrankungen in Verbindung gebracht wurde.

URALTE WEISHEIT

Fallen Sie nicht auf »pflanzliche Öle« als natürliche Fettquelle herein. Bevorzugen Sie stattdessen Kokos-, Sesam-, Oliven-, Traubenkern- oder Avocadoöl sowie Ghee als nicht vegane Alternative.

Wenn es keine vernünftige vegetarische Vorspeise gibt, bestellen Sie zwei oder drei Beilagen aus gekochtem Gemüse als Vorspeise. In den meisten Restaurants bekommen Sie gedämpften Spinat, Rosenkohl, Pak Choi oder andere Gemüsebeilagen. Sagen Sie dazu, dass eines der oben genannten Öle verwendet werden soll und nicht zu viel davon.

Sie möchten eine kreativere Lösung? Fragen Sie danach! Köchinnen und Köche sind manchmal erfreut, etwas zu kochen, das nicht auf der Speisekarte steht, wenn Sie nett fragen und Ihre Gründe erklären. Fragen Sie nach einem Gericht, das vollständig auf pflanzlichen Lebensmitteln basiert, wenn die Köchin oder der Koch liebenswürdig ist. Sie werden vielleicht überrascht sein, was sie oder er sich einfallen lässt!

URALTE WEISHEIT

Weltweit eröffnen immer mehr vegetarische und vegane Restaurants, die ausschließlich Gerichte ohne tierische Produkte anbieten. Sie finden eine Liste auf der Website HappyCow (happycow. net) sowie zahlreichen weiteren Websites, auch regionalen. Das hat mich schon in vielen Urlauben gerettet! Vegane/vegetarische Restaurants haben tendenziell mehr natürliche, pflanzliche Optionen mit weniger Öl, weniger frittierten Lebensmitteln und weniger stärkehaltigen Lebensmitteln als andere Restaurants.

Wann sollte Ihre letzte Mahlzeit des Tages sein?

Das Ayurveda empfiehlt, nach der letzten Mahlzeit mindestens 3 Stunden oder länger zu warten, bevor Sie zu Bett gehen. Wenn die Sonne untergeht, wird auch Ihr Verdauungsfeuer schwächer. Sie können Ihre Nahrung in der Nacht nicht so gut abbauen, was bedeutet, dass diese unverdaut im Darm liegt, was zu Toxizität führt.

Machen Sie das Mittagessen zu Ihrer größten Mahlzeit des Tages, wenn die Sonne hoch am Himmel steht und Ihr Verdauungsfeuer aktiv ist. So haben Sie den Rest des Tages Zeit, die Mahlzeit zu verbrennen. Essen Sie gegen 18 Uhr etwas Leichtes zu Abend, wenn die Sonne untergeht, und machen Sie danach einen kurzen Spaziergang im Freien. Richten Sie sich dann fürs Bett und gehen Sie um 22 Uhr schlafen.

Fragen zur Vorbereitung auf eine ayurvedische Ernährung

Nun, da Sie die Vor- und Nachteile einer ayurvedischen Ernährung kennen, lassen Sie uns die Vorbereitung angehen. Mit nur wenigen, einfachen Basics haben Sie alle Vorräte und Zutaten, die Sie brauchen, um Ihren Körper auf ayurvedische Weise zu heilen. Die meisten davon haben Sie vielleicht schon in Ihrer Küche.

Wo sollen Sie anfangen?

Fangen Sie dort an, wo Sie sich befinden! Wenn man eine neue Art der Ernährung kennenlernt, ist es nur allzu leicht, sich direkt hineinzuwerfen … und dann genauso schnell wieder die Lust zu verlieren und sich am Start wiederzufinden.

Hier unterscheidet sich Ayurveda von einer Diät. Eine Diät ist eine kurzfristige Ernährungsmethode für ein Ziel, häufig Gewichtsverlust. Ayurveda ist eine Lebensweise, die auch Ernährung umfasst, aber so viel mehr beinhaltet. Ayurveda gibt lediglich Anregungen, aber hat keine strengen Regeln, die angewendet werden müssen. Es ist nicht Ziel des Ayurveda, Gewicht zu verlieren oder fit zu werden, obwohl das als Nebeneffekt passieren kann, wenn Sie gesünder werden. Ayurveda soll Ihnen helfen, ein Gleichgewicht

zwischen Körper und Geist zu erreichen. Essen ist ein Mittel, um dorthin zu gelangen, denn Sie können kein Gleichgewicht erreichen, wenn Sie körperlich und geistig nicht gesund sind.

Suchen Sie sich jede Woche eine Sache aus, die Sie in Ihre Lebensweise integrieren möchten. Zum Beispiel:

- **Woche 1:** Eliminieren Sie Alkohol, Tabak und Kaffee aus Ihrer Ernährung.
- **Woche 2:** Essen Sie ein wärmendes Frühstück aus gekochtem Getreide und Gewürzen oder geschmorten Äpfeln.
- **Woche 3:** Nehmen Sie mehr von den sechs Geschmacksrichtungen in Ihre Ernährung auf, besonders die, die Ihnen vielleicht fehlen, wie z. B. bitter und herb.
- **Woche 4:** Nehmen Sie Ihr Mittagessen zur Arbeit mit und machen Sie es zur größten Mahlzeit des Tages. Versuchen Sie ein anderes ayurvedisches Rezept von meiner Website eatfeelfresh.com.
- **Woche 5:** Versuchen Sie, sich an die Dosha-Tagesrhythmen zu halten, indem Sie früher zu Bett gehen und früher aufstehen. Kochen Sie ein weiteres neues ayurvedisches Rezept.

Woche 6: Beginnen Sie morgens mit dem Zungenschaben und achten Sie auf das klebrige weiße Ama sowie Anzeichen dafür, was für ein Dosha Ihre Zunge ist. Bereiten Sie ein entgiftendes bitteres oder herbes ayurvedisches Rezept zu.

Woche 7: Beginnen Sie mit der Praxis des Trockenbürstens und der Abhyanga bzw. Selbstmassage mit Öl. Beobachten Sie, wie viel glatter sich Ihre Haut anfühlt und wie viel ruhiger Ihr Geist ist.

Woche 8: Versuchen Sie, mindestens 2 Minuten lang Öl zu ziehen. Verlängern Sie die Zeitspanne, die Sie das Öl in den kommenden Wochen im Mund behalten können. Verwenden Sie Sesam- oder Kokosöl, je nach Dosha.

Woche 9: Geben Sie der Nasenreinigung eine Chance mit einem Neti-Kännchen und der Nasenreinigung Nasya. Ein bisschen Nasenliebe wird Ihnen gut tun.

Woche 10: Inzwischen sollten Sie Ayurveda-Profi sein. Achten Sie darauf, welche Lebensmittel vor Ort wachsen und werden Sie in der Küche kreativ. Legen Sie einen Vorrat an weiteren Gewürzen an und laden Sie Freunde und Familie zu einem ayurvedischen Abendessen ein.

In nur 10 Wochen haben Sie Ihre Ernährung und Ihre Lebensweise geändert, ohne eine starre, schwer einzuhaltende Diät.

URALTE WEISHEIT

Anstatt Ihre alte Ernährungsweise komplett aufzugeben und sich einem Leben voll Kurkuma zu widmen, gehen Sie es allmählich an. Machen Sie eine Sache zur Gewohnheit, bevor Sie mit der nächsten beginnen. Auf diese Weise erhöhen Sie Ihre Chancen auf eine erfolgreiche neue Lebensweise.

Im Ayurveda geht es nicht um Extreme. Es geht um allmähliche Veränderungen in die richtige Richtung. Wenn Sie jede Woche eine positive Sache für Ihren Geist und Ihren Körper tun konnten, hatten Sie eine produktive Woche.

Anstatt sich darauf zu konzentrieren, wie viel Sie erreichen können, konzentrieren Sie sich darauf, wie sehr Sie für sich selbst sorgen können. Je mehr Sie Ihren Geist, Ihren Körper und Ihre Seele lieben, desto mehr können Sie langfristig erreichen, weil Sie im Gleichgewicht sind. Sie sind Ihr größtes Projekt: Achten Sie darauf, sich die Zeit und Mühe zu geben, die Sie verdienen.

Welche Kochutensilien benötigen Sie?

Für eine ayurvedische Ernährung benötigen Sie nur einfache Kochutensilien. Dörrautomaten, ausgefallene Küchengeräte, teure Mixer, ein Sortiment an Profi-Kochmessern und andere teure Geräte werden nicht benötigt. Sie brauchen nur die Grundausstattung: einen Herd, Töpfe und Pfannen, Holzlöffel, ein gutes Messer, ein Schneidebrett, eine Suppenschöpfkelle und Glasbehälter.

Ayurveda ist ein altes System aus einer Zeit, bevor es Kühlschränke und Elektroherde gab. Zu Zeiten des Ayurveda pflückten die Menschen einfach frisches Gemüse, Kräuter und Gewürze auf ihren Feldern und kochten diese in einem großen Topf über dem Feuer. Die meisten Rezepte wurden für die Zubereitung in einem einzigen Topf konzipiert.

Heute haben wir modernere Hilfsmittel, die den Prozess schneller und einfacher machen können, besonders wenn Sie einen straffen Zeitplan haben. Zwei Hilfsmittel, die ich empfehlen möchte, sind ein Slowcooker bzw. Schongarer, in dem Ihr Essen langsam und schonend kocht, auch wenn Sie nicht zu Hause sind, und ein Reiskocher, der Ihr Essen in einem Bruchteil der normalen Zeit kocht.

Ein Slowcooker ist äußerst nützlich, wenn Sie tagsüber nicht zu Hause sind. Morgens die Zutaten vorbereiten, in den Slowcooker geben, einstellen und zur Arbeit gehen. Wenn Sie nach

Hause kommen, haben Sie eine frisch gekochte und verzehrfertige Mahlzeit. Viele Slowcooker haben einen »Warmhalte«-Modus, der das Essen nach dem Kochen warm hält, sodass es jederzeit verzehrfertig ist. Slowcooker haben auch den Vorteil, dass das Essen bei niedrigerer Temperatur gegart wird, um die Nährstoffe zu erhalten. Es ähnelt mehr der alten ayurvedischen Art des Kochens, bei der das Essen viele Stunden lang langsam über dem Feuer gekocht wurde.

Während Slowcooker darauf ausgelegt sind, Ihr Essen allmählich auf die richtige Temperatur zu bringen, kochen Reiskocher Ihr Essen so schnell wie möglich. Wenn Sie gern spontan etwas zusammenwürfeln möchten, je nachdem, worauf Sie aktuell Appetit haben, kann ein Reiskocher eine gute Option für Sie sein. Trotz des Namens kochen Reiskocher mehr als nur Reis. Reiskocher können Getreide, Eintöpfe, Suppen oder sogar gedünstetes Gemüse schnell kochen, sodass diese in kürzester Zeit verzehrfertig sind. Reiskocher bieten nicht die gleichen Nährstoffvorteile und den gleichen herzhaften Geschmack wie ein Slowcooker, aber sie funktionieren hervorragend für eine schnelle Mahlzeit in weniger als 20 Minuten. Einige Reiskocher halten die Mahlzeit auch nach dem Erhitzen warm.

URALTE WEISHEIT

Wenn Sie es vorziehen, Ihre Mahlzeit im Voraus zu planen und zu einem frisch gekochten Essen nach Hause zu kommen, besorgen Sie sich einen Slowcooker bzw. Schongarer. Wenn Sie gern spontan sind und Ihre Mahlzeit so schnell und einfach wie möglich zubereiten wollen, besorgen Sie sich einen Reiskocher oder einen Schnellkochtopf.

Außerdem empfehle ich Ihnen zwei Töpfe aus Edelstahl – einen größeren für Eintöpfe und Currys und einen kleineren zum Aufwärmen einzelner Portionen. Wenn Sie mehr kochen, können Sie bei Bedarf andere Größen kaufen.

Auch Sautierpfannen aus Edelstahl sind praktisch. Sie können eine große verwenden, um eine Ladung Gemüse auf einmal zu braten, eine mittlere, um etwas Tofu zu braten oder eine Zwiebel anzuschwitzen, und eine kleine, um eine einzelne Portion schnell wieder aufzuwärmen. Viele Geschäfte verkaufen Sets mit allen drei Größen.

Sie brauchen kein komplettes Set aus Profi-Kochmessern, um ayurvedisch zu kochen, aber ich empfehle Ihnen zwei gute Messer – ein Kochmesser mit einer 25 Zentimeter langen Klinge zum Hacken von Gemüse und ein kleineres Messer mit einer 15 Zentimeter langen Klinge zum Schälen und Schneiden kleiner Lebensmittel. Diese beiden Messer werden Ihre besten Freunde werden.

Kein Messer ist vollständig ohne Schneidebrett. Ich empfehle Ihnen, sich das größte Holzschneidebrett zu besorgen, das in Ihren Schrank passt. Auf diese Weise können Sie einen Haufen Gemüse schneiden, ohne dass es vom Brett fällt und eine Sauerei verursacht. Ich ziehe Holzschneidebretter Kunststoffbrettern vor, um eine mögliche Verunreinigung mit Bisphenol A (BPA) zu vermeiden.

Holzlöffel sind ein weiteres Muss in der Küche zum Rühren von Eintöpfen, Abschmecken von Pfannengerichten und Mischen von Suppen. Entscheiden Sie sich für Löffel aus Holz statt Metall, weil Metall beim Kochen heiß werden kann, Holz hingegen nicht.

Eine Suppenkelle aus Metall eignet sich perfekt zum Austeilen frisch zubereiteter Suppen. Damit lassen sich auch einfacher einzelne Portionen herausschöpfen, als den Topf zu kippen und die Suppe überall zu verschütten (nicht, dass ich aus Erfahrung sprechen würde …).

Ein Messbecher und eine Waage – und vielleicht auch noch Messlöffel, wenn Sie englische Rezepte ausprobieren wollen – sind unerlässlich, um Rezepte abzuwandeln und die richtigen Portionsgrößen zuzubereiten. Sie wollen nicht, dass Ihr Curry viel zu scharf ist, weil Sie die Zutaten nicht richtig abgemessen haben.

URALTE WEISHEIT

Eine Reibe ist in der ayurvedischen Küche unverzichtbar, da frischer Ingwer und Kurkuma eine so große Rolle in der ayurvedischen Ernährung spielen. Ihre Gewürze frisch zu reiben bringt viel mehr medizinischen Nutzen und verleiht Ihren Lebensmitteln auch einen aromatischen Geschmack, den getrocknete Varianten einfach nicht bieten können. Wählen Sie eine kleine, feine Reibe, damit Sie keine großen Stücke Ingwer in Ihrem Essen finden (auch wenn Sie das vielleicht genießen!).

Ein Mixer oder eine Küchenmaschine sind großartig, wenn Sie gerne cremige Suppen zubereiten. Zu Zeiten des Ayurveda pürierten die Menschen ihre Suppen von Hand, was immer eine Option ist, wenn Sie Zeit haben und sich an das Original halten wollen. Andernfalls werfen Sie Ihr Gemüse in einen Mixer oder eine Küchenmaschine und haben in Sekundenschnelle einen Teller voll cremiger Suppe. Heutzutage sind Mixer und Küchenmaschinen relativ preiswert und werden sich durch all die leckeren Teller mit leicht verdaulicher Gemüsesuppe bezahlt machen.

Und zu guter Letzt besorgen Sie sich ein paar Glasbehälter, um Lebensmittel zu lagern. Vermeiden Sie Plastikbehälter wegen des Risikos einer BPA-Kontamination, insbesondere weil die meisten ayurvedischen Lebensmittel heiß sind, wodurch Kunststoff Giftstoffe freisetzen kann.

Ayurvedisch zu essen ist einfach, erschwinglich, gesund und verantwortungsvoll. Sie brauchen keine Profiküche, tonnenweise Ausrüstung oder alle Zeit der Welt, um sich an eine ayurvedische Ernährung zu halten. Alles, was Sie wirklich brauchen, sind die Basics, sowohl in Bezug auf Ausstattung als auch Lebensmittel, um Ihrem Körper das Geschenk des Gleichgewichts zu geben.

Was Sie auf jeden Fall wissen müssen

- Als Vorräte benötigen Sie in Ihrer ayurvedischen Küche lediglich ein paar Hülsenfrüchte, Getreide, Gemüse, Öle und Gewürze.

- Um für Familienangehörige mit verschiedenen Doshas zu kochen, bereiten Sie eine Grundmahlzeit aus gekochtem Gemüse der Saison zu und variieren Sie die Zubereitung von Suppen über Eintöpfe bis hin zu Currys. Vermeiden Sie Rohkost, Gewürze und Milchprodukte, um ein Ungleichgewicht bei Vatas, Pittas und Kaphas zu vermeiden.

- Achten Sie beim Essen im einen Restaurant auf vegetarische Gerichte, Suppen ohne Sahne und Gemüsebeilagen. Bitten Sie bei der Bestellung um weniger Öl in Ihrer Mahlzeit und suchen Sie vegane und vegetarische Restaurants auf, um gesündere Optionen zu finden.

- Einige grundlegende Küchengeräte bereiten Sie auf das ayurvedische Kochen vor: Töpfe, Pfannen, Holzlöffel, Messer, Schneidebrett und Glasbehälter. Auch ein Slowcooker oder Reiskocher kann die Zubereitung schneller und einfacher machen.

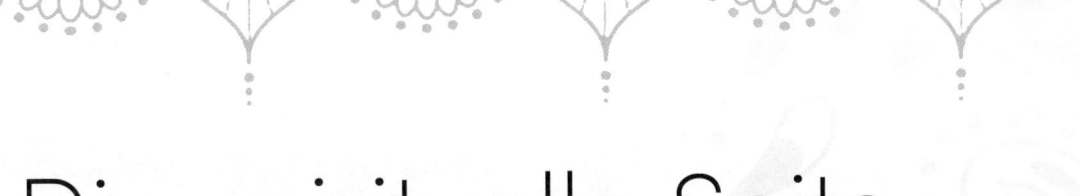

Teil 5

Die spirituelle Seite des Ayurveda

Was viele Menschen zum Ayurveda bringt, sind die körperlichen Vorteile, was sie zum Bleiben bewegt, sind die spirituellen Vorteile. In Teil 5 betrachten wir die drei kosmischen Kräfte, universellen Qualitäten und Energien, aus denen wir alle gemacht sind. Sie mögen mit Ihrem physischen Körper vertraut sein (ich hoffe, dass Sie das sind!), aber in diesem Teil zeige ich Ihnen, dass Sie tatsächlich vier weitere haben. Bereits neugierig? Ich erzähle auch von Chakren, Koshas und allem dazwischen und versetze Sie in Ihren wahren Zustand zurück: Glückseligkeit.

KAPITEL

19

Kosmische Kräfte und universelle Qualitäten

Sie wissen Bescheid über die drei Doshas – Vata, Pitta und Kapha. Sie kennen die fünf Elemente, aus denen sie bestehen, die Lebensmittel, mit denen sie verbunden sind, und Sie verstehen, wie sie Ihre sieben Körpergewebe beeinflussen. Jetzt werde ich Ihnen zeigen, *warum* Sie überhaupt nach Gleichgewicht suchen müssen. Der Sinn des Gleichgewichts ist es, auf Ihre innere Glückseligkeit zuzugreifen.

Ayurveda ist so einzigartig, weil es eine spirituelle Wissenschaft ist. Es verbindet das Gesehene mit dem Ungesehenen, das Physische mit dem Metaphysischen. In diesem Kapitel beschäftigen wir uns mit der subtileren Seite des Ayurveda und den Auswirkungen Ihrer Ernährung und Ihrer Lebensweise auf Ihren Geist. Wir erforschen die drei kosmischen Kräfte des Ayurveda – Ojas, Tejas und Prana, die subtile Kräfte von Kapha, Pitta und Vata sind. Ich erläutere auch die drei universellen Qualitäten, die zur Beschreibung aller Dinge verwendet werden können – *Sattva* (Licht), *Rajas* (Bewegung) und *Tamas* (Dunkelheit).

IN DIESEM KAPITEL

- Die drei kosmischen Kräfte des Ayurveda

- Wege, um den Glanz, die Leidenschaft und den Flow in Ihrem Leben zurückzugewinnen

- Die drei universellen Qualitäten in allem und jedem

- Die spirituellen Nebenwirkungen von Zwiebeln und Knoblauch

Die drei kosmischen Kräfte

So wie es drei Doshas gibt – Vata, Pitta und Kapha –, gibt es drei kosmische Kräfte: *Ojas*, *Tejas* und *Prana*, die subtileren Formen jedes Doshas. Mit »subtilere Form« meine ich, dass diese Sie auf einer spirituelleren Ebene beeinflusst.

Ojas ist mit dem Kapha-Dosha, Tejas mit dem Pitta-Dosha und Prana mit dem Vata-Dosha verbunden. Ojas wird als Vitalität, Ausdauer, Fruchtbarkeit und Geduld ausgedrückt, alles Eigenschaften von Kapha. Tejas wird als Mut, Intellekt, Antrieb und Ausstrahlung ausgedrückt, alles Eigenschaften von Pitta. Prana wird als Kreativität, Leichtigkeit, Begeisterung und Intuition ausgedrückt, alles Qualitäten von Vata. Sie haben (und brauchen) alle drei vitalen Essenzen in sich.

DEFINITION

Ojas ist die subtile Essenz in Bezug auf Gesundheit und Wohlbefinden. Sie macht Sie friedfertig und geduldig. **Tejas** ist die Essenz, die mit Ausstrahlung und Glanz verbunden ist. Sie macht Sie intelligent und mutig. **Prana** ist die Essenz, die mit der vitalen Lebenskraft und dem Atem verbunden ist. Sie macht Sie flexibel und kreativ. Sie benötigen alle drei vitalen Essenzen, um im Gleichgewicht zu sein.

Lassen Sie uns alle kosmischen Kräfte einzeln erkunden, die Anzeichen ihres Gleichgewichts und ihres Ungleichgewichts kennenlernen und erfahren, was zu tun ist, wenn Ihre Kräfte erschöpft sind.

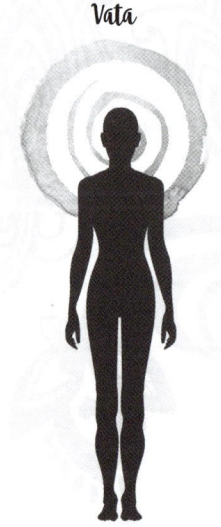

Vata

Prana
Kreativität, Licht, Intuition, Luft

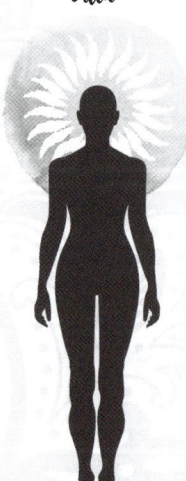

Pitta

Tejas
Bewegung, Leidenschaft, Kraft, Feuer

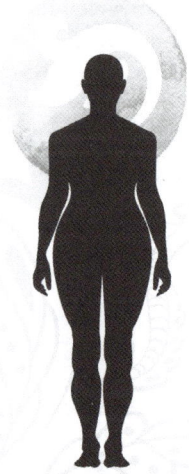

Kapha

Ojas
Erdung, Freude, Stabilität, Erde

Ojas ist vitale Lebenskraft, Tejas ist mutiger Antrieb, Prana ist intuitives Licht.

Ojas: Der Glanz des Lebens

Haben Sie jemals einen Menschen gesehen, der vor Lebensenergie nur so strahlte? Der von innen heraus zu leuchten schien, wie goldenes Licht? Das ist Ojas.

Ojas ist die subtile Essenz, die mit Gesundheit, Vitalität, Immunität und Wohlbefinden verbunden ist. Ojas ist das Ergebnis einer funktionierenden Verdauung und bildet Ihr Körpergewebe, Ihre Organe, Ihre Haut und Ihre Zellen. Deshalb ist die Verdauung im Ayurveda so wichtig. Je besser Ihre Verdauung, desto mehr Ojas haben Sie.

Gesundes Ojas

Anzeichen für gesundes Ojas sind strahlende Haut, friedliche Energie, hohe Stresstoleranz und ein starkes Immunsystem.

Ojas wird im Herzen gespeichert, und Menschen mit viel Ojas sind herzzentrierte Menschen, die sich leicht mit sich selbst und anderen um sie herum verbinden können. Sie sind großzügig, wohltätig und geduldig. Menschen fühlen sich von Natur aus zu Menschen mit gesundem Ojas hingezogen, weil sie allein durch ihre Anwesenheit wärmen und erfreuen. Ich vergleiche Ojas gern mit der Sonne – strahlend, pulsierend und stets scheinend, egal bei welchem Wetter. Menschen mit einem hohen Anteil an Ojas sind stabil und zentriert, sie werden leicht mit Stress und Störungen fertig.

URALTE WEISHEIT
Ojas gibt Ihnen ein strahlendes Leuchten, das die Menschen auf natürliche Weise zu Ihrer friedvollen Energie hinzieht.

Schwaches Ojas

Wie wird Ojas schwach? Es gibt eine Reihe von Möglichkeiten und sie alle beziehen sich auf die Verdauung, sowohl von Nahrung als auch von Gefühlen:

- Überessen, Unterernährung, Heißhungerattacken oder emotionales Essen
- Verzehr verarbeiteter Lebensmittel, Fleisch, Zucker und Käse
- Essen abgestandener Speisen, Dosen- oder Tiefkühlkost
- Körperliches Trauma
- Chronische Krankheit oder Schmerzen
- Exzessives Reisen
- Schlafmangel
- Altern
- Alkohol, Rauchen, Drogen
- Eifersucht, Wut, Hass, Angst
- Stress/Überarbeitung
- Emotionales Trauma

Wie Sie sehen können, müssen Ihre Gedanken ebenso gesund sein wie Ihre Ernährung, weil beide Ojas erschöpfen können. Wenn Sie zu viel, zu wenig, die falschen Lebensmittel oder Giftstoffe essen, leidet Ihr Körper. Wenn Sie sich mit anderen vergleichen, Groll hegen oder in einem ständigen Zustand der Sorge leben, leidet Ihr Geist. Letztendlich wirkt sich ein Ungleichgewicht in einem der beiden Bereiche auf den anderen Bereich aus.

Anzeichen für schwaches Ojas sind matte Haut, Lethargie, Depressionen, Ängste, ständige Krankheiten, Essstörungen und Auszehrung. Wenn das nach Ihnen klingt, ist es sehr wichtig, dass Sie Ojas zurückerlangen, um sich wieder lebendig zu fühlen.

Wie Sie Ojas zurückgewinnen

Um Ihr Ojas wieder ins Gleichgewicht zu bringen, müssen Sie als erstes Ihre Verdauung heilen. Vermeiden Sie verarbeitete, gefrorene und konservierte Lebensmittel, raffinierten Zucker und Kohlenhydrate, Fleisch und andere Zutaten, die Ihr Gleichgewicht stören. Konsumieren Sie stattdessen mehr *sattvische* Lebensmittel, einfache, pflanzliche Zutaten wie Getreide, gekochtes Gemüse, frisches Obst, Nüsse und Samen. Nehmen Sie auch die sechs Geschmacksrichtungen in Ihre Ernährung auf und essen Sie bewusst. Kümmern Sie sich um Ihren Körper und üben Sie sich in Meditation.

Mit den folgenden Lebensmitteln können Sie Ihr Ojas steigern:

- Avocados
- Kokosnuss-Produkte
- Datteln
- Frisches Obst
- Ghee und Rohmilch
- Getreide
- Gesunde Öle
- Nüsse und Samen
- Süßkartoffeln
- Kurkuma

Viel an Ojas ist emotional. Um Ihre Lebenskraft zurückzubringen, tun Sie mehr von den Dingen, die Sie lieben, zum Beispiel:

- Machen Sie einen Spaziergang in der Natur.
- Besuchen Sie einen Tanzkurs.
- Verbringen Sie Zeit mit Tieren und Kindern.
- Praktizieren Sie Yoga, Pranayama oder Tai Chi.
- Betätigen Sie sich künstlerisch.
- Führen Sie ein Tagebuch.
- Kochen Sie ein leckeres Essen.
- Meditieren Sie.
- Ölen Sie Ihren Körper ein.
- Nehmen Sie ein warmes Bad.
- Lesen Sie ein Buch.
- Renovieren Sie Ihre Wohnung/Ihr Haus.
- Gestalten Sie ein Visionboard bzw. eine Traumcollage.

Lassen Sie Gedanken los, die nicht mehr gut für Sie sind. Lassen Sie jeden Ärger oder jede Bindung an die Vergangenheit los. Erlauben Sie sich, sich dem gegenwärtigen Moment hinzugeben. Machen Sie Ihr Zuhause zu Ihrem Zufluchtsort, damit Sie wirklich lieben, wo Sie leben. All diese kleinen Dinge helfen Ihnen, Ihr Ojas wieder aufzubauen.

Ojas-förderndes Tonikum

Cremige Mandeln verbinden sich mit süßem Kardamom, Zimt, Rosenblüten und Safran in diesem wärmenden Rezept, das Ihr Ojas verjüngt und Ihre vitale Lebenskraft wieder auffüllt. Dieses Rezept ähnelt der Zubereitung selbstgemachter Mandelmilch, allerdings benötigen Sie keinen Nussmilchbeutel.

10 Mandeln

500 ml Wasser

½ TL Kardamom

½ TL gemahlener Zimt

1 EL Rosenblüten

1 Prise Safran

1. Mandeln über Nacht in Wasser einweichen.
2. Mandeln abtropfen lassen und Haut abziehen. Diese löst sich bei eingeweichten Mandeln problemlos.
3. Mandeln mit ½ Liter Wasser in einen Mixer geben und verrühren. Kardamom, Zimt, Rosenblüten und Safran zugeben und erneut verrühren.
4. Getränk in einen kleinen Topf gießen. Bei mittlerer Hitze köcheln, bis es anfängt Blasen zu bilden, aber noch nicht kocht. Als spätabendliches Tonikum genießen.

Dieses Rezept wird Ihnen ein gesundes Strahlen geben, Ihr Immunsystem verbessern und Alterung und Krankheiten vorbeugen, indem es Ihr Ojas wieder auffüllt. Sie werden auch ein Gefühl der Ruhe empfinden, wenn Sie dieses Tonikum trinken. Es ist am besten für Vatas und Pittas geeignet, da es Kapha erhöht.

Tejas: Der Funke der Ausstrahlung

Während Ojas eine friedvolle Energie fördert, entzündet Tejas das Feuer unter dem Ganzen. Sie haben wahrscheinlich schon einmal eine Person kennengelernt, in der das Feuer lodert – sie oder er ist selbstbewusst, kraftvoll und strahlt von innen heraus. Diese Menschen haben ein gewisses Zwinkern im Auge, das ihr inneres Licht zeigt. Sie scheinen förmlich zu glühen, und andere Menschen neigen ganz von allein dazu, ihnen zu folgen. Das ist Tejas.

Tejas ist die subtile Essenz, die mit Stärke, Langlebigkeit, Intelligenz, Glanz und Farbe in Verbindung steht. Sie verleiht Ihnen helle und glänzende Augen, leuchtende Haut und einen brillanten Verstand. Tejas ist die potenzielle Energie von Feuer und Licht.

Gesundes Tejas

Anzeichen für gesundes Tejas sind eine strahlende Persönlichkeit, helle Augen, ein scharfer Verstand, Entschlossenheit, starke Führungsqualitäten und Mut.

Tejas steht in Zusammenhang mit Ihrem Verdauungsfeuer und Ihrem Stoffwechsel. Menschen mit zu viel Tejas können Symptome eines Pitta-Ungleichgewichts zeigen wie Übersäuerung und Sodbrennen. Menschen mit zu wenig Tejas können eine schwache Verdauung und einen trägen Stoffwechsel haben.

URALTE WEISHEIT

Tejas verleiht Ihnen leidenschaftlichen Schwung, der es Ihnen erlaubt, mit Präzision und Kraft zu denken und zu führen.

Schwaches Tejas

Wie wird Tejas schwach? Alles, was zu einem Burn-out führt, schwächt Ihr Tejas:

- Überlastung
- Überhitzung
- Überanstrengung
- Physisches und emotionales Trauma
- Stress
- Ärger, Wut
- Alkohol, Rauchen, Drogen

Alles, was Pitta aus dem Gleichgewicht bringt, bringt auch Tejas aus dem Gleichgewicht, weil beide mit dem Feuer-Element zusammenhängen. Es ist wichtig, die Flamme zu nähren, ohne sie zu erschöpfen, um Ihr Tejas im Gleichgewicht zu halten.

Anzeichen für schwaches Tejas sind u. a. ein matter Verstand, Unentschlossenheit, Angst, stumpfe Augen und Haut, Mangel an Leidenschaft, Zielstrebigkeit oder Kreativität, Schwierigkeiten beim Lernen neuer Dinge, fehlende Führungsqualitäten, Unfähigkeit zur Konzentration und Sturheit. Wenn das nach Ihnen klingt, müssen Sie Ihr Tejas zurückgewinnen, um Ihre Ausstrahlung wiederzuerlangen.

Wie Sie Tejas zurückgewinnen

Um Ihr Tejas wieder ins Gleichgewicht zu bringen, müssen Sie Ihr inneres Feuer stimulieren, um Wärme in Ihren subtilen Körper zu bringen:

- Üben Sie den Feuer-Atem: kurzes, schnelles und festes Ein- und Ausatmen durch die Nase.

- Pranayama: Atmen Sie langsam durch das rechte Nasenloch ein und durch das linke Nasenloch aus, 5 Minuten lang.
- Verwenden Sie mehr Gewürze in Ihrer Ernährung, insbesondere Ingwer, Kreuzkümmel und Chilischoten.
- Treiben Sie mehr Sport, um Ihren Körper in Bewegung zu bringen und die Durchblutung zu fördern.
- Setzen Sie sich Ziele, wie z. B. ein Buch zu beenden oder ein Projekt abzuschließen.
- Blicken Sie in eine Kerzenflamme, um Ihre Feuer-Energie zu erhöhen.

Tejas-stärkendes Tonikum

Brauchen Sie einen Kick, um den Tag zu überstehen? Dieses Tejas-stärkende Tonikum ist vollgepackt mit scharfem Ingwer und Cayennepfeffer, die ausgeglichen werden durch saure Zitrone und süßen Honig. Es steigert Ihre leidenschaftliche und zielstrebige Pitta-Energie.

500 ml Wasser	1 (1–1,5 cm großes) Stück Ingwer, geschält und gerieben (1 EL)	½ TL Cayennepfeffer Saft ½ Zitrone 1 TL Honig oder Ahornsirup

1. In einem kleinen Topf bei mittlerer Hitze Wasser zum Kochen bringen.
2. Ingwer und Cayennepfeffer hinzufügen und mindestens 10 Minuten ziehen lassen.
3. Zitronensaft und Honig oder Ahornsirup zugeben und als anregendes Getränk genießen, um die innere Tejas-Flamme anzuheizen.

Dieses Tonikum ist nützlich für Tage, an denen Sie das Gefühl haben, einen zusätzlichen Energieschub zu benötigen, um durch den Tag zu kommen, oder an denen Ihre Verdauung sich schwach und träge anfühlt. Es regt auch den Stoffwechsel an und wird vor allem für Kapha-Typen empfohlen, obwohl Vatas auch profitieren können, solange das Tonikum nicht zu scharf ist.

Prana: Die vitale Lebenskraft

Wenn Sie jemals Yoga praktiziert haben, haben Sie vielleicht den Begriff *Prana* schon einmal gehört. Prana ist der Lebensatem, bestehend aus dem Element Luft. Prana ist für Bewegung, Atmung, Kreislauf und Sauerstoffzufuhr verantwortlich und regelt alle Dinge, die mit Ihrem Verstand, Ihren Gedanken und Emotionen zu tun haben. Sie können es zwar nicht sehen, nehmen es aber immer wahr. Wenn Sie jemals ein Gefühl der Stille beim Singen von »Om« gefühlt oder ein plötzliches Kribbeln verspürt haben, wenn das Leben sich einfach nur nach perfektem Einklang angefühlt hat, dann war das Prana, das durch Sie hindurchgeflossen ist.

Prana spüren Sie am meisten in Ihrem Atem. Wenn Sie Ihren Geist beruhigen, können Sie sich auf die subtileren Schichten Ihres Körpers einstimmen und auf die unendliche Quelle der Inspiration zugreifen, die in Ihnen existiert.

Gesundes Prana

Anzeichen für gesundes Prana sind Enthusiasmus, Lebenskraft, Kreativität, Anpassungsfähigkeit, Energie und Motivation.

Prana befindet sich im Hypothalamus Ihres Gehirns. Es sendet Signale an Ihr sympathisches und parasympathisches Nervensystem sowie an Ihre Interkostalmuskeln und Ihr Zwerchfell. Das ist der Grund, warum Ihr Atem so eng mit Ihren Emotionen verbunden ist.

Wenn Sie einatmen, kontrahieren Ihre Interkostalmuskeln und Ihr Zwerchfell bewegt sich nach unten. Dies vergrößert den Platz in Ihrem Brustkorb, wodurch sich Ihre Lungen ausdehnen. Wenn Sie ausatmen, entspannt sich Ihr Zwerchfell und bewegt sich nach oben, wodurch Ihre Interkostalmuskeln sich entspannen und den Raum in Ihrer Brusthöhle verkleinern. Sie denken nicht bewusst über diese Bewegung nach, aber Ihr Gehirn signalisiert Ihren Lungen ständig das Ein- und Ausatmen und hält Sie dadurch am Leben. Das ist alles Prana zu verdanken.

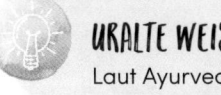

URALTE WEISHEIT

Laut Ayurveda spiegelt sich Ihre Seele, oder *Atman*, in Ihrem Atem wider. Je tiefer Ihre Atmung, desto mehr können Sie sich mit Ihrer wahren Natur verbinden. Der Raum der absoluten Stille zwischen Ihrem Ein- und Ausatmen ist Meditation. (Mehr zur Atmung während der Meditation später in diesem Kapitel.)

Prana regelt Ihre Emotionen, die auch in der Lunge angesiedelt sind. Achten Sie darauf, wie sich Ihr Atem verändert, wenn Sie wütend und gestresst sind, im Gegensatz dazu, wenn Sie ruhig und entspannt sind. Wenn Sie sich in einem Alarmzustand befinden, ist Ihr Atem kurz und flach. Dadurch wird die Kampf-oder-Flucht-Reaktion des Parasympathikus ausgelöst und das Gehirn erhält umgehend das Signal, dass eine Bedrohung vorliegt, und setzt das Stresshormon

Adrenalin frei. Das ist Prana bei der Arbeit. Ihr Atem zeigt Ihrem Nervensystem an, das wiederum Ihrem Gehirn anzeigt, dass die Lage nicht sicher ist. Ihr ganzes Wesen fühlt sich unruhig.

Wenn Sie entspannt sind, verlangsamt sich Ihre Atmung. Ihre Atemzüge sind tiefer und langsamer und Sie machen zwischen jedem Ein- und Ausatmen eine Pause. Ihr parasympathisches Nervensystem entscheidet, dass es keinen Grund zur Sorge gibt, und geht in einen Ruhezustand. Als Folge davon setzt Ihr Gehirn das Glückshormon Serotonin frei.

Viele Studien, wie z. B. eine Veröffentlichung im *Archives of General Psychiatry*, bestätigen, dass die Achtsamkeitsbasierte Kognitive Therapie (MBCT – Mindfulness-Based Cognitive Therapy) »einen Schutz vor Rückfällen/Rezidiven bietet, der dem einer antidepressiven Pharmakotherapie gleichwertig ist«. Allein der Effekt, dass Sie in jeder Situation achtsamer mit Ihrem Atem umgehen, verschiebt Ihre Aufmerksamkeit weg von der Stresssituation und reduziert das Risiko einer Depression.

URALTE WEISHEIT

Prana ermöglicht die Zirkulation der Energie, indem es die subtile Kraft des eigenen Atems nutzt.

Schwaches Prana

Wie wird Prana schwach? Wenn Ihre Emotionen negativ sind:

- Stresssituationen
- Emotionales oder körperliches Trauma
- Sehnsucht nach der Vergangenheit
- Eifersucht, Wut, Vergleiche
- Hass, Angst, Besorgnis
- Chronische Krankheit
- Übermäßige Koffeinzufuhr
- Schlechte Atmung

Beachten Sie, dass alles wiederum auf Ihren Atem zurückfällt. Jede Situation, die Sie zu kurzen, flachen Atemzügen veranlasst, erschöpft Ihr Prana.

Anzeichen von niedrigem Prana sind Atemnot, wenig Energie, Verengung im Körper, Kälte oder Taubheit in den Extremitäten, übermäßige Besorgnis oder Angst und Energiemangel. Wenn das nach Ihnen klingt, ist es sehr wichtig, dass Sie Ihr Prana wiedererlangen, um wieder glücklich zu werden.

Wie Sie Prana zurückgewinnen

Wenn Sie atmen können, können Sie Ihr Prana verstärken. Alles, was es dazu braucht, ist die Rückgewinnung des Atems, der der Schlüssel zum Leben ist. Meditation ist eine der besten Möglichkeiten, wieder mit der Atmung in Kontakt zu kommen. Meditation ist ein Ansatz, um Ihren Geist zu trainieren, still zu sein. Genauso wie Sie Ihre Muskeln trainieren müssen, um fit zu werden, müssen Sie Meditation praktizieren, um Ihr Bewusstsein zu erhöhen.

Meditation bedeutet nicht, ruhig dazusitzen und an nichts zu denken. Je mehr Sie sich selbst sagen, dass Sie an nichts denken sollen, desto mehr wird Ihr Verstand rasen. Der einfachste Weg zu meditieren ist, sich einfach auf den Atem zu konzentrieren. Auf diese Weise haben Sie etwas, auf das Sie sich konzentrieren können, um zu verhindern, dass Ihre Gedanken umherwandern.

Hier ist eine meiner Lieblingsmeditationsübungen. Sie können sie nutzen, um Ihre pranische Lebenskraft zu erhöhen:

1. Sitzen Sie bequem in einem Stuhl oder im Schneidersitz auf dem Boden, wie auch immer Sie sich wohlfühlen. (Ich empfehle nicht, sich hinzulegen, weil Sie einschlafen könnten.)
2. Schließen Sie die Augen und atmen Sie tief ein und dann hörbar aus. Wiederholen Sie den Atemzug und lassen Sie die gesamte stagnierende Luft aus Ihrer Lunge entweichen.
3. Wenn Sie das Gefühl haben, Anspannung gelöst zu haben, richten Sie Ihre Aufmerksamkeit auf Ihren Atem. Nehmen Sie Ihre natürliche Atmung wahr. Versuchen Sie nicht, Ihren Atem zu ändern. Nehmen Sie ihn nur wahr.
4. Achten Sie auf die Bewegung Ihres Körpers, wenn Sie einatmen. Spüren Sie, wie sich Ihr Brustkorb ausdehnt, wenn sich Ihre Lungen mit Luft füllen, und wie Brust und Schultern beim Ausatmen zusammenfallen.
5. Achten Sie weiter auf Ihren Atem. Sie werden feststellen, dass Ihre Atmung sich verlangsamt hat. Atmen Sie weiter, atmen Sie die gesamte Luft in Ihren Lungen vollständig aus, bevor Sie erneut einatmen.
6. Während Sie weiter atmen, versuchen Sie nach und nach den Raum der Stille zwischen Ihren Einatmungen und Ihren Ausatmungen zu vergrößern.

Herzlichen Glückwunsch! Sie haben gerade meditiert.

Wie Sie sehen können, muss Meditation keine aufwendige Praxis sein. Sie müssen kein Meditationskünstler sein, um von einfachen Atemübungen zu profitieren. Alles, was es braucht, sind ein paar Minuten Verbindung mit Ihrem Atem jeden Tag, um die immensen Vorteile der Meditation zu ernten.

 URALTE WEISHEIT

Üben Sie die Meditation jeden Morgen und jeden Abend für 5 Minuten, um von einem schläfrigen Zustand in einen wachen Zustand überzugehen und umgekehrt. Sie werden sofort bemerken, wie viel klarer Ihr Geist für den Rest des Tages ist, wenn Sie nach dem Aufwachen meditieren, statt Ihre E-Mails zu checken. Sie werden auch viel besser schlafen, wenn Sie sich ein paar Momente Zeit genommen haben, Ihren Geist zum Schweigen zu bringen, statt in das blaue Licht Ihres Handy-Displays zu starren. Probieren Sie aus, ob Sie Ihre Meditationspraxis jede Woche um eine zusätzliche Minute verlängern können.

Die drei universellen Qualitäten

Mutter Natur ist eine großartige, vielseitige und launische Mama. Manchmal verblüfft sie uns mit ihrer Ruhe und Stille, die schöner ist als das Werk des talentiertesten Künstlers. Zu anderen Zeiten ist sie rau und wild und schickt uns Wirbelstürme und Erdbeben. Dann gibt es Zeiten, in denen sie dicht und schwer ist, wie z. B. an Regentagen oder bei Schneestürmen.

Das Ayurveda klassifiziert die drei Qualitäten der Natur als *Sattva*, *Rajas* und *Tamas*. Sattva ist rein, wie ein malerischer sonniger Tag. Rajas ist intensiv, wie ein herannahender Tornado. Tamas ist dunkel, wie ein nicht enden wollender Sturm. Diese drei Eigenschaften existieren nicht nur in der Natur, sondern in allen Dingen und

Menschen. Diese Eigenschaften werden *Gunas* genannt und basieren auf dem Kreislauf des Lebens. Alle Dinge werden geboren, leben und sterben. Sattva steht für die Schöpfung, Rajas für Erhaltung und Bewegung und Tamas für Tod und Zerstörung.

Im modernen Ayurveda werden die Gunas verwendet, um die Natur von Lebensmitteln, Medikamenten und Verhaltensweisen zu beschreiben. Sie helfen uns zu verstehen, wie wir uns durch eine bestimmte Zutat oder eine bestimmte Erfahrung fühlen. Lassen Sie uns tiefer in die drei Gunas eintauchen sowie erkunden, was jedes einzelne repräsentiert.

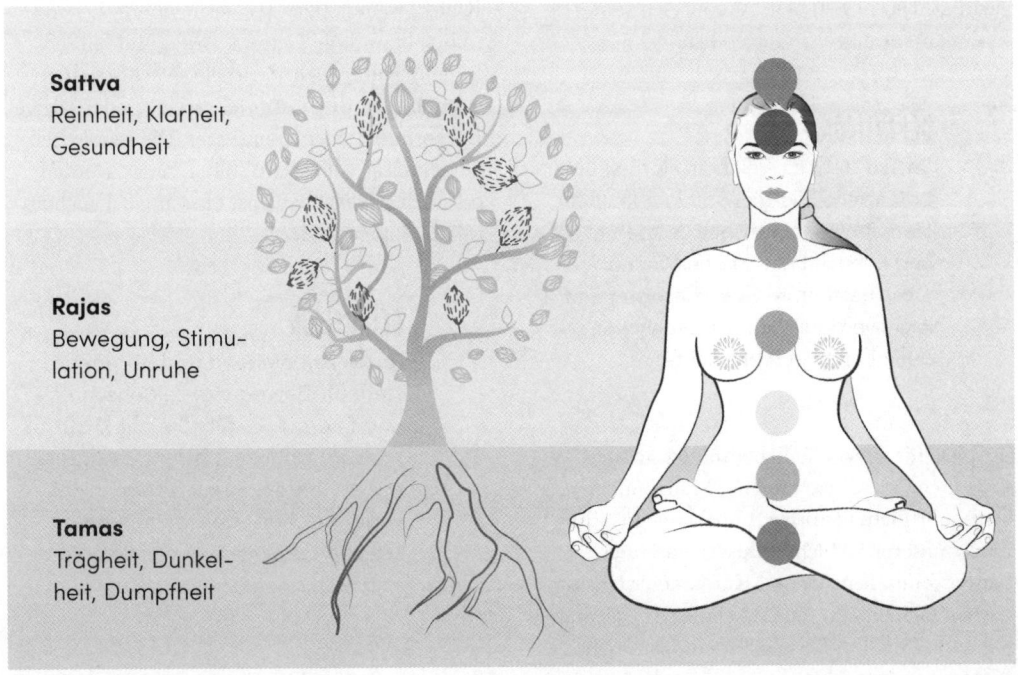

Sattva
Reinheit, Klarheit, Gesundheit

Rajas
Bewegung, Stimulation, Unruhe

Tamas
Trägheit, Dunkelheit, Dumpfheit

Sattva ist mit Reinheit verbunden, Rajas mit Bewegung und Tamas mit Trägheit.

Sattva: Das Licht des Bewusstseins

Sattva repräsentiert alles Gute und Reine in der Welt. Es beschwört Qualitäten von Klarheit, Liebe, Kommunikation, Aufmerksamkeit und Kooperativität herauf. Sattva ist das Gefühl, morgens mit der Energie aufzuwachen, die man für den Tag braucht. Wir alle haben Sattva in uns und sollten aktiv nach mehr suchen. Sattva ruft Intelligenz, Gesundheit, Konzentration, Kreativität und Leichtigkeit in Geist und Körper hervor. Es ist ähnlich wie das Vata-Dosha, aber eigentlich sind alle Doshas im Gleichgewicht sattvisch – vollständig und ganz.

Sattvische Menschen sind liebevoll, mitfühlend, ehrlich, energiegeladen, großzügig, spirituell verbunden und bescheiden. Sie sind von Natur aus friedfertig, kreativ und in Kontakt mit sich selbst. Sie sind respektvoll gegenüber anderen, Tieren und der Natur.

Sattvische Lebensmittel geben Ihrem Körper Energie, ohne ihn zu belasten. Denken Sie an das Gefühl, das Sie nach einer guten, gesunden Mahlzeit haben – geerdet, energiegeladen und gesättigt. Das ist Sattva in Aktion. Achtsames Essen wird als sattvisch angesehen.

DEFINITION

Sattva steht für Reinheit, Klarheit und potenzielle Energie. Sattva erleuchtet Sie mit Wissen, Weisheit, Mitgefühl und Erleuchtung. Frisches Gemüse, Obst, bestimmte Getreidesorten und leicht verdauliche Mahlzeiten werden als sattvisch betrachtet.

Beispiele für sattvische Lebensmittel sind frisches Gemüse, saftige Früchte, Mungbohnen, bestimmte Getreidesorten, unbehandelte Nüsse, frische und rohe Milchprodukte, Kurkuma, Ingwer, Zimt, Fenchel und Kardamom. Die sattvischen Geschmäcke sind frisch, leicht, nahrhaft, süß und saftig. Ein Beispiel für eine sattvische Mahlzeit ist Naturreis mit gedünstetem Gemüse der Saison. Es sollte Ihr Ziel sein, die meisten Ihrer Mahlzeiten zu sattvischen zu machen, weil sattvisches Essen die Grundlage für höhere Bewusstseinszustände ist.

Rajas: Kinetische Energie

Rajas steht für Bewegung, Kraft, Aktion, Vergnügen und Schmerz. Rajas ist unruhig, dominant und aggressiv in seiner Energie. Man kann Rajas mit dem Pitta-Dosha vergleichen, weil es Transformation erzeugt, aber jedes Dosha kann rajasisch werden, wenn es bis zum Äußersten getrieben wird.

Rajasische Menschen sind charismatische und geschickte Redner und Unternehmer. Wenn sie jedoch aus dem Gleichgewicht sind, können sie ungeduldig, egozentrisch, egoistisch und kontrollierend sein. Sie sind leidenschaftlich und fleißig, können aber auch eifersüchtig und konkurrenzbetont sein. Rajasische Menschen fürchten sich sehr vor dem Versagen.

Rajasische Lebensmittel haben eine anregende Wirkung auf Geist und Körper. Dazu gehören alle mit Pitta verwandten Lebensmittel: Kaffee, teeinhaltiger Tee, fermentierte Lebensmittel, bestimmte Getreidesorten und Hülsenfrüchte, Knoblauch, Zwiebeln, Nachtschattengewächse, saure Obstsorten, scharfe oder salzige Lebensmittel, Fleisch und Eier. Die rajasischen Geschmäcke sind scharf, bitter, sauer, trocken oder salzig. Eilig verzehrtes Essen wird auch als rajasisch angesehen.

DEFINITION

Rajas ist belebend und anregend, steht für Bewegung, Leidenschaft und Energie. Es füllt Sie mit Kraft, kann im Übermaß aber zu Aggressionen führen. Stimulanzien, nichtvegetarische Lebensmittel und scharfe Geschmäcke werden als rajasisch angesehen.

Bestimmte rajasische Lebensmittel können für das Vata- und das Kapha-Dosha wertvoll sein, da diese von zusätzlicher Bewegung und Feuer in ihrem Körper profitieren können. Allerdings sollten Pitta-Typen rajasische Zutaten vermeiden, da diese sie aus dem Gleichgewicht bringen können.

Tamas: Trägheit

Tamas steht für Dunkelheit und Untätigkeit. Wenn Sattva der Sonnenaufgang ist und Rajas der Tag, ist Tamas die Nacht. In ausgeglichener Menge bringt Tamas Ruhe und Verjüngung, aber im Übermaß kann es faul, müde und unkontrolliert machen.

Jeder Mensch hat Tamas in seine DNA eingebaut. Tamas bietet Unterstützung und Dichte auf die Art, dass Kapha das zugrunde liegende Dosha ist. Würden Sie sich immer bewegen und etwas erschaffen, wären Sie nicht im Gleichgewicht. Sie müssen jedoch sicher sein, nicht von tamasischer Energie dominiert zu werden, sonst werden Sie müde, selbstverliebt, besitzergreifend und depressiv.

URALTE WEISHEIT

Zwiebeln und Knoblauch sind sowohl tamasisch als auch rajasisch in der Energie, weil sie sowohl anregend als auch betäubend wirken. Knoblauch ist ein natürliches Aphrodisiakum und wird für diejenigen empfohlen, die ihren Sexualtrieb verloren haben, insbesondere Vatas. Das Ayurveda empfiehlt für Vata-Doshas moderate Mengen an Zwiebeln und Knoblauch, da diese von den belebenden und erdenden Eigenschaften profitieren können. Kaphas vertragen kleine Mengen und Pittas sollten Zwiebeln und Knoblauch meiden. Sie stärken das Immunsystem, steigern die Anzahl der weißen Blutkörperchen, wirken antibakteriell und befreien den Körper von Hefepilzen. Sie sind jedoch auch übermäßig stimulierend und können bei Menschen mit zu viel

Hitze oder Erde Erregung, Aggression und Dumpfheit verursachen.

Tamasische Lebensmittel haben eine beruhigende Wirkung auf Geist und Körper. Natürliche Lebensmittel, die als tamasisch angesehen werden, sind Zwiebeln, Knoblauch und Pilze, weil sie so erdig sind. Tamasische Lebensmittel betäuben Schmerzen und wurden zu Kriegs- und Notzeiten empfohlen. Sie machen uns mehr Kapha und geerdet, besonders empfehlenswert für luftige Vata-Typen.

Ungesunde tamasische Lebensmittel sind Fertigprodukte, tiefgefrorene oder in der Mikrowelle zubereitete Mahlzeiten, Fleisch, Alkohol, raffinierter Zucker, Blauschimmelkäse, befruchtete Eier, Tabak, Brot und Gebäck. Diese Lebensmittel führen zu einem Schweregefühl nach dem Essen und sollten ganz gemieden werden. Übermäßiges Essen und der Verzehr von Resten werden ebenfalls als tamasisch angesehen.

DEFINITION

Tamas ist dunkel, langsam und matt und ruft Qualitäten von Trägheit, Untätigkeit und Lethargie hervor. Tamasische Lebensmittel umfassen verarbeitete und gefrorene Mahlzeiten, raffinierten Zucker und Kohlenhydrate, Fleisch, Alkohol, Zwiebeln und Knoblauch.

Sattva, Rajas und Tamas sind alle miteinander verbunden. Auf der einen Seite des Spektrums befindet sich Sattva, das reines Licht ist, und auf der anderen Seite Tamas, das für Dunkelheit steht. Rajas bewegt die Kräfte in die eine oder die andere Richtung, je nachdem, wovon Sie am meisten konsumieren.

Sattva ist wie die glänzende Idee. Aber ohne Rajas wird die Idee nicht lebendig, und ohne Ruhe können Sie keine neue Kraft schöpfen. Manchmal müssen Sie sich nach innen wenden, um neue Kraft zu gewinnen und wieder ganz zu werden.

Was Sie auf jeden Fall wissen müssen

- Drei subtile Kräfte sind mit den Doshas verbunden: Ojas, Tejas und Prana.

- Ojas ist mit Kapha verbunden und verleiht Ihnen strahlende Haut, Geduld, Stabilität und Immunität.

- Tejas ist mit Pitta verbunden und verleiht Ihnen eine strahlende Persönlichkeit, glänzende Augen und einen scharfen Verstand.

- Prana ist mit Vata verbunden und bewirkt Kreativität, Bewegung und Begeisterung.

- Drei universelle Qualitäten beziehen sich auf alle Menschen, Orte und Dinge: Sattva, Rajas und Tamas.

- Sattva ruft Reinheit und Gesundheit hervor, Rajas erzeugt Bewegung und ist anregend und Tamas verursacht Trägheit und Dumpfheit

Die Koshas:
Ihre fünfschichtigen Körper

Wie viele Körper haben Sie? Sie werden wahrscheinlich antworten, nur einen, den Sie sehen und fühlen können. Laut Ayurveda haben Sie jedoch tatsächlich fünf Körper, die weit über Ihren Körper hinausreichen. Diese Körper, oder Schichten, sind alle mit Ihrer tiefer liegenden Seele verbunden.

Sie müssen so hart arbeiten, um Geist und Körper ins Gleichgewicht zu bringen, damit Sie auf Ihre inkarnierte Seele zugreifen können. Ihre Seele weiß genau, was Sie tun sollten und was Ihr Zweck hier auf der Erde ist. Ihre Seele agiert von einem Ort der Liebe, der Freude und der Einheit aus. Ihre Seele ist Ihr höchstes Selbst.

In diesem Kapitel beginnen Sie, Ihre tiefere, seelische Ebene besser zu verstehen, sodass Sie sich auf Ihre innere Stimme der Weisheit einstimmen und auf sie hören können. Ich erzähle Ihnen von den tieferen Schichten Ihres Körpers, von denen Sie vorher nichts wussten, und am Ende des Kapitels werden Sie erkennen, wie sehr Ihr spirituelles, intellektuelles, energetisches und physisches Selbst miteinander verbunden sind.

IN DIESEM KAPITEL

- Ihre inkarnierte Seele kennenlernen

- Ihre fünf Körper – und nur einer, den Sie im Spiegel erblicken können

- Die Unterschiede zwischen Ihrem Körper, Ihrem Atem, Ihrem Geist und Ihrer Intuition

- Warum wir unter all dem reine Glückseligkeit sind

Menschliche Radios

Menschen sind energetische Wesen. Obwohl sie im menschlichen Körper leben, sind sie von vielen Schichten vibrierender Energie umgeben, die Signale senden und empfangen. In gewisser Weise sind wir menschliche Radios, die ständig diese subtilen Schwingungen auffangen. Darum vermitteln bestimmte Menschen, Orte und Dinge Ihnen gute oder schlechte Schwingungen.

Selbst wenn Sie diese Schichten nicht sehen, existieren sie dennoch. Überlegen Sie mal: Sehen Sie die Geräusche, die aus einem Radio kommen? Nein, aber Sie haben sie trotzdem wahrgenommen. Energie funktioniert auf die gleiche Weise: Wir fühlen sie, sehen sie aber nicht.

Sie geben nicht nur Schwingungen ab, sondern empfangen auch ständig welche. Ihre Intuition arbeitet mit diesen Sinnen, und je mehr Sie sich auf die subtilen Schwingungen einstimmen, desto mehr sind Sie auf Ihr wahres Selbst ausgerichtet.

Die fünf Körper

Das Ayurveda teilt dieses energetische Feld in fünf Hüllen ein, die sogenannten *Koshas*.

Ich verstehe, dass das ein wenig weit hergeholt klingt und Sie denken vielleicht: *Wie kann ich fünf Körper haben, wenn ich nur einen sehen kann?* Sie waren und sind tatsächlich mit Ihren anderen Körpern in Kontakt, fast jeden Tag. Und wenn Sie jetzt nur über diese Frage nachdenken, stehen Sie dabei bereits mit mehreren von diesen in Kontakt.

Haben Sie schon einmal gespürt, dass Sie krank wurden, kurz bevor es wirklich eintraf? Ihr Körper fühlte sich gut, aber etwas in Ihnen sagte: »Pass auf dich auf, du könntest krank werden.« Das war eine der äußeren Schichten Ihres Körpers, die mit einer der inneren Schichten kommuniziert hat. Ihre Energie hat Krankheit erkannt und Ihrem Geist ein Signal gegeben, bevor die Krankheit sich in Ihrem Körper manifestiert hat. Dies waren Ihre Koshas bei der Arbeit, die ständig miteinander kommunizieren.

Die fünf Koshas sind unsichtbare Hüllen, die Ihren Körper umgeben und Energie spüren: *Annamaya* (Nahrungshülle/physischer Körper), *Pranamaya* (Energiehülle/energetischer Körper), *Manomaya* (geistig-emotionale Hülle/geistiger Körper), *Vijnanamaya* (intellektuelle Hülle/intuitiver Körper) und *Anandamaya* (Hülle der Glückseligkeit/glückseliger Körper).

DEFINITION

Ihre **Koshas** sind fünf Schichten, die Ihren physischen Körper umgeben und Ihr ganzes Wesen ausmachen. Sie sind Ihr physischer Körper, Ihr energetischer Körper, Ihr geistiger Körper, Ihr intuitiver Körper und Ihr glückseliger Körper.

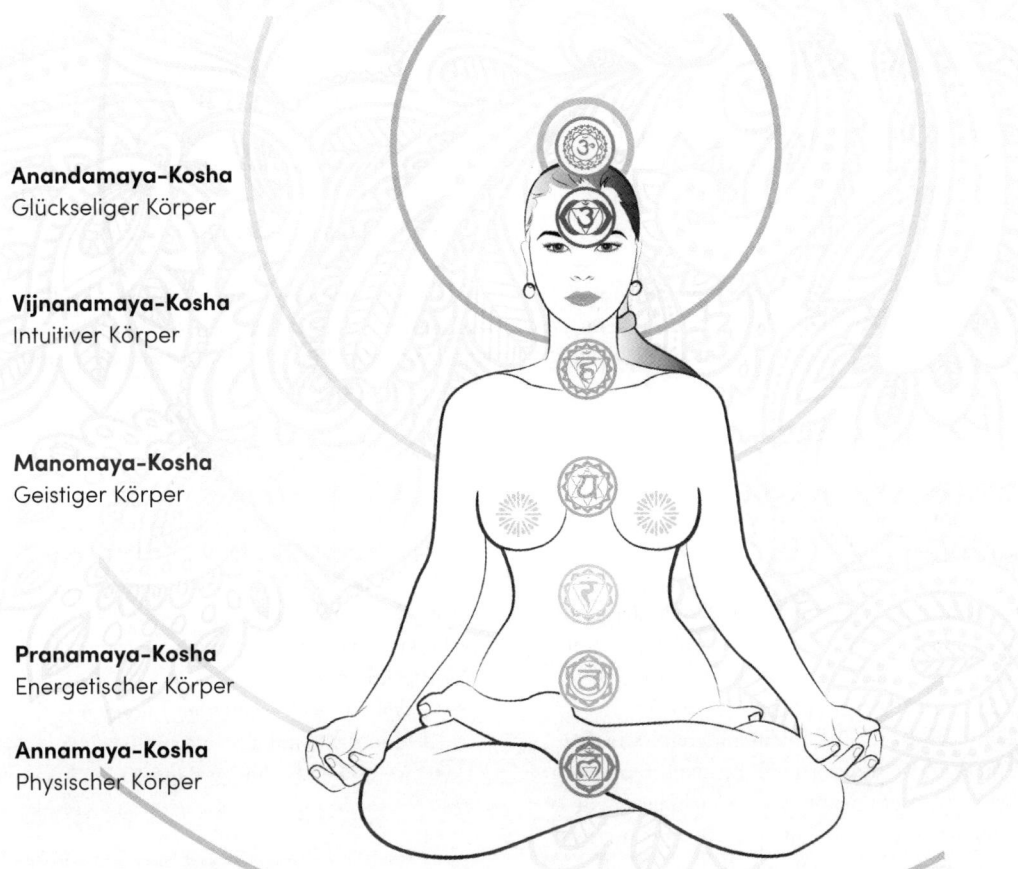

Anandamaya-Kosha
Glückseliger Körper

Vijnanamaya-Kosha
Intuitiver Körper

Manomaya-Kosha
Geistiger Körper

Pranamaya-Kosha
Energetischer Körper

Annamaya-Kosha
Physischer Körper

Die Koshas, oder subtile Hüllen, sind die physischen, energetischen, geistigen, intuitiven und glückseligen Körper.

Annamaya-Kosha (Physischer Körper)

Der *Annamaya-Kosha* ist der Körper, mit dem Sie am vertrautesten sind, derjenige, den Sie täglich im Spiegel sehen. Dies ist Ihr einziger greifbarer Körper, bestehend aus Haut, Knochen, Muskeln, Gewebe, Organen, Blut und Wasser. Der Begriff *Annamaya* bedeutet wörtlich übersetzt »aus Essen bestehend«, denn vergessen Sie nicht, dass Sie aus dem bestehen, was Sie essen.

Ihr physischer Körper ist Ihre grundlegendste Form, aber immer noch von höchster Wichtigkeit. Es ist der Körper, in dem Sie alle anderen erfahren, und wirklich die Grundlage Ihrer spirituellen Praxis. Wenn Sie körperlich nicht gesund sind, können Sie nicht auf Ihre subtileren Schichten zugreifen. Deshalb empfiehlt das Ayurveda unter anderem, sich gesund zu ernähren, Tee zu trinken, Yoga zu praktizieren, gut zu schlafen und Zeit im Freien zu verbringen. Ihre erste Priorität ist es, sich um den Tempel zu kümmern, in dem Sie wohnen, damit Sie die Glückseligkeit des Lebens erfahren können.

Wenn Sie mit Ihrem Annamaya-Kosha verbunden sind, fühlen Sie sich in Ihrem physischen Körper wohl. Sie treiben Sport, kümmern sich um sich selbst, sind sexuell ausgeglichen und haben Vertrauen in Ihren Körper.

Wenn Sie keine Verbindung zu Ihrem Annamaya-Kosha haben, sind Sie von Ihrem physischen Körper getrennt. Dies kann zu Esssucht, Abhängigkeit, Alkoholkonsum, Drogenkonsum, Essstörungen, Faulheit und Selbstverletzung führen.

Hier sind einige Ideen für die Verbindung mit Ihrem Annamaya-Kosha:

- Essen Sie bewusst und stellen Sie sich auf die Bedürfnisse Ihres Körpers ein.
- Praktizieren Sie Yoga und Meditation.
- Führen Sie eine Abhyanga-Selbstmassage mit Öl durch.
- Bewegen Sie Ihren Körper auf eine Weise, die sich gut anfühlt – beim Tanzen, beim Sport oder bei anderen Formen körperlicher Aktivität.

Pranamaya-Kosha (Energetischer Körper)

Bei manchen Menschen lässt sich die Energie leicht erkennen. Was Sie wahrnehmen, ist deren *Pranamaya-Kosha*. Ihr pranischer Körper ist Ihre Energie und das nächste, was Sie nach dem physischen Körper an einem anderen Menschen bemerken. Es ist die erste Hülle, die Ihren physischen Körper umgibt, etwa zweieinhalb Zentimeter von Ihrer Haut entfernt. Ihr Pranamaya-Kosha wird auch als »Aura« oder »ätherischer« Körper bezeichnet.

Diese Schicht besteht aus Ihrer pranischen Lebenskraft. Ihr Pranamaya-Kosha gibt die Schwingung Ihrer Atmung ab. Wenn Sie angespannt und gestresst sind, sind Ihre Atemzüge schnell und flach. Wenn Sie entspannt und friedlich gestimmt sind, atmen Sie langsam und tief. Nur dieser Unterschied beim Atmen gibt bereits eine ganz andere Frequenz ab.

URALTE WEISHEIT

Ihr Dosha sagt viel über Ihre Atmung aus. Vatas atmen typischerweise schnell, flach und kühl. Pittas atmen aufgrund ihrer Wärme-Energie heiße, flache und feurige Atemzüge. Kaphas atmen langsam, tief und kühl.

Wenn Ihr Pranamaya-Kosha ausgeglichen ist, sind Sie mit Ihrem Atem verbunden. Sie haben eine beruhigende Energie und sind nicht schnell frustriert. Sie können die Schwingungen anderer wahrnehmen und sind sich ihrer Energien bewusst.

Wenn Ihr Pranamaya-Kosha unausgeglichen ist, haben Sie keinen Kontakt mehr mit Ihrem Atem. Sie können schnell und flach oder heiß und schwer ein- und ausatmen. Sie haben keinen Kontakt zu Ihrer Energie und können die Energie anderer nicht erfassen.

So können Sie sich mit Ihrem Pranamaya-Kosha verbinden:

- Achten Sie auf Ihren Atem. Versuchen Sie, tiefere, langsamere Atemzüge aus dem Bauch heraus zu machen.
- Praktizieren Sie Pranayama oder kontrollierte Atmung.
- Werden Sie sich der subtilen Energien von jedem und allem um Sie herum bewusst, von Menschen bis hin zu Bäumen.

Manomaya-Kosha (Geistiger Körper)

»Mein Name ist Sahara Rose und ich bin eine Ayurveda-Praktikerin und die Autorin von *Einfach Ayurveda*.« Das bin nicht ich, die da redet, das ist mein *Manomaya-Kosha*.

Ihr Manomaya-Kosha ist Ihr geistiges Ich. Diese Schicht enthält alles, was Sie wissen, einschließlich Ihres Selbstgefühls oder Ihres Egos. Ihr Manomaya-Kosha ist aus den Dingen konstruiert, die Ihnen beigebracht wurden, den Überzeugungen, die Sie vertreten, und Ihrer Wahrnehmung der Welt. Mein Körper ist nicht Sahara, er ist nur ein Körper. Meine Energie ist nicht Sahara, sie ist eine Schwingung. Nur in meinem Kopf habe ich beschlossen, dass ich Sahara bin. Es ist mein geistig konstruiertes Selbstverständnis.

Ebenso sind Sie nicht Ihr Körper oder Ihr Geist. Sie sind Ihre Seele.

Ihre Seele unterscheidet sich von Ihrer Persönlichkeit, die ein Konstrukt Ihres Verstands ist. Ihre Persönlichkeit ist der Teil von Ihnen, der anderen Menschen im täglichen Leben begegnet. Es ist das »Hi, ich bin _____ und ich möchte _____«. Dieser Teil bringt Emotionen, Bindungen und Urteile mit sich und macht sich ein Bild von der Welt durch Vergleiche und Erfahrung.

Ihre Seele ist jedoch unveränderlich und immer-wissend. Sie geht nicht durch Phasen oder hat Stimmungsschwankungen. Die Seele ist, wer Sie wirklich sind, auf einer tieferen, zentralen Ebene. Sie ist, wer Sie immer waren und immer sein werden. Sie waren es als Kind und werden es an dem Tag sein, an dem Sie sterben und sogar darüber hinaus. Sie ist unendlich.

Ihre Seele enthält Ihre Gaben, für die Sie auf die Erde gebracht wurden. Sie enthält unendliche Inspiration, Energie und Downloads aus dem Universum. Wenn Sie jemals einen Moment absoluter Weisheit hatten, dann war das Ihre Seele, die da sprach.

URALTE WEISHEIT

Ihre Seele ist das, was Sie unter Ihrer Persönlichkeit sind – Ihr wahres Ich, das seit Ihrer Kindheit und vielleicht sogar schon in früheren Leben davor existiert hat. Indem Sie Ihre Seele kennen, entdecken Sie Ihre wahre Bestimmung.

Das soll nicht heißen, dass Ihr Verstand nutzlos ist. Ihr geistiger Körper ist wichtig, weil er Wissen und Identität enthält. Ich hätte dieses Buch nicht schreiben können, wenn es mein Manomaya-Kosha nicht gegeben hätte. Allerdings bleiben viele von uns zu sehr in ihrem geistigen Selbst stecken. Wir verlieren die Verbindung mit unserem physischen, energetischen und spirituellen Körper und sehen uns nur noch als unser Ego. Dies kann uns entweder von uns selbst besessen oder ängstlich machen, weil wir im Verstand und nicht in der Seele leben.

Ihr Manomaya-Kosha enthält Ihre angesammelten mentalen Muster. Das sind die Wege, die Sie gehen, um Ihr Leben auf der Grundlage Ihrer Erziehung und Erfahrung zu führen. Wir alle tragen unsere eigenen Geschichten, die den Rahmen bilden, durch den wir die Welt sehen. Zum Beispiel kann eine Person, die in Armut aufgewachsen ist, eine »Genug gibt es nicht«-Perspektive haben. Dies führt dazu, dass sie bei allem im Leben eine Geisteshaltung des Mangels anwendet, was sie kurzsichtig und gierig werden lässt oder sogar dazu bringt, zu stehlen.

Eine andere Person mag immer die Zustimmung der Eltern gesucht haben und das Leben mit einer »Ich brauche die Zustimmung der anderen, um glücklich zu sein«-Philosophie betrachten. Diese Person geht vielleicht durchs Leben und versucht, anderen zu gefallen statt sich selbst, was dazu führt, dass sie Entscheidungen im Leben trifft, die sie nicht glücklich machen. Diese mentalen Muster werden *Samskaras* genannt. Ihre Samskaras können Sie von Ihrem wahren Potenzial abhalten. Sie bewirken, dass Sie die Welt eher aus einem Blickwinkel der Illusion als der Realität sehen. Anstatt die Möglichkeiten im Leben zu sehen, konzentrieren Sie sich vielleicht auf den Mangel an diesen. Anstatt Ihren eigenen Weg zu wählen, treten Sie vielleicht in die Fußstapfen anderer Menschen.

URALTE WEISHEIT

Niemand ist frei von Samskaras. Jeder Mensch sieht die Welt aus seiner eigenen, einzigartigen Perspektive, die auf Erziehung, kultureller Prägung und jahrelangen Erfahrungen beruht. Um sich von Ihren Samskaras zu lösen, müssen Sie sich dieser jedoch erst einmal bewusst werden. Achten Sie auf sich wiederholende Muster in Ihrem Leben. Diese enthalten Hinweise auf Ihre eigenen Samskaras.

Sie müssen sich Ihrer Wahrnehmungen bewusst werden, um frei von ihnen zu werden. Das Loslassen Ihrer Samskaras schafft in Ihrem Geist Platz für neue kreative Gedanken und unendliche Möglichkeiten.

Wenn Ihr Manomaya-Kosha ausgeglichen ist, fühlen Sie sich mit Ihrem Geist und Ihrem Selbstgefühl verbunden. Sie sind selbstbewusst, wissbegierig, intelligent und aufmerksam. Sie spielen nicht die Rolle des Opfers, sondern übernehmen die Verantwortung für Ihr Handeln.

Wenn Ihr Manomaya-Kosha aus dem Gleichgewicht ist, werden Sie egoistisch und von sich selbst besessen oder zaghaft und unsicher. Ihr Selbstgefühl ist entweder zu stark und Sie stellen sich selbst vor andere, oder zu schwach, was zu Schwäche und Unsicherheit führt.

Hier sind einige Vorschläge für die Verbindung mit Ihrem Manomaya-Kosha:

- Aktivieren Sie Ihren Geist. Schreiben Sie, lesen Sie, lösen Sie Rätsel oder Matheaufgaben.
- Üben Sie, vor dem Spiegel »Ich bin« zu sagen.
- Seien Sie selbstbewusst in dem, wer Sie sind. Drücken Sie Ihre göttlichen Farben aus.
- Schaffen Sie Kunst, Poesie, Musik oder andere Formen Ihres eigenen einzigartigen Ausdrucks.

Vijnanamaya-Kosha (Intuitiver Körper)

Nachdem Sie alle Blockaden in Ihren drei unteren Koshas – Ihrem physischen, Ihrem energetischen und Ihrem geistigem Körper – gelöst haben, können Sie auf Ihr höheres Selbst zugreifen.

Haben Sie jemals eine tiefe, weise Stimme aus Ihrem Inneren gehört, die Ihnen perfekte Ratschläge mit absoluter Klarheit gegeben hat … und sich dann Momente später gefragt, wo zum Teufel diese Stimme herkommt? Das war Ihre Intuition.

Die vierte Hülle, *Vijnanamaya-Kosha*, ist die Quelle solcher Momente der Weisheit. Sie führt Sie auf Ihren höheren Weg und spricht zu Ihnen in subtilem Flüstern. Wenn Sie jemals einen Sog in eine bestimmte Richtung gespürt haben, der Ihr Leben für immer verändert hat, dann ist es Ihr Vijnanamaya-Kosha, dem Sie danken müssen.

Je mehr Sie mit Ihrer Intuition verbunden sind, desto mehr »Downloads« aus dem Universum erhalten Sie, die große Einsichten in sich tragen. Diese Downloads sind im Wesentlichen Botschaften der göttlichen Weisheit und Erkenntnis Ihres höheren Selbst. Sie geben Ihnen eine Vorstellung von dem, was Sie tun sollen, und machen Ihnen Ihre wahre Natur bewusster.

URALTE WEISHEIT

Das Universum kommuniziert ständig mit Ihnen. Je mehr Sie seine subtilen Energien aufnehmen können, desto mehr stimmen Sie mit Ihrer wahren Natur überein. Indem Sie Ihren Körper heilen, Ihr Prana verbessern und Ihre Samskaras loslassen, können Sie sich feiner auf diese intuitive Ebene einstellen.

In diesem Kosha werden Sie sich des *Buddhi* bewusst, des unterscheidenden Intellekts und des Wissens über das Ego. Sie sind sich bewusst, dass Sie nicht Ihr physischer Körper, Ihre Gedanken und nicht einmal Ihre Persönlichkeit sind. Sie sind in der Lage, Ihre Emotionen zu erkennen, ohne an sie gebunden zu sein.

In diesem Kosha findet sich die Moral. Sie erkennen, dass Sie den freien Willen haben, Entscheidungen in Ihrem Leben zu treffen. Es liegt an Ihnen, zu entscheiden, was richtig ist. *Yamas* und *Niyamas* sind ethische Regeln, die Ihnen sagen, nicht zu stehlen, zu lügen, zu schaden oder sich zu sehr dem Genuss hinzugeben, und diese ergeben sich aus Ihrem intuitiven Körper. Die meisten Menschen auf einem spirituellen Weg sind sich dieses Koshas zutiefst bewusst.

Hier sind ein paar Möglichkeiten, sich mit Ihrem Vijnanamaya-Kosha zu verbinden:

- Erkennen Sie, dass Sie nicht Ihr Ego sind, sondern die Seele darunter.
- Verbinden Sie sich mit Ihrem höheren Selbst, damit dieses Sie leiten kann.
- Machen Sie Ihren Geist frei, damit Sie Downloads aus dem Universum empfangen können.
- Folgen Sie Ihrer Intuition.

Anandamaya-Kosha (Glückseliger Körper)

Wenn Sie sich über die Koshas hinaus ausgedehnt haben, erreichen Sie Selbstverwirklichung. In Ihrer wahrsten Form sind Sie ein glückseliges Wesen. Glückseligkeit ist kein flüchtiges Gefühl, sondern ein absolutes Erlebnis. Sie werden nicht Zeuge der Glückseligkeit, sondern Sie werden zur Glückseligkeit. Wie kann das sein?

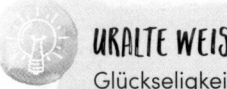

URALTE WEISHEIT

Glückseligkeit tritt ein, wenn Sie frei von Ihren Sorgen, von Stress, Ängsten, Schmerzen und sogar von Ihrem eigenen Ego sind. Es ist der Moment, wenn Sie aufhören, »Sie« zu sein und eins werden mit dem Erlebnis. Die Sängerin wird zum Lied. Der Künstler wird zum Gemälde. Die Musikerin wird zur Melodie. Der Yogi wird zum Asana. Die Meditierende wird zum Moment in der Zeit. Das ist wahre Glückseligkeit.

Beachten Sie den Unterschied zwischen Tanzen und Einswerden mit dem Tanz. Wenn Sie tanzen, führen Sie lediglich die Schritte aus. Ihr Ego ist immer noch an Ort und Stelle und sich bewusst, wie Sie erscheinen, und Ihr Verstand ist immer noch involviert und koordiniert Ihre Schritte. Wenn Sie eins mit dem Tanz werden, gibt es Sie nicht mehr. Sie sind eins geworden mit dem Rhythmus. Wenn Tanz und Tanzende eins werden, das ist reine Glückseligkeit.

Jeder Mensch hat schon einmal Einblicke in diese Glückseligkeit gefühlt, aber wahre Erleuchtung besteht darin, die Glückseligkeit auszudehnen und in Ihrem Alltag hervorzubringen. Wie können Sie sich täglich glücklich fühlen, wenn Sie Ihr gewöhnliches Leben führen? Durch die Ausrichtung von Geist, Körper und Seele. Ayurveda, Yoga und Meditation sind nur Werkzeuge, die Ihnen helfen, dieses Gleichgewicht zu erreichen. Wenn Sie Ihren Körper heilen, Ihren Atem verlangsamen, Ihre Umgebung wahrnehmen, Ihre Samskaras loslassen und auf Ihre Intuition hören, erreichen Sie Selbstverwirklichung.

Hier sind einige Hinweise zur Verbindung mit Ihrem Anandamaya-Kosha:

- Nehmen Sie an einem ekstatischen Tanz teil, einer frei fließenden stillen Tanzparty.
- Praktizieren Sie Yoga.
- Versuchen Sie eine geführte Meditation oder Visualisierung.
- Spielen Sie ein Musikinstrument oder singen Sie ein Lied.
- Verlieren Sie sich in der Natur.

Jenseits der Koshas sind die Menschen eins

In ihrem wahrsten Wesen sind die Menschen alle gleich. Es gibt keine Trennung zwischen Ihnen oder mir oder sonst jemandem. Die Menschen sind alle nur verschiedene Äste desselben Baums, verbunden mit demselben Stamm, mit demselben Wasser versorgt und von derselben Erde genährt. Anstatt Blätter zu vergleichen und eines als grüner und ein anderes als röter zu bezeichnen, müssen Sie erkennen, dass alle aus der gleichen Quelle stammen. Die Unterschiede zwischen den Menschen sind lediglich Illusionen, die sie daran hindern zu erkennen, dass alle eins sind.

Laut Ayurveda hat jede Aktion eine energetische Reaktion. Wenn Sie sich ausgewogen ernähren, fühlen Sie sich geistig ausgeglichen. Wenn Sie Ihre Tage in Meditation beginnen, haben Sie mehr meditative Tage. Wenn Sie Ihren Körper mit Liebe behandeln, wird sich mehr Liebe in allen Aspekten Ihres Lebens zeigen. Diese kleinen Dinge, die Sie tun, wie Bohnen einweichen und Ihren Körper trockenbürsten, dienen nicht nur dazu, dass Sie in der ayurvedischen Lotterie gewinnen. Es ist so, dass Ihr Körper und Ihr Geist keine Hindernisse mehr sind, die Ihren Zugang zu Ihrem tieferen Seelen-Selbst blockieren.

In Ihrem Inneren sind Sie reine Glückseligkeit. Glückseligkeit ist nicht vorübergehend. Es ist nicht, von Wein berauscht zu sein oder einen Schokoladenkuchen zu genießen. Das sind nur Momente der Befriedigung, nur vorübergehende Illusionen. Wahre Glückseligkeit ist unvergänglich und entsteht, wenn Körper, Geist und Seele verbunden sind.

Der ganze Sinn der Suche nach Gesundheit besteht darin, dass Sie auf diese höhere, erwachte Seite von sich selbst zugreifen können. Dieses innere Bewusstsein arbeitet von einem Ort der Freude, der Wahrheit, des Bewusstseins und der Liebe aus. Es ist die Weisheit, die Sie durch die Fragen und Turbulenzen des Lebens führt.

Alles im Ayurveda ist ein Werkzeug, das Ihnen hilft, genau diesen Zustand der reinen Glückseligkeit zu erreichen. Je mehr Sie sich der subtilen Energien Ihres Körpers bewusst sind, desto mehr können Sie sich darauf einstellen, einschätzen, was aus dem Gleichgewicht geraten ist, und es reparieren.

Was Sie auf jeden Fall wissen müssen

- Die fünf Schichten Ihres Körpers werden Koshas genannt und sind Ihr physischer, Ihr energetischer, Ihr geistiger, Ihr intuitiver und Ihr glückseliger Körper.

- Wir empfangen ständig Signale, wie menschliche Radios.

- Sie sind nicht die Gedanken, die Sie denken. Diese existieren nur in Ihrer geistigen Schicht.

- Unter allen Koshas sind alle Menschen gleich: reine Glückseligkeit.

KAPITEL
21

Das Chakra-System

Das Wort *Chakra* bedeutet im Sanskrit »Rad«. Im Ayurveda bezieht sich dieser Begriff auf die Räder der Energie in unserem Körper. In diesem Kapitel behandeln wir die sieben Chakren, oder Energiezentren, in unserem Körper und mit was diese verbunden sind, um Ihnen ein tieferes Verständnis dafür zu vermitteln, wie Ungleichgewichte im Geist mit denen im Körper zusammenhängen.

Wenn Sie zum Beispiel ständig Halsschmerzen haben, kann das mit Problemen in Ihrem Hals-Chakra zusammenhängen. Kopfschmerzen können ein Zeichen für ein Ungleichgewicht des Stirn-Chakras sein. Menstruationsprobleme könnten mit Problemen des Sakral-Chakras zusammenhängen. Lassen Sie uns die Chakra-Körper-Verbindung erforschen.

IN DIESEM KAPITEL

- Die sieben Energiezentren entlang Ihrer Wirbelsäule

- Wie körperliche Schmerzen mit emotionalen Schmerzen zusammenhängen

- Was es bedeutet, eine Seele mit menschlicher Erfahrung zu sein

- Auf Ihr universelles Bewusstsein zugreifen

Was ist ein Chakra?

Von all den Sanskrit-Begriffen, die ich Ihnen in diesem Buch vorgestellt habe, sind Sie vielleicht mit dem Begriff *Chakra* am vertrautesten, weil er häufig in Yogakursen und spirituellen Texten erwähnt wird. Chakren sind Energiezentren, die entlang der Wirbelsäule vom Scheitel bis zum unteren Ende des Steißbeins verlaufen. Jedes

Chakra ist mit einer bestimmten energetischen Funktion verbunden, genau wie jedes Kosha (sehen Sie sich Kapitel 20 noch einmal an, wenn Sie eine Auffrischung zu den Koshas benötigen). Tatsächlich sind Koshas und Chakras inhärent miteinander verbunden.

Die Chakren

Sie haben sieben Chakren: *Muladhara* (Wurzel-Chakra), *Svadhisthana* (Sakral Chakra), *Manipura* (Solarplexus-Chakra), *Anahata* (Herz-Chakra), *Vishuddha* (Hals-Chakra), *Ajna* (Stirn-Chakra) und *Sahasrara* (Kronen-Chakra). Jedes ist mit einer bestimmten Funktion verbunden und an einem Ort in Ihrem Körper gespeichert.

Die Chakren können wie die Doshas in und aus dem Gleichgewicht sein. In den folgenden Abschnitten erkläre ich, was die Chakren sind, mit welchen Koshas und Elementen sie verbunden sind, die Funktion jedes einzelnen Chakras und die Symptome von Gleichgewicht und Ungleichgewicht.

Um Ihre Chakren zu heilen, können Sie Farben, Kristalle, ätherische Öle und andere natürliche Therapien anwenden. Ich erläutere auch ganzheitliche Wege, wie Sie Ihre Chakren wieder ins Gleichgewicht bringen können, sowie Mantras und Affirmationen für jedes.

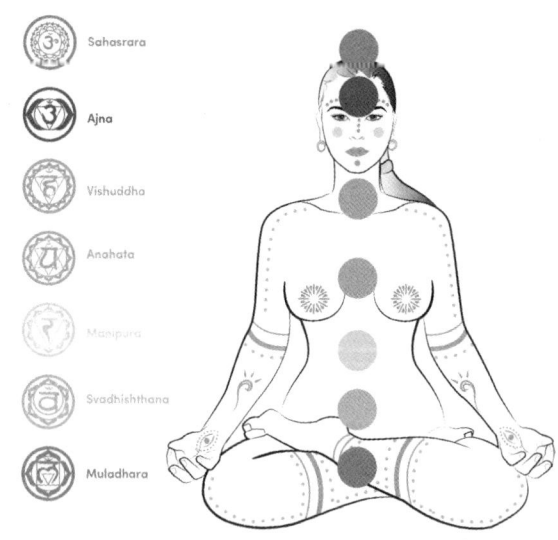

Die Chakren beziehen sich auf verschiedene Energiezentren im Körper und entsprechen Farben, Symbolen, Elementen, Mantras und mehr.

Muladhara (Wurzel-Chakra)

Das Wurzel-Chakra, das *Muladhara*, ist das erste der sieben Chakren und befindet sich an der Basis Ihrer Wirbelsäule. Stellen Sie sich vor, Ihr Körper ist ein Baum, dann ist das Wurzel-Chakra die Wurzel. Es ist für Sicherheit, Stabilität und Ihre grundlegendsten Bedürfnisse zuständig. Dieses Chakra wird mit dem Annamaya-Kosha, oder dem physischen Körper, dem Erd-Element und der Farbe Rot assoziiert.

Haben Sie schon einmal jemanden sagen hören, dass Sie »mit den Füßen auf dem Boden bleiben« oder »Ihren Standpunkt verteidigen« sollen? Diese Ideen sind mit dem Wurzel-Chakra verbunden, das für Stärke und Stabilität sorgt. Es ist von ursprünglicher Energie und kontrolliert Ihre Kampf-oder-Flucht-Reaktion. Das Wurzel-Chakra bezieht sich auch auf Familie und Abstammung. Sie sind spirituell mit Ihren Vorfahren verbunden, und alle Traumata, die diese durchgemacht haben, werden in Ihrem Wurzel-Chakra gespeichert.

Die Wurzel-Chakra-Energie kann Sie dazu bringen, sich in der Gemeinschaft und geerdet zu fühlen, aber auch dazu führen, dass Sie territorial denken und von Angst gesteuert sind. Wenn dieses Chakra im Gleichgewicht ist, fühlen Sie sich sicher und selbstbewusst. Wenn es jedoch aus dem Gleichgewicht ist, treten Ihre Angstmuster in Erscheinung und Sie werden ängstlich, panisch oder unsicher. Wenn Ihnen zum Beispiel ein Zuhause und grundlegende Sicherheiten fehlen, gerät Ihr Muladhara-Chakra aus dem Gleichgewicht.

Ich vergleiche die Chakren gerne mit Abraham Maslows (1908-1970) sozialpsychologischer Hierarchie der Bedürfnisse. Das Wurzel-Chakra würde mit dem ersten und grundlegendsten menschlichen Bedürfnis nach physiologischen Notwendigkeiten in Verbindung stehen: saubere Luft, Nahrung, Wasser und Schlaf. Ohne diese Dinge funktionieren Sie nicht. Das Ungleichgewicht des Wurzel-Chakras ist der Kern so vieler Probleme, in Ihnen selbst und auf der ganzen Welt, einschließlich Krieg, Hungersnot und Gewalt.

URALTE WEISHEIT

Wenn Sie an Ihr Wurzel-Chakra denken, denken Sie an Überleben, Grundbedürfnisse, Sicherheit, Familie/Abstammung und Erdverbundenheit.

Eine Person, der die Wurzel-Chakra-Energie fehlt, kann sich energiearm, haltlos, unsicher, ängstlich oder instabil fühlen. Die Person ist vielleicht ständig auf Diät oder leidet an einer Essstörung, weil sie keine Verbindung zu ihrem Körper spürt. Ungleichgewichte der energetischen Chakren manifestieren sich als körperliche Schmerzen, und eine Person mit geringer Wurzel-Chakra-Energie kann Schmerzen in Hüften, Beinen oder Füßen verspüren, den Körperteilen, die mit diesem Chakra verbunden sind. Sie kann auch Probleme mit den Knochen haben, ein schwaches Immunsystem und/oder unter Verstopfung leiden. All diese Ungleichgewichte beziehen sich auf das Vata-Dosha. Vata ist extrem luftig und ohne Erdung, was ein Wurzel-Chakra-Ungleichgewicht verursacht.

Eine Person mit überschüssiger Wurzel-Chakra-Energie hat zu viel Energie in diesem Zentrum. Sie kann sich wütend, defensiv oder konkurrenzbetont fühlen. Sie kann auch gierig, materialistisch oder auf ihre Routine und ihr Sicherheitsgefühl fixiert sein. Diese Ungleichgewichte beziehen sich alle auf das Pitta-Dosha, das sehr starr und von Errungenschaften besessen sein kann.

Es ist wichtig, ein ausgeglichenes Wurzel-Chakra zu haben, um ein starkes Gefühl der Erdung zu haben, ohne unflexibel zu werden.

Hier sind einige Tipps, wie Sie Ihre verbrauchte Wurzel-Chakra-Energie ausgleichen können:

- Verbinden Sie sich mit der Energie der Erde, indem Sie Zeit im Freien verbringen.
- »Erden« Sie sich, indem Sie mit bloßen Füßen auf Erde laufen, um die negativen Ionen aus der Erde zu empfangen.
- Essen Sie mehr Wurzelgemüse und Protein.

- Verwenden Sie das ätherische Öl Patchouli.
- Tragen Sie die Kristalle Turmalin, Obsidian, Gagat und Hämatit.
- Üben Sie, das Mantra »Vam« zu sprechen.
- Wiederholen Sie die Affirmation »Ich bin«.

Svadhisthana (Sakral-Chakra)

Das zweite Chakra, das Sakral-Chakra, befindet sich unterhalb Ihres Nabels. Es ist Ihre Quelle der Sinnlichkeit, Sexualität und Kreativität. Das Wort »*Svadisthana*« bedeutet eigentlich »süß«. Das »Schmetterlinge im Bauch«-Gefühl kommt von diesem leidenschaftlichen Chakra. Es erlaubt uns, uns mit anderen auf eine intime Art und Weise zu verbinden und Freude und Vergnügen zu empfinden. Beziehungen, Bewegung, Emotionen und die Künste entstehen alle aus diesem heiligen Zentrum. Svadisthana wird mit dem Pranamaya-Kosha assoziiert und erfüllt Sie mit subtiler Kreativität. Das Chakra bezieht sich auch auf das flüssige Element Wasser, das sich in einem konstanten Strömungszustand befindet.

Wenn Ihr Sakral-Chakra ausgeglichen ist, sind Sie in Kontakt mit Ihren Emotionen. Sie erlauben es sich, Freude zu empfinden und können sich mit anderen verbinden. Kreativität kanalisiert sich durch Sie und Sie können auf Ihre innere göttliche Quelle zugreifen. Vielleicht wollen Sie tanzen, sich bewegen und fließen, weil Sie fühlen, wie diese weibliche Energie in Ihnen zirkuliert.

URALTE WEISHEIT

Wenn Sie an Ihr Sakral-Chakra denken, denken Sie an Beziehungen, Vergnügen, Emotionen, Fruchtbarkeit, Kreativität und Wässrigkeit.

Wenn Ihr Sakral-Chakra erschöpft ist, sind Sie von Ihren Emotionen abgeschnitten. Sie haben Schwierigkeiten, sich mit anderen zu verbinden und fühlen sich des Vergnügens nicht würdig. Sie können auch reproduktive Probleme oder Schmerzen im Beckenbereich haben. Fruchtbarkeitsprobleme, sexuelle Erregungsstörungen, zeitweise ausbleibende Menstruation, Schmerzen im unteren Rückenbereich, oberflächliche Beziehungen und Kommunikationsprobleme mit Kindern sind alles Anzeichen für eine Blockade des Sakral-Chakras. Es ist mit dem Vata-Dosha verbunden, das kalt und flatterhaft sein kann sowie Angst vor Tiefe und Hingabe hat.

Wenn Sie überschüssige sakrale Energie haben, können Sie übermäßig emotional werden. Esssucht, Angst vor Verpflichtungen, Drogenmissbrauch und Stimmungsschwankungen werden alle mit dem Sakral-Chakra in Verbindung gebracht. Sie können von einer äußeren Quelle wie Sex, Drogen oder emotionalem Missbrauch abhängig werden, weil Ihnen die Verbindung zu Ihrem wahren Selbst fehlt. Dies bezieht sich sowohl auf das Kapha-Dosha, das sehr emotional werden kann, als auch auf Pitta, das leicht Süchten verfallen kann.

Es ist wichtig, ein ausgeglichenes Sakral-Chakra zu haben, damit Sie mit Ihren Emotionen in Kontakt sein können, ohne von ihnen getrieben zu werden.

Hier sind einige Tipps, wie Sie Ihre verbrauchte Sakral-Chakra-Energie ausgleichen können:

- Drücken Sie sich künstlerisch aus, indem Sie zeichnen, schreiben oder malen.
- Bewegen Sie Ihren Körper, praktizieren Sie Yoga oder tanzen Sie.
- Fühlen Sie Ihre Emotionen und haben Sie keine Angst vor diesen.
- Suchen Sie bei sexuellen Problemen oder Abhängigkeiten eine Beratungsstelle auf.
- Verwenden Sie das ätherische Öl Ylang-Ylang.
- Schwimmen Sie im Meer und verbringen Sie Zeit in der Nähe des Meeres.

Manipura (Solarplexus-Chakra)

Das dritte Chakra, das Solarplexus-Chakra, ist Ihr Kraftzentrum. Es entscheidet, wer Sie sind und was Sie ausmacht. Es enthält Ihr Ego-Selbst, Ihre Identität und alle Aspekte Ihrer Persönlichkeit. Ihre Selbstachtung und Willenskraft sind Teil des beeindruckenden *Manipura*-Chakras. Es ist mit dem Feuer-Element und der Farbe Gelb verbunden. Der Manomaya-Kosha, Ihr geistiger Körper, ist mit dem Solarplexus-Chakra verbunden, weil er Ihr Selbstgefühl und Ihre mentalen Fähigkeiten enthält.

Ihr Solarplexus-Chakra befindet sich in Ihrem Bauch, direkt unter dem Brustkorb. Wenn Sie Ihre Hände auf diesen Körperteil legen, spüren Sie Wärme. Hier liegt Ihr Agni, Ihr Verdauungsfeuer. Ihre Verdauungsorgane, Leber, Bauchspeicheldrüse, Gallenblase und der obere Darm befinden sich alle in diesem kraftvollen Bereich, ebenso wie Ihre Bauchmuskeln. Wenn Sie jemals jemanden über eine andere Person sagen gehört haben »Er ist innen hohl«, dann bezieht die Person sich auf dieses Kraftzentrum-Chakra.

URALTE WEISHEIT

Wenn Sie an Ihr Solarplexus-Chakra denken, denken Sie an Identität, Kraft, Energie, Aktion und Feurigkeit.

Wenn Ihr Solarplexus erschöpft ist, können Sie sich leicht in anderen verlieren, weil Sie kein starkes Gefühl dafür haben, wer Sie sind. Dies kann zu Beziehungsfragen führen, wie z. B. beim Sakral-Chakra, wurzelt aber im eigenen Mangel an Identität.

Bei einer Erschöpfung des Solarplexus haben Sie möglicherweise ein geringes Selbstwertgefühl und eine geringe Willenskraft, weil Sie sich selbst nicht wertschätzen. Sie nehmen die Opfermentalität an und geben anderen die Schuld für Ihre Probleme, statt sie zu akzeptieren. Körperlich kann dies zu chronischer Müdigkeit, ständigem Kältegefühl, steifen Muskeln,

Verdauungsproblemen, geringem Appetit, Rückenschmerzen und Haltungsproblemen führen, die alle mit dem Vata-Dosha zusammenhängen, weil Ihnen dieses innere Feuer fehlt.

Bei überschüssiger Solarplexus-Energie sind Sie besessen von Macht und Geld. Sie werden narzisstisch und sehen nur noch Ihre eigenen Bedürfnisse. Sie haben vielleicht Probleme mit Wut und Kontrollwahn und müssen immer bestimmen. Es fehlt Ihnen an Mitgefühl für andere und Sie sind häufig defensiv und konkurrenzbetont. Im Körper manifestiert sich dies als Bluthochdruck, Geschwüre, Stress, ständiger Hunger, Muskelkrämpfe und Nebennierenüberlastung. Klingt wie das Pitta-Dosha, nicht wahr?

Es ist wichtig, dass Sie Ihr Solarplexus-Chakra im Gleichgewicht halten, um ein starkes Gefühl dafür zu haben, wer Sie sind, ohne sich zu sehr darauf zu versteifen.

Hier sind einige Tipps, wie Sie die verbrauchte Energie des Solarplexus-Chakras ausgleichen können:

- Praktizieren Sie Übungen, die den Solarplexus-Bereich kräftigen, sowie Aerobics.
- Meditieren Sie zweimal am Tag und konzentrieren Sie sich auf das Feuer in Ihrem Inneren.
- Verwenden Sie das ätherische Öl Neroli.
- Tragen Sie die Kristalle gelber Calcit und Tigerauge.
- Verbringen Sie jeden Tag 20 Minuten in der direkten Sonne.
- Wiederholen Sie das Sanskrit-Mantra »Ram«.
- Sagen Sie die Bestätigung »Ich kann«.

Anahata (Herz-Chakra)

Das Herz will, was es will, nicht wahr? Das liegt daran, dass das Herz seine eigene Intelligenz hat, die oft die des Verstands übertrifft. Ihr Verstand sagt Ihnen, was Sie auf der Grundlage Ihrer bisherigen Erfahrungen und Erwartungen tun sollen. Ihr Herz spricht nur die Wahrheit, es lügt und betrügt Sie nicht, wie es Ihr Verstand kann. Deshalb ist es so wichtig, dem Herzen zu folgen.

Das Herz-Chakra, *Anahata,* befindet sich in der Mitte Ihrer Brust und ist eigentlich mit der Farbe Grün, nicht Rot, verbunden. Es wird mit dem Vijnanamaya-Kosha, Ihrem intuitiven Körper, und dem Element Luft assoziiert.

URALTE WEISHEIT

Wenn Sie an Ihr Herz-Chakra denken, denken Sie an Liebe, Mitgefühl, Einfühlungsvermögen, Freundlichkeit, Frieden und Leichtigkeit.

Das Herz-Chakra ist ausgeglichen, wenn Sie fähig sind, Liebe zu geben und zu empfangen. Sie lieben andere, aber vor allem lieben Sie auch sich selbst. Man kann andere nur so sehr lieben, wie man sich selbst liebt. Wenn Sie sich selbst nicht zuerst lieben, bleiben Sie erschöpft zurück, ohne Liebe zu geben. Das macht Sie anhänglich und bedürftig. Sie müssen sich selbst mit dem gleichen Mitgefühl behandeln, das Sie anderen entgegenbringen.

Wenn das Herz-Chakra ausgeglichen ist, sind Sie von einem Gefühl der Liebe für alles überwältigt. Vielleicht sitzen Sie in Ihrem Auto und spüren plötzlich eine Welle der Liebe, wie ich es gern nenne. Sie treffen Ihre Entscheidungen von einem herzzentrierten Ort aus und verbinden sich wirklich mit anderen, sehen sie als das, was sie wirklich sind.

Wenn dieses Chakra blockiert ist, geben Sie die Liebe auf. Vielleicht wurden Sie in der Vergangenheit verletzt und haben Angst davor, Ihr Herz wieder zu öffnen. Sie sind oft verschlossen in Ihren Beziehungen und kalt in Ihren Interaktionen. Sie können sich körperlich im Brustbereich eingeengt fühlen und an Herzinfarkt oder Atembeschwerden leiden.

Wenn Sie als Kind keine bedingungslose Liebe erhalten haben, haben Sie vielleicht eine Blockade in Ihrem Herz-Chakra. Die wahre Medizin ist es, Ihr Herz weit offen zu halten, auch wenn es missbraucht oder gebrochen

wurde. So können Sie wirklich ein Gefäß der Liebe werden.

Hier sind einige Tipps, wie Sie Ihre verbrauchte Herz-Chakra-Energie ausgleichen können:

- Praktizieren Sie Selbstpflege-Rituale wie eine Selbstmassage mit Öl und Trockenbürsten.
- Verbringen Sie Zeit mit Kindern und Tieren.
- Üben Sie tiefes Atmen mit den Händen auf dem Herzen.
- Praktizieren Sie herzöffnende Yogastellungen wie z. B. Rückbeugen.
- Sagen Sie das Mantra »Yam« und die Affirmation »Ich liebe«.
- Tragen Sie einen Rosenquarz oder Malachit bei sich.
- Verwenden Sie das ätherische Öl Kamille.

Vishuddha (Hals-Chakra)

Das fünfte Chakra, *Vishuddha,* befindet sich in Ihrem Halszentrum und ist für die Kommunikation zuständig. Es ist das Energiezentrum, das nicht nur Ihre Stimmbänder beherbergt, sondern Ihnen auch die Kraft verleiht, immer die Wahrheit zu sagen und für sich selbst einzustehen. Es erlaubt Ihnen, stimmlich, ausdrucksstark und kollaborativ zu sein. Schriftstellerinnen, Sänger und Musikerinnen haben oft offene Hals-Chakren. Dieses Chakra wird mit der Farbe Blau und dem Element Äther (Raum) assoziiert, das Schallschwingungen enthält. Es ist mit dem Vijnanamaya-Kosha verbunden, weil es Teil Ihres intuitiven Körpers ist.

Um ein starkes Hals-Chakra zu haben, ist es genauso wichtig, gut zuzuhören wie gut reden zu können. Kommunikation ist keine Einbahnstraße, aber Menschen, die gut reden können, können nicht unbedingt gut kommunizieren. Ein offenes Hals-Chakra bedeutet zum großen Teil, zwischen den Zeilen lesen zu können. Die wahre Botschaft liegt nicht in den Worten, sondern in der Bedeutung dahinter. Menschen mit guten Kommunikationsfähigkeiten können diese subtilen Hinweise von anderen aufgreifen und sind geschickte Gesprächspartner. Sie wissen, wie man mit Menschen spricht und Botschaften vermittelt, weil sie sehr scharfsinnig sind.

Wenn Sie nur sprechen, aber nicht zuhören können, haben Sie vielleicht zu viel Energie des dritten Chakras, des Solarplexus-Chakras. Wenn Sie nur zuhören, aber nicht sprechen können, haben Sie zu viel Herz-Chakra-Energie. Menschen mit einem guten Gleichgewicht haben offene Hals-Chakren.

URALTE WEISHEIT
Wenn Sie an Ihr Hals-Chakra denken, denken Sie an Kommunikation, Wahrheit, metaphorisches Denken und Manifestation.

Menschen mit ausgeglichenen Hals-Chakren sind häufig musikalisch begabt. Sie sind in der Lage, Vibrationen, Töne, Melodien und Rhythmen aufzunehmen, weil sie im Einklang mit den Klangschwingungen sind. Sie singen möglicherweise auch gern, auch wenn sie keine »gute« Stimme haben, einfach weil sie dieses Chakra-Zentrum gern nutzen.

Menschen mit erschöpfter Hals-Chakra-Energie fällt es vielleicht schwer, ihre Gefühle auszudrücken. Sie haben Angst davor, öffentlich zu sprechen und eine schwache Stimme. Sie lügen manchmal, um anderen zu gefallen oder nehmen das, was andere sagen, zu wörtlich. Dieses Ungleichgewicht kann sich in Form körperlicher Probleme wie einem Kloß im Hals, Halsschmerzen, Kieferverspannungen, Nackensteifheit oder Halsentzündungen manifestieren. Ein erschöpftes Hals-Chakra führt oft zu hormonellen Problemen aufgrund einer Schilddrüsenunterfunktion, alles Symptome, die mit dem Kapha-Dosha verbunden sind.

Hier sind einige Tipps, wie Sie Ihre verbrauchte Hals-Chakra-Energie ausgleichen können:

- Singen Sie sich die Seele aus dem Leib!
- Üben Sie Mantras, besonders das Sanskritwort »Ham«.
- Wiederholen Sie die Affirmation »Ich äußere mich«.
- Schreiben Sie jeden Tag etwas.
- Stehen Sie auf und sprechen Sie vor anderen.
- Hören Sie gut zu.
- Verwenden Sie ätherisches Pfefferminzöl.
- Tragen Sie die Kristalle Aquamarin und Sodalith.

Ajna (Stirn-Chakra)

Sie sehen die physische Welt mit Ihren zwei Augen, aber Sie können die unsichtbare Welt mit Ihrem dritten Auge wahrnehmen. Ihr drittes Auge ist Ihr intuitives Selbst. Es ist das Wissen, dass etwas passieren wird, kurz bevor es passiert. Es ist Ihr inneres psychisches Selbst, das genau weiß, was Sie tun müssen, selbst wenn Ihr Verstand Ihnen etwas anderes sagt.

Ihr Stirn-Chakra, oder Ihr Chakra des dritten Auges, *Ajna*, ist im Wesentlichen Ihr sechster Sinn, der in der Lage ist, Dinge auf der Basis subtiler Energien wahrzunehmen. Wenn Sie jemals einen Traum hatten, der später wahr wurde, dann war das Ihr Stirn-Chakra bei der Arbeit. Es ist mit allen Elementen verwandt, weil es reines Licht ist. Wenn Sie Visualisierungen praktizieren, aktivieren Sie Ihr Ajna-Chakra. Die Farbe Indigo ist sowohl mit dem dritten Auge als auch mit dem Andamaya-Kosha, dem glückseligen Körper, verbunden.

URALTE WEISHEIT
Wenn Sie an Ihr Stirn-Chakra denken, Ihr Chakra des dritten Auges, denken Sie an Intuition, innere Weisheit, psychische Vision, Imagination und Träume.

Wenn Ihr drittes Auge aktiviert ist, sind Sie ein äußerst wahrnehmungsfähiges Wesen. Sie tragen eine tiefe, angeborene Weisheit in sich und können Ihre Wünsche manifestieren. Sie sind sehr intuitiv und haben sehr lebhafte Träume, an die Sie sich meist erinnern. Meditation ist ganz natürlich für Sie und Sie sind in der Lage, vieles zu visualisieren.

Wenn Ihr drittes Auge blockiert ist, wachen Sie auf und können sich an keinen einzigen Ihrer Träume erinnern. Sie treffen schlechte Entscheidungen und können Menschen nicht einschätzen oder negative Situationen vorhersehen. Sie werden materialistisch und stecken im Hamsterrad fest, ohne jeden Gedanken an Ihre Bedeutung in der Welt. Sie sind nicht mehr in der Lage, Ihre Fantasie zu befriedigen und schalten zur Unterhaltung den Fernseher ein. Sie sind zu sehr in der dreidimensionalen Welt – was Sie sehen und berühren können – gefangen und verlieren den Kontakt zur Magie des Lebens, die Sie einst als Kind erkannt haben. Diese Blockade kann sich in Form von Kopfschmerzen, Nebenhöhlenentzündungen und einer verstopften Nase manifestieren, die mit dem übermäßig geerdeten Kapha Dosha zusammenhängen. Sie können sogar Kurzsichtigkeit und Nachtblindheit erleben.

Hier sind einige Tipps, wie Sie Ihre verbrauchte Stirn-Chakra-Energie ausgleichen können:

- Schreiben Sie Ihre Träume auf, sobald Sie aufwachen.
- Meditieren Sie direkt nach dem Aufwachen und noch einmal vor dem Schlafengehen.
- Nutzen Sie Visualisierungen, um Ihre Zirbeldrüse zu aktivieren.
- Verwenden Sie ätherisches Sandelholzöl.
- Drücken Sie sich kreativ aus durch Kunst und Musik.
- Wiederholen Sie die Affirmation »Om«.
- Sagen Sie das Mantra »Ich weiß«.
- Tragen Sie die Kristalle Labradorit, Kyanit und Azurit/Lapislazuli.

Sahasrara (Kronen-Chakra)

Jetzt haben wir es bis zu Ihrem Scheitel geschafft, Ihrem Kronen-Chakra. Dieses Chakra befindet sich über Ihrem physischen Körper und verbindet Sie mit der universellen Energie. Das Wort *Sahasrara* bedeutet »tausendblättrig« und wird oft durch eine Lotusblume symbolisiert.

URALTE WEISHEIT

Die Lotusblüte stellt das Kronen-Chakra dar, weil sie eine schöne weiße Blume ist, die auf der Wasseroberfläche schwimmt, aber auch lange Wurzeln hat, die sie mit dem Boden darunter verbinden. Wie die Lotusblume müssen Sie in der physischen Welt verwurzelt sein, so schlammig sie auch sein mag, um oben zu einer schönen Blume zu erblühen.

Wenn Sie jemals einen Moment reiner Glückseligkeit erlebt haben, in dem ein warmes Gefühl von innerem Frieden und Dankbarkeit Ihr ganzes Wesen überkam, dann war das Ihr Kronen-Chakra, das aktiviert wurde. Ihre Krone ist verantwortlich für das Lernen, die Spiritualität und Ihr höheres Selbst. Sie wird von Bildung getrieben und will immer mehr darüber erfahren, wer Sie sind. Die Chancen stehen gut, dass, wenn Sie dieses Buch in die Hand nehmen, Ihr Kronen-Chakra aktiviert ist. Die ewige Suche nach Wissen ist Teil des Kronen-Chakras.

Ihr Kronen-Chakra ist Ihre Seele – wer Sie unter Ihrer Persönlichkeit, Ihren Gedanken und Ihrem physischen Körper sind. Sie sind, was Sie immer waren und immer sein werden. Und tief im Inneren sind alle Seelen eins. Alle wollen die gleiche Sache – Liebe, Verbindung, Freiheit, Sicherheit und Sinn. Wenn Sie wirklich erkennen, dass die Menschen alle eins sind, und beginnen, Ihr Leben auf diese Weise zu leben, öffnen Sie Ihr Kronen-Chakra.

Wenn alle sieben Chakren geöffnet sind, kann Ihre *Kundalini*-Schlangenenergie sich frei entlang Ihrer Wirbelsäule bewegen und Sie zur Erleuchtung bringen. Erleuchtung ist die Erkenntnis, dass Sie lediglich eine Seele sind, die eine menschliche Erfahrung hat und für ein größeres Ziel auf diesen Planeten gesetzt wurde, um anderen zu helfen, mit welcher Begabung auch immer das Universum Sie ausgestattet hat. Einige Menschen schreiben großartige Bücher, andere sind hingebungsvolle Pflegekräfte und wieder andere starke Führungspersönlichkeiten. So wie jeder Mensch mit einem Dosha-Bestandteil geboren wird, wird jeder Mensch mit einer einzigartigen Prävalenz der verschiedenen Chakren geboren. Sie haben diese Kombination erhalten, damit Sie Ihr höheres Ziel, Ihr *Dharma*, erfüllen können.

URALTE WEISHEIT

Wenn Sie an Ihr Kronen-Chakra denken, denken Sie an das höhere Selbst/Ziel, das große Ganze, Selbstverwirklichung, Erleuchtung und universelles Einssein.

Mit einem offenen Kronen-Chakra sind Sie auf das universelle Bewusstsein eingestimmt. Was bedeutet überhaupt universelles Bewusstsein? Wenn Sie jemals einen Hund als Haustier gehabt haben, werden Sie vielleicht feststellen, dass er sich in der klassischen »Hund«-Haltung dehnt, wenn er aufsteht. Er hat nie einen Yoga-Kurs besucht. Er macht das nur, weil sein Körper das von Natur aus braucht. Ebenso macht er, auch wenn Sie ihn noch nie einem anderen Hund vorgestellt haben, andere »Hundedinge«, wie z. B. sich vor dem Hinlegen im Kreis drehen oder sich eine Mulde als Bett schaffen. Diese Dinge wurden ihm nie beigebracht, dieses Wissen ist das universelle Bewusstsein, das durch ihn kanalisiert wird.

Das universelle Bewusstsein existiert in allen Lebewesen. Es gibt zahlreiche Ereignisse, bei denen Tiere vor einem großen Erdbeben geflüchtet sind oder Vögel vor einem Hurrikan in einen anderen Teil der Welt emigriert sind. Diese Tiere haben keine Nachricht erhalten, dass eine Katastrophe auf dem Weg ist. Sie hatten nur Zugang zu einer Quelle.

Auch Sie können auf diese universelle Energie zugreifen. Der einzige Unterschied ist, dass Sie einen frei denkenden Verstand haben, der diese angeborene Weisheit außer Kraft setzen und Sie Ihre eigene Weisheit aus den Augen verlieren lassen kann. Das Universum sendet Ihnen ständig Botschaften durch Ihre Chakren. Sie beschließen nur einfach manchmal, nicht zuzuhören.

Sie sind in der Lage, Ihr Kronen-Chakra zu öffnen, wenn Sie erkennen, dass alles, was Sie sehen, eine Reflexion Ihres inneren Zustands ist. Sie schaffen Ihre eigenen Realitäten auf der Grundlage Ihrer Wahrnehmungen. Sie sind nicht Ihr Name, Ihr Beruf, Ihre Persönlichkeit, Ihre Familie oder Ihre Vergangenheit, sondern eher eine flüchtige Seele, die eine menschliche Erfahrung macht. Gleichzeitig wurden Sie aus einem bestimmten Grund auf diesen Planeten gesetzt und haben Arbeit zu erledigen. Diese Arbeit besteht nicht darin, Rechnungen zu bezahlen, ein Vermögen zu verdienen oder Ruhm um des Ruhmes willen zu erlangen, sondern stattdessen der Gesellschaft etwas auf sinnvolle Weise zurückzugeben. Die Bedeutung jedes Menschen hängt von ihren oder seinen eigenen, einzigartigen Fähigkeiten ab, die sie oder er bei der Geburt von den Sternen erhalten hat.

Um diesen Grad der Selbstverwirklichung zu erreichen, müssen Sie bereit sein, an sich zu arbeiten. Wir haben alle unsere eigenen Schatten oder verdrängte Teile von uns selbst, an denen wir arbeiten können, wie z. B. Eifersucht, Angst oder Wut, die aus unseren Doshas entstehen. Sie müssen in der Lage sein, sich selbst ohne Urteil zu betrachten, sowohl Ihr Licht als auch Ihre Dunkelheit, um zu sehen, wer Sie wirklich sind. Nur dann können Sie Ihre Ungleichgewichte überwinden und Ihr höheres Selbst erreichen.

Wenn Ihr Kronen-Chakra blockiert ist, fühlen Sie sich vielleicht nicht mehr in Kontakt mit Ihrer eigenen Göttlichkeit. Sie sehen sich selbst möglicherweise als wertlos an und werden depressiv. Vielleicht fehlt es Ihnen an Inspiration und Sinn und Sie gehen durchs Leben, ohne wirklich zu leben. Ihr Körper ist da, aber Ihre Seele nicht.

Chakren und Koshas ausgleichen

Chakra	Kosha	Funktion	Lage im Körper	Assoziierte Physiologie	Wenn ausgeglichen
Wurzel	Annamaya	Überleben	Basis der Wirbelsäule	Hüften, Kreuzbein, Beine, Füße, untere Eingeweide, Gelenke, Knochen, Steißbeinnervengeflecht	Stabil, geerdet
Sakral	Pranamaya	Sinnlichkeit	Unterhalb des Nabels	Geschlechtsorgane, unterer Rücken, Bauch, Blase, Becken, Sakralnervengeflecht	Gute Beziehungen
Solarplexus	Manomaya	Identität	Brustkorbansatz	Magen, Magen-Darm-Trakt, Nebennieren, Organe, mittlerer Rücken, Solarplexus	Starkes Selbstbewusstsein
Herz	Vijnanamaya	Liebe	Mitte der Brust	Thymusdrüse, Herz, Lunge, Brüste, Schultern, Herznervengeflecht	Liebe geben und empfangen können
Hals	Vijnanamaya	Kommunikation	Hals	Schilddrüse, Rachen, Luftröhre, Hals, Rachennervengeflecht	Ausdrucksstark und geradeheraus
Stirn (drittes Auge)	Anandamaya	Intuition	Stirn (drittes Auge)	Zirbeldrüse und Hypophyse, Karotisnervengeflecht	Tiefes Bewusstsein und Verständnis
Krone	Anandamaya	Aufklärung	Scheitel	Gehirn, Nervensystem, Hypophyse und Zirbeldrüse, Großhirnrinde	Selbstverwirklichung, Glückseligkeit

Hier sind einige Tipps, wie Sie Ihr Kronen-Chakra öffnen können:

- Lernen Sie weiterhin Neues über die Welt und sich selbst.
- Folgen Sie Ihrer Neugier.
- Machen Sie Meditation zu einer Lebensweise.
- Seien Sie achtsam bei allem, was Sie tun.
- Lassen Sie unnötigen Besitz und Überzeugungen los.

Wenn unausgeglichen	Farbe	Element	Ätherisches Öl	Mantra	Affirmation	Natürliche Therapie	Kristall
Angst, Urinstinkt	Rot	Erde	Patchouli	»Vam«	»Ich bin«	Mit der Erde verbinden	Obsidian, Gagat, Hämatit
Unfähig, intim zu werden	Orange	Wasser	Ylang-Ylang	»Lam«	»Ich fühle«	Sexueller Ausdruck	Granat, Rubin
Zorn, Machthunger	Gelb	Feuer	Neroli	»Ram«	»Ich kann«	Sonnenbaden	Gelber Calcit, Tigerauge
Abgetrennt von Verbindungen	Grün	Luft	Kamille	»Yam«	»Ich liebe«	Selbstpflege	Rosenquarz, Malachit
Unfähig, die Wahrheit zu sagen, Schilddrüsen- und Nebenhöhlen-erkrankungen	Blau	Äther	Pfefferminz	»Ham«	»Ich äußere mich«	Singen und Chanten	Aquamarin, Sodalith
Außerhalb des Kontakts mit dem höheren Selbst, materialistisch	Indigo	Alle	Sandelholz	»Om«	»Ich weiß«	Kreativer Ausdruck, Träumen	Labradorit, Kyanit, Azurit/ Lapislazuli
Mangel an Glauben, Skeptizismus							

- Verbringen Sie mehr Zeit allein und in der Natur.
- Praktizieren Sie einmal pro Woche einen Tag der Stille.
- Erfahren Sie mehr über Ihre Vorfahren.
- Bleiben Sie mit Ihrem Atem in Verbindung.
- Nehmen Sie die Schönheit des Lebens wahr.
- Erkennen Sie, dass alles aus einem Grund geschieht und dass es im Leben keine Zufälle gibt.

Die Tabelle enthält alles, was Sie über Chakren und Koshas, und alles, was diese körperlich und geistig mit Ihnen zu tun haben, wissen müssen. In jeder Zeile ist ein spezifisches Chakra aufgeführt, das dazugehörige Kosha, seine Funktion und die damit verbundene Physiologie. Ich habe weiterhin die Symptome des Gleichgewichts und des Ungleichgewichts von jedem Chakra aufgeführt sowie die damit assoziierten Farben, ätherischen Öle, Mantras, Affirmationen und Kristalle und zeige Ihnen, wie Sie sich selbst ganzheitlich heilen können.

Was Sie auf jeden Fall wissen müssen

- Sie haben sieben Chakren, oder Energiezentren, die entlang des Energiepfads Ihres Körpers verlaufen und einem bestimmten Bereich Ihres physischen, emotionalen und spirituellen Wohlbefindens entsprechen.

- Die sieben Chakren sind das Wurzel-, das Sakral-, das Solarplexus-, das Herz-, das Hals-, das Stirn- und das Kronen-Chakra.

- Die ersten drei Chakren sind eher körperlich und die anderen drei eher intuitiv. Das Kronen-Chakra befindet sich über dem Körper.

- Das Wurzel-Chakra ist für das Überleben verantwortlich. Das Sakral-Chakra bezieht sich auf die Sexualität. Das Solarplexus-Chakra beherbergt Ihre Kraft.

- Das Herz-Chakra verleiht Ihnen die Fähigkeit, Liebe zu geben und zu empfangen. Das Hals-Chakra ermöglicht es Ihnen, einwandfrei zu kommunizieren. Das Stirn-Chakra (Chakra des dritten Auges) verbindet Sie mit Ihrer Intuition. Das Kronen-Chakra ist Ihre Beziehung mit der höheren Quelle, dem universellen Bewusstsein.

- Wenn Ihre Chakren ausgeglichen sind, erfahren Sie Erleuchtung.

Teil 6

Ayurvedische Heilung

In diesem letzten Teil des Buches erfahren Sie, wie Sie diese uralte Heilungsweisheit auf Ihr modernes Leben anwenden und die Vorteile von Panchakarma, der ultimativen Entgiftungstherapie, für sich nutzen können. Ich nenne auch einige Hausmittel für alles, von Verdauungsstörungen über Hautkrankheiten bis hin zu alltäglichen Beschwerden, die Sie befähigen, sich selbst zu heilen.

KAPITEL
22

Panchakarma

Panchakarma gehört zu den bekanntesten Bereichen des Ayurveda. Panchakarma ist eine fünfstufige, totale Verjüngung des Geistes und des Körpers samt Massagen mit Kräuterölen, Dampftherapien, Einläufen, einer reinigenden Kitchari-Diät und anderen entgiftenden Praktiken.

Panchakarma hilft, Giftstoffe aus Ihrem Körper auszuscheiden, Ihre Doshas wieder ins Gleichgewicht zu bringen, unzählige Beschwerden zu heilen und Ihnen ein neues Gefühl von Klarheit und innerem Frieden zu geben. Es ist eine immersive Erfahrung, bei der die Teilnehmenden für die umfassende Behandlung zwischen 3 und 21 Tage in einer Panchakarma-Einrichtung bleiben müssen. Ein durchschnittliches Panchakarma dauert 5 Tage. Es ist jedoch kein gewöhnlicher Wellness-Urlaub mit Massagen am Pool und grünen Säften. Es ist eine Geist-Körper-Erfahrung, die Giftstoffe aus jedem Teil Ihres Körpers entfernt.

IN DIESEM KAPITEL

- Panchakarma: die ultimative Entgiftung

- Warum die Menschen für Panchakarma in Scharen nach Indien reisen

- Die am intensivsten reinigende Diät zur Eliminierung von Giftstoffen

- Was alles zur Panchakarma-Erfahrung gehört

Die Panchakarma-Erfahrung

Ich erinnere mich an meine erste Panchakarma-Erfahrung in Indien. Ich lag auf einem hölzernen Massagetisch, als zwei Frauen reichlich scharfes, mit Kräutern versetztes Sesamöl in jeden Quadratzentimeter meines Körpers rieben – ein Duft, den ich nie vergessen werde.

Als ich dort in einem Zustand der Glückseligkeit lag, sprang ich plötzlich mit einer Nase voller Öl auf. Ich habe es damals nicht bemerkt, aber die Damen hatten mir Öl in die Nase gespritzt, als Teil der Nasya, oder der Nasendusche.

Der Tag ging mit Ghee weiter – mit viel Ghee. Die geklärte Butter fand Einzug in sämtliche Facetten der Erfahrung: Ob ich sie morgens auf nüchternen Magen trank, gegen Augenringe oder bei den Einläufen nutzte.

Die Behandlungen waren nicht nur extrem entgiftend, es war auch keine psychische Stimulation zugelassen, sodass wir wirklich auf die Erfahrung konzentriert waren. Technische Geräte waren nicht erlaubt, und das Zentrum mit Blick auf den Indischen Ozean, in dem ich war, hatte nicht einmal Strom in den Bambushütten, in denen wir übernachteten. Wir waren bei Sonnenuntergang im Bett und sind morgens mit den Hühnern aufgestanden, bereit für unsere mit reichlich Öl versehenen Behandlungen.

Es heißt, Panchakarma ist nichts für schwache Nerven und ich muss dem zustimmen. Die Behandlung bringt Ihren Verstand, Körper und Geist auf eine Ebene, die Sie vielleicht noch nie zuvor erfahren haben, indem sie das Alte und Abgestandene aus Ihrem Dickdarm, Ihrem Magen und Ihrem Verstand spült. Aber danach sind Sie eine erneuerte Person, offen für die Möglichkeiten des Lebens.

Über Panchakarma

Panchakarma bedeutet »fünf Therapien« auf Sanskrit. Diese fünf Therapien sind die am stärksten entgiftenden Behandlungen in der ayurvedischen Medizin. Sie reinigen alle Kanäle Ihres Körpers und entfernen Giftstoffe, die später Krankheiten verursachen können. Im Panchakarma wird im Grunde genommen ein unausgeglichener Körper mit Öl abgerieben und wieder ins Gleichgewicht gebracht.

Die fünf traditionellen Therapien des Panchakarma sind *Basti* (Einläufe mit Kräuteröl), *Nasya* (Nasenspülung), *Vamana* (therapeutisches Erbrechen), *Virechana* (Abführen) und *Raktamokshana* (Aderlass). Die meisten dieser Behandlungen werden heute jedoch nicht mehr praktiziert und wurden durch mildere, entspannende Behandlungen wie Ölmassagen und sanfte Therapien ersetzt.

Panchakarma ist international bekannt für die Fähigkeit, fast jede Krankheit zu heilen, von Ekzemen über Diabetes bis hin zu Herzkrankheiten. Es ist eines der reinsten Dinge, die Sie für sich selbst tun können und bewirkt, dass Sie sich der Giftstoffe, an denen Sie festhalten, sowohl physisch als auch emotional viel bewusster werden.

Panchakarma wird nicht nur zur Behandlung von Beschwerden empfohlen, sondern auch zur Vorbeugung von Krankheiten, die durch jahreszeitliche Veränderungen verursacht werden. Während die Jahreszeiten ineinander übergehen, sammeln sich Giftstoffe in Ihrem System an. Deshalb wird Panchakarma zu jedem Wechsel der Jahreszeit empfohlen, um Ihre Doshas im Gleichgewicht zu halten.

Panchakarma ist ernsthafte Arbeit, auch wenn Sie körperlich nichts tun. Das macht es für viele Menschen so schwierig. Ihr Körper setzt jahrelang gespeicherte Giftstoffe frei, und obwohl Sie den ganzen Tag still sitzen, sind Sie am Ende erschöpft, wenn Ihre täglichen Behandlungen vorbei sind.

URALTE WEISHEIT

Der Zweck von Panchakarma ist *Sodhana*, Reinigung. Nach der Charaka Samhita, dem ältesten Text des Ayurveda, tritt eine Krankheit nicht wieder auf, wenn sie mit Sodhana behandelt wird. Panchakarma ist der ultimative Weg, den Körper zu heilen und wieder ins Gleichgewicht zu bringen.

Die Vorteile von Panchakarma

Zu den vielen Vorteilen von Panchakarma gehören die folgenden:

- Giftstoffe aus dem gesamten System entfernen
- Ausgeglichene Doshas
- Geheiltes Verdauungssystem
- Gestärktes Immunsystem
- Verminderter Stress
- Anti-Aging
- Strahlendere Haut
- Gewichtsverlust (bei Übergewicht)
- Tiefe Entspannung
- Meditative Lebenseinstellung
- Gesteigerte Achtsamkeit

Vor dem Panchakarma

Es wird empfohlen, dass Sie Ihren Körper vor der Panchakarma-Behandlung in einem Prozess namens *Oleation* reinigen. Sie werden ermutigt, mindestens eine Woche lang nur Kitchari, Linsen und Reis mit heilenden Gewürzen oder zumindest einfache, vegetarische Mahlzeiten zu essen, bevor Sie die Panchakarma-Erfahrung angehen. Sie sollten auch Ghee oder Rizinusöl einnehmen, um Ihren Darm zu reinigen und Giftstoffe zu lösen, bevor Sie mit der Kur beginnen. Sie sollten auch auf Fleischkonsum, exzessives Reisen, Ärger, Stress und andere unausgewogene Lebensmittel und Erfahrungen verzichten.

Ein typischer Tag beim Panchakarma

Jede Person wird ihre eigene, auf sie zugeschnittene Panchakarma-Erfahrung haben, aber in diesem Abschnitt möchte ich Ihnen eine Vorstellung davon geben, wie ein Tag beim Panchakarma aussehen könnte.

Das Erste, was Sie tun, ist, sich mit der ayurvedischen Ärztin oder dem Arzt zu treffen, die oder der Ihre Zunge kontrolliert, Ihren Puls bewertet und Sie Formulare ausfüllen lässt über Ihre Verdauungsmuster, Sehnsüchte, Gesundheitsziele, medizinische Vorgeschichte, geistigen Eigenschaften, Haut, Stoffwechsel, Träume und vieles mehr. Es ist ein sehr detaillierter Fragebogen, der alle Facetten Ihres Körpers und Ihrer Veranlagung bewertet.

Mit diesen Informationen wird die Ärztin oder der Arzt Ihr Panchakarma-Erlebnis verschreiben, das auf Ihre speziellen Bedürfnisse zugeschnitten ist.

Ein typischer Tag kann so aussehen:

- Sie stehen bei Sonnenaufgang auf und praktizieren Yoga und Meditation.
- Danach trinken Sie eine Tasse Ghee mit spezifischen Kräutern für Ihre Ungleichgewichte. (Das Ghee unterstützt die Absorption der Kräuter.)
- Sie beginnen Ihre erste Behandlung des Tages, wie z. B. eine Ölmassage oder einen Einlauf. Dann verbringen Sie Zeit im Dampfbad, um Giftstoffe freizusetzen.
- Sie essen ein entgiftendes Mittagessen mit Kitchari.
- Sie gehen in der Natur spazieren oder setzen sich hin und meditieren.
- Sie unterziehen sich einer weiteren Behandlung, wie z. B. Shirodhara, dem Stirnguss.
- Sie verzehren ein leichtes Abendessen mit mehr Kitchari oder gekochtem Gemüse und Reis.
- Sie lesen, meditieren und gehen ins Bett, um für einen weiteren Heilungstag ausgeruht zu sein.

Die Panchakarma-Diät

Was Panchakarma so effektiv macht, ist die Ernährung während der Behandlung. Sie sind auf einer strengen Diät, die nur auf Kitchari basiert: Basmatireis und Linsen, die langsam in medizinischen Gewürzen und Kräutern gekocht wurden.

Sie können keinen Alkohol, Kaffee oder etwas anderes als Tee trinken. Sie können auch keine Salate oder Smoothies essen bzw. trinken, weil diese zu kühl und leicht für Ihren Körper sind. Fleisch, Brot und Zucker sind ebenfalls von der Liste gestrichen, weil sie zu heiß und zu schwer sind.

Ihre Ernährung ist vollständig sattvisch, rein und Positivität hervorrufend, um Ojas, Wohlbefinden, hervorzurufen. Wenn Sie weiterhin Sandwiches, Pizza und Fertigprodukte essen, hat die Panchakarma-Behandlung keine Wirkung. Die Reinigung beginnt im Inneren und die Kitchari-Diät ist ein entscheidender Teil der Panchakarma-Erfahrung.

Im Laufe des Panchakarma-Prozesses werden Sie sich Ihrer eigenen Süchte sehr bewusst, wie z.B. etwas Süßes nach dem Essen, ein knuspriger Snack oder ein Stück Schokolade am Nachmittag. Alles ist suppenartig, lange gekocht und einfach. Einige Panchakarma-Zentren bieten eine Auswahl an ayurvedischen Lebensmitteln und sogar Obst an, während die traditionelleren nur Kitchari servieren.

Ghee, oder geklärte Butter, wird im Ayurveda als flüssiges Gold betrachtet und ist der Superstar der Panchakarma-Erfahrung, der in fast jede Behandlung und Mahlzeit einfließt.

Kräuteröle werden ebenfalls reichlich verwendet, sowohl in der Küche als auch in der Therapie. Diese Öle helfen, tief sitzende Giftstoffe aus Ihrem System zu lösen, für eine vollständige Reinigung.

Panchakarma-Therapien

Die meisten Panchakarma-Einrichtungen konzentrieren sich heute auf die entspannenden und nährenden Behandlungen, wie z.B. Massagen, statt auf die intensiveren Therapien, wie z.B. die Entschlackung. Schauen wir uns einige der beliebteren Panchakarma-Therapien an.

Shirodhara (Stirnguss)

Shirodhara ist wegen der Einzigartigkeit eine der anerkanntesten Behandlungen im Ayurveda. Bei dieser göttlichen Behandlung wird ein gleichmäßiger Fluss warmen Öls auf das Zentrum Ihres dritten Auges gegossen, auf Ihre Stirn zwischen Ihren Augenbrauen, um Ihr intuitives Selbst zu erwecken. Das Wort *Shiro* bedeutet »Kopf«, und

Dhara bedeutet »kontinuierliches Fließen von Flüssigkeiten«.

Die Vorteile von Shirodhara umfassen die folgenden:

- Aktivierung des Zentrums des dritten Auges
- Linderung von Kopfschmerzen und Migräne
- Reduktion von Angst, Stress und Depression
- Entspannung des Nervensystems
- Ausgleichen eines Vata-Überschusses
- Verbesserter Schlaf
- Gesteigerte Sinneswahrnehmung
- Geglättete Falten
- Verbesserte Kognition

Abhyanga (Ölmassage)

Ich sprach über die Abhyanga-Selbstmassage mit Öl in Kapitel 11, aber diese Behandlung kann auch von einem oder zwei professionellen ayurvedischen Massagetherapeutinnen oder -therapeuten durchgeführt werden, um einen noch tieferen Nutzen zu erzielen. Während dieser Massage erwärmt die oder der Praktizierende das Öl, gibt auf Ihr Dosha abgestimmte Kräuter dazu und massiert das Öl entlang der Energiekanäle Ihres Körpers mit einer speziellen Methode, um Ihre Prana-Lebenskraft zu erhöhen.

Diese Massage regt die Lymphdrainage an, entfernt Giftstoffe und baut Stress ab. Ihr Kopf, Ihr Bauch, Ihre Füße, Ihre Hände, Ihre Beine, Ihr Rücken, Ihr Nacken und Ihre Schultern werden während einer Sitzung, die normalerweise 2 Stunden dauert, massiert.

Danach sitzen Sie in einem Dampfbad, um eingelagerte Zellabfälle zu entfernen. Sie dürfen danach nicht duschen, damit das Öl mindestens 24 Stunden auf der Haut bleiben kann.

In vielen Einrichtungen werden Sie von zwei Personen gleichzeitig massiert, um doppelte Glückseligkeit zu erreichen.

Zu den Vorteilen von Abhyanga gehören die folgenden:

- Gelöste Giftstoffe
- Freigelegte Energiekanäle
- Verbessertes Prana und Atmung
- Entspanntes Bewusstsein für das eigene Selbst
- Verbesserte Verdauung
- Gelöste Muskelverspannungen
- Verringerte Muskelsteifigkeit
- Verjüngung von Körper, Geist und Seele

Karna Purana (Ohr-Therapie)

Karna Purana, oder Ohr-Therapie, wird für Menschen mit Hör- oder Ohrproblemen empfohlen. Bei dieser Behandlung werden Hals und Kopf mit Öl massiert, gefolgt von einer warmen Bedampfung der Ohren. Ihre Ohren werden massiert und mit einem heißen Handtuch abgedeckt. Kräuteröl wird in Ihre Ohren gefüllt, bis Ihre Mittelohrhöhle voller Öl ist, dann setzen Sie sich auf, damit das Öl vollständig in Ihr Ohr eindringen kann. Diese Behandlung ist besonders für diejenigen zu empfehlen, die viel Zeit am Telefon oder in lauter Umgebung verbringen.

Die Vorteile von Karna Purana umfassen die folgenden:

- Verbessertes Hören
- Reduzierung von Ohrenschmalz, Schleim und Hefe
- Freie Nebenhöhlen
- Reduziertes Klingeln im Ohr
- Verminderte Kiefer- und Gesichtsspannung

Nabi Basti (Verdauungstherapie)

Nabi Basti ist eine interessante Behandlung, die zur Verbesserung der Verdauung und zur Freisetzung gespeicherter Emotionen durchgeführt wird. Bei dieser Behandlung wird Ihr Bauch mit Kräuteröl sanft massiert, um Giftstoffe zu entfernen und die Verdauung und Ausscheidung zu verbessern. Dann wird ein Damm aus Teig um Ihren Bauchnabel herum angelegt. Der Kreis wird mit warmem Kräuteröl gefüllt und Sie entspannen sich mit dem Ölteich auf Ihrem Bauch für 30 Minuten. Diese Behandlung ist großartig für Menschen mit schwachem Verdauungsfeuer, Reizdarmsyndrom oder anderen Magen-Darm-Problemen.

Die Vorteile von Nabi Basti sind unter anderem folgende:

- Verbesserte Verdauung
- Freisetzung tief sitzender Emotionen
- Verbesserte Eliminierung
- Verminderte Verstopfung, Blähungen und Verdauungsstörungen

Netra Basti (Augenverjüngungstherapie)

Netra Basti ist eine Behandlung speziell für Ihre Augen. Ähnlich wie bei Nabi Basti wird ein Damm aus Teig hergestellt und mit Öl gefüllt, diesmal aber um Ihre Augenhöhle herum. Sie schließen die Augen, der Damm aus Teig wird um das geschlossene Auge gelegt und mit warmem Kräuter-Ghee gefüllt (wenn etwas Ghee in die Augen gelangt, tut es nicht weh und es wird sogar empfohlen, um die Sehkraft zu verbessern). Mit dem Öl über den Augen ruhen Sie etwa 30 Minuten lang.

Die Vorteile von Netra Basti sind

- Verbesserte Sicht
- Ausgeruhte, verjüngte Augen
- Verminderte Augentrockenheit und Augenspannung
- Geglättete Falten und Krähenfüße
- Verminderte Augenringe

Hrid Basti (Herzöffnungstherapie)

Bei *Hrid Basti* ist das Herz das Zentrum. Öl wird über Ihrem Herzen einmassiert, um Ihr Herz-Chakra zu öffnen und Liebe, Wärme, Kraft und Nährstoffversorgung zu steigern. Diese Therapie ist wirksam bei der Behandlung von Atemwegsproblemen, Herzkrankheiten, Stress und Asthma. Alles, was Sie brauchen, ist Liebe!

Die Vorteile von Hrid Basti sind unter anderem die folgenden:

- Gesteigertes Empfinden von Liebe, Einheit, Verbundenheit und Freude
- Geöffnetes Herz-Chakra
- Verminderter Stress
- Verbesserte Atmung
- Gestärkter Herzmuskel
- Vermindertes Herz-Kreislauf-Risiko

Udvartana (Kräuterpulver-Massage)

Udvartana ist eine der wenigen ayurvedischen Behandlungen, die ohne Öl durchgeführt werden. Bei dieser Therapie wird trockenes Kräuterpulver auf Ihren Körper gerieben, um Ihre Lymphe zu stimulieren und Ihr Kapha-Dosha auszugleichen. Die Behandlung hilft, Fettablagerungen abzubauen und wirkt gegen Adipositas und Cellulitis. Sie steigert die Durchblutung, regt den Stoffwechsel an und entfernt Giftstoffe, während die Haut ein Peeling erhält.

Die Vorteile von Udvartana umfassen die folgenden:

- Gewichtsverlust
- Entgiftung
- Weichere Haut
- Lymphdrainage
- Verbesserte Durchblutung

Shiro Abhyanga (Kopfmassage)

Bei Shiro Abhyanga dreht sich alles um den Kopf. Bei dieser Massage werden Ihre Marma-Punkte (Vitalpunkte) sanft massiert, um Verspannungen zu lösen, Ihren Geist zu klären und sogar den Haarwuchs zu fördern. Sesamöl mit *Brahmi,* einem speziellen Kraut für die Gesundheit der Haare, wird in den Kopf einmassiert und versetzt Sie in einen Zustand der Glückseligkeit.

Die Vorteile von Shiro Abhyanga umfassen die folgenden:

- Reduzierte Kopfschmerzen
- Verbesserte Haarqualität und Wachstum
- Besserer Schlaf
- Geklärter Geist
- Gesteigerte geistige Ruhe und Aufmerksamkeit
- Verminderte Depression, Angst und Wut

Panchakarma zu Hause

Jeder Mensch kann von einer Entgiftung profitieren, weil Ihr Körper ständig Giftstoffe produziert. Selbst wenn Sie in einer perfekten Welt mit rein biologischen Lebensmitteln, sauberer Luft und ohne Stress leben würden, würde Ihr Körper immer noch Giftstoffe produzieren. Deshalb ist es wichtig, sich regelmäßig einer Reinigungskur zu unterziehen.

URALTE WEISHEIT

Haben Sie eine dicke Schicht Belag auf der Zunge? Sind Sie den ganzen Tag über müde, besonders nach den Mahlzeiten? Verspüren Sie Schmerzen im Körper? Haben Sie unkontrollierbare Gelüste? Fühlen Sie sich benommen? Haben Sie übel riechenden Atem, Körpergeruch oder Blähungen? Haben Sie Verstopfung oder Durchfall? Das sind alles Anzeichen, dass Sie entgiften sollten.

Allerdings muss die Entgiftung nicht unbedingt in einer Panchakarma-Einrichtung stattfinden. Sie können viele ayurvedische Entgiftungstherapien selbst zu Hause durchführen, wie z. B. die Abhyanga-Selbstmassage mit Öl, die Nasya-Nasenspülung, eine reinigende Kitchari-Diät, pflanzliche Abführmittel, einen Öleinlauf, einen Technik-Detox, tägliches Yoga, Meditation und frühes Zubettgehen und Aufstehen.

Hier ist ein Beispiel dafür, wie Ihr Panchakarma-Tag zu Hause aussehen könnte:

- Stehen Sie mit der Sonne auf.
- Erledigen Sie als erstes Zungenschaben und Ölziehen.
- Trinken Sie heißes Wasser mit Ingwer, Kreuzkümmel, Zimt, Koriander und Kardamom.
- Praktizieren Sie Meditation und Yoga.
- Essen Sie ein reinigendes Kitchari-Frühstück.
- Massieren Sie Ihren Körper mit warmem Sesamöl.
- Nehmen Sie eine heiße Dusche und ruhen Sie sich im Dampf aus.
- Lesen Sie oder entspannen Sie sich bei mehr Tee.
- Essen Sie ein reinigendes Kitchari-Mittagessen.
- Massieren Sie Öl in Ihre Kopfhaut, Ihren Bauchnabel oder Ihr Herz.
- Ruhen Sie sich aus oder machen Sie einen Spaziergang in der Natur.
- Meditieren Sie und praktizieren Sie sanftes Yoga.
- Bürsten Sie Ihren Körper mit einer trockenen Luffabürste (Trockenbürsten) und tragen Sie mehr Öl auf.
- Trinken Sie Tee mit Triphala (ein reinigendes ayurvedisches Kraut).
- Gehen Sie bei Sonnenuntergang schlafen.

Hier ist ein großartiges
Rezept, das Sie ausprobieren
können.

Heilendes Tridosha-Kitchari

Kitchari ist das ultimative Heilungsrezept für alle Doshas. Es ist wärmend, leicht verdaulich und extrem heilsam für Ihr Agni. Es fördert Ojas, gute Gesundheit und Langlebigkeit und ist vollständig sattvisch, fördert also Positivität, Klarheit und Freude. Es ist voller Prana-Lebenskraft und gibt Ihrem überstrapazierten Verdauungssystem eine Chance, sich auszuruhen, damit Ihr Körper heilen kann. Kitchari ist einfach, köstlich und alle sechs Geschmacksrichtungen sind im Gleichgewicht. Es ist die perfekte Panchakarma-Mahlzeit, aber Sie können Kitchari jederzeit genießen, wenn Sie das Gefühl haben, eine Entgiftung zu benötigen.

3 EL Sesamöl, Kokosöl oder Ghee

1 TL Senfkörner

1 TL Kreuzkümmel

1 Zimtstange

6 Kardamomkapseln

1 (5 cm großes) Stück Ingwer, geschält und gerieben (2 EL)

½ TL Kurkuma

2 Prisen Asafoetida (optional)

½ TL Meersalz

200 g Basmatireis, über Nacht eingeweicht, abgetropft und gewaschen

200 g Mung Dal (gelbe Mungbohnen, halb, geschält), über Nacht eingeweicht, abgetropft und gewaschen

1 oder 2 Stück Kombu (optional)

2 Liter Wasser

Saft von ½ Limette (optional)

1. Sesamöl in einem großen Topf bei mittlerer Hitze erwärmen. Senfkörner zugeben und anbraten, dabei den Topf gelegentlich schütteln, bis Sie ein knallendes Geräusch hören. (Dies bedeutet, dass die Senfkörner aktiviert werden.)
2. Kreuzkümmel, Zimtstange, Kardamomkapseln, Ingwer, Kurkuma, Asafoetida (falls verwendet) und Meersalz zugeben und unter Rühren 30 Sekunden anbraten.
3. Basmatireis, Mungbohnen und Kombu (falls verwendet) zugeben und unter Rühren ca. 1 Minute lang anbraten, um die Aromen zu vereinen.
4. Wasser zugeben und zum Kochen bringen. Umrühren, Hitzezufuhr reduzieren und abgedeckt ca. 1 Stunde kochen, oder bis das Wasser weitgehend absorbiert ist und die Mischung eine cremige, risottoähnliche Konsistenz hat. (Sie können die Mischung an dieser Stelle auch in einen Reiskocher geben und 30 Minuten lang kochen.)
5. Vom Herd nehmen, Limettensaft zugeben (falls verwendet) und servieren.

URALTE WEISHEIT

Wenn Bohnen für Sie schwer verdaulich sind, empfehle ich Ihnen, ein wenig Kombu hinzuzufügen, ein Meeresgemüse, das die Bohnen mit Verdauungsenzymen umhüllt. Dadurch werden Ihre Blähungen vermindert und die Nährstoffe für Ihren Körper noch besser zugänglich gemacht.

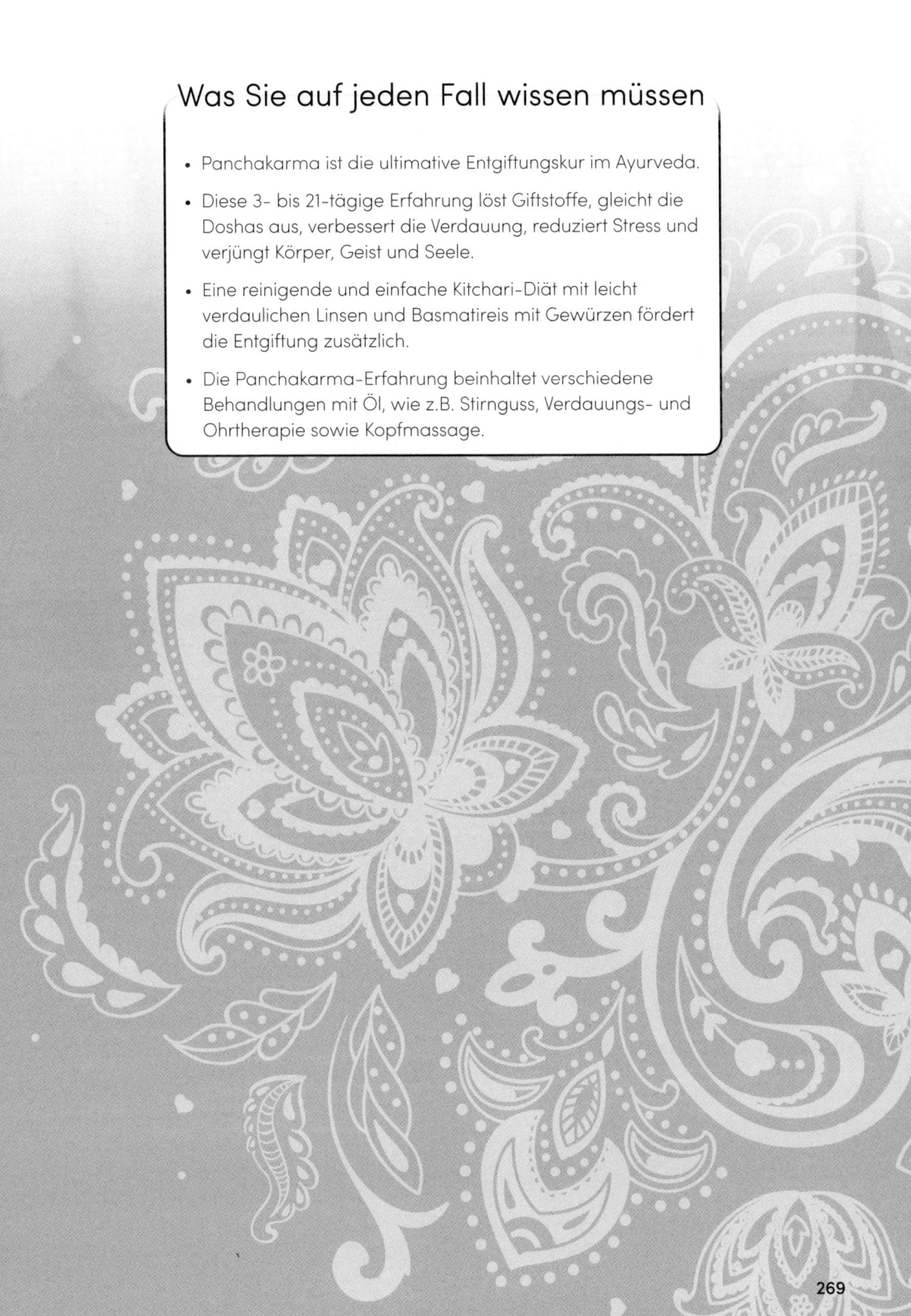

Was Sie auf jeden Fall wissen müssen

- Panchakarma ist die ultimative Entgiftungskur im Ayurveda.

- Diese 3- bis 21-tägige Erfahrung löst Giftstoffe, gleicht die Doshas aus, verbessert die Verdauung, reduziert Stress und verjüngt Körper, Geist und Seele.

- Eine reinigende und einfache Kitchari-Diät mit leicht verdaulichen Linsen und Basmatireis mit Gewürzen fördert die Entgiftung zusätzlich.

- Die Panchakarma-Erfahrung beinhaltet verschiedene Behandlungen mit Öl, wie z.B. Stirnguss, Verdauungs- und Ohrtherapie sowie Kopfmassage.

Ayurvedische Hausmittel

Sie haben bis zu diesem Punkt so viel gelernt und ich hoffe, Sie haben bereits ayurvedische Selbstpflege praktizieren können. Nun schauen wir uns an, wie Sie Ihre Freunde und Familie mit altbewährten Methoden ayurvedischer Weisheit heilen können.

Ayurveda war das erste System überhaupt, das Pflanzen als Medizin ansah, und die moderne Kräuterkunde stammt eigentlich aus dem Ayurveda. Als Ayurveda während der britischen Herrschaft in Indien in den Untergrund ging, wurde es zu einer »Küchenmedizin«, was bedeutet, dass die Menschen die Kräuter und Gewürze in ihren Küchen zum Heilen verwendeten. Aus diesem Grund enthält Ayurveda viele Hausmittel, Tees und Stärkungsmittel zur Behandlung alltäglicher Erkältungen bis hin zu Verstopfung.

Denken Sie daran, dass diese Mittel den Gang zum Arzt nicht ersetzen und Sie immer ärztlichen Rat einholen sollten, bevor Sie mit einer Änderung Ihres Gesundheitsprogramms beginnen.

IN DIESEM KAPITEL

- Zutaten in Ihrer Küche verwenden, um viele häufig auftretende Beschwerden zu heilen

- Heilende Verdauung mit der Hilfe von Kräutern

- Ihre Haut mit Pflanzen verwöhnen

- Ihre Hormone durch ganzheitliche Gesundheit ins Gleichgewicht bringen

Verdauungsstörungen

Ein gesunder Darm ist der Schlüssel zu einem gesunden Leben. In der westlichen Welt erleben die Menschen häufig Verdauungsstörungen aufgrund von verarbeiteten Lebensmitteln: Sie essen unterwegs und nehmen zu viel Salz, Zucker und Fett (und nicht die gute Art) zu sich. Mit den Hausmitteln in diesem Kapitel können Sie eine Reihe von Verdauungsstörungen heilen, um ohne Beschwerden essen zu können.

Denken Sie daran, Prävention ist entscheidend. Der beste Weg, eine Verdauungsstörung zu behandeln, ist, sie gar nicht erst entstehen zu lassen. Achten Sie auf Lebensmittel, die Ihnen Magenbeschwerden bereiten, indem Sie ein Essenstagebuch führen.

URALTE WEISHEIT

Sie reagieren vielleicht empfindlich auf bestimmte Lebensmittel und wissen nichts davon. Die häufigsten Schuldigen sind Mais, Erdnüsse, Soja, Milchprodukte, Eier, Gluten, Weizen, Nüsse, Schalentiere, Zucker und künstliche Süßstoffe. Lassen Sie all diese in Ihrer Ernährung weg und beobachten Sie, ob Ihre Symptome besser werden. Wenn nicht, schauen Sie sich andere spezifische Lebensmittel an, die Sie vielleicht essen und die Probleme verursachen. Zum Beispiel hatte ich keine Ahnung, dass ich empfindlich auf Ananas reagiere und habe die Frucht regelmäßig gegessen. Es gab keine unmittelbare Reaktion, aber Ananas führte bei mir zu Verdauungsbeschwerden. Nicht alle Nahrungsmittelunverträglichkeiten führen zu einer unmittelbaren Reaktion. Manche können sich erst Stunden oder sogar Tage später manifestieren.

Bis Sie die Ursache Ihrer Verdauungsbeschwerden herausgefunden haben, folgen hier einige Hausmittel, die Sie in der Zwischenzeit anwenden können, um Ihren Körper mit natürlichen Mitteln zu heilen. Einige der Zutaten haben Sie vielleicht schon, einige finden Sie auf Ihrem Markt vor Ort und andere müssen Sie bei einem Shop für ayurvedische Kräuter bestellen. (In Anhang B habe ich einige Quellen für Kräuter aufgelistet.)

Bauchschmerzen

Bauchschmerzen sind recht häufig. Doch nicht alle Bauchschmerzen sind gleich. Sie können die Folge einer Vielzahl von Ursachen sein, von einer unvollständigen Verdauung über Verstopfung bis hin zu einer Blinddarmentzündung.

Um Bauchschmerzen zu behandeln, müssen Sie zuerst die Ursache kennen. Wenn es ein stechender Schmerz ist, holen Sie ärztlichen Rat ein. Wenn es sich um normale Bauchschmerzen handelt, die durch etwas verursacht werden, das Sie gegessen haben, versuchen Sie die folgenden Mittel:

- Kochen Sie 1 Liter Wasser auf. Geben Sie 1 Esslöffel Fenchelsamen, 1 Teelöffel Kümmelsamen und ½ Esslöffel frisch geriebenen Ingwer zu. Lassen Sie den Tee mindestens 20 Minuten ziehen und trinken Sie ihn warm.
- Vermischen Sie 2 Esslöffel Zitronen- oder Limettensaft, 2 Esslöffel Ingwersaft oder geriebenen Ingwer und 250 Milliliter Wasser. Trinken Sie diesen Saft nach Bedarf.
- Kauen Sie nach den Mahlzeiten Fenchelsamen.

Verstopfung

Verstopfung kann durch zahlreiche Ungleichgewichte verursacht werden. In erster Linie wird sie durch überschüssiges Vata verursacht, das zu Dickdarmtrockenheit führt. In zweiter Linie kann sie durch eine bewegungsarme Lebensweise verursacht werden, die tatsächlich mit Kapha zusammenhängt. Drittens kann eine Verstopfung durch zu viel Fleisch und säurehaltige Lebensmittel in der Ernährung verursacht werden, was mit Pitta zusammenhängt.

Verstopfung kann auch auftreten, wenn Sie dehydriert sind oder nicht ausreichend ballaststoffhaltige Lebensmittel wie Gemüse und Obst verzehren. Geistig kann Verstopfung auftreten, wenn Sie sich selbst zu sehr unter Druck setzen, was tatsächlich eine körperliche Belastung für den Körper bedeuten kann. Dies kann aus Ihrer Unfähigkeit resultieren, loszulassen, und tatsächlich durch Traumata aus der Kindheit bedingt sein. Sehen Sie sich Ihre Lebensweise an, überlegen Sie, was die Ursache für Ihre Verstopfung sein könnte und handeln Sie entsprechend.

Hier sind einige Mittel zur Behandlung der Verstopfung:

- Kochen Sie für eine schnelle Lösung bei Verstopfung 250 Milliliter Wasser auf und geben Sie 1 Esslöffel Leinsamen und 1 Teelöffel Kreuzkümmel zu. Lassen Sie den Tee 10 Minuten ziehen und trinken Sie den Inhalt der Tasse, einschließlich der Samen. Sie sollten bis zum folgenden Morgen Stuhlgang haben.
- Flohsamenschalen sind sehr effektiv bei der Behandlung von Verstopfung. Geben Sie 1 Esslöffel in ein Glas Wasser und trinken Sie es, oder geben Sie Ihren Mahlzeiten Flohsamenschalen für eine zusätzliche Ballaststoffaufnahme zu.
- Triphala ist meine liebste Kräutermischung zur Vorbeugung von Verstopfung. Im Gegensatz zu Abführmitteln zwingt es Ihre Muskeln nicht dazu, sich zu lockern, um Stuhlgang zu erzeugen, und kann täglich angewendet werden. Triphala heilt die Verdauung und hilft auf natürliche Weise, den Dickdarm zu reinigen. Ich empfehle die Einnahme einer Kapsel morgens und abends, besonders bei trockenen Vata-Typen.
- Wenn Ihre Verstopfung durch psychische Belastung verursacht wird, praktizieren Sie Meditation. Erlauben Sie Ihrem Geist, still zu werden, und lassen Sie bestehende negative Gedanken, Spannungen und Unsicherheiten los. Schließen Sie Frieden mit sich selbst und dem gegenwärtigen Moment. Konzentrieren Sie sich auf Hingeben und Loslassen.

URALTE WEISHEIT

Führen Sie ein Tagebuch und schreiben Sie auf, wenn Sie sich verstopft fühlen und was in diesem Moment in Ihrem Leben passiert. Vielleicht fällt Ihnen auf, dass es dann passiert, wenn Sie einen stressigen Arbeitstag haben oder Sie sich mit Ihrer Partnerin oder Ihrem Partner streiten. Wenn Sie sich der Ursache bewusst sind, können Sie vorbeugende Maßnahmen ergreifen, um das Problem zu vermeiden.

Blähungen

Es ist normal, Blähungen zu erleben. Tatsächlich wird geschätzt, dass eine durchschnittliche Person 14 Mal am Tag Gase aus dem Darm entweichen lässt. Das Ayurveda empfiehlt, die Luft nicht im Darm zurückzuhalten, weil sie dadurch in Ihrem Darm zirkulieren kann. Also suchen Sie sich einen privaten Ort und lassen Sie Gase diskret entweichen.

Gase werden durch einen Luftüberschuss in Ihrem System verursacht, der dem Vata-Dosha zugeschrieben wird. Wenn Sie trockene, kalte oder raue Lebensmittel essen, wie z. B. rohe Lebensmittel, ballaststoffhaltiges Gemüse und

Popcorn, sammeln sich in Ihrem Verdauungssystem Gase an. Wenn Sie kein starkes Verdauungsfeuer haben, reichert sich die unverdaute Nahrung an und führt zu Gärung. Das geruchsbeladene Gas ist eine Folge dieser Fäulnis.

In ähnlicher Weise werden Blähungen durch einen Luftüberschuss im Magen verursacht, was den Bauch aufbläht. Auch diese Blähungen werden durch ein schwaches Verdauungsfeuer verursacht, wodurch das Essen unverdaut im Magen verbleibt. Dies kann dazu führen, dass zu viele schlechte Bakterien in Ihrem Dickdarm wachsen, was zu Candida führt, einem Hefepilz, der zum Verlangen nach Zucker, zu Hefepilzinfektionen und Verdauungsstörungen beiträgt.

Wenn Sie unter übermäßiger Gasbildung bzw. Blähungen leiden, versuchen Sie diese Mittel:

- Kochen Sie 1 Liter Wasser auf und geben Sie 2 Esslöffel Kreuzkümmelsamen zu. Lassen Sie den Tee mindestens 10 Minuten ziehen und trinken Sie ihn den ganzen Tag über warm. (Dieser Tee wirkt sowohl präventiv als auch bei akuten Beschwerden.)
- Verrühren Sie in 250 Milliliter lauwarmem Wasser 2 Esslöffel Zitronensaft, 1 Teelöffel Apfelessig und ½ Teelöffel Backpulver. Trinken Sie diese Mischung vor und nach den Mahlzeiten, um Ihren Körper zu alkalisieren und Gase zu neutralisieren.
- Kauen Sie nach dem Essen Fenchelsamen. Auch die Zugabe von Fenchelsamen zu den Mahlzeiten fördert die Verdauung. Fencheltee ist ebenfalls wirksam.
- Kauen Sie nach den Mahlzeiten ein Stück frische Ingwerwurzel mit Salz. Einfach Ingwer schälen und mit einer kleinen Menge Meersalz bestreuen, dann kauen und den Saft schlucken. Auch Ingwertee ist wirksam.
- Vermeiden Sie Rohkost, Salate und kohlensäurehaltige Getränke. Bevorzugen Sie warme, gekochte, leicht verdauliche Mahlzeiten wie Gemüsesuppe und Mungbohnen.
- Vermeiden Sie kaltes Wasser und Getränke wie Eistee, Smoothies, Eiskaffee und Eiswasser. Trinken Sie nur warme oder heiße Getränke.

Sodbrennen

Sodbrennen wird durch ein Pitta-Ungleichgewicht verursacht, das auf einen Säureüberschuss im Magen zurückzuführen ist. Pitta ist die Feuer-Energie, die für alle Transformationen im Körper verantwortlich ist. Wenn Ihr Verdauungssystem überschüssiges Feuer enthält, kommt es bei Ihnen zu einer Übersäuerung. Diese Säure verlässt Ihren Magen und steigt in die Speiseröhre auf, weshalb Sie Sodbrennen haben. Viele Menschen mit Sodbrennen haben tatsächlich wenig Magensäure, weil diese nach oben gewandert ist. Es ist wichtig, den pH-Wert zu neutralisieren und alle säurehaltigen, Pitta-verstärkenden Lebensmittel aus der Ernährung zu entfernen.

Hier sind einige Ideen zur Bekämpfung von Sodbrennen:

- Essen Sie kein Fleisch. Fleisch ist sehr säurebildend und kann zu einer Übersäuerung im Körper führen, die mit Sodbrennen beginnt, aber zu vielen Krankheiten führen kann.
- Eliminieren Sie Pitta-verstärkende Lebensmittel wie Knoblauch, Zwiebeln, Essiggurken, fermentierte Lebensmittel, Zitrusfrüchte und Kaffee.
- Trinken Sie morgens 1 Glas Aloe-Vera-Saft auf nüchternen Magen. Trinken Sie mehr nach den Mahlzeiten, um Ihren Körper zu beruhigen. Sie können Aloe-Kapseln einnehmen, wenn Sie das vorziehen.
- Verrühren Sie auf nüchternen Magen oder mindestens eine Stunde vor den Mahlzeiten in 250 Milliliter lauwarmem Wasser 2 Esslöffel Zitronensaft, 1 Teelöffel Apfelessig und ½ Teelöffel Backpulver. Trinken Sie diese Mischung 1 bis 3 Mal täglich. Das hilft nicht nur bei Blähungen, sondern neutralisiert auch den Säuregehalt.
- Essen Sie achtsam und langsam. Häufig ist Sodbrennen die Folge von Verdauungsstörungen, die durch zu schnelles Essen verursacht werden. Konzentrieren Sie sich auf Ihre Mahlzeit, kauen Sie jeden Bissen, bis er von alleine weiterwandert, und warten

Sie 20 Minuten, bevor Sie sich einen Nachschlag holen. (Ihr Körper benötigt 20 Minuten, bis er weiß, dass er voll ist.)

Magenverstimmung (Dyspepsie)

Magenverstimmungen sind heutzutage aufgrund unserer Gewohnheit, unterwegs und Fertigprodukte zu essen, sowie anderen für die Verdauung ungesunden Gründen weit verbreitet. Eine Dyspepsie äußert sich durch Schmerzen oder Krämpfe nach den Mahlzeiten. Der Grund ist, dass Ihr Verdauungsfeuer nicht in der Lage ist, Ihre Nahrung abzubauen.

Schwere, dichte Lebensmittel, wie z. B. frittierte und fettige Speisen, Fleisch, Käse und Brot, verursachen häufig Magenverstimmungen und Verdauungsstörungen. Wenn Ihr Verdauungsfeuer jedoch schwach ist, können diese Beschwerden durch fast alles ausgelöst werden. Es ist wichtig, alle schweren Nahrungsmittel aus Ihrer Ernährung zu eliminieren, damit Ihr Verdauungsfeuer sich wieder erholen kann.

Auch die Art und Weise, wie Sie essen, kann zu einer Magenverstimmung führen. Wenn Sie emotional essen und sich vollstopfen, ohne Rücksicht darauf, wie viel Nahrung Sie tatsächlich zu sich nehmen, muss Ihr Verdauungssystem härter arbeiten, was zu Verdauungsbeschwerden führt. Eine weitere häufige Ursache für eine Magenverstimmung und Verdauungsstörungen ist die unsachgemäße Kombination von Nahrungsmitteln (mehr dazu in Kapitel 17).

Wenn Sie unter Dyspepsie, einer Magenverstimmung bzw. Verdauungsstörungen leiden, versuchen Sie die folgenden Mittel:

- Trinken Sie Ingwertee, vor allem vor und nach den Mahlzeiten, um Ihr Verdauungsfeuer anzuheizen und die Fähigkeit zum Abbau von Nahrung zu verbessern. Ich empfehle, frischen Ingwer in heißes Wasser zu reiben und mindestens 20 Minuten lang ziehen zu lassen.

- Nehmen Sie Trikatu ein, eine ayurvedische Kräutermischung aus Ingwer, schwarzem Pfeffer und Langem Pfeffer.
- Essen Sie nicht, bevor Ihr Körper wirklich hungrig ist. Trinken Sie zwischen den Mahlzeiten Kräutertee, um Ihrem Körper eine Chance zur Verdauung zu geben.
- Massieren Sie Ihren Bauch leicht, um die Verdauung zu fördern.
- Machen Sie nach einer schweren Mahlzeit einen Spaziergang, um Ihren Stoffwechsel in Schwung zu bringen. Sie werden sich nach etwas Bewegung viel leichter fühlen.
- Fügen Sie Ihren Mahlzeiten Gewürze hinzu. Kreuzkümmel, Fenchel und Senfkörner machen Ihr Essen leichter verdaulich.
- Trinken Sie heißes Wasser mit Zimt statt eines zuckerhaltigen Desserts. Es wird Ihren süßen Zahn befriedigen und gleichzeitig helfen, Ihr Verdauungsfeuer zu entfachen.

Durchfall

Es ist normal, irgendwann im Leben Durchfall zu haben. Durchfall entsteht, wenn der Körper etwas ablehnt, das Sie gegessen haben. Das Essen könnte ein Bakterium oder einen anderen Erreger enthalten haben, vor dem Ihr Körper Sie schützt. Durchfall passiert auch, wenn das Pitta-Dosha überhandnimmt und Ihr Verdauungssystem einen Gang zulegt, um alles zu evakuieren.

Durchfall bedeutet, dass Ihr Verdauungssystem zu schwach ist, um die Nahrung abzubauen, was zu losem Stuhlgang führt. Durchfall wird oft durch Pitta-Lebensmittel ausgelöst, wie z. B. scharf gewürzte oder fermentierte Speisen. Um Ihr Verdauungsfeuer wieder aufzubauen, essen Sie einfachere, sattvische Speisen.

Versuchen Sie auch diese Mittel:

- Nehmen Sie Shatavari ein, eine ayurvedische Pflanze gegen chronisch weichen Stuhlgang.

- Trinken Sie bei losem Stuhl 120 Milliliter lauwarmes Wasser verrührt mit 125 Gramm Naturjoghurt und 1 Prise Meersalz.
- Ernähren Sie sich sehr einfach mit Reis und gekochtem Gemüse, bis der Durchfall abgeklungen ist. Meiden Sie gewürzte Speisen, Fleisch, Knoblauch, Zwiebeln, Tomaten oder alles andere, was Pitta aus dem Gleichgewicht bringt. Haferflocken sind auch gut.
- Trinken Sie Kokoswasser, um die Dehydrierung zu bekämpfen und den Kaliumspiegel wieder aufzufüllen.
- Essen Sie reife Bananen, um den Stuhl zu binden und den Kaliumspiegel wieder aufzufüllen.
- Kochen Sie ½ Liter Wasser auf und geben Sie 1 Teelöffel Fenchelsamen zu. Lassen Sie den Tee mindestens 10 Minuten stehen und trinken Sie ihn dann.

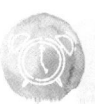

AYURVEDISCHE WARNUNG

Durchfall ist der Abwehrmechanismus des Körpers gegen ein potenziell schädliches Virus oder Bakterium. Durchfall entsteht auch durch eine Entzündung im Dickdarm, die mit dem Pitta-Dosha zusammenhängt. Wenn Sie länger als 2 oder 3 Tage Durchfall haben, holen Sie bitte ärztlichen Rat ein, da Sie lebenswichtige Flüssigkeiten verlieren können.

Darmparasiten

Parasiten sind tatsächlich häufiger, als Sie glauben, und können von den Lebensmitteln stammen, die Sie essen. Die Parasiten, die am häufigsten im menschlichen Darm gefunden werden, sind Rundwürmer, Madenwürmer, Peitschenwürmer, Fadenwürmer, Giardia, Hakenwürmer und Bandwürmer.

Wenn Sie einen verstärkten, unersättlichen Appetit, Verdauungsbeschwerden, Blähungen, Unwohlsein oder andere Symptome verspüren, lassen Sie sich auf Parasiten untersuchen. Wenn Sie in ein tropisches Land gereist sind, sind Sie eher gefährdet, Parasiten zu haben. Der beste Weg, dies sicher zu wissen, ist ein von ärztlicher Seite durchgeführter Stuhltest.

Wenn Sie positiv auf Parasiten getestet wurden, versuchen Sie die folgenden Behandlungen:

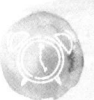

AYURVEDISCHE WARNUNG

Schwangere sollten keinen dieser Vorschläge ausprobieren. Holen Sie stattdessen ärztlichen Rat ein.

- Nehmen Sie Neem ein, auch bekannt als indischer Flieder. Dieses Kraut tötet nicht nur Parasiten ab, sondern hilft auch bei der Beseitigung der Giftstoffe, die diese hinterlassen. Nehmen Sie ein Neem-Supplement ein oder kaufen Sie getrocknete Blätter, um daraus Tee zu machen.
- Die ayurvedischen Kräuter Amalaki, Bibhitaki, Haritaki, Pippali, Kutaja-Rinde und Vidanga wirken alle gegen Parasiten. Es gibt Tabletten mit einer Kombination dieser Wirkstoffe zur Bekämpfung von Darmparasiten.
- Verzehren Sie mehr bittere und scharfe Nahrungsmittel wie grünes Blattgemüse – Spinat, Grünkohl, Blattkohl, Senf und Löwenzahnblätter – sowie Knoblauch. Diese haben Eigenschaften, welche die Parasiten abtöten.
- Fügen Sie Ihrer Ernährung Kokosöl zu, das antiparasitär ist und hilft, Parasiten zu vertreiben, während Sie die Parasiten abtöten, um ihre Evakuierung zu fördern.
- Kürbiskerne können wirksam sein, um Darmwürmer loszuwerden und werden tatsächlich vom Medical Center der University of Maryland empfohlen. Sie enthalten ein Mittel namens Cucurbitacin, das Parasiten lähmt und verhindert, dass sie sich an den Darmwänden festsetzen. Die beste Art, die Vorteile zu nutzen, ist, die Kürbiskerne in Wasser zu kochen, 30 Minuten lang ziehen

zu lassen und diesen »Tee« den ganzen Tag über zu trinken.

- Bereiten Sie einen heißen Tee aus Nelken zu, um parasitäre Eier zu zerstören und Würmer im Körper abzutöten. Kochen Sie 250 Milliliter Wasser und geben Sie 1 gemahlene Nelke zu. Lassen Sie den Tee 5 Minuten ziehen und trinken Sie ihn den ganzen Tag über.
- Geben Sie Kurkuma zu allem zu. Das Gewürz ist nicht nur gut für die Verdauung, sondern tötet auch Parasiten ab. Kurkuma wird durch Hitze aktiviert und wirkt am besten in gekochten Speisen und warmen Getränken, vor allem zusammen mit schwarzem Pfeffer.

URALTE WEISHEIT

Ayurveda glaubt, dass Darmparasiten durch ein schwaches Verdauungsfeuer verursacht werden, da dies eine ideale Situation für Parasiten schafft, um zu gedeihen. Vatas und Kaphas sind anfälliger für Parasiten, weil sie schwächere Verdauungsfeuer haben.

Candida-Befall

Candida albicans ist ein natürlich vorkommender Darmbewohner, den wir alle in unseren Eingeweiden haben. Wenn unser Verdauungsfeuer jedoch nicht heiß genug ist, wächst die Candida-Hefe zu stark, breitet sich in unserem Darm aus und verdrängt dabei unsere guten Darmbakterien. Der Hefepilz gelangt dann in unseren Blutkreislauf und verursacht eine Candida-Überbesiedelung. Hefepilzinfektionen, Soor, Verdauungsprobleme, Heißhunger auf Süßes, zystische Akne und Lethargie sind alles Anzeichen für einen Candida-Befall. Wenn Sie bemerken, dass Sie täglich nach Zucker verlangen, regelmäßig an Hefepilzinfektionen leiden, Mundsoor oder chronische Infektionen im ganzen Körper haben, leiden Sie wahrscheinlich an einem Candida-Befall.

Sie können eine Candida-Überbesiedelung durch einen Speichel- oder Bluttest feststellen.

Es wird geschätzt, dass bis zu 80 Prozent der Bevölkerung aufgrund unserer zuckerzentrierten Ernährung eine Überbesiedelung von Candida hat.

Wenn Sie die oben aufgeführten Symptome erleben und positiv auf Candida getestet wurden, versuchen Sie die folgenden Vorschläge:

- Entfernen Sie sämtlichen Zucker aus Ihrer Ernährung, einschließlich Brot, Nudeln, Reis, Honig, Ahornsirup, Fertigprodukte und sogar alles Obst außer Beeren, Kokosnuss und Avocado. Jede Art von Zucker kann Candida ernähren, auch Fruktose. Verwenden Sie natürliche Zucker-Alternativen wie Mönchsfruchtsüße, Bio-Stevia in flüssiger Form oder Xylit aus Birkenholz.
- Verzehren Sie mehr bittere und scharfe Nahrungsmittel, insbesondere Knoblauch, Spargel, Löwenzahnblätter, Blattkohl, Grünkohl und Spinat.
- Steigern Sie den Anteil an Kreuzblütlergemüse in Ihrer Ernährung. Brokkoli, Blumenkohl und Grünkohl wirken der Überbesiedelung der Hefe entgegen.
- Nehmen Sie Neem ein. Dieses bittere Kraut hilft, überschüssige schlechte Bakterien abzutöten, um eine ungesunde Darmflora wieder ins Gleichgewicht zu bringen.
- Nehmen Sie Amalaki, Bibhitaki, Haritaki, Pippali, Kutaja-Rinde und Vidanga ein, die in Tablettenform in Shops zu finden sind, die auf ayurvedische Kräuterergänzungsmittel spezialisiert sind.
- Integrieren Sie Kokosöl in Ihre Ernährung, da es antimykotisch ist und hilft, schlechte Bakterien aus Ihrem System zu vertreiben, während Sie Ihr System von Candida befreien.
- Fügen Sie Flohsamenschalenpulver zu Ihrer Ernährung hinzu, um die Entfernung von Candida zu unterstützen.

URALTE WEISHEIT

Die meisten der Richtlinien für die Entfernung von Candida sind die gleichen wie die für Darmwürmer, weil sie beide als Ama, als inneres Gift angesehen werden. Aber es gibt kleine Unterschiede. Candida kommt von einem Übermaß an Hefe, die sich bereits in Ihnen befindet, während Parasiten von außen kommen.

Hautprobleme

Ayurveda ist sehr effektiv bei der Behandlung von Hautunreinheiten. Äußere Schönheit beginnt im Inneren, und Ayurveda hat sowohl innere als auch äußere Heilmittel zur Heilung der Haut, sodass Sie vor lebendiger Gesundheit strahlen können.

Akne

Akne ist einer der unangenehmsten Makel, besonders wenn man im Erwachsenenalter darunter leidet. Ayurveda besagt, dass Akne durch überschüssiges Pitta entsteht. Hitze steigt auf, die bei zu viel Feuer in Ihrem System nicht entweichen kann. Sie kommt durch Ihre Poren und wird zu Pickeln. Pittas haben von Natur aus fettige Gesichtshaut und reagieren am empfindlichsten auf Toxizität, wodurch sie für Ausschläge anfällig sind. Je toxischer ihre Nahrung ist, desto schlimmer ist ihre Akne. Akne kann auch durch Stress, hormonelle Störungen, prämenstruelles Syndrom (PMS), Luftverschmutzung, Verdauungsstörungen und Candida-Befall verursacht werden.

Um Akne zu heilen, folgen Sie diesen Richtlinien:

- Entfernen Sie alle öligen/fettigen Lebensmittel aus Ihrer Ernährung, einschließlich frittierte Lebensmittel, Tempura, Chips, rotes Fleisch, Nüsse, Pfannengerichte und ölreiche Suppen. Überschüssiges Öl/Fett in der Nahrung zeigt sich auf der Haut.
- Meiden Sie scharfes Essen, fermentierte Lebensmittel, Nachtschattengewächse, Knoblauch, Zwiebeln, Salz und Zitrusfrüchte, die alle Pitta verstärken. Halten Sie sich an eine sattvische Ernährung mit Basmatireis, Hülsenfrüchten und kühlendem Gemüse wie Spargel, Gurken und grünem Blattgemüse.
- Kochen Sie 1 Liter Wasser auf und geben Sie 1 Teelöffel Kardamom, 1 Teelöffel Safran und 1 Teelöffel Fenchelsamen zu. Lassen Sie den Tee mindestens 10 Minuten lang ziehen und trinken Sie ihn den ganzen Tag über warm.
- Trinken Sie den ganzen Tag über Gurkenwasser und reiben Sie Ihre Haut mit Gurken ein, um Rötungen und Entzündungen abzukühlen. Um Gurkenwasser herzustellen, geben Sie mehrere Gurkenscheiben in lauwarmes Wasser.
- Reinigen Sie Ihre Haut abends mit Rosenwasser.
- Bereiten Sie eine Gesichtsmaske zu aus 250 Gramm Bio-Joghurt, 1 Teelöffel Kurkuma und 1 Teelöffel Honig. Tragen Sie diese auf das Gesicht auf, lassen Sie sie 15 Minuten einwirken und waschen Sie die Maske mit warmem Wasser ab. Lassen Sie die Mischung nicht länger einwirken als

angegeben, da Kurkuma Ihre Haut leicht orange färben kann. Diese Maske hilft, Giftstoffe aus den Poren zu entfernen und hellt Ihren Teint auf.

Trockene Haut

Das Gegenteil von fettiger Haut, trockene Haut, ist ebenfalls ein Problem. Egal was Sie tun, Ihre Haut fühlt sich ausgetrocknet und gespannt an. Obwohl Sie vielleicht dankbar sind, dass Sie keine Unreinheiten aufgrund fettiger Haut haben, haben Sie vielleicht andere Probleme. Da zu trockene Haut Falten und feine Linien verursachen kann, fehlt der Haut die Feuchtigkeit. Trockene Haut wird durch überschüssiges Vata verursacht. Vata ist eine kalte, trockene Energie, die Ihre Haut austrocknet.

Moisturizer, Lotionen und Cremes sind nicht die Antwort, weil sie nicht die Ursache der Trockenheit bekämpfen: die innere Dehydrierung. Halten Sie sich an eine Vata-beruhigende Ernährung, damit Ihre Haut ihre Geschmeidigkeit wiedererlangt.

Öle werden auch in der ayurvedischen Tradition verwendet, weil sie die Talgdrüsen nicht erschöpfen wie Feuchtigkeitscremes, was zu mehr Trockenheit führen kann. Öle dringen tiefer in die Poren ein als Cremes und enthalten nicht die Chemikalien, die im Handel gekaufte Lotionen enthalten. Sie sollten nie etwas auf die Haut tun, was Sie nicht essen würden, weil beides in den Blutkreislauf gelangt.

Wenn Sie trockene Haut haben, versuchen Sie es mit den folgenden Mitteln:

- Vermeiden Sie trockene, raue Lebensmittel, einschließlich rohes Gemüse, Cracker, Müsli und Popcorn. Bevorzugen Sie weiche, ölreiche Speisen wie in Kokosöl gekochtes Gemüse, Suppen, Süßkartoffelpüree und Currys.
- Verwenden Sie keine Seifen auf Ihrer Haut. Diese trocknen sie nur noch weiter aus. Verwenden Sie stattdessen Öle, um Ihre Haut zu reinigen und Ihr Make-up zu entfernen.

- Benutzen Sie auch Öle zur Befeuchtung. Sesamöl ist für Vatas am besten geeignet und kann täglich auf den ganzen Körper aufgetragen werden.
- Tragen Sie eine Gesichtsmaske aus ½ zerdrückten Avocado und 1 Teelöffel Honig auf. Lassen Sie diese 15 Minuten einwirken und waschen Sie sie mit warmem Wasser ab. Diese Inhaltsstoffe hinterlassen ein Gefühl der Feuchtigkeit und Erneuerung Ihrer Haut, also wiederholen Sie dies nach Bedarf.

Hautschäden

Hautschäden haben viele Verursacher, einschließlich Sonne, Stress, Umweltverschmutzung und Alter, die alle dafür sorgen können, dass Ihre Haut fahl, schuppig, hyperpigmentiert, geschwollen, faltig und rot aussieht.

Wenn Ihre Haut durch die natürlichen Strapazen des täglichen Lebens geschädigt ist, versuchen Sie die folgenden Mittel:

- Verzehren Sie mehr antioxidantienreiche Lebensmittel wie Beeren, Granatäpfel und Amla (indische Stachelbeere).
- Vermeiden Sie Kaffee, Alkohol, Zigaretten und Passivrauchen.
- Trinken Sie den ganzen Tag über warmes Wasser, um Ihre Haut mit Feuchtigkeit zu versorgen.
- Verzehren Sie mehr grünes Blattgemüse und Zitrusfrüchte, die alle einen hohen Vitamin-C-Gehalt haben.
- Stellen Sie eine verjüngende Feuchtigkeitsmaske her, indem Sie ½ zerdrückte Banane, 1 Esslöffel Hafermehl und 1 Esslöffel Milch vermischen. Lassen Sie die Maske 15 Minuten einwirken und waschen Sie sie mit warmem Wasser ab.
- Zerdrücken Sie Tomaten, legen Sie diese für 15 Minuten auf Ihr Gesicht und waschen Sie sie anschließend mit warmem Wasser ab.

URALTE WEISHEIT

Bananen gelten als Botox der Natur, weil sie Kalium enthalten, das Unreinheiten heilt, sowie Antioxidantien, die helfen, die freien Radikale zu eliminieren, die das Altern verursachen. Tomaten enthalten sehr viel Vitamin A, das geschädigte Haut regeneriert. Außerdem sind sie reich an Vitamin B, das die Zellerneuerung fördert, und an Vitamin C, das den Zellstoffwechsel anregt.

Dunkle Ringe unter den Augen

Dunkle Ringe lassen Sie ausgezehrt und erschöpft aussehen, egal wie viel Sie geschlafen haben. Augenringe können zwei Ursachen haben: eine dunkle Pigmentierung unter den Augen, die viele indische Frauen haben, und dünne Haut um die Augen, die viele Frauen kaukasischer Abstammung haben. Dunkle Ringe werden durch Schlafmangel, Dehydrierung, Alkohol, Rauchen, ungesunde Ernährung, Stress, Trockenheit und auch durch das Altern verursacht. Allerdings gibt es eine Lösung.

Um dunkle Augenringe zu lindern, versuchen Sie Folgendes:

- Zerdrücken Sie 1 Tomate in einer kleinen Schüssel und geben Sie ½ Teelöffel Zitronensaft und eine Prise Kurkuma zu. Tragen Sie die Mischung auf die Augenringe auf und achten Sie dabei darauf, dass sie nicht in die Augen gelangt, da sie brennen kann. Spülen Sie die Mischung nach 15 Minuten mit warmem Wasser ab.
- Entsaften Sie 1 Gurke und 1 Kartoffel. Tauchen Sie Wattepads in den Saft und legen Sie diese auf Ihre Augen. Entspannen Sie sich 15 Minuten mit den Pads auf den Augen und waschen Sie dann Ihr Gesicht mit warmem Wasser.

URALTE WEISHEIT

Tomaten haben von Natur aus bleichende Eigenschaften, die die Haut aufhellen. Sie sind außerdem reich an Lycopin, einem Antioxidans, das dunkle Augenringe lindert.

Häufige Krankheiten

Mit ayurvedischen Heilmitteln kann fast jede alltägliche Krankheit geheilt werden! Die folgenden Abschnitte bieten Heilmittel für einige häufige Erkrankungen.

Kopfschmerzen

Manchmal ist es einfach sehr schwer, mit Kopfschmerzen fertig zu werden. Im Ayurveda werden Kopfschmerzen nach den drei Dosha-Typen eingeteilt: Vata, Pitta und Kapha. Vata-Kopfschmerzen treten typischerweise am Hinterkopf oder auf der linken Seite auf und werden durch Ängste oder zu intensives Grübeln verursacht. Pitta-Kopfschmerzen treten im Bereich der

Schläfen auf und werden durch Wut oder zu viel Hitze verursacht. Kapha-Kopfschmerzen treten im Stirn- und Nasenbereich auf und werden durch eine Verstopfung der Nasennebenhöhlen und eine schlechte Durchblutung verursacht.

Hier sind einige Mittel zur Bekämpfung von Kopfschmerzen:

- Um Vata-Kopfschmerzen zu reduzieren, bereiten Sie eine Paste aus Sesamöl und Muskatnuss zu und reiben Sie diese in Ihre Stirn ein. Lassen Sie sie mindestens 30 Minuten lang einwirken und duschen Sie dann heiß. Halten Sie sich an eine wärmende, erdende Diät und versuchen Sie es mit einem Einlauf.
- Um Pitta-Kopfschmerzen zu lindern, bereiten Sie eine Paste aus Sandelholzpulver und Wasser zu und reiben Sie diese in die Stirn ein. Lassen Sie die Paste mindestens 30 Minuten lang einwirken. Halten Sie sich von hellem Licht und der heißen Sonne fern. Nehmen Sie mehrmals täglich 2 Esslöffel Aloe Vera zu sich und essen Sie etwas von Natur aus Süßes.
- Um Kapha-Kopfschmerzen zu reduzieren, bereiten Sie eine Paste aus Ingwerpulver und Wasser zu und tragen Sie diese auf die Stirn auf. Lassen Sie die Paste mindestens 30 Minuten lang einwirken. Spülen Sie Ihre Nasenlöcher mit Salzwasser und praktizieren Sie Yoga.

URALTE WEISHEIT

Wenn Sie Kopfschmerzen haben, legen Sie sich eine Limettenscheibe auf die Stirn. Es mag verrückt klingen, aber die Nährstoffe in den Limetten bekämpfen die Entzündung und werden direkt über die angespannten Nerven, die Ihre Kopfschmerzen verursachen, in Ihre Haut aufgenommen. Zudem reduzieren sie den Druck.

Migräne

Migräne ist schwerwiegender als Kopfschmerzen und wird oft durch ein Pitta-Ungleichgewicht verursacht. Überschüssiges Pitta kann die Blutgefäße um Ihr Gehirn verengen, wodurch Druck auf Ihre Nerven ausgeübt wird.

Wenn Sie mit einer Migräne kämpfen, könnten diese Dinge helfen:

- Vermeiden Sie helles Licht und Sonneneinstrahlung.
- Halten Sie sich an eine kühlende, Pitta-beruhigende Ernährung.
- Nehmen Sie die ayurvedischen Pflanzen Shatavari und Brahmi ein.
- Atmen Sie langsam und tief ein und konzentrieren Sie sich auf das Ausatmen, um die Wärme aus dem Körper zu entfernen.

Erkältungen und grippale Infekte

Wir alle werden manchmal krank, aber je ausgeglichener wir werden, desto seltener werden wir krank und erkranken nicht so schwer. Was früher bedeutet hat, mehrere Tage krank daheim zu sein, kann sich dank dieser ayurvedischen Heilmittel zu ein wenig Schnupfen wandeln:

- Kochen Sie 250 Milliliter Wasser auf. Geben Sie 1 Esslöffel geriebenen Ingwer, 1 Teelöffel Zimt und 1 Teelöffel Kardamom zu. Lassen Sie den Tee 10 Minuten ziehen und trinken Sie ihn.
- Eliminieren Sie Lebensmittel aus Ihrer Ernährung, die Kapha aus dem Gleichgewicht bringen.
- Geben Sie morgens und abends 3 bis 5 Tropfen Ghee in Ihre Nasenlöcher.
- Nehmen Sie das ayurvedische Kraut Amalaki ein, das sehr reich an Vitamin C ist.

Fieber

Fieber tritt auf, wenn zu viel Toxizität, Ama, in Ihrem System vorhanden ist, sodass Ihr Körper nicht in der Lage ist, eine Infektion zu bekämpfen. Um ein Fieber zu heilen, ist es wichtig, den Körper von innen heraus zu kühlen.

Das Ayurveda empfiehlt, nicht viel zu essen, wenn Sie Fieber haben, um Ihrem Verdauungssystem eine Zeit der Ruhe zu verschaffen, damit Ihr Körper sich selbst heilen kann.

Probieren Sie auch die folgenden Tees. Ich empfehle, sie den ganzen Tag über alle 30 Minuten zu trinken, damit Sie mit Feuchtigkeit versorgt bleiben.

- Um das Hitzegefühl zu lindern, trinken Sie Minztee, der mit heißem Wasser und mehreren Minzblättern zubereitet wurde.
- Um die Infektion abzutöten, trinken Sie einen Tulsi-Tee.
- Um die Verdauungskraft wieder aufzubauen, trinken Sie ein pflanzliches Heilmittel aus heißem Wasser mit 1 Teelöffel Kreuzkümmelsamen, 1 Teelöffel Koriandersamen und 1 Teelöffel Fenchelsamen. Trinken Sie diesen Tee nach Bedarf.

Frauengesundheit

Meine Damen, ayurvedische Heilmittel können Ihnen helfen, eine regelmäßige und beschwerdefreie Menstruation zu erleben und Ihren Körper gesund zu halten!

PMS und Krämpfe

Wenn Sie irgendeine Art von Schmerzen um die Zeit Ihrer Periode herum haben, ist etwas aus dem Gleichgewicht geraten. Ayurveda klassifiziert drei Dosha-Typen von Menstruationsbeschwerden und schlägt für jeden Typ eine spezifische Behandlung vor:

- Bei Vatas treten vor Beginn der Periode Schmerzen auf, oft mit Krämpfen, Blähungen, Schmerzen im unteren Bauch- und Rückenbereich, Schlaflosigkeit und wenig Blut. Nehmen Sie zur Behandlung Ashwaghandha ein und reiben Sie Ihren Bauch mit Rizinusöl ein.
- Für Pittas können Stauung, Entzündung, empfindliche Brüste, Hitzewallungen, Reizbarkeit und starke Blutungen Probleme sein.

Nehmen Sie zur Behandlung Shatavari ein und reiben Sie Ihren Bauch mit Kokosöl ein.
- Bei Kaphas treten die Schmerzen in der letzten Phase des Zyklus auf, oft mit Wassereinlagerungen, Schwere, Erschöpfung, Heißhungerattacken und Lethargie. Nehmen Sie zur Behandlung Trikatu ein und reiben Sie Ihren Bauch mit Senf und Rizinusöl ein.
- Alle Doshas sollten 1 Teelöffel Kreuzkümmel kauen, gefolgt von einem Getränk aus 1 Esslöffel Aloe-Vera-Saft in heißem Wasser mit Zimt trinken und frische Himbeeren essen sowie Himbeerblättertee trinken.

Unregelmäßige oder ausbleibende Menstruation

Unregelmäßige oder verpasste Perioden können durch ein Vata-Ungleichgewicht verursacht werden, was zu einem niedrigen Hormonspiegel führt. Wenn eine Frau untergewichtig ist, sich fettarm ernährt, sich zu viel bewegt oder unter Stress steht, kann ihre Periode ausbleiben. Es ist wichtig, den Körper wieder zu stabilisieren und zu erden, damit er wieder in den Fluss der Dinge kommen kann.

AYURVEDISCHE WARNUNG

Das Ausbleiben der Menstruation für mehr als 3 Monate, Amenorrhoe genannt, kann später im Leben zu Knochendichteproblemen wie Osteoporose beitragen. Daher ist es wichtig, die zugrunde liegende Ursache anzugehen, bevor dies zu einem lebenslangen Problem wird.

Hier sind einige Vorschläge, die Sie ausprobieren können:

- Halten Sie sich an eine Vata-beruhigende Ernährung mit warmen gekochten Speisen, gesunden Fetten und Sesamöl.
- Trinken Sie Sesammilch aus gemahlenen, mit Wasser vermischten Sesamsamen.

- Nehmen Sie Shatavari ein, eine ayurvedische Pflanze, die die weibliche sexuelle Gesundheit verbessert.

Harnwegsinfekt

Wenn Sie jemals ein brennendes Gefühl beim Wasserlassen verspürt haben, ist das wahrscheinlich ein Harnwegsinfekt (HWI). Haben Sie keine Angst – Ayurveda hat ein Heilmittel dafür:

- Nehmen Sie die ayurvedischen Kräuter Mumijo und Amalaki ein.
- Machen Sie einen Tee aus 1 Tasse heißem Wasser und 1 Teelöffel Koriandersamen. Lassen Sie den Tee mindestens 10 Minuten lang ziehen und trinken Sie ihn dreimal täglich.
- Vermeiden Sie Pitta-verstärkende Lebensmittel wie Gewürze, Chilischoten, Kaffee und Alkohol.
- Trinken Sie ungesüßten reinen Cranberry-Saft.

Was Sie auf jeden Fall wissen müssen

- Die alten ayurvedischen Texte enthalten Tausende von Kräuterheilmitteln für praktisch jedes Leiden unter der Sonne.
- Ayurveda betrachtet die Grundursache eines Problems und geht das Problem von der Quelle aus an.
- Als Küchenwissenschaft glaubt Ayurveda an die Heilung des Körpers durch die eine Sache, die wir dreimal am Tag tun – essen. Jede Mahlzeit sollte Heilkräuter und Gewürze enthalten, um Sie wieder ins Gleichgewicht zu bringen.
- Lassen Sie Pflanzen Ihre Medizin sein und lassen Sie Ihre Medizin Pflanzen sein, Nebenwirkungen sind nicht eingeschlossen.

Anhang A

Glossar

Abhyanga Die alte ayurvedische Praxis, die Haut mit Öl zu massieren, um den Körper von innen heraus zu befeuchten. Abhyanga fördert den Muskeltonus, Entgiftung und Entspannung.

Agni Ihr inneres Feuer, verantwortlich für Verdauung, Nährstoffaufnahme, Stoffwechsel und Bildung von Körpergeweben. Ist Ihr Agni gesund, können Sie sowohl Lebensmittel als auch Emotionen leicht verdauen, körperliche und geistige Gesundheit erreichen. Ist Ihr Agni zu schwach oder zu stark, beginnen Sie, unter Verdauungs-, gesundheitlichen und emotionalen Problemen zu leiden.

Ayurveda Das älteste Gesundheitssystem der Welt. Es entstand vor 5.000 Jahren in Indien mit dem Ziel, ein Gleichgewicht zwischen Körper und Geist zu erreichen. Es enthält medizinische, spirituelle, psychologische und philosophische Komponenten, die alle auf die Förderung des lebenslangen Wohlbefindens ausgerichtet sind.

Chakren Die Energiezentren entlang Ihrer Wirbelsäule, von der Spitze des Kopfes bis zum unteren Ende des Steißbeins. Jedes Chakra ist mit einer bestimmten energetischen Funktion verbunden: Wurzel-Chakra (Muladhara), Sakral-Chakra (Svadhisthana), Solarplexus-Chakra (Manipura), Herz-Chakra (Anahata), Hals-Chakra (Vishuddha), Stirn-Chakra (Ajna) und Kronen-Chakra (Sahasrara).

Dhatus Die sieben Körpergewebe: Plasma, Blut, Knochen, Muskeln, Fett, Nervensystem und Fortpflanzungssystem.

Dinacharya Ihre tägliche Routine wie z. B. Zähne putzen, Gesicht waschen, Zunge schaben, Körper einölen, meditieren und frühstücken. Der Begriff bedeutet »dem Tag nahe sein«, denn wir finden das Gleichgewicht, wenn wir mit den Rhythmen der Natur arbeiten.

Dosha Der ayurvedische Begriff für »Energie« beschreibt alle Menschen, Lebensmittel und Dinge. Die drei Doshas sind Vata (Luft und Äther), Pitta (Feuer und Wasser) und Kapha (Erde und Wasser). *Siehe auch* Kapha, Pitta, Vata.

Kapha Das ayurvedische Dosha besteht aus den Elementen Erde und Wasser, die Ihre Knochendichte und die gesamte Struktur in Ihrem Körper steuern. Wenn Kapha aus dem Gleichgewicht ist, erleben Sie Schwere, Müdigkeit, Wassereinlagerungen, Depressionen und ähnliche Probleme. *Siehe auch* Pitta, Vata.

Koshas Die fünf Schichten, die Ihren physischen Körper umgeben und Ihr ganzes Wesen ausmachen. Diese fünf Schichten sind Ihr physischer Körper (Annamaya), Ihr energetischer Körper (Pranamaya), Ihr geistiger Körper (Manomaya), Ihr intuitiver Körper (Vijnanamaya) und Ihr glückseliger Körper (Anandamaya).

Nasya Die ayurvedische Praxis der Verabreichung von Öl in die Nase, um Allergien zu heilen, die Atmung zu verbessern, Kopfschmerzen zu lindern und sogar die Qualität der Stimme zu verbessern.

Neti Die ayurvedische Praxis, die Nasenlöcher mit Salzwasser auszuspülen, um Stauungen zu behandeln und die Atmung zu verbessern.

Ojas Die subtile Essenz in Bezug auf Gesundheit und Wohlbefinden. Sie macht Sie friedfertig und geduldig. *Siehe auch* Prana, Tejas.

Panchakarma Eine uralte ayurvedische fünffache Entgiftungs- und Verjüngungsmethode, die Massagen mit Kräuteröl, Dampftherapien, Einläufe, eine reinigende Kitchari-Diät und andere giftreinigende Praktiken beinhaltet.

Pitta Das ayurvedische Dosha besteht aus den Elementen Feuer und Wasser, die Ihren Magen und alle Transformationen in Ihrem Körper steuern. Wenn Pitta aus dem Gleichgewicht ist, erleben Sie Sodbrennen, Überhitzung, Wut, Ungeduld und andere damit verbundene Probleme. *Siehe auch* Kapha, Vata.

Prakriti Die Dosha-Konstitution, mit der Sie geboren wurden, bestimmt der Moment der Empfängnis. Zum Beispiel können Sie primär als Kapha, sekundär als Vata und zuletzt als Pitta geboren worden sein. *Siehe auch* Vikriti.

Prana Die subtile Essenz, die mit der vitalen Lebenskraft und dem Atem verbunden ist. Prana macht Sie flexibel und kreativ. *Siehe auch* Ojas, Tejas.

Rajas Die universelle Qualität, die für Bewegung, Leidenschaft und Energie steht. Sie füllt Sie mit Kraft, aber ein Übermaß kann zu Aggressionen führen. Stimulanzien, nicht-vegetarische Lebensmittel und scharfe Geschmäcke werden als rajasisch angesehen.

Rasa Der ayurvedische Begriff für Geschmack. Die sechs Geschmacksrichtungen sind süß (madhura), sauer (amla), salzig (lavana), bitter (tikta), scharf (katu) und herb (kashaya).

Sattva Die universelle Qualität, die Reinheit, Klarheit und potenzielle Energie repräsentiert. Sie erleuchtet Sie mit Wissen, Weisheit, Mitgefühl und Erleuchtung. Frisches Gemüse, Obst, bestimmte Getreidesorten und leicht verdauliche Mahlzeiten werden als sattvisch angesehen.

Selbstverwirklichung Das Erreichen Ihres vollen Potenzials durch Kreativität, Unabhängigkeit, Spontaneität und ein Verständnis der realen Welt.

Tamas Die universelle Eigenschaft, die Trägheit, Untätigkeit und Lethargie repräsentiert. Tamasische Lebensmittel umfassen Fertigprodukte und Tiefkühlkost, raffinierten Zucker und Kohlenhydrate, Fleisch, Alkohol, Zwiebeln und Knoblauch.

Tejas Die subtile Essenz in Verbindung mit Ausstrahlung und Glanz. Sie macht Sie intelligent und mutig. *Siehe auch* Ojas, Prana.

Trockenbürsten Die ayurvedische Praxis des sanften Schabens des Körpers mit einer trockenen Luffabürste, um Giftstoffe und abgestorbene

Hautzellen zu entfernen und das Lymphsystem zu stimulieren.

Upavedas   Die sekundären vedischen Lehren, die sich in vier Fächer aufteilen: Künste (Gandharvaveda), Kriegsführung (Dhanurveda), Gesundheit (Ayurveda) und Architektur (Sthapartaveda).

Vata   Das ayurvedische Dosha besteht aus Luft- und Äther-Elementen, die Ihr Nervensystem und alle Bewegungen in Ihrem Körper regulieren. Wenn Vata aus dem Gleichgewicht ist, erleben Sie Verstopfung, Blähungen, Angst, eine unregelmäßige Menstruation und andere damit verbundene Probleme. *Siehe auch* Kapha, Pitta.

Vikriti   Die Dosha-Konstitution, die Sie heute aufgrund Ihrer Ernährung, der Umwelt, Ihrer Lebensweise und anderer Faktoren haben. Zum Beispiel können Sie viele kalte Speisen essen und an einem kalten Ort leben, wodurch Ihre Vikriti zu Vata wird. *Siehe auch* Prakriti.

Anhang B

Ressourcen

Ich möchte Ihnen dafür danken, dass Sie sich die Zeit genommen haben, dieses Buch zu lesen, wodurch eine Welle der Heilung auf diesem Planeten entsteht. Ich hoffe, ich habe Ihnen gezeigt, wie einfach es ist, ayurvedische Weisheit in Ihrem Leben anzuwenden. Nutzen Sie dieses Buch als ein Werkzeug, um Ihre Freunde, Ihre Familie und die Welt zu heilen. Die Heilung des Planeten beginnt damit, dass Sie sich selbst heilen, und ich bin so stolz auf Sie, dass Sie die Reise begonnen haben. Danke, dass Sie mich daran teilhaben lassen.

Ich bin so überwältigt von der Dankbarkeit für das positive Feedback, das ich seit der Veröffentlichung dieses Buchs im August 2017 erhalten habe. Ich hätte mir nie vorstellen können, dass dieses Buch innerhalb eines Tages zum Nr. 1-Bestseller im Bereich Ayurveda werden würde. Ich habe dieses Buch als genau das Heilungswerkzeug geschrieben, das ich auf meiner Reise gerne hätte, und ich fühle mich so geehrt, dass mein moderner Zugang zu Ayurveda bei so vielen Menschen auf der ganzen Welt Anklang gefunden hat. Viele haben dieses Buch in sozialen Netzwerken veröffentlicht und es in ihren Yogalehrer-Ausbildungen, bei Wellness-Events, Gesundheits-Coaching-Programmen, Mondkreisen und anderen Veranstaltungen verwendet. Ich bin überglücklich zu sehen, dass dieses Buch ein Eigenleben entwickelt hat. Mögen die Veden weiterleben, durch mich und durch Sie.

Sahara Rose Ketabi

Wenn Ihnen die Lektüre dieses Buchs Spaß gemacht hat und Sie mehr über meinen modernen Zugang zum uralten Ayurveda erfahren möchten, lade ich Sie ein, meine Website SaharaRoseKetabi. com zu besuchen, wo ich ein interaktives Quiz für Körper und Geist anbiete, das zu einem kostenlosen 3-Tages-Minikurs führt: »Eat Right For Your Mind-Body Type« (Die richtige Ernährung für Ihren Geist-Körper-Typ). Im Gegensatz zu jedem anderen ayurvedischen Quiz trenne ich die Ergebnisse nach den Doshas des Geistes und denen des Körpers, weil ich festgestellt habe, dass die Menschen körperlich häufig das eine und geistig ein anderes Dosha sind. Ich gebe auch für jedes Dosha den prozentualen Anteil an, um Ihnen einen detaillierten Überblick über Ihre einzigartigen Eigenschaften zum jetzigen Zeitpunkt zu geben.

Wenn Sie noch einen Schritt weiter gehen möchten, biete ich Ihnen ein zwölfwöchiges Online-Programm an: *Eat Right for Your Mind-Body Type*. In diesem bringe ich Ihnen bei, wie Sie diese alte ayurvedische Weisheit Schritt für Schritt auf moderne, zugängliche Weise in Ihrem Leben anwenden können. Ich habe dieses komplexe Heilsystem aktualisiert und vereinfacht, wie ich es in diesem Buch getan habe, sodass selbst Menschen ohne Zeit und ohne Erfahrung in der Küche die Vorteile des Ayurveda nutzen können. Nebenwirkungen können eine verbesserte Verdauung, mehr Energie, strahlende Haut, mühelose Gewichtsabnahme, der Abschied von Essgelüsten und ein tiefes Gefühl des Geist-Körper-Gleichgewichts sein. Sagen Sie nicht, ich hätte Sie nicht gewarnt!

Ich teile auch wöchentlich Blog-Einträge, Rezepte, Quiz und kostenlose Geschenke auf meiner Website. Sie können sich auch einloggen, um herauszufinden, wo ich Workshops in der Gegend von Los Angeles oder Retreats auf der ganzen Welt unterrichte, die Themen von heiliger Selbstpflege bis zur Heilung Ihres Verhältnisses zu Essen abdecken. Ich arbeite derzeit an einem Kochbuch, das von den Göttinnen aus aller Welt inspiriert ist, sowie an einer natürlichen Hautpflegeserie, also bleiben Sie auch dafür auf dem Laufenden, indem Sie sich in meine E-Mail-Liste eintragen.

Nehmen Sie mich mit auf die Reise! Ich moderiere den Highest-Self-Podcast, der sich auf den nächsten Schritt des Wohlbefindens konzentriert: diese strahlende Gesundheit zu nutzen, damit Sie rausgehen, Ihre Gaben mit anderen teilen und Ihre Aufgabe auf diesem Planeten erfüllen können. Ich erläutere, wie Ihr Dosha mit Ihrem Dharma (Lebenszweck) verbunden ist, wie Sie den Archetyp Ihrer Seele entdecken, Ihre vergangenen Leben verstehen und mehr. Der Highest-Self-Podcast ist auf iTunes, Soundcloud und Stitcher verfügbar.

Lassen Sie uns das Heilige in die Sozialen Medien tragen. Vernetzen Sie sich mit mir auf Instagram, Facebook, YouTube und Twitter @IAmSaharaRose für eine tägliche Geist-Körper-Inspiration und Updates meiner Angebote. Ich kann es kaum erwarten, dort mit Ihnen in Kontakt zu treten.

Andere Ayurveda-Bücher

Wie bereits erwähnt, sind viele ayurvedische Bücher geschrieben worden. Hier sind ein paar andere, die Sie nützlich finden könnten.

Chopra, Deepak. *Perfect Health.* New York: Three Rivers Press, 2001.

Lad, Vasant. *Selbstheilung mit Ayurveda.* Droemer Knaur Verlag.

Lad, Vasant. *The Complete Book of Ayurvedic Home Remedies.* New York: Harmony Books, 1999.

Lad, Vasant. *Das Kochbuch des Ayurveda.* Kandern: Narayana Verlag, 2017.

Lutzker, Talya. *The Ayurvedic Vegan Kitchen.* Summertown, Tennessee: Book Publishing Company, 2012.

O'Donnell, Kate. *Das Ayurveda-Kochbuch für jeden Tag.* Kandern: Narayana Verlag, 2017.

Svoboda, Robert. *Prakriti.* Twin Lakes, Wisconsin: Lotus Press, 1998.

Yarema, Thomas, Daniel Rhoda and Johnny Brannigan. *Eat Taste Heal.* Kapaa, Hawaii: Five Elements Press, 2006.

Unternehmen für ayurvedische Kräuter-Supplemente

Es gibt viele wohltuende ayurvedische Kräuter, die Körper und Geist ins Gleichgewicht bringen. Es ist wichtig, dass Sie Ihre Kräuter von Firmen kaufen, die ihre Kräuter aus verantwortungsbewussten und biologischen Quellen beziehen. (Bezugsquellen wurden vom Verlag auf den deutschen Markt ausgerichtet):

Narayana Verlag www.narayana-verlag.de/Ayurveda/de/c300

Maharishi Ayurveda www.ayurveda-produkte.de/

vom Achterhof www.vom-achterhof.de/ayurveda/

Vitaminwelten shop.vitaminwelten.de/Vitalstoffe/Ayurvedische-Kraeuter:::1901_514.html

Ayumeda www.ayumeda.eu/

Yogishop www.yogishop.com/Ernaehrung/Ayurvedische-Kueche/Ayurvedische-Gewuerze/

Ayurdeva www.ayurdeva.de/Ayurveda-Ernaehrung/Ayurvedische-Kraeuter/

Herbathek www.herbathek.com/bio-heilkraeuter-tees-gewuerze/ayurvedische-kraeuter/

Ayurvedische Panchakarma-Zentren

Ayurveda-Kliniken/Ayurveda-Gesundheitszentren – empfohlen von der Deutschen Gesellschaft für Ayurveda e.V., www.ayurveda.de/ayurveda-klinik-panchakarma/

Panchakarma-Zentren Übersicht Deutschland, www.ayurvedafinder.com/de/panchakarma-detox-cure-deutschland

Santulan AUM-Kurzentrum für Ayurveda und Naturheilverfahren, 74629 Pfedelbach-Gleichen, www.ayurvedakuren.com/

Wellnessdorf Sagasfeld, 29473 Göhrde-Metzingen, www.sagasfeld.de/panchakarma/

Ayurveda Zentrum Deutschland, 97708 Bad Bocklet, www.ayurveda-deutschland.org/panchakarma-kur/

Ayurveda Garden, 74906 Bad Rappenau, www.ayurveda-garden.com/programme-preise/panchakarma-kuren

Über die Autorin

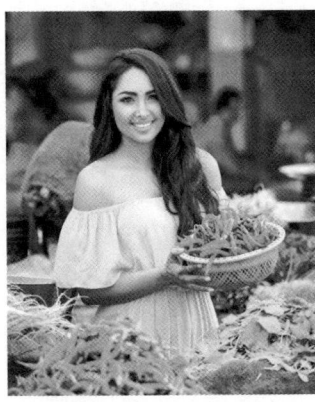

Sahara Rose Ketabi ist eine Geist-Körper-Heilerin, die mit Leidenschaft alte östliche Heilmethoden und moderne Ernährungswissenschaft verbindet. Sie ist zertifizierte Ernährungsberaterin für Ayurveda, ganzheitliche Ernährung und Sporternährung sowie die Wellness-Bloggerin hinter Eat Feel Fresh (eatfeelfresh.com). Sie hat das Online-Programm »*Eat Right for Your Mind-Body Type*« (Die richtige Ernährung für Ihren Geist-Körper-Typ) entwickelt, bei dem die Teilnehmenden in nur 12 Wochen Schritt für Schritt erfahren, wie sie ayurvedische Ernährung und Selbstpflege in ihr Leben integrieren können. Laden Sie kostenlose Anleitungen herunter und stöbern Sie auf der Website der Autorin, eatfeelfresh.com, sowie auf Instagram und Facebook @EatFeelFresh durch ihre Rezepte.

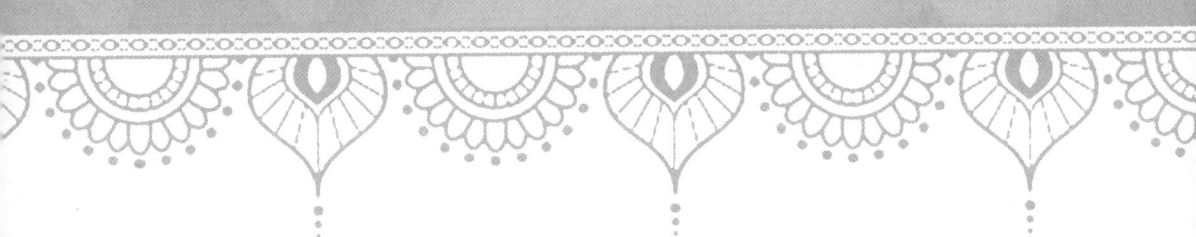

Index

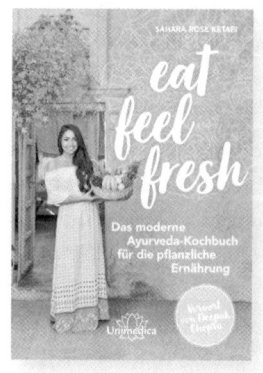

Sahara Rose Ketabi

Eat Feel Fresh

DAS MODERNE AYURVEDA-KOCHBUCH FÜR DIE PFLANZLICHE ERNÄHRUNG

256 SEITEN, GEB., € 24,80

Die Ernährungsexpertin und bekannte Bloggerin Sahara Rose Ketabi ist die Stimme des modernen Ayurveda. Begleiten Sie sie in Eat Feel Fresh auf ihrer Wellness-Reise, mit der sie uralte Weisheiten ins 21. Jahrhundert bringt.

Im Ayurveda ist Nahrung Medizin mit unermesslicher Heilkraft – jedoch nur dann, wenn die wechselnden individuellen Bedürfnisse jedes Einzelnen erkannt werden. Indem Sie Ihren spezifischen Körper-Geist-Typ, Ihr Dosha, erkunden, finden Sie heraus, welche Nahrungsmittel ideal für Ihre Verdauung sind. Dabei zeigt Ihnen Ketabi, wie Sie sich auf den Wechsel der Jahreszeiten und auf Klimaveränderungen einstellen können.

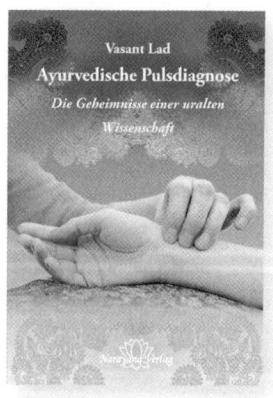

Vasant Lad

Ayurvedische Pulsdiagnose

DDIE GEHEIMNISSE EINER URALTEN WISSENSCHAFT

232 SEITEN, GEB., € 29,-

In diesem einzigartigen Werk führt uns der weltweit bekannte ayurvedische Arzt Dr. Vasant Lad in die Geheimnisse der ayurvedischen Pulsdiagnose ein.

Anfangend bei der Unterscheidung der drei Grundtypen (Doshas) von Vata, Pitta und Kapha eröffnet sich dem Leser nach und nach ein ganzes Universum an Möglichkeiten der Diagnose.

Neben den sieben Eigenschaften des Pulses wie Rhythmus, Volumen und Temperatur kann anhand der sieben Ebenen der Gesundheitszustand aller Organe beurteilt werden.

Dies umfasst Beschwerden wie Asthma, Magengeschwüre, Herz-, Nieren- und Lebererkrankungen und selbst Psychosen. Ein erfahrener Therapeut kann sogar in den ersten Wochen nach der Empfängnis eine Schwangerschaft anhand des Pulses feststellen, das Geschlecht bestimmen und weitere Aussagen über das werdende Kind machen.

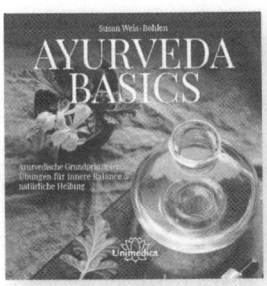

Susan Weis-Bohlen

Ayurveda Basics

AYURVEDISCHE GRUNDPRINZIPIEN, ÜBUNGEN FÜR INNERE BALANCE & NATÜRLICHE HEILUNG
208 SEITEN, GEB., € 19,90

Wie kaum ein anderes Buch bietet Ayurveda Basics einen idealen Leitfaden für alle, die einen Einstieg in die Weisheit von Ayurveda suchen. Denn oft erscheint die 5000 Jahre alte indische Heilkunst so umfassend, dass sie für Laien zu Beginn überwältigend sein kann. So ist es in den USA bereits eines der beliebtesten Grundlagenbücher.

Susan Weis-Bohlen nimmt den Leser an die Hand und führt ihn in übersichtlich gegliederten Kapiteln Stück für Stück in das tiefgründige medizinische System ein. Die Autorin bietet einen kurzen Überblick über die historischen Wurzeln von Ayurveda, erklärt dessen ganzheitliche Grundlagen, gibt eine hilfreiche und humorvolle Einführung in das Thema und zeigt, wie man gesunde Ayurveda-Praktiken allmählich im Alltag verankern kann.

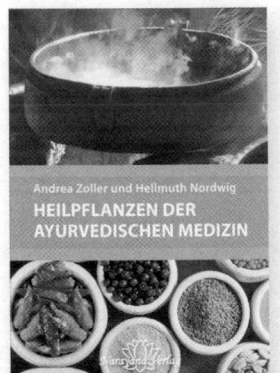

Andrea Zoller und Hellmuth Nordwig

Heilpflanzen der Ayurvedischen Medizin

SEin praktisches Handbuch über Zubereitung, Wirkung und Anwendung
von über 220 Ayurvedischen Heilpflanzen und deren Rezepturen.
740 SEITEN, GEB., € 79,–

Ayurveda, die traditionelle indische Heilkunde, gehört zu den ältesten Heilmethoden und erfreut sich auch im Westen großer Beliebtheit. Das Standardwerk »Heilpflanzen der Ayurvedischen Medizin« ist eines der umfassendsten Kompendien und beschreibt detailliert über 220 der wichtigsten Heilpflanzen in übersichtlicher Tabellenform.

Die Autoren geben eine lebendige Einführung in die Ayurvedische Heilkunst, deren Grundlagen und das besondere Verständnis von Krankheiten. Die einzelnen Pflanzen werden detailliert beschrieben, wie z.B. Wirkung auf Do?as, Inhaltsstoffe und Herkunft. Besonders die genauen Angaben zur Zubereitung, Dosis und Anwendung sowie Hinweisen auf Nebenwirkungen machen die Mittelbeschreibungen auch für den westlichen Therapeuten einfach nutzbar.

Homöopathie

Naturheilkunde

Ernährung

Fitness & Sport

Akupunktur

Mensch
& Tier

In unserem Webshop
www.unimedica.de
finden Sie nahezu alle deutschen Bücher –
und eine umfangreiche Auswahl an
englischen Werken – zu Homöopathie,
Naturheilkunde und gesunder Lebensweise. Zu
jedem Titel gibt es
aussagekräftige Leseproben.
Außerdem stehen Ihnen ein großes
Sortiment ausgewählter Naturkost-Produkte
sowie Nahrungsergänzungsmittel unserer
Eigenmarke »Unimedica« und viele
Superfoods zur Verfügung.

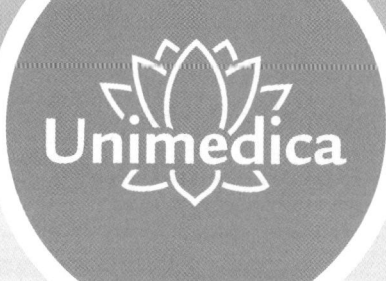

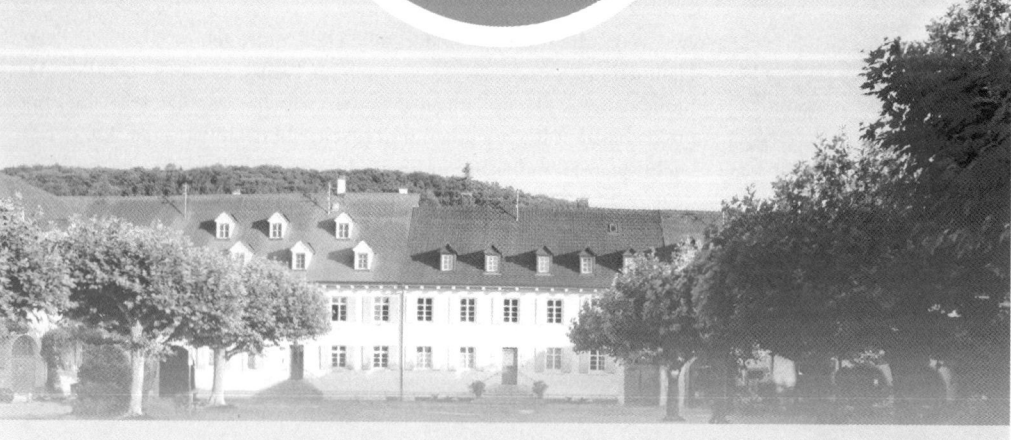

Blumenplatz 2 • D-79400 Kandern • Tel: +49 7626-974970-0 • Fax: +49 7626-974970-9

info@unimedica.de